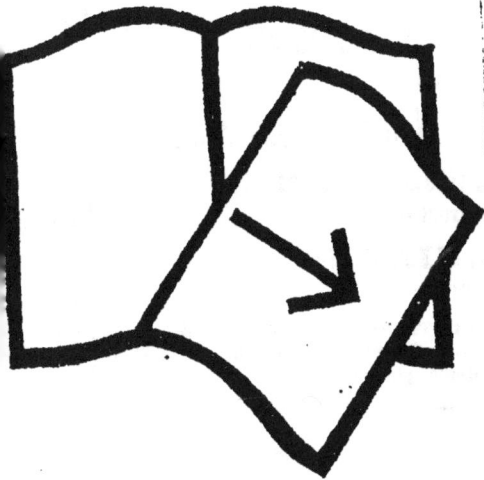

Couverture inférieure manquante

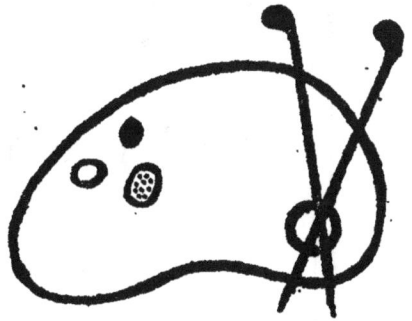

PUBLICATIONS DU *PROGRÈS MÉDICAL*

HOSPICE DE LA SALPÊTRIÈRE

CLINIQUE

DES

MALADIES DU SYSTÈME NERVEUX

M. LE PROFESSEUR CHARCOT

Leçons du Professeur, Mémoires, Notes et Observations

Parus pendant les années 1889-90 et 1890-91
et publiés sous la direction de

GEORGES GUINON

CHEF DE CLINIQUE

Avec la collaboration de MM. GILLES DE LA TOURETTE, BLOCQ, HUET,
PARMENTIER, SOUQUES, HALLION, J.-B. CHARCOT et MEIGE,
anciens chef de clinique, internes et interne provisoire de la Clinique.

TOME I

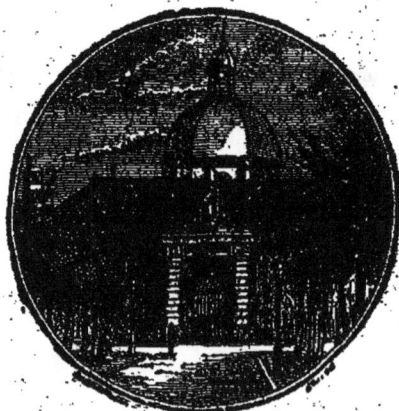

PARIS

AUX BUREAUX DU
PROGRÈS MÉDICAL
14, rue des Carmes, 14.

Veuve BABÉ et Cⁱᵉ.
ÉDITEURS
Place de l'École-de-Médecine

1892

CLINIQUE

DES

MALADIES DU SYSTÈME NERVEUX

Paris. — Imp. V. Goupy et Jourdan, rue de Rennes, 71.

PUBLICATIONS DU *PROGRÈS MÉDICAL*

HOSPICE DE LA SALPÊTRIÈRE

CLINIQUE

DES

MALADIES DU SYSTÈME NERVEUX

M. LE PROFESSEUR CHARCOT

Leçons du Professeur, Mémoires, Notes et Observations

Parus pendant les années 1889-90 et 1890-91
et publiés sous la direction de

GEORGES GUINON

CHEF DE CLINIQUE

Avec la collaboration de MM. GILLES DE LA TOURETTE, BLOCQ, HUET,
PARMENTIER, SOUQUES, HALLION, J.-B. CHARCOT et MEIGE,
anciens chef de clinique, internes et interne provisoire de la Clinique.

TOME I

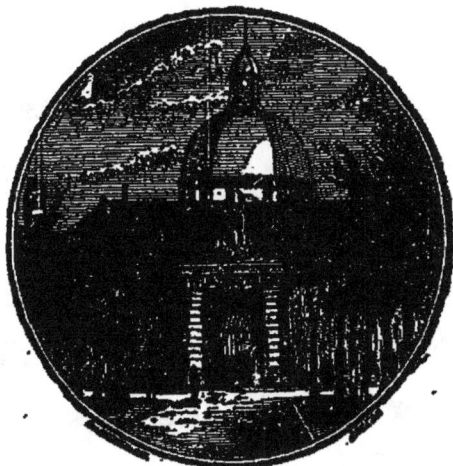

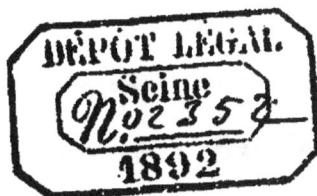

Avec 47 figures et 3 planches.

PARIS

AUX BUREAUX DU
PROGRÈS MÉDICAL
14, rue des Carmes, 14.

Veuve BABÉ et Cⁱᵉ.
ÉDITEURS
Place de l'École-de-Médecine

1892

AVANT-PROPOS

—

J'ai confié à M. Georges Guinon, qui a été mon chef de clinique pendant les années scolaires 1889-90 et 1890-91, le soin de réunir dans ce recueil les principales leçons que j'ai faites et les travaux les plus intéressants qui ont été publiés dans mon service de clinique et sous ma direction pendant cette période de temps. J'ai pensé qu'il pouvait y avoir quelque utilité pour ceux qui s'intéressent aux choses de la neuropathologie à trouver ainsi rassemblées un certain nombre de publications disséminées dans divers journaux ou recueils. Toutes ont trait à des cas observés et étudiés dans mon service.

Les éléments de travail ne manquent pas à la Salpêtrière. Sans compter les services intérieurs

dans lesquels le mouvement est moins actif (infir-
merie de l'hospice, enfants et adultes épileptiques
simples), nous avons la direction de la clinique
proprement dite comprenant une centaine de lits
recevant des malades de la ville et nos consultations du mardi qui constituent le service fort
important de la policlinique. Celui-ci prend de jour
en jour une extension plus considérable et d'après
les chiffres relevés par M. Georges Guinon on
peut évaluer à 5,000 le nombre des consultations
qu'on y donne chaque année. On conçoit que sur
une pareille quantité il doit se rencontrer nombre
de cas intéressants. En réalité c'est en grande partie
à l'aide des ressources de la policlinique que j'en-
tretiens le mouvement fort actif du service de la
clinique proprement dit.

Les hasards de la clinique fournissent ainsi
chaque année soit à moi-même, soit à mes élèves,
qui y puisent à pleines mains, les matériaux de
nombreux travaux qui sont publiés sous ma
direction à droite et à gauche. De ces leçons, travaux divers, notes, observations, j'ai pensé qu'il
serait utile de faire connaître les plus intéressants
et les plus importants se rapportant à une période

donnée (novembre 1889 à novembre 1891) en les réunissant en un recueil.

C'est le premier volume de ce recueil qui paraît aujourd'hui.

J.-M. CHARCOT.

Mars 1892.

I.

De la Maladie de Morvan.

(Leçon du 6 décembre 1889).

SOMMAIRE. — Étude des divers troubles trophiques des doigts : maladie de Maurice Raynaud (gangrène symétrique des extrémités) ; sclérodermie dactylique (son diagnostic, résorption des tissus des doigts sans nécrose des os ; masque sclérodermique) ; lèpre mutilante (plaques d'anesthésie, chute des phalanges, macules de *morphea rubra* ou *alba* sur le reste du corps).

Maladie de Morvan : historique ; caractères des panaris, leur mode de succession, nécrose des phalanges, déformations consécutives ; caractères de l'anesthésie. Différences avec la syringomyélie au point de vue clinique et anatomo-pathologique.

Relation d'un cas type de maladie de Morvan compliqué d'hystérie. Superposition des anesthésies hystériques et de Morvan chez le même individu.

Messieurs,

Nous .ous occuperons aujourd'hui, pour insister plus particulièrement sur l'une d'entre elles et arriver à la distinguer des autres, de quelques affections qui ont pour caractère commun de produire des altérations graves, symétriquement disposées, des doigts de la main surtout, et qui aboutissent à la mutilation de ceux-ci, en conséquence de la destruction, par des procédés différents, comme vous le verrez, de la phalangette, de la phalangine et quelquefois du doigt tout

CHARCOT.   1

entier. Les cas pathologiques dont il s'agit ici, appartiennent à des espèces nosologiques diverses que je vais vous énumérer.

En premier lieu, c'est la *sclérodermie* considérée dans une de ses formes, la forme dactylique, *sclérodactylie* de M. Ball, variété mutilante.

En second lieu, vient la *lèpre*, mais la lèpre envisagée dans la forme dite *anesthésique*, variété mutilante, *lepra mutilans* de quelques auteurs.

En troisième lieu, il pourrait être question aussi de l'affection dite *gangrène symétrique des extrémités*, doigts, orteils, nez, oreilles, ou maladie de Raynaud. Mais nous ne ferons que l'indiquer en passant, pour des raisons que je vous exposerai plus loin.

Enfin, nous traiterons plus spécialement d'une affection tout récemment introduite (1883) dans la clinique, où son autonomie est encore discutée par quelques auteurs. Je veux parler de cette maladie que le médecin qui l'a le premier décrite, M. le Dr Morvan (de Lannilis), appelle « *la parésie analgésique avec panaris des extrémités supérieures* », et que nous appellerons plus volontiers, pour plus de commodité, du nom de *Maladie de Morvan*. La mutilation est ici produite par des panaris graves qui envahissent successivement, en plus ou moins grand nombre, les doigts des mains.

Si je vous parle ici, Messieurs, de la sclérodactylie et de la lèpre mutilante et si je ne borne pas mon étude à la seule maladie de Morvan, c'est surtout pour me mettre en mesure de mieux faire ressortir, par contraste, les caractères de cette dernière affection. Vous savez combien j'emploie volontiers, dans la démonstration, cette méthode des contrastes, qui permet de mieux saisir les types en les comparant et en les opposant les uns aux autres et les fixe plus définitivement dans l'esprit. J'emploierai aujourd'hui une fois de plus cette méthode en faisant passer sous vos yeux, à côté de quelques exemples d'affections mutilantes des mains, un cas typique de maladie de Morvan, qui se trouve actuellement dans le service de la clinique, grâce à l'obligeance de mon collègue, M. Hanot. Il était d'ailleurs opportun de vous parler de cette maladie, après nos récentes leçons sur la syringomyélie, car les deux affections ont certains traits de ressemblance et sont confondues, à tort, selon moi, par quelques auteurs.

Mais, avant d'entrer au cœur du sujet, parlons en premier lieu de ces affections qui entraînent des mutilations de la main et des doigts, et tout d'abord de la sclérodactylie.

La sclérodermie dactylique, comme l'appelle M. le professeur Ball, qui en a fait une importante étude, est une forme de la maladie, décrite autrefois par Alibert, puis en 1845 par Thirial. C'est le sclérème des adultes, avec cette particularité que l'affection est limitée aux doigts et à la face. En 1871, à la Société de Biologie, j'ai appelé l'attention sur cette variété en même temps que sur les mutilations possibles qui en sont le résultat et sur leur mécanisme. En voici un cas tout à fait typique.

La malade que vous avez devant les yeux est âgée de 42 ans. A l'âge de 25 ans, elle eut une attaque de rhumatisme articulaire aigu. Mais déjà, deux ans auparavant, elle avait commencé à remarquer que ses doigts devenaient d'une sensibilité anormale. Bientôt à l'extrémité des doigts survint de la rougeur, puis du gonflement. Enfin quelques bulles apparurent, qui crevaient, puis se desséchaient.

Peu à peu, la peau, d'abord gonflée, s'atrophie, devient lisse, se colle aux os sous-jacents des phalangettes et des phalangines. Les ongles se déforment et s'atrophient sur place. Les os, par un mécanisme spécial de résorption, s'atrophient à leur tour ; la phalangette disparaît, résorbée. Remarquez qu'on ne constata jamais chez cette malade l'issue de fragments d'os au dehors. Ce fait peut cependant se produire, ainsi que

M. Ohier en a signalé des exemples dans sa thèse sur le masque sclérodermique, publiée en 1883. Mais c'est tout à fait exceptionnel et seulement, pour ainsi dire, par accident.

Les lésions ont ainsi suivi une marche graduelle et envahissante et, actuellement, le mal est accompli. Vous voyez que chez cette femme il existe une symétrie

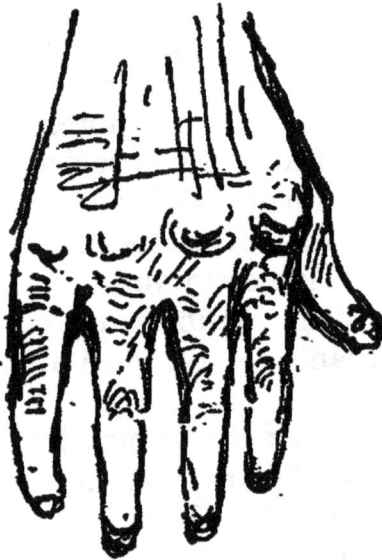

Fig. 1. — Sclérodermie dactylique. Cette figure montre les déformations des doigts et la destruction des phalangettes.

parfaite dans la distribution des déformations, les quatre doigts de chaque main sont pris. Ils ont perdu leur forme primitive et ils sont devenus absolument coniques et effilés. Les phalangettes ont presque complètement disparu et la peau qui recouvre les phalangines est lisse, tendue et adhérente aux os sous-jacents, sur lesquels il est impossible de la faire glisser ainsi que cela est facile à l'état normal (V. *Fig.* 1). Enfin, le doigt est couronné par une petite masse cornée à peu près informe, qui représente les derniers vestiges de l'ongle atrophié et déformé (V. *Fig.* 2). Telles sont, en quelques mots, les déformations des doigts dans la sclérodermie dactylique. J'ajouterai qu'à aucune époque de la maladie (je connais cette femme depuis bien des années), il n'a existé d'anesthésie ni d'analgésie, et que toujours le tact a été parfait.

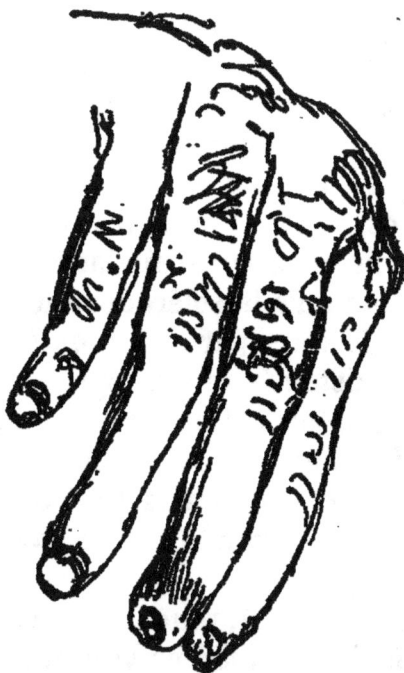

Fig. 2. — Sclérodermie dactylique. Cette figure montre surtout la déformation de l'ongle du médius.

Quelle est la cause de ces déformations ? Existe-t-il une lésion primitive des centres nerveux ? On a dit qu'il s'agissait là d'une névrite périphérique. Mais l'altération des nerfs au milieu de ces parties, qui sont le siège d'une inflammation chronique sclérosante d'une pareille intensité, était à prévoir et on ne saurait être surpris de la rencontrer. Il n'y a pas de raison pour en faire la cause primordiale de la maladie. D'autre part, dans ces cas, Pierret a constaté l'intégrité de la moelle en même temps qu'il appelait l'attention sur l'atrophie graisseuse des phalangines. En un mot, s'il existe une altération des centres nerveux, ce qui paraît bien possible, étant donnée la symétrie des lésions et la marche de la maladie, on ne la connaît du moins pas encore.

Mais restons, Messieurs, dans le côté purement clinique de la question. Trois phénomènes sont ici caractéristiques : 1° l'absence de troubles des divers modes de la sensibilité ; 2° le genre de la déformation des doigts ; 3° l'absence d'issue au dehors de fragments osseux. La présence de ces caractères suffit pour vous préserver de toute confusion. Mais, dans les cas où le doute pourrait être permis en ne considérant que les doigts eux-mêmes, vous pourrez trouver, en cherchant en d'autres régions chez votre malade, d'autres signes qui n'appartiennent qu'à la sclérodermie et qui lèveront toute hésitation. Je veux parler du *masque sclérodermique*, qui, s'il existait, pourrait apporter pour le diagnostic un appoint décisif. Cet aspect spécial de la face chez les sclérodermiques a été bien décrit par Ohier, dans la thèse que je vous citais tout à l'heure (1883). Regardez cette même malade ; vous verrez en quoi il consiste.

Le nez est aminci, effilé, pincé. Les yeux sont excavés profondément et paraissent volumineux. Au pourtour de l'orbite, il existe une atrophie notable de la peau qui est tendue, adhérente à l'os. Il en est de même au niveau du front, qui est lisse et ne présente à peu près aucune trace de rides. La bouche a une forme singulière ; elle est en quelque sorte complètement rectiligne dans le sens horizontal. Les lèvres sont minces, comme tendues, presque sans rebord muqueux. Il résulte de cela que l'occlusion des lèvres est incomplète et qu'à l'état ordinaire les dents sont visibles à travers une petite fente rectiligne jamais fermée. En ce qui concerne le reste de la face, vous voyez qu'elle est creusée au-dessous des os malaires, qui font une saillie anormale, la peau mince et lisse qui adhère aux os

sous-jacents dessinant pour ainsi dire le squelette osseux de la région. Au niveau du menton, cet aspect est
tout à fait caractéristique. Au-dessous de lui et au cou,
la peau est devenue véritablement trop courte et ce
raccourcissement peut aller jusqu'à gêner les mouvements de déglutition.

Alibert, dans son style un peu maniéré et ampoulé,
comparait cet aspect de la face au masque de pierre de
Niobé changée en rocher par la vindicative Latone.
Rappelez-vous, si vous voulez, la comparaison d'Alibert, mais en tous cas n'oubliez pas le masque sclérodermique, d'une importance capitale dans le diagnostic
de cette maladie.

Arrivons maintenant à la *lèpre.* C'est de la forme
anesthésique exclusivement que je veux vous parler et
encore en tant qu'elle affecte les extrémités supérieures, les paralyse, y atrophie les muscles, y abolit la
sensibilité et y produit des mutilations. Tout anesthésique qu'elle soit et différente en apparence dans la
forme de la lèpre tuberculeuse, elle lui est cependant
identique au fond. C'est la même maladie parasitaire,
infectieuse, produite par le bacille découvert par Hensen et étudié par Cornil sur les lépreux de Grenade.
Souvent, d'ailleurs, les deux formes coïncident.

C'est aujourd'hui pour nous une maladie exotique, à
peu près inconnue dans notre pays. Je dis aujourd'hui,
parce qu'autrefois, au Moyen âge, il y avait en plein
Paris des lépreux et des léproseries. Mais, aujourd'hui,
pour trouver un lépreux en France, il faudrait l'aller
chercher dans le Sud, aux environs de Nice ou à Mar-
tigues. En Europe, les seules contrées où on la rencontre peut-être encore, sont l'Espagne, le Portugal, la
Grèce, la Turquie, la Norvège où il y a des léproseries
et où la maladie porte le nom de Spedalsked. Je ne parle
pas de l'Asie (la lèpre est une maladie biblique), ni de
l'Afrique et de l'Amérique du Sud où elle est encore

très répandue. Nous la voyons à la Salpêtrière, comme
déjà Duchenne (de Boulogne) l'avait vue, quand les malades l'ignorent et qu'elle se présente chez eux sous
forme d'atrophie musculaire, en particulier des mains.

Voici quelles sont les déformations que peut produire
cette forme de lèpre au niveau des extrémités et en particulier aux mains. En ce qui touche l'atrophie, c'est la
main de singe avec aplatissement des éminences thénar
et hypothénar, et la griffe interosseuse, lésions le plus
souvent symétriques. Mais, de plus, il y a l'anesthésie
qui est caractéristique et porte uniformément sur les
divers modes de la sensibilité. En outre, et cela nous
intéresse spécialement ici, il existe aussi des troubles
trophiques variés, siégeant sur les doigts, pouce, index,
gros orteil. La peau se fendille, un ulcère se produit,
qui pénètre profondément, s'étend et finit par circons-
crire un doigt dans sa totalité, ou seulement dans un
point de son étendue. Alors, il se produit, et cela sans
douleur, sans réaction d'aucune espèce, une chute du
doigt ou bien encore celui-ci est enlevé par le chirurgien.
Enfin, on peut observer au niveau de la main, des doigts,
des troubles moins accentués, tels que fentes, gerçures,
bulles, etc.

On connait la cause de ces altérations. La névrite
lépreuse symétrique a été étudiée par Virchow. Quelquefois, cliniquement, on peut sentir par la palpation les
nerfs tuméfiés, le cubital en particulier. Vous comprenez
qu'en face de la sclérodermie la distinction soit facile,
et je rappelle que dans celle-ci, au contraire, jamais il
n'y a chute de fragments de doigts, mais une sorte de
résorption sur place des éléments constituants de ces
organes. De plus, le caractère exotique de la lèpre est à
considérer. Enfin, si dans la sclérodermie vous avez en
fin de compte comme élément de diagnostic la présence
du masque sclérodermique; dans la lèpre, vous avez un
autre signe, bien spécial aussi, et qui existe là seulement. Ce sont les grandes *taches* ou *macules lépreuses*

(lèpre maculeuse), disséminées sur diverses parties du corps et désignées sous le nom de *morphea alba* ou *rubra*, suivant les cas.

D'après ces données, il n'est pas très difficile, en général, de distinguer la lèpre de la sclérodermie dactylique. Nous allons apprendre maintenant à distinguer l'une et l'autre de la maladie de Morvan.

Messieurs, avant de procéder à l'examen du malade que voici et qui présente, à ce que je pense, un exemple du groupe de Morvan, je crois utile de vous faire connaître en quelques mots ce que l'on sait concernant ce complexus pathologique — je n'ose dire encore cette maladie — d'après les travaux de M. Morvan lui-même et ceux des quelques auteurs qui l'ont suivi dans la même voie.

Tout d'abord, un mot d'*historique*. M. Morvan, un excellent observateur incontestablement, médecin à Lannilis, en Bretagne, connu déjà par une intéressante contribution à l'histoire de la maladie dite cachexie pachydermique ou myxœdème, n'a pas publié moins de cinq mémoires sur ce sujet du *panaris analgésique*, de 1883 à 1889. Tous ces mémoires se trouvent dans la *Gazette hebdomadaire*. M. Morvan y fonde tout d'abord le type clinique qui porte son nom et le défend ensuite avec une grande énergie, *unguibus et rostro*, contre toutes les tentatives de démembrement dirigées contre lui, et elles sont nombreuses.

Parmi les autres travaux sur le même sujet et à la suite, je signalerai le cas de M. Broca (*Soc. Clin.*, 1885, et *Ann. de Dermat. et de Syphilog.*, même année) un mémoire de M. Prouff, également un confrère breton, qui rapporte une très bonne observation (*Gazette hebd.*, 1887). L'autopsie de ce malade a été faite plus tard par M. Gombault (Soc. méd. des Hôp., 1889), et bien qu'elle soit, à quelques égards, incomplète, par une circonstance en dehors de la volonté de l'auteur, elle suffit cependant à démontrer que la *paréso-analgésie avec panaris* ne doit pas être rattachée, sans plus de discussion, à la syringomyélie. Ce rapprochement avait été fait, en effet, par M. Roth, qui, dans son travail sur la gliomatose médullaire (*Arch. de Neurol.*, 1889), assimile les deux maladies l'une à l'autre et n'en veut faire qu'une seule.

Ensuite vient l'observation de M. Hanot en 1887 (elle est relative à ce même malade que je vais vous montrer aujourd'hui), le travail de Monod et Reboul (*Arch. de méd.*, 1888), la thèse d'Oger de Spéville (1889) faite sous l'inspiration de M. Hanot. Cet auteur rapporte la suite de l'observation du malade publiée antérieurement par son maître, et réunit à côté une huitaine de cas recueillis çà et là dans les divers auteurs. Enfin, tout récemment, un travail de Heckel d'après une clinique de Jürgensen (de Tubingue) (*Berlin. Kl. Wochensch.* et *Rif. med.*, 1889).

Tous les auteurs, Messieurs, qui ont suivi M. Morvan, n'ont rien changé ni rien ajouté d'essentiel à sa description et n'ont fait, en général, que fournir des documents confirmatifs. C'est donc d'après lui que nous ferons la description clinique, tout en remarquant chemin faisant que certains éléments de la description se sont quelque peu modifiés de 1883 à 1889, pendant cette période de six ans.

Le premier mémoire de M. Morvan (1883) est intitulé : *Parésie analgésique avec panaris des extrémités supérieures.* Il contient l'importante découverte de l'analgésie. Je cite ici textuellement : « La maladie que nous « avons en vue d'étudier consiste dans la parésie avec « analgésie des extrémités supérieures, d'abord limitée « à l'un des côtés, passant ensuite le plus souvent à « l'autre côté et aboutissant toujours à la production « d'un ou plusieurs panaris... *Le premier cas soumis à* « notre observation remonte bien loin dans nos sou-

« venirs : il y a de cela vingt-cinq à trente ans. C'était
« un homme de soixante ans qui se présentait avec un
« panaris à l'un des doigts de la main. Nous constatons
« la nécrose de la phalange unguéale et lui proposons
« de pratiquer une incision pour arriver à l'extraction.
« Et comme le malade n'acceptait qu'avec un entrain
« modéré, nous ajoutons que l'incision serait comme un
« éclair, qu'il n'aurait pas le temps de souffrir. Nous
« procédons à l'incision, qui fut une assez large entaille.
« *Quelle ne fut pas notre surprise de voir le calme*
« *de ce brave homme, qui à nos yeux n'était pas pré-*
« *cisément un héros, et qui cependant n'avait pas*
« *sourcillé ? Pas une plainte ! Il eût été de bois qu'il*
« *n'en eût pas été autrement. C'est qu'il n'avait pas*
« *souffert, mais pas du tout souffert,* nous affirmait-
« il. Nous étions tombé pour la première fois sur une
« de ces paralysies analgésiques des extrémités supé-
« rieures qui font l'objet de notre mémoire. Nous nous
« armons aussitôt d'une épingle et nous l'enfonçons
« sans éveiller de douleurs dans divers points de la main
« et de l'avant-bras (qui étaient gonflés). »

Telle fut, Messieurs, l'origine des premières recherches
de M. Morvan. Arrivons maintenant à l'aspect général
de la maladie, telle qu'il l'a décrite.

Les trois phénomènes prédominants sont : 1° Tout
d'abord des douleurs ; 2° Une parésie avec analgésie
d'un côté, puis de l'autre ; 3° Enfin, l'apparition de
panaris, qui sont, par conséquent, consécutifs aux deux
premiers symptômes mentionnés. La parésie et l'analgésie peuvent être quelquefois primitives, c'est-à-dire
antérieures aux douleurs. Enfin, d'autres troubles trophiques surviennent souvent, sur lesquels nous reviendrons tout à l'heure. Telle est la description initiale.

Mais, dans les travaux qui suivirent, M. Morvan modifia quelque peu le précédent tableau et fut conduit
à admettre l'existence de cas frustes dans lesquels ou

bien les panaris sont douloureux, ou bien il n'existe pas de parésie ou encore pas d'analgésie. Dans ces cas, le seul phénomène constant est le panaris et aussi les troubles trophiques auxquels je faisais allusion tout à l'heure, bien que ceux-ci puissent également faire défaut dans quelques occasions.

Pour le moment, occupons-nous seulement des cas types et étudions les principaux symptômes avec quelques détails. Tout d'abord, nous trouvons des douleurs qui précèdent généralement l'apparition de la parésie et de l'analgésie. Ce sont des douleurs névralgiformes. Puis vient la parésie avec atrophie musculaire plus ou moins accentuée, occupant la main et l'avant-bras; enfin l'analgésie, dont l'étude est surtout importante ici. Elle envahit généralement la main, l'avant-bras et une partie du bras, mais quelquefois, elle peut s'étendre à tout le membre supérieur et même à d'autres parties du corps. C'est en même temps une analgésie et une anesthésie, portant sur le tact, la douleur et la température. M. Morvan le dit expressément dans son cinquième mémoire consacré à la défense de l'autonomie du syndrome qu'il a découvert et que l'on avait tenté d'assimiler à la syringomyélie. Il n'est jamais permis, assure-t-il, de constater dans le panaris de Morvan cette dissociation spéciale de la sensibilité que l'on rencontre dans la syringomyélie et qui est caractéristique de cette dernière affection.

Vous savez, Messieurs, d'après nos dernières leçons, en quoi consiste cette dissociation syringomyélique de l'anesthésie. Les sensations de tact sont conservées, la douleur n'est point perçue autrement que comme contact, mais, en revanche, il existe une anesthésie plus ou moins complète et plus ou moins absolue pour les sensations de chaud et de froid. En un mot, dans la syringomyélie, il n'y a pas d'anesthésie, mais seulement analgésie relative et surtout thermoanesthésie. Il n'en est pas de même dans la maladie de Morvan.

Le troisième phénomène du syndrome qu'il nous reste à étudier, est le panaris. C'est au premier abord un panaris ordinaire, débutant comme le panaris vulgaire par de la rougeur, de la chaleur, de la tuméfaction. Mais il en diffère en ce que c'est toujours un *panaris grave*, c'est-à-dire suivi de nécrose des os et amenant à sa suite la destruction des phalangettes et quelquefois même des phalanges. Il en résulte des mutilations quelquefois bizarres et qui, dans bon nombre de cas, peuvent être tout à fait caractéristiques. Les extrémités inférieures, disons-le en passant, sont très rarement touchées.

De plus, c'est un *panaris multiple*, quelquefois atteignant tous les doigts ou presque tous. Ainsi, dans l'observation de Prouff, nous trouvons huit panaris, neuf dans un cas de Morvan, sept chez le malade de Jürgensen. Ce sont là, à vrai dire, des cas extrêmement accentués et une pareille multiplicité n'est pas toujours la règle. Mais les cas où il existe deux, trois et même six panaris, sont communs.

En outre, ce sont des *panaris à développement successif*. Ils ne se produisent pas en général simultanément et peuvent quelquefois se succéder ainsi pendant des périodes de temps extrêmement longues. Ainsi dans l'observation de Prouff, qui, soit dit entre parenthèses, est une des plus belles et des plus complètes que nous possédions, les panaris se sont succédé les uns aux autres pendant une période de plus de quarante années, de douze à cinquante-six ans. Chez le malade de Jürgensen, ils ont mis dix années à évoluer, de vingt-huit à trente-huit ans.

Enfin, c'est un *panaris indolent* dans la grande majorité des cas. Mais ici, il est bon de faire quelques réserves. Chez certains malades, et le nôtre est du nombre, ainsi que vous le verrez, les premiers panaris peuvent être douloureux. Mais ceux qui apparaissent dans la suite ne le sont plus. Il est utile de connaître cette particularité, pour ne pas être tenté de repousser le diagnostic de maladie de Morvan, par ce seul fait que l'on aurait constaté qu'il y a eu chez un malade, à une certaine époque, des panaris accompagnés de douleur.

Aux panaris viennent s'ajouter un certain nombre d'autres *troubles trophiques* variés, tels que des gerçures plus ou moins profondes, des ulcérations siégeant au niveau des plis naturels de la peau, constituant une sorte de mal perforant palmaire, pouvant se propager aux gaines tendineuses dont ils entraînent la suppuration. Mais tout cela est indolent, de même que les phlyctènes qui se développent quelquefois sur divers points du tégument externe, à la main et aux doigts. Les ongles tombent ou sont le siège de déformations plus ou moins accentuées et bizarres, telles qu'on ne les rencontre presque jamais ailleurs. Enfin, la main tout entière devient violacée, livide. La température s'y abaisse au-dessous de la normale. Elle est quelquefois le siège d'une sudation exagérée.

Les troubles trophiques ne se bornent pas seulement aux extrémités supérieures. M. Broca a attiré l'attention sur l'existence d'une *scoliose* de la colonne vertébrale. Cette scoliose peut être plus ou moins accentuée, mais elle semble en tous cas assez fréquente, car on l'observe environ chez la moitié des malades. Enfin, dans l'observation de Prouff, on note des arthropathies ayant les apparences de l'arthrite sèche.

Tels sont les éléments constituants du syndrome décrit par Morvan. Mais nous devons encore passer en revue certains autres côtés de la question, importants au point de vue nosographique. Je veux parler de l'étiologie, de la marche et de la durée, du pronostic, etc.

C'est une maladie dont l'évolution est excessivement longue dans la plupart des cas. Ainsi sa *durée* est de dix, quinze, vingt ans et plus. Je vous ai dit plus haut que chez le malade de Prouff, elle avait été de quarante-quatre ans, chez celui de Jürgensen, de dix ans. On ne peut donc pas dire légitimement, à un moment quelconque de l'évolution du mal, même en présence de l'extinction, complète en apparence, de tous les symptômes, que la maladie est arrêtée. En effet, dans le cas de Prouff, il y a eu vingt ans d'intervalle entre les quatre premiers panaris qui ont touché la main droite et les quatre derniers qui ont envahi la main gauche.

Le *pronostic* est nécessairement grave, vous le comprenez, puisqu'il y a production de déformations indélébiles, mutilations quelquefois considérables, parésie, etc. Il se produit là de véritables infirmités aboutissant à la privation presque complète de l'usage d'un ou des deux membres supérieurs.

En ce qui concerne l'*étiologie,* nos connaissances sont beaucoup plus bornées. On aurait pu croire, d'après le nombre de cas de cette affection, qui n'est pas très fréquente en somme, observés par Morvan, qu'elle ne se produisait guère qu'en Bretagne. Ce fait semblerait à la rigueur corroboré par le travail de Prouff, qui exerçait dans le même pays. Fait assez singulier, notre malade, comme vous le verrez, est breton lui aussi. Mais il est bien connu aujourd'hui que la maladie en question peut s'observer partout. Elle semble atteindre beaucoup plus souvent les hommes que les femmes, lesquelles ne fournissent qu'un fort mince contingent dans le nombre des cas publiés. Elle survient à tout âge, vingt, trente, quarante et cinquante ans, et même plus tôt (cas de Prouff, 12 ans) ou plus tard encore (cas de Morvan, 60 ans). Dans quelques observations, on relève l'existence d'un traumatisme à l'origine des premiers accidents, mais cela est loin d'être constant.

Vient maintenant la question du *diagnostic,* qui se trouve déjà aux trois quarts élucidée par ce que je vous ai dit au début de cette leçon. Vous ne confondrez pas la maladie de Morvan avec la sclérodermie, parce que, dans celle-ci, vous ne trouvez jamais de nécrose des os, ni d'issue de fragments osseux au dehors ; les mutilations s'établissent graduellement par une sorte de résorption des tissus des doigts. De plus, il n'y a, au niveau des extrémités, aucune trace d'anesthésie ni de parésie. Enfin, le masque sclérodermique est tellement spécial, qu'en cas d'hésitation il lèverait immédiatement tous les doutes.

Pour ce qui est de la lèpre, les mutilations par gangrène, l'analgésie et l'anesthésie, dont la présence est constante, en pareil cas, pourraient être des sujets d'hésitation momentanée. Mais, tout d'abord, une simple question adressée au malade nous fera savoir qu'il est né ou a séjourné dans des pays où la lèpre exerce ses ravages. En outre, l'examen de son corps décèlera la présence de ces plaques de morphea, dont je vous parlais tout à l'heure. Enfin, pour ne considérer que les mutilations elles-mêmes, qui peuvent être ici sujettes à contestation, il n'existe pas chez les lépreux de panaris véritables ; c'est de sphacèle surtout qu'il s'agit.

Arrivons enfin à une maladie dont je vous ai entretenus dans mes précédentes leçons et qui présente, avec la maladie de Morvan, des analogies assez accentuées pour qu'on ait voulu les identifier l'une à l'autre. Je veux parler de la *syringomyélie.* Celle-ci est caractérisée tout d'abord par des symptômes d'atrophie musculaire, notablement plus accentués que celle qu'on peut voir dans le panaris de Morvan et présentant cliniquement, d'une façon beaucoup plus nette, le type de l'atrophie musculaire de Duchenne-Aran. Il y existe aussi, il est vrai, des troubles de la sensibilité, mais ceux-ci sont beaucoup plus étendus que dans la maladie qui nous occupe, et, de plus, ils ne portent pas, fait très important en l'espèce, sur tous les modes de la sensibilité.

Ici, les sensations de contact sont généralement conservées, tandis qu'au contraire la sensibilité à la chaleur et au froid est totalement abolie et cela sur de grandes surfaces du corps. Cette dissociation des troubles de la sensibilité est caractéristique de la syringomyélie et on ne la retrouve guère, et encore rarement, que dans l'hystérie. Des troubles trophiques analogues à ceux du panaris de Morvan se manifestent aussi dans la syringomyélie, tels que les gerçures de la peau, les arthropathies, la scoliose. Mais le panaris ne s'y observerait qu'accidentellement ; il ne constituerait pas, comme cela paraît être dans la maladie de Morvan, le phénomène prédominant (1). J'ajouterai que s'il existe des différences entre les deux affections au point de vue clinique, il en existe aussi au point de vue anatomo-pathologique. Mais ceci n'a pas trait à la clinique et ce n'est qu'une affaire de diagnostic *post-mortem*.

Connaît-on le substratum anatomique qui produit la maladie de Morvan ? Les uns disent qu'il s'agit de névrite périphérique (cas de Monod et Reboul, cas de Gombault). Mais cette névrite ne paraît pas isolée, périphérique dans l'acception vulgaire du mot ; elle semblerait devoir être subordonnée à une lésion du centre nerveux spinal. C'est l'opinion de M. Morvan. Le foyer, dit-il, est situé dans cette partie de la moelle qui sert d'origine aux nerfs brachiaux. Quelles sont les parties atteintes ? C'est tout d'abord la substance grise des cornes antérieures et aussi les faisceaux latéraux, car il existe une paralysie avec atrophie ; les cornes postérieures et les faisceaux postérieurs, puisqu'il y a une anesthésie totale ; les centres trophiques de la moelle, à savoir, la partie médiane et peut-être la corne moyenne.

Quoi qu'il en soit de la réalité et de la nature de ces lésions encore incomplètement étudiées, il y a une chose

_____

(1) Depuis la publication de cette leçon, les idées se sont modifiées à ce sujet, grâce aux travaux de M. Joffroy. Voir plus loin le n° XII (G. G., mai 1891).

certaine, c'est que l'autopsie unique que nous possédons n'a pas révélé l'existence des cavités intra-médullaires de la syringomyélie(*V. la note p.* 17). Il s'agissait seulement d'une myélite scléreuse des cornes et des faisceaux postérieurs et des parties centrales de la moelle. Dans ces conditions, la névrite périphérique est un fait secondaire, comme le sont les troubles trophiques concomitants, à la production desquels, une fois qu'ils sont constitués, elle n'est sans doute pas étrangère.

On n'a jamais, soit dit en passant, cherché ni fourni la preuve que la maladie de Morvan fût de nature infectieuse et causée par la présence de microorganismes.

L'existence de cas frustes, dont j'aurai peut-être l'occasion, Messieurs, de vous entretenir quelque jour, tendrait à démontrer que la lésion des parties trophiques centrales de la moelle est ici la chose essentielle. La parésie et l'analgésie sembleraient accessoires, et la maladie de Morvan serait surtout, comme le dit cet auteur, une *affection de la trophicité.*

Vous êtes maintenant en mesure, Messieurs, de tirer parti de l'étude que nous allons faire du malade que nous devons à l'obligeance de M. Hanot, et qui présente un exemple classique de la maladie de Morvan, avec quelques particularités, cependant, qui en font, ainsi que vous le verrez, non pas réellement un cas anormal, mais plutôt un cas compliqué.

Il s'agit d'un nommé Carcan..., Jean, âgé de 56 ans, charretier, né à Cantoin (Aveyron).

Ses *antécédents héréditaires* ne décèlent rien de bien important. Son père, d'une bonne santé, est mort à 97 ans. Sa mère est morte en couches à 46 ans. Il était très jeune (9 ans) quand il a quitté ses parents, de sorte que les renseignements qu'il donne sont forcément incomplets. Il n'a connu que son grand-père paternel qui est mort très vieux et ne sait pas grand'chose sur ses collatéraux des deux côtés.

Pas grand'chose non plus dans les *antécédents personnels.* Il ne se rappelle pas avoir été malade étant petit, ni plus tard.

Il nie la syphilis et toute espèce d'habitudes alcooliques. Il est célibataire, sans enfants.

Il y a six ans il était à Pont-St-Esprit, où il travaillait à la construction d'une digue sur le Rhône. Il renversait des tombereaux de terre le long d'un talus finissant dans la rivière. En arrangeant sa voiture, la terre s'éboula sous ses pieds et il tomba dans le Rhône, où il resta la tête sous l'eau quelques minutes, les jambes prises sous la terre éboulée. On le sortit de là, et, après avoir beaucoup vomi, il reprit son travail jusqu'à la fin de la journée. Pas de perte de connaissance. Mais le soir, en rentrant chez lui, il fut pris de frisson. Le lendemain, le médecin de l'hôpital de Pont-St-Esprit l'admit dans son établissement, où il resta 5 mois et fit, dit-il, une fièvre typhoïde. Ce qui est parfaitement sûr, c'est qu'il fit une maladie grave, fébrile, puisqu'il se souvient d'avoir été pendant 17 jours attaché dans son lit avec du délire.

Au moment où il sortit de l'hôpital pour venir travailler à Paris, il avait déjà le bras gauche comme engourdi et il y ressentait, principalement dans la main, des espèces de fourmillements. Rien de plus pendant quatre ans. Il continue à travailler à son métier, s'apercevant, dans son travail de charretier-terrassier, que sa main gauche, pour porter la pelle, était plus faible que la droite. Pendant cette période, également, le bras, le tronc du côté droit et la moitié droite de la face étaient le siège d'une transpiration beaucoup plus abondante que du côté opposé. Rien à la jambe.

Quatre ans plus tard, c'est-à-dire il y a trois ans, en juillet 1886, le malade s'aperçut que sa cuisse gauche s'engourdissait davantage. Puis apparut un gonflement du *pouce* qui suppura. Le malade l'ouvrit lui-même avec un canif. Bientôt (septembre 1886), la paume de la main se mit à gonfler à son tour et il s'y développa « quelque chose qui ressemblait à un durillon forcé. » Le pus pénétra dans les gaines tendineuses. Deux nouveaux panaris, ce qui en porte le nombre à trois, se formèrent, en novembre de la même année, au *médius* et à l'*annulaire*, et le malade resta ainsi pendant huit mois avec sa main malade. Lorsque la guérison fut obtenue (le malade neconsulta personne et se soigna lui-même tout le temps), la moitié terminale des dernières phalanges du médius et une bonne partie de celle du pouce étaient disparues. De ces trois panaris, le premier s'était accompagné de douleurs extrêmement vives, qui empêchaient le malade de dormir et le faisait se promener des nuits entières dans sa chambre. Mais les deux derniers furent moins douloureux et le troisième (annulaire) ne le fut même pas du tout. Des morceaux d'os provenant du pouce et du médius avait été plusieurs fois enlevés par le malade pendant les pansements. Ceux-ci furent faits tout le temps avec des cataplasmes de farine de lin. Le malade prenait, en outre, des bains de main prolongés dans de la décoction de guimauve.

Une fois les panaris guéris, le malade s'aperçut qu'il n'avait plus aucune force dans le bras et que sa main ne pouvait rien tenir. Alors, étant à bout de ressources, il se décida à entrer à l'hôpital St-Antoine, où il fut admis dans le service de M. Hanot. Pendant son séjour, on remarque les déformations que nous décrivons plus bas et, de plus, l'absence des ongles qui étaient tombés au pouce, au médius et à l'annulaire, des crevasses indolores, de l'atrophie des éminences thénar et hypothénar, de la parésie et une analgésie complète du bras et de l'avant-bras. Ces renseignements sont puisés dans l'observation publiée par M. Hanot dans les *Archives générales de médecine*. Déjà, le malade avait noté l'anesthésie de la main et de l'avant-bras gauches, par ce fait qu'il avait, pendant l'hiver, attrapé des crevasses et que celles-ci saignaient, s'ulcéraient sans qu'il ressentît la moindre douleur. Cela se passait après l'évolution et la guérison des panaris. Pendant son premier séjour on l'électrise, on lui donne quelques potions à prendre à l'intérieur.

Depuis sa sortie de l'hôpital de Pont-St-Esprit, le malade était sujet à des bourdonnements dans l'oreille gauche accompagnés d'un vertige presque continuel, même la nuit, lorsqu'il était couché et ne dormait pas. Son vertige ne l'a jamais fait tomber à terre. Mais il dit que quelquefois, surtout aujourd'hui, il est obligé de se retenir à quelque chose sous peine de tomber par terre. Il n'avait pas, à cette époque, pas plus qu'aujourd'hui, d'ailleurs, de grosse lésion de l'oreille, pas d'écoulement, etc. L'examen otologique, pratiqué par M. Gellé, a montré qu'il s'agit là d'un simple vertige de Ménière avec lésions scléreuses de l'oreille, qui ne paraît pas avoir de rapport avec l'affection qui nous occupe actuellement.

Sorti de l'hôpital en juin 1888, il reprit son travail, mais ne put continuer, malgré un essai de cinq mois, à cause de la faiblesse du membre supérieur gauche. Il n'avait pas la force de harnacher ses chevaux et était obligé de payer un homme pour faire ce travail à sa place matin et soir.

Après un certain temps de chômage, il fut forcé de rentrer de nouveau dans le service de M. Hanot (1888). Aucun nouvel accident depuis cette époque, sauf que la jambe du côté gauche commença à s'affaiblir comme le bras et lui fit éprouver une grande difficulté à marcher. Son séjour à l'hôpital, qui dura jusqu'aujourd'hui, fut interrompu pendant deux mois, pendant lesquels il tenta de travailler à un nouveau métier, celui de cocher de fiacre. Mais, dès qu'il était sur le siège, les bourdonnements d'oreilles et les vertiges le prenaient de telle façon qu'il fut obligé de renoncer à cette tentative. Les résultats de l'examen de M. Hanot, en 1888, sont consignés dans la thèse de M. d'Oger de Spéville sur la maladie de Morvan. Ils sont identiques à ce que nous avons observé nous-mêmes en 1889, sauf qu'il existait, à cette époque, à la main gauche, au talon de la main, dans les plis digito-palmaires du pouce, du médius et de l'annulaire, et aussi un peu à la main droite, des crevasses indolores en voie d'évolution, dont on ne trouve plus trace aujourd'hui.

État actuel. — Ce qui frappe, au premier abord, en voyant ce malade marcher, c'est la position qu'il prend et sa démarche. Il s'avance le dos légèrement voûté, la tête inclinée sur l'épaule gauche (action du sterno-mastoïdien gauche), les bras tombant et animés de temps en temps, surtout à droite, de sortes de petites secousses choréiformes de très petite étendue mais facilement visibles néanmoins. Pas de troubles bien accentués dans la position et les mouvements des jambes. Le bras droit n'est pas agité pendant la marche, mais pend toujours, comme inerte, le long du corps, les doigts fléchis, recouvrant le pouce, qui se cache dans l'intérieur de la paume de la main. Cette position de la tête, qui est très accentuée, même au repos complet, est due à la sensation continuelle de bourdonnement et de vertige que le malade éprouve dans l'oreille gauche.

La force est absolument nulle dans la main gauche, tandis qu'elle est, sinon très grande, du moins conservée dans la main droite.

Dynamomètre. . . . . . M. D. = 40.
— . . . . . M. G. = 0.

Elle est très certainement diminuée aussi dans l'avant-bras et l'épaule gauches, mais non absolument nulle. Le malade exagère d'ailleurs un peu l'impotence de ce membre, cela est facile à voir. Réflexes rotuliens diminués, mais présents.

La position de la main, au repos, est celle que nous décrivions plus haut pendant la marche. L'index et le petit doigt seuls sont indemnes de toute lésion, sauf un certain degré de rétraction du tendon fléchisseur. Le pouce a perdu la moitié de sa dernière phalange, mais il reste, adhérente à l'ongle, une portion de peau qui donne au bout de ce doigt une apparence de griffe toute particulière (Voir *Fig*. 3 et 4). Le médius est raccourci, un peu en fuseau, la moitié inférieure de la dernière phalange manque, et avec elle l'ongle qui est réduit à un petit morceau de corne coiffant à plat le sommet du moignon. La peau a perdu ses plis et ses stries, et n'est pas adhérente aux tissus profonds. Il en est de même en ce qui concerne la peau pour le doigt annulaire. Pour celui-ci la rétraction du tendon fléchisseur est encore plus considérable. De plus, la dernière phalange, dont il manque aussi l'extrémité, est subluxée en arrière sur l'avant-dernière (Voir *Fig*. 4).

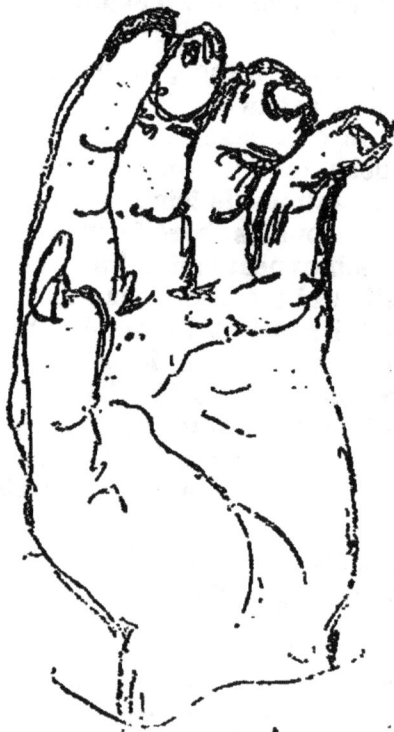

Fig. 3. — Déformations et mutilations persistantes produites par la maladie de Morvan (face palmaire).

Chose remarquable, la peau du petit doigt, qui n'a eu aucun panaris, présente le même aspect dépourvu de stries et de plis que le médius et l'annulaire. Le pouce n'a rien de semblable.

Il existe ainsi un certain degré de diminution apparente de longueur des doigts de la main gauche, comparés à ceux de la main droite. Mais il faut remarquer que le malade ayant eu un panaris des gaines, il s'est produit là, dans les tissus profonds, des modifications notables. Cependant, d'une façon absolue, en prenant les doigts indicateurs, par exemple (doigts sans panaris), on remarque qu'il existe entre les deux une différence. A la face palmaire, la distance qui sépare le premier pli digital du troisième et dernier est différente à droite et à

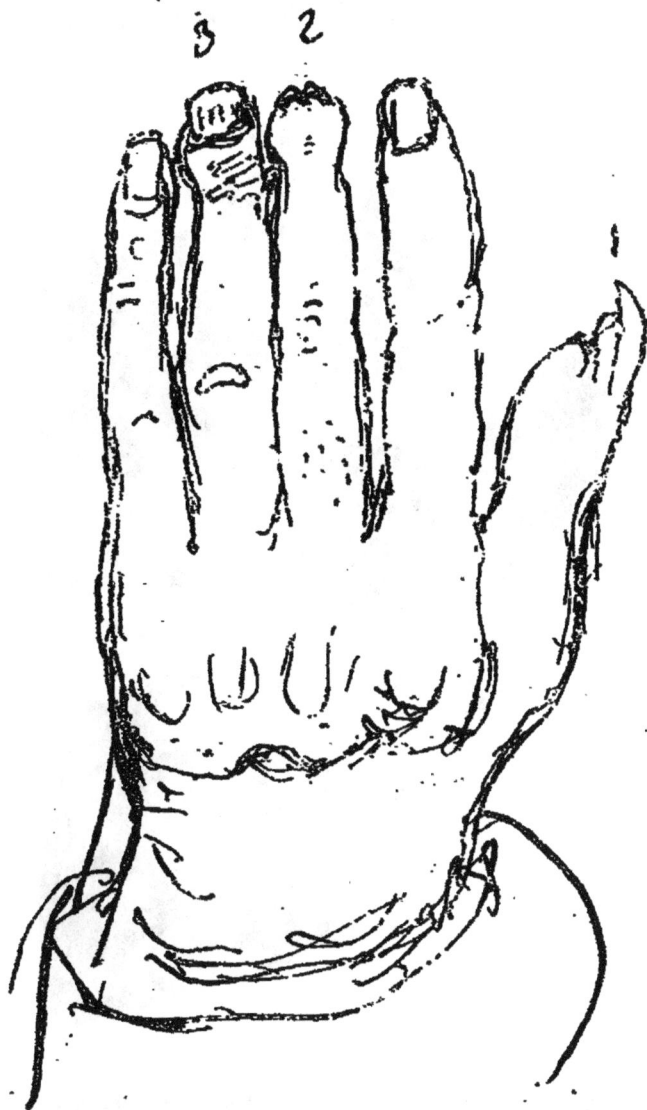

Fig. 4. — Déformations et mutilations persistantes produites par la maladie de Morvan (face dorsale).

gauche (4 cent. à gauche, 4 cent. 3/4 à droite). Cette mensuration ne peut être faite pour le petit doigt à cause de la rétraction considérable du tendon fléchisseur, non plus que pour les autres qui ont été considérablement déformés.

Il existe une hémianesthésie gauche complète et absolue pour le contact (pinceau de blaireau), la piqûre, le chaud et le froid, avec perte du sens musculaire au niveau de la main.

L'examen des yeux, pratiqué par M. Parinaud le 20 décembre 1883, a donné les résultats suivants : œil gauche atteint

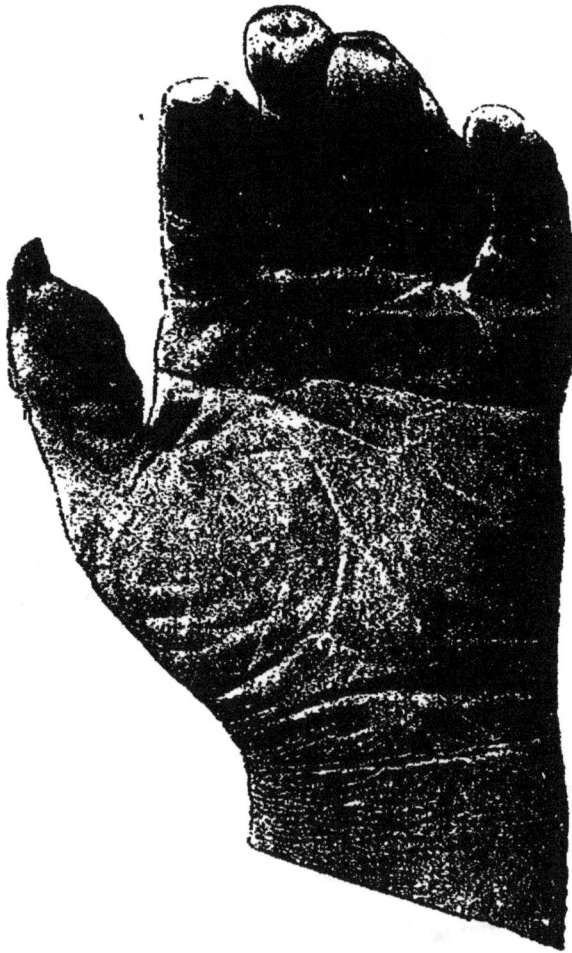

Fig. 5. — D'après une photographie de la main de Carc...

d'une amaurose très probablement hystérique, vision binoculaire rétablie par le prisme (diplopie à l'aide d'un prisme placé devant l'œil droit, sain). Œil droit sain. Rien au fond de l'œil. Dans un second examen le rétablissement de la vision binoculaire par le prisme ne s'est pas reproduit.

L'examen de l'ouïe perd de son importance en l'espèce, à cause de la sclérose otique et du vertige de Ménière.

Le goût est absolument nul sur la moitié gauche de la langue, certainement très émoussé à droite.

L'odorat est absolument nul du côté gauche (eau de Cologne, sulfure de carbone, ammoniaque). Il existe à droite, quoique pas très affiné.

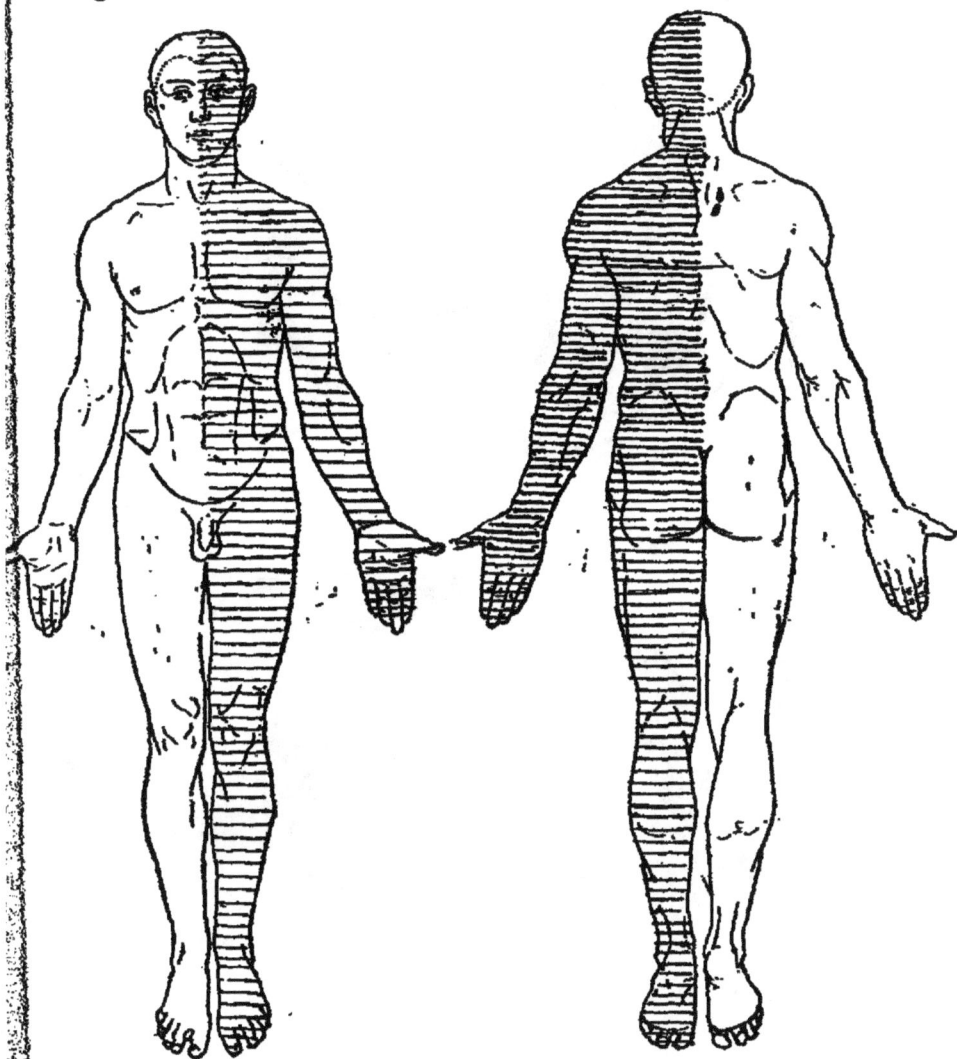

Fig 6 et 7. — Hémianalgésie gauche.

Pas de douleurs, sauf une céphalée très vive, presque constante. Pas de points hyperesthésiques. Pas de zones hystérogènes (testicule, point pseudo-ovarien, etc., etc.).

Le malade n'a d'ailleurs jamais eu de crises de nerfs.

Il n'y a, en aucun point du corps, de traces visibles à l'œil nu d'atrophie musculaire. Les avant-bras donnent des résultats identiques à la mensuration, les bras également, ainsi que

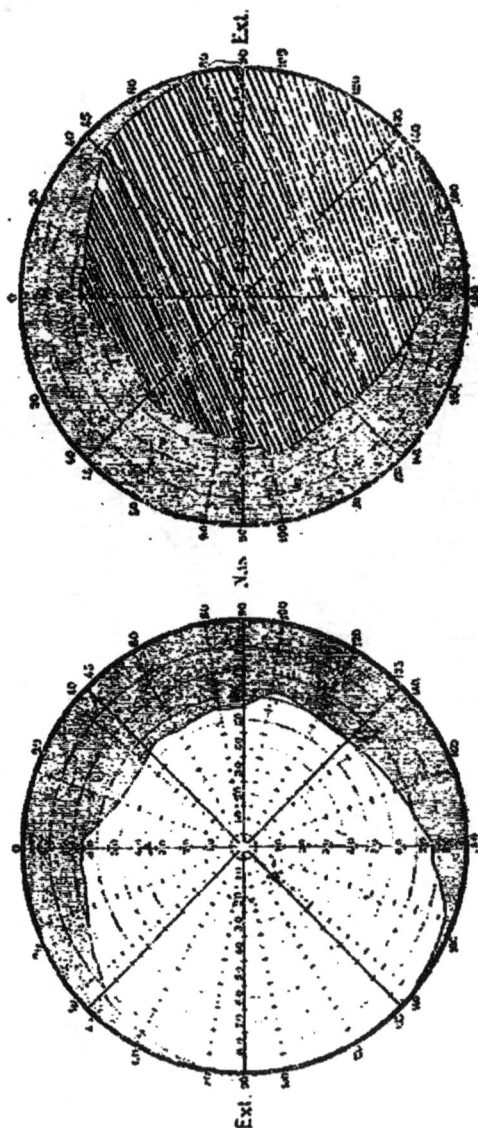

Fig. 8 et 9. — Champ visuel de Care... amaurose complète de l'œil gauche.

les cuisses et les jambes. Le malade est d'ailleurs parfaitement musclé, sans être un athlète.

Les réactions électriques des muscles de la main, qui paraissent seuls atrophiés, sont normales et identiques des deux côtés, quoique masquées en partie par la résistance énorme opposée par l'épaisseur et la dureté de la peau.

Pas de déformation de la colonne vertébrale. Pas la moindre scoliose. Le malade, comme je l'ai dit, est un peu voûté, et quand il est tout nu, on s'aperçoit que son épaule gauche est un peu plus haute que la droite, ce qui tient surtout à la position dans laquelle le malade tient la tête qu'il penche de ce côté, en même temps qu'il soulève l'épaule.

Appétit assez bon. État général assez satisfaisant.

Le sommeil est continuellement troublé par des cauchemars, toujours les mêmes (chute dans des précipices).

Le malade reconnaît qu'il a beaucoup changé de caractère depuis son accident de Pont-St-Esprit et l'apparition consécutive d'abord de ses bourdonnements d'oreille, puis de ses panaris et de son impotence du bras gauche. Autrefois il était toujours en train de chanter. Depuis, il est devenu triste, morose. Sauf cela, pas d'état mental particulier.

Vous connaissez maintenant le malade, Messieurs ; vous voyez que lorsqu'il était pour la première fois observé par M. Hanot, il présentait bien le type de la maladie de Morvan, telle que je vous l'ai décrite en commençant.

Mais, me direz-vous, que vient faire cette hémianesthésie complète et surtout ces anesthésies sensorielles qui ne font point partie du tableau clinique de la parésie analgésique à panaris? Ici, en effet, Messieurs, l'hypothèse d'une lésion médullaire ne nous suffit plus. Il nous faut une lésion cérébrale, pour tout expliquer. S'agirait-il là d'une lésion du carrefour sensitif de la capsule interne, survenue fortuitement à titre de complication absolument accidentelle? Mais rien dans l'histoire du malade ne nous autorise à admettre une semblable hypothèse. De plus, l'hémianesthésie sensitivo-sensorielle, d'origine capsulaire, est rarement aussi profonde et complète que dans le cas présent.

C'est dans l'hystérie seule, Messieurs, qu'un pareil syndrome peut se rencontrer à ce degré d'intensité. Dans cette hypothèse, tout s'explique facilement, si l'on veut admettre ce fait, parfaitement vraisemblable, que l'hystérie s'est surajoutée chez notre homme à la maladie de Morvan.

A quelle époque cette complication est-elle survenue? Probablement lorsque, les panaris guéris, le malade s'est vu condamné, par ses déformations persistantes, à une incapacité de travail définitive. Au trouble profond apporté par la maladie, s'est joint chez cet homme le chagrin de se voir incapable de subvenir à ses besoins. A ce moment l'anesthésie hystérique est survenue, se superposant à l'anesthésie limitée de la maladie de Morvan et, lorsque pour la seconde fois le malade s'est confié aux soins de M. Hanot, celui-ci a pu constater la présence des stigmates hystériques.

Mais c'est une hystérie sans zones hystérogènes, sans attaques, jusqu'à présent. Cela ne veut pas dire qu'il n'en surviendra pas un jour ou l'autre. Il se pourrait toutefois qu'il n'en fût pas ainsi.

Le pronostic, comme le traitement, doit porter sur deux éléments bien distincts. D'une part, l'hystérie est jusqu'à un certain point susceptible d'amélioration. Nous avons contre elle l'hydrothérapie, l'électricité statique, l'emploi des aimants, etc... D'autre part, au contraire, nous sommes beaucoup plus désarmés en ce qui touche la maladie de Morvan. Nous ne pouvons même pas dire qu'elle soit éteinte, et nous ne savons pas si nous pouvons l'empêcher de se réveiller et de passer au côté opposé, jusqu'ici à peu près indemne. Nous emploierons dans ce but les révulsifs sur la région spinale, l'iodure, le bromure de potassium, le seigle ergoté peut-être, et tous les médicaments qu'on peut supposer avoir un effet favorable sur la congestion spinale. Mais tout cela est bien mince, Messieurs, et en tous cas, nous ne saurions remédier à ces terribles déformations des doigts et de la main qui font de notre malade un infirme et le condamnent à perpétuité à invoquer le secours de l'Assistance publique.

II.

Sur un cas d'hystéro-traumatisme. — Monoplégie brachiale hystérique développée à la suite d'une fracture du radius.

(Leçon du 28 janvier 1890).

SOMMAIRE. — Importance de la connaissance de l'hystérie pour le chirurgien. — Histoire du malade : chute d'une hauteur d'un deuxième étage, perte de connaissance. Fracture du radius. Au sortir de l'appareil à fracture, début des phénomènes parétiques. — Compression du nerf médian, ne pouvant expliquer ces phénomènes. — Caractères nettement hystériques de la paralysie. — Stigmates hystériques, petites attaques. — Rôles respectifs du traumatisme, de l'appareil à fracture, de la lésion du nerf médian, dans le développement des accidents.

Messieurs,

Je veux vous dire aujourd'hui quelques mots d'un sujet dont je vous ai déjà maintes fois entretenu, mais sur lequel je ne saurais trop insister. Je veux parler de l'hystérie traumatique. Je me suis aperçu en effet que, grâce à la ténacité dont nous avons fait preuve, mes élèves et moi, pour défendre nos idées déjà quelque peu anciennes à ce sujet, ces notions commencent à pénétrer peu à peu et à prendre dans la médecine et aussi dans la chirurgie la juste place qui leur revient. Bien que nombre de nos confrères, à l'étranger surtout, en contestent encore la réalité, vous verrez, par l'exemple

du malade que je place aujourd'hui sous vos yeux,
qu'il n'en est pas de même pour tous. Fort heureusement, Messieurs, cela est ainsi, car vous verrez
aussi qu'il ne s'agit pa. là d'une question de théorie
pure et d'interprétation plus ou moins spéculative des
faits, mais bien d'une affaire éminemment pratique,
dans laquelle l'intérêt du malade est très souvent en
jeu.

Le chirurgien doit aujourd'hui connaitre l'hystérie,
l'hystérie traumatique en général et les accidents d'hys·
térie traumatique locale en particulier, aussi bien que le
médecin. Je vous montrerai un jour, par l'étude de deux
jeunes malades, deux sœurs, que nous avons en ce
moment dans le service, combien l'ignorance de ces
questions peut être préjudiciable au malade (V. plus loin
le n° VI). Vous comprendrez par contre, en entendant
l'histoire de notre malade d'aujourd'hui, comment doit
se conduire et motiver sa conduite le chirurgien au
courant des données nouvelles de la neuropathologie,
en ce qui concerne l'hystérie, considérée *in its surgical
aspect,* comme disent les Anglais.

Mais arrivons tout de suite à l'étude du malade, pour
pouvoir tirer ensuite de cette étude même les conclusions qu'il convient d'en déduire. Le jeune homme qui
est sous vos yeux, le nommé D..., Victor, est âgé de
21 ans. Il exerce le métier de fumiste. La recherche de
ses antécédents héréditaires nous apprend que son père
était saturnin, de plus très probablement alcoolique. Il
est mort il y a peu de temps; le malade n'a pu nous dire
de quelle maladie. Sa mère est encore vivante; elle est
bien portante, n'a jamais eu de maladies nerveuses, ni
d'attaques de nerfs. Tous ses frères et sœurs sont, à sor·
dire, bien portants. Il a des oncles et des tantes tant
paternels que maternels, mais les connaissant peu il
ne peut nous donner sur leur compte que des renseignements tout à fait insuffisants.

La recherche des antécédents personnels du malade

ne nous fait rien connaître de bien intéressant, sauf ceci, à savoir qu'il est sujet depuis longtemps à des étourdissements d'un genre particulier, sur lesquels je me propose d'attirer tout à l'heure votre attention. En dehors de cela, on ne connait pas grand'chose sur ses antécédents qui semblent peu chargés.

Le 24 décembre 1888, c'est-à-dire il y a treize mois, le malade travaillait dans un atelier de la Compagnie des compteurs à gaz; il perçait un coffre de cheminée. Il était monté sur une grande échelle, à la hauteur d'un deuxième étage environ. Tout à coup il fut pris d'un de ces étourdissements auxquels il est sujet et sur lesquels nous reviendrons plus loin. Il ne put se retenir à son échelle et tomba. A partir du moment où l'étourdissement le prit, il ne se rappelle absolument rien de ce qui s'est passé. La chute se fit sur des compteurs à gaz rangés sur le sol et dont il abîma plusieurs en tombant. Quand on vint pour le relever, il avait perdu connaissance. On le transporta dans cet état et il ne revint à lui que dans un bureau de la Compagnie où on l'avait placé. Cette perte de connaissance peut avoir duré environ dix minutes. De là, il fut transporté chez un pharmacien qui lui fit avaler quelques drogues et procéda au premier pansement d'une *fracture du radius* qui fut reconnue dès ce moment. Remarquez, j'insiste en passant sur ce fait, que cette fracture s'accompagnait d'une vive douleur et que l'application de ce premier appareil, ainsi que de celui qu'on plaça un peu plus tard à l'hôpital, fut également très douloureuse.

De chez le pharmacien on le transporta à l'hôpital Lariboisière. Là, un appareil inamovible plâtré fut appliqué, et, au bout d'un mois environ, le malade quitta l'hôpital. La fracture était bien guérie à cette époque, mais il persistait une sorte d'engourdissement de la main et de l'avant-bras qui gênait le malade pour travailler et qui le força à entrer à l'Hôtel-Dieu dans le service de M. le Pr Richet. Il resta là quinze jours, et, pour tout traitement, on lui fit des badigeonnages de teinture d'iode au niveau du foyer de la fracture et quelques frictions sur les parties qui étaient le siège de cet engourdissement.

Mais la faiblesse du membre, ainsi que l'engourdissement continuel qu'il y ressentait, loin de diminuer, s'accentuait de jour en jour. L'augmentation graduelle des phénomènes parétiques le conduisit à la consultation du bureau central, où notre collègue, M. Chaput, le reçut dans son service à l'hôpital Laënnec.

J'appelle votre attention, Messieurs, sur le mode de début de ces phénomènes parétiques. C'est toujours ou presque toujours ainsi que cela se passe dans les cas de paralysie hystéro-traumatique. Un élément sensitif quelconque, douleur, engourdissement, consécutif soit au traumatisme, soit, comme dans le cas actuel, à l'application d'un appareil à fracture, devient pour la malade l'occasion d'une auto-suggestion involontaire, le plus souvent aussi inconsciente, qui aboutit en fin de compte à l'impotence fonctionnelle plus ou moins absolue du membre ou d'une partie du membre intéressé.

Au moment où le malade entra dans le service de M. Chaput (7 mars 1889), il y avait environ trois mois que l'accident dont il avait été victime s'était produit. M. Chaput nous a obligeamment fourni tous les détails sur l'état du jeune D... à cette époque, et sur les événements qui s'accomplirent pendant son séjour dans son service. Je vous lis la note qu'il a bien voulu nous remettre :

« A l'entrée, on constate à la vue une saillie en dos de fourchette de la région dorsale du poignet, d'ailleurs peu accentuée. En avant, au contraire, saillie très prononcée au-dessus des plis de flexion du poignet. Le poignet est plus cylindrique, moins aplati que normalement. La main est transportée en masse du côté radial, tout en étant inclinée sur le bord cubital. En dedans, saillie anormale de la tête du cubitus. L'axe du médius et du troisième métacarpien ne correspond pas exactement à celui de l'avant-bras.

« A la palpation, on trouve que le sommet de l'apophyse styloïde radiale est remonté, de telle sorte qu'il est au niveau de la styloïde cubitale.

« *La pression exercée en avant sur la ligne médiane, au niveau du médian, est très douloureuse.* La douleur est locale et n'irradie pas dans les doigts. La douleur à la pression sur le médian, jointe à la déformation considérable notée en avant, me permettent de penser que le nerf est soulevé par une crête osseuse dépendant de la fracture, comme cela s'est rencontré dans plusieurs observations bien connues.

« Le malade accuse des fourmillements et des picotements, sans siège précis, dans la main malade.

« La sensibilité à la douleur est absolument disparue dans toute la main, à l'exception du doigt médius qui conserve sa sensibilité dans la plus grande partie de sa surface. La sensibilité tactile de ce doigt n'a pas été notée, ni celle à la chaleur.

« La puissance musculaire est très diminuée dans la main qui ne peut serrer que fort peu. Les troubles nerveux ne sont pas limités à la main. La flexion de l'avant-bras sur le bras est peu vigoureuse.

« L'anesthésie à la piqûre se prolonge sur tout le membre, sans plaques de sensibilité disséminées. Elle est limitée par une ligne assez régulière passant par le sommet du creux de l'aisselle en dedans et la partie supérieure du moignon de l'épaule en dehors et coupant environ par le milieu la tête humérale. La région interne du bras est insensible malgré les perforants intercostaux. La sensibilité à la chaleur et la sensibilité profonde à la douleur n'ont pas été notées.

« Il n'existe pas de troubles trophiques sur le membre; la température paraît seulement un peu inférieure à celle du côté sain. Les reliefs musculaires sont normaux. Pas d'atrophie.

« Pas d'anesthésie sur aucun autre point du corps. Les réflexes pharyngien et testiculaire sont normaux. Le réflexe patellaire est plutôt exagéré. La sensibilité est peut-être un peu exagérée dans les membres inférieurs.

« Le malade n'a jamais eu d'attaques ni de troubles psychiques. Migraines fréquentes. Fréquents étourdissements. La pupille gauche est un peu plus dilatée que la droite.

« Pas de troubles digestifs. Rien au cœur ni aux poumons. Pas de sucre dans les urines. Pas d'alcoolisme. Pas de maladies antérieures.

« *Considérant que la monoplégie consécutive à la chute et à la fracture pouvait être à la rigueur entretenue par la compression du médian ; considérant, d'autre part, que l'intervention, n'eût-elle qu'un effet local, serait fort utile au malade en soustrayant son nerf à une compression certaine ; comme d'autre part l'opération pouvait, par l'effet moral produit, guérir le malade de sa monoplégie, je décidai d'intervenir et fis l'opération le 16 mars 1889.*

« Chloroforme. Bande d'Esmarch. Incision médiane verticale de six centimètres environ sur le trajet du médian. Le nerf est facilement mis en évidence ; il n'est pas altéré au point de vue extérieur, ni dans son volume, ni dans sa couleur. Sa face profonde repose immédiatement sur une crête osseuse, aiguë et tranchante, formée par l'arête du fragment supérieur. Ablation de la crête à la gouge. Hémostase. Suture aux crins de Florence sans drainage. Pansement iodoformé.

« Aussitôt que le malade est réveillé, on constate que la sensibilité est revenue complètement dans tout le membre. Peut-être y a-t-il même un certain degré d'hyperesthésie avec léger retard de la perception.

« Deux pansements à huit jours de distance.

« Le malade part à Vincennes le 1er avril. La guérison de la plaie est parfaite; l'anesthésie n'a pas reparu. On ne recherche pas la motilité afin de ne pas désunir la cicatrice récente. »

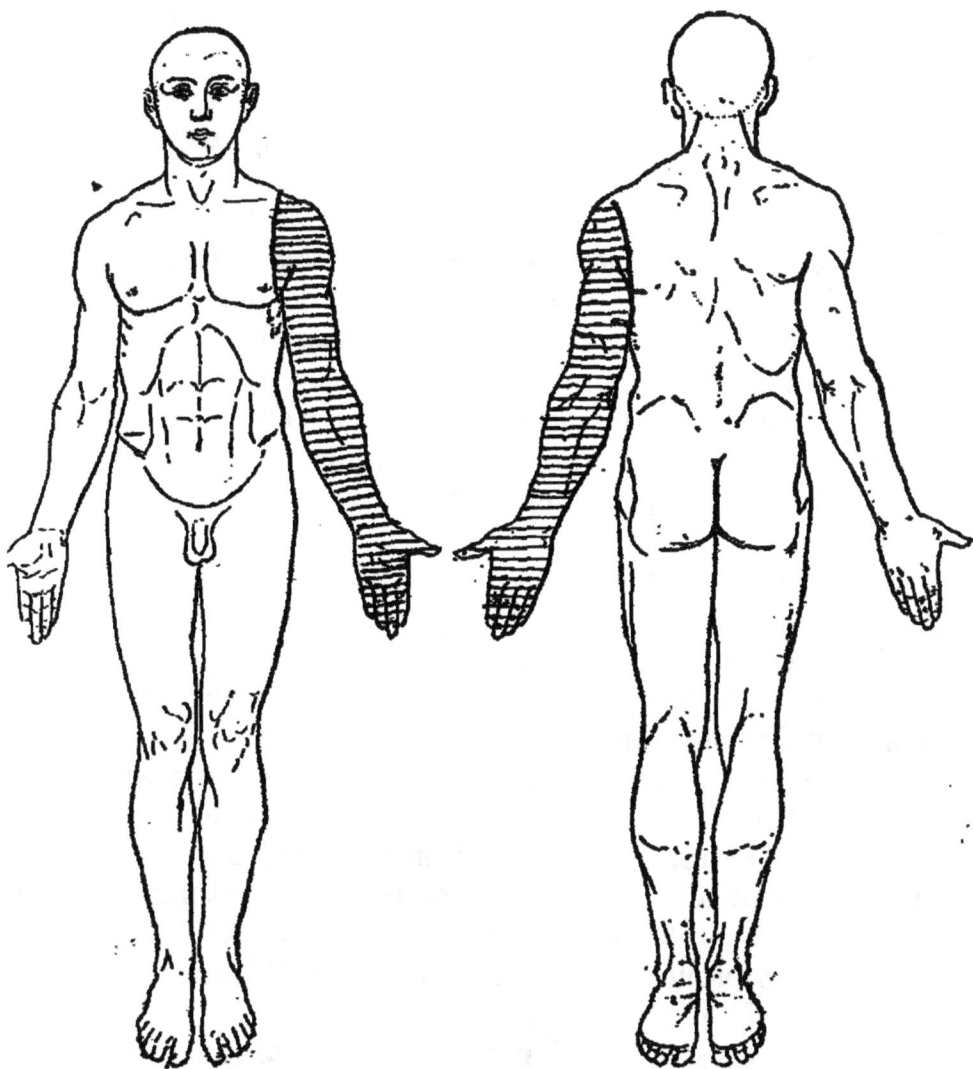

Fig. 10 et 11. — Monoplégie brachiale hystéro-traumatique. Anesthésie en manche de veste pour tous les modes de la sensibilité.

Tels sont les renseignements fort précieux, vous le voyez, qui nous sont donnés par M. Chaput (22 décembre 1889).

Après sa sortie de Vincennes, le malade put reprendre son travail et la guérison se maintint pendant deux mois. Mais, au bout de ce temps, la faiblesse du membre supérieur reparut et il fut obligé de nouveau de retourner consulter M. Chaput qui nous l'envoya le 20 décembre 1889.

Aujourd'hui, vous le voyez, Messieurs, c'est un jeune homme fort, bien musclé, ayant toutes les apparences d'une parfaite santé. Son état général est bon ; toutes ses fonctions organiques s'accomplissent normalement.

Il est atteint d'une *monoplégie brachiale* gauche présentant les caractères suivants : l'impotence porte spécialement sur la main, le poignet et l'avant-bras. L'épaule est légèrement prise, car elle résiste moins aux mouvements passifs que du côté sain, mais cela est fort peu accentué. L'avant-bras et le coude sont au contraire presque complètement impotents, ainsi que le poignet et la main.

Au dynamomètre, la main droite amène le chiffre de 50 kil. sans efforts ; au contraire, la main gauche peut à peine exercer une force de 4 kil.

Les réflexes tendineux du membre supérieur sont plus forts du côté sain que du côté malade.

De plus, le membre supérieur tout entier est le siège d'une anesthésie complète au contact, à la douleur, au froid et au chaud, se terminant en haut par une ligne régulière semblable, comme direction et comme situation, à la ligne d'emmanchure d'une manche de veste. La sensibité profonde est abolie dans toute l'étendue de la main (V. *Fig.* 10 et 11).

Le sens musculaire est perdu dans la main, l'avant-bras. Si je lui ferme les yeux et que je lui commande d'aller chercher sa main gauche avec sa main droite, vous voyez celle-ci errer dans l'espace à la recherche de l'autre, sans pouvoir arriver à la trouver. Mais il faut pour cette recherche, dans ce cas particulier, user de grandes précautions. Vous voyez, Messieurs, avec quelle douceur je remue la main malade. C'est qu'en effet le sens musculaire n'est aboli que dans la main et l'avant-bras. Il persiste au niveau du bras et le malade a conscience des mouvements que l'on fait exécuter à son épaule. Si, dans ces conditions, je remue trop brusquement la main, je risque de communiquer quelque mouvement à cette épaule, au niveau de laquelle le sens musculaire n'est point aboli et qui le guide dans la perception de la position de tout le membre. C'est ainsi qu'une grosse erreur pourrait être commise, et que, faute de précautions, nous pourrions croire à une persistance du sens musculaire dans les segments du membre paralysé, ce qui n'est point la règle en pareil cas.

Le malade ne se plaint pas de douleur. En aucun point du membre vous ne constatez d'atrophie musculaire, ni de troubles trophiques.

La main présente cette légère déformation que vous avez vue signalée plus haut dans l'observation de M. Chaput. Elle est transportée en masse sur le bord radial, tout en étant inclinée sur le bord cubital, et l'axe du médius ne correspond plus à l'axe de l'avant-bras.

Le malade n'a jamais eu d'attaques de nerfs, mais il est sujet à de fréquents étourdissements qu'il décrit de la façon suivante. Il est pris de sifflements dans les oreilles et de battements dans les tempes. Puis tout d'un coup les objets se mettent à tourner autour de lui, de gauche à droite. Il ne perd jamais connaissance, tombe quelquefois, quoique rarement, mais est souvent obligé de se retenir à quelque meuble ou même de se jeter sur son lit pour éviter une chute. Jamais il ne s'est produit à ce moment de convulsions. Après ces vertiges prend naissance un violent mal de tête consistant en une constriction douloureuse frontale et temporale, pendant lequel la peau est douloureuse au niveau des tempes. Ces étourdissements le prennent sans raison, en causant, en travaillant, jamais la nuit. Le mal de tête qui les suit peut durer toute une journée. Il n'éprouve jamais d'envie de pleurer ou de rire après ces étourdissements.

Il n'existe aucune trace d'anesthésie sur tout le reste du corps.

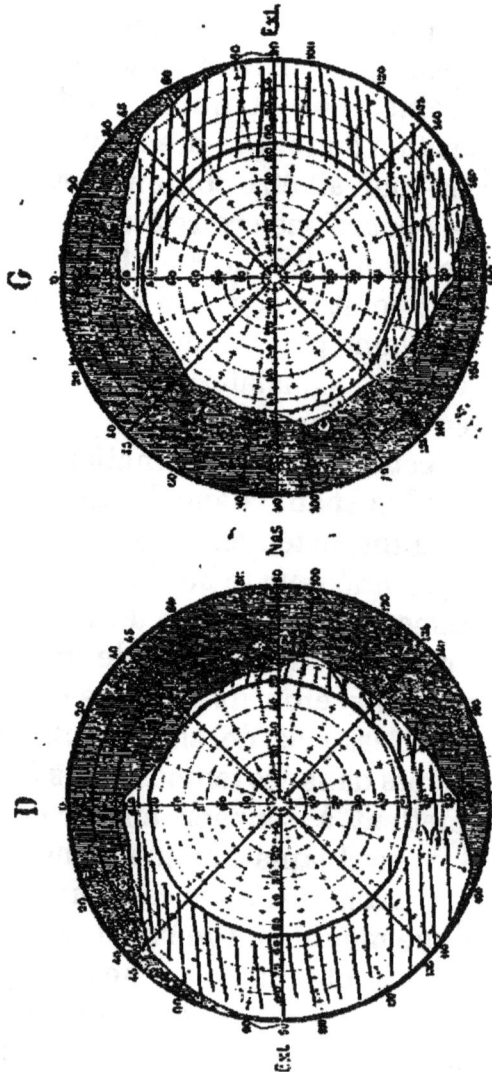

Fig. 12 et 13. — Champ visuel du nommé Ilesf...

Il existe en revanche des points hyperesthésiques, quoique non positivement hystérogènes, au-dessous du mamelon gauche et dans les deux fosses iliaques. La pression profonde à ces niveaux occasionne une douleur qui lui coupe la respiration. Le pincement de la peau aux mêmes places n'est point douloureux.

Les deux yeux sont le siège d'un léger rétrécissement du champ visuel (voir le schéma ci-contre). Il existe un léger degré de mégalopsie dans les deux yeux et une diplopie monoculaire assez nette à droite. Le malade dit voir double quelquefois. On remarque que, quand il parle de ses vertiges, il louche légèrement. Il est probable qu'il existe surtout au moment des vertiges un peu de contracture ou de paralysie des muscles droits, internes ou externes.

Vous pouvez constater que le goût est aboli sur toute la surface de la langue ; une quantité de sulfate de quinine étalée sur la langue ne provoque pas la moindre grimace de dégoût sur la face du malade, et, de fait, il dit ne point sentir le goût de ce qu'il mange ou boit.

L'ouïe est légèrement diminuée à droite. Mais, d'après l'examen qui a été pratiqué par M. le Dr Gellé, quelques opacités existant sur le tympan suffisent à expliquer ce très léger trouble.

L'odorat est normal des deux côtés.

Le réflexe pharyngien est aboli à droite et à gauche.

Le malade avait autrefois de fréquentes insomnies. Il dort à peu près bien maintenant, sans éprouver de cauchemars, ni d'hallucinations hypnagogiques terrifiantes.

Il y a, chez ce malade, plusieurs points intéressants à examiner. Il est à peine besoin de justifier le diagnostic d'hystérie. La névrose est chez lui présente avec ses stigmates les plus nets et les mieux accentués. Pour ne prendre que les signes locaux de cette paralysie que présente Desf..., ceux-ci suffiraient à eux seuls à faire porter le diagnostic de monoplégie hystérique. Il y a déjà plusieurs années que j'ai insisté sur le genre spécial de limitation de l'anesthésie dans les paralysies hystériques. Ici, dans une monoplégie brachiale, nous avons l'anesthésie classique en manche de veste.

Je ne reviendrais donc pas sur ce sujet de la délimitation de l'anesthésie dans les monoplégies hystériques, s'il n'existait une autre maladie dans laquelle on rencontre également des troubles de la sensibilité distribués de la même manière, c'est-à-dire par segments de membre. Cette maladie est la syringomyélie. Mais, d'autre part, à ne considérer que les autres signes de chacune des deux affections, que de différences entre elles ! Je ne parle pas de leur nature, l'hystérie étant une maladie de nature dynamique, j'entends par là une maladie dans laquelle les lésions matérielles n'ont pas encore été reconnues et la syringomyélie une affection caractérisée par les lésions les plus grossières de la moelle épinière. Mais, restant sur le terrain clinique, vous trouvez dans la syringomyélie les atrophies musculaires, souvent un élément spasmodique révélé par un certain degré de paraplégie avec exagération des réflexes rotuliens, une scoliose vertébrale très fréquente, des arthropathies, l'intégrité des sens spéciaux, etc.

Ce n'est pas à dire que souvent le diagnostic entre les deux maladies ne soit pas difficile. Les atrophies musculaires font, nous le savons aujourd'hui, partie du tableau symptomatique de l'hystérie. L'élément spasmodique peut se rencontrer chez les hystériques et souvent aussi les arthrodynies, dont le diagnostic est quelquefois si ardu. Ces phénomènes peuvent se combiner chez un individu, de concert avec les troubles de la sensibilité, pour simuler la syringomyélie, et il n'y a pas bien longtemps je vous ai présenté un cas de ce genre sous le titre de simulation hystérique de la syringomyélie (1). Mais, Messieurs, et c'est surtout pour en

---

(1) J.-M. Charcot. — *Leçons du Mardi*, 1888-89.

venir à ceci que j'ai fait cette courte digression sur la
syringomyélie, si dans cette dernière affection les troubles de la sensibilité se manifestent avec une délimitation analogue à celle qui est la règle dans l'hystérie,
ils présentent d'autre part des caractères qui permettent
facilement de les reconnaître.

Dans la syringomyélie, en effet, l'anesthésie, qui
occupe un ou plusieurs segments du membre, limitée
par une ligne circulaire plus ou moins parfaite, ne
porte pas sur tous les modes de la sensibilité. La sensibilité au toucher y est conservée ; la douleur, au contraire, n'est plus perçue que comme contact et la sensibilité au chaud et au froid est complètement abolie.
Donc, analgésie et thermoanesthésie, tels sont les
caractères distinctifs de l'anesthésie syringomyélique.

L'hystérie peut présenter, mais ne présente pas, en
général, cette dissociation si particulière de l'anesthésie. Chez notre malade, vous voyez que la sensibilité
est abolie dans tous ses modes, ce qui est hystérique
au premier chef. De plus, le sens musculaire est perdu
d'une façon assez grossière pour la main et l'avant-bras,
ce qui ne se voit pas en général dans l'affection cavitaire
de la moelle épinière.

Un autre point de l'histoire de Desf... est intéressant
à noter. Je veux parler de ces vertiges qu'il éprouve
de temps en temps et dont l'un a occasionné la chute
du malade du haut de son échelle, chute qui a été
l'agent provocateur des accidents hystériques locaux
ultérieurs. S'agissait-il là d'un vertige apoplectique ?
C'est bien peu vraisemblable. Jamais le malade, à la
suite de ces étourdissements, n'a présenté de signes
d'hémiplégie. Son âge est, de plus, en contradiction avec cette manière de voir. La monoplégie
consécutive ne saurait être non plus, à cause de ses
caractères et de son évolution même, mise sur le
compte de cette soi-disant attaque d'apoplexie.

Peut-on penser à un vertige de Menière ? Le malade

présente, en général, avant la courte perte de connaissance dont s'accompagne le vertige, quelques phénomènes du côté de l'ouïe, tels que des sifflements d'o-
reille. Mais l'examen de l'appareil auditif, pratiqué par
M. Gellé, n'a décelé l'existence d'aucune lésion otique
pouvant produire le vertige de Menière. Ce n'est donc
point encore de cela qu'il s'agit.

Serait-ce par hasard un vertige épileptique ? C'est
bien peu vraisemblable. Et d'ailleurs pourquoi aller
chercher si loin quand nous trouvons dans la description du malade des caractères qui ne peuvent permettre
le doute. Le vertige est précédé d'une aura céphalique
hystérique absolument nette, consistant en sifflements
dans les oreilles et en battements dans les tempes.
Sentant le vertige qui commence, il s'accroche à
quelque meuble ou se jette sur son lit. Puis, une fois
la petite perte de connaissance passée, il se relève avec
un mal de tête bien particulier, dans lequel la peau du
crâne et du front est le siège d'une hyperesthésie très
vive. Il n'y a rien d'épileptique dans tout cela, tandis
que l'hystérie s'y révèle d'une façon parfaitement
nette.

Les vertiges dont souffre notre malade sont donc en
réalité de petites attaques d'hystérie, manifestées seulement par une aura suivie d'une courte perte de connaissance, sans convulsions d'aucune sorte.

Arrivons maintenant à l'étude de l'accident local
déterminé par la chute et l'application consécutive de
l'appareil à fracture. A ce point de vue, le cas est en
réalité presque plutôt chirurgical que médical et ce
sont, en effet, les chirurgiens que le malade est allé
trouver et qui ont eu chez lui à intervenir. Vous avez
pu constater, en entendant l'histoire de cet homme,
l'exactitude de ce que je vous disais en commençant,
touchant la nécessité pour le chirurgien de bien connaître ces faits d'hystéro-traumatisme. Je vous ai dit

aussi que mes efforts pour propager la connaissance de ces notions commençaient à être couronnés de succès. L'histoire de notre homme en fournit la preuve.

Je vous ai lu mot à mot la note que nous avait adressée M. Chaput, chirurgien distingué des hôpitaux, au sujet de ce malade. Vous avez pu voir que la nature de cette monoplégie brachiale, ignorée pendant quelque temps, avait fini par être dépistée par lui, grâce aux signes spéciaux qui la caractérisaient et sur lesquels j'ai insisté depuis longtemps. Il s'appuyait surtout pour faire ce diagnostic de monoplégie hystérique, qu'il formulait nettement dans une autre note qu'il nous a adressée en nous envoyant le malade, sur les troubles de la sensibilité qui lui semblaient hors de proportion et ne concordant pas par leur disposition topographique avec le siège de la lésion du nerf médian.

Ce point mérite de nous arrêter un instant. A un examen superficiel on pouvait, en effet, supposer qu'il s'agissait là d'une simple compression d'un nerf, si l'on limitait son examen à la région de la main et du poignet. Cependant même en ces points l'anesthésie n'était pas en rapport avec la distribution du nerf comprimé. Il s'agissait en effet du médian et l'insensibilité était absolue dans toute l'étendue de la main, à sa face palmaire aussi bien qu'à sa face dorsale. Mais si l'on poussait plus loin les investigations, on remarquait, phénomène bien singulier dans l'hypothèse d'une lésion du médian au poignet, que l'anesthésie remontait tout le long de l'avant-bras et du bras, jusques et y compris le moignon de l'épaule. Il ne pouvait donc s'agir exclusivement d'une compression nerveuse au poignet.

Le nerf, cependant, était nettement comprimé et il fallait à tout prix éviter les suites ultérieures possibles de cette compression nerveuse, qui aurait pu aboutir à une dégénérescence du nerf avec toutes ses conséquences fâcheuses. C'est ce qui décida M. Chaput à faire l'opération que je vous ai décrite. Mais ce n'est pas cela seulement qui l'a guidé dans son intervention. Il pensait, en outre, que l'effet moral produit par cette opération pouvait aussi contribuer à guérir le malade de sa monoplégie hystérique. C'était parfaitement raisonné et, à mon avis, l'on ne peut qu'approuver l'excellence des motifs qui l'ont poussé à pratiquer l'ablation de l'exostose qui comprimait le médian.

Le double résultat qu'il attendait s'est produit. Tout d'abord le malade a été délivré de sa compression nerveuse et il a échappé ainsi avec certitude à ses dangers consécutifs. De plus, l'effet moral de l'opération s'est manifesté par la guérison presque immédiate de la monoplégie, ainsi que de l'anesthésie qui l'accompagnait. En un mot, ce qu'une auto-suggestion avait fait, une auto-suggestion contraire a pu le défaire.

Mais, Messieurs, l'hystérie ne se laisse pas aussi facilement déloger quand elle a élu domicile chez un malade.

Il est vraisemblable que, même après la guérison de l'accident local, les stigmates de la névrose persistaient. Cela est bien probable, du moins quand on connait l'histoire ultérieure de notre malade. En effet, cette guérison de la monoplégie ne se maintint pas longtemps. Au bout de deux mois de répit, le malade voyait peu à peu l'impotence motrice se reproduire, et était forcé de revenir consulter M. Chaput qui, cette fois, son rôle de chirurgien accompli, passait la main aux neuropathologistes et nous adressait le malade.

Vous voyez une fois de plus par cet exemple, car ce n'est pas le premier de ce genre que je mets sous vos yeux, combien l'hystérie mâle est souvent tenace, difficile à guérir dans ses accidents épisodiques comme dans ses stigmates permanents. Nous allons essayer ce que nous pouvons faire chez cet homme ; on va lui donner des douches, des toniques, lui faire faire de la gymnastique du membre malade pour réveiller dans son cerveau, par des mouvements tant passifs qu'actifs, l'idée de mouvement et les représentations motrices. J'espère obtenir un résultat, mais assurément ce sera long. Voilà déjà quatorze mois que le malheureux est impotent de son bras. Combien cela durera-t-il encore ? Je ne sais, mais, en tout cas, retenez de ce fait que le pronostic des accidents de ce genre est loin d'être toujours bénin, et que l'hystérie, chez l'homme comme chez la femme d'ailleurs, est bien souvent une maladie tenace, difficile à guérir et rebelle à tous les traitements, même les plus rationnels.

Le pronostic porté au mois de janvier par M. Charcot s'est justifié de tous points dans la suite. Au mois de mars 1890, le malade est encore porteur de sa monoplégie brachiale avec anesthésie en manche de veste. L'impotence motrice est cependant assez notablement améliorée, mais bien loin d'être guérie. Les stigmates persistent encore, témoignant que l'hystérie est toujours là, en dépit de l'amélioration relative de l'accident local, (25 mars 1890).

III.

Des tremblements hystériques.

(Leçon du 13 novembre 1889).

SOMMAIRE. — Date récente des premières études sur le tremblement hystérique : travaux de MM. Rendu, Pitres, Dutil. Classification des tremblements hystériques ; leurs rapports avec les autres espèces de tremblements, dont ils ne paraissent être que des imitations plus ou moins parfaites; tremblements hystériques oscillatoire, vibratoire et intentionnel. Formes généralisées ou partielles. Leur mode d'apparition, leurs caractères, leurs rapports d'évolution avec la névrose hystérique. Relations de trois cas de tremblement hystérique ayant trait, les uns à la variété intentionnelle, l'autre à la variété vibratoire.

Messieurs,

Nous allons aujourd'hui nous occuper de quelques points relatifs à l'histoire clinique du tremblement ou mieux des tremblements hystériques.

Il est singulier, Messieurs, que cette partie de la symptomatologie de l'hystérie, qui semble cependant destinée, à mesure qu'on l'étudiera de plus près, à prendre un développement de plus en plus étendu, ait été si fort négligée jusque dans ces derniers temps. Elle paraît même avoir passé à peu près inaperçue.

Ainsi, dans l'ouvrage de Briquet, si complet à d'autres égards, on ne trouve que peu de chose sur le tremblement hystérique. Voici d'ailleurs tout ce qu'il en dit (1) : « Le tremblement se rencontre assez fréquemment chez les hystériques. Il est passager ; après quelques heures ou quelques jours au plus, il se dissipe spontanément. Chez très peu de malades ce trouble du mouvement reste permanent. Il se reproduit avec la plus grande facilité. »

Ce n'est pas grand'chose, vous le voyez, Messieurs. Mais ce rôle effacé du tremblement hystérique dans le livre de Briquet tient peut-être à ce qu'il a observé surtout chez les femmes. Il me semble, en effet, que c'est chez l'homme plus particulièrement qu'on l'observe. On le voit, par exemple, souvent signalé dans ces derniers temps dans les cas rapportés à la névrose traumatique Traumatische Neurose), laquelle, je crois l'avoir démontré, doit rentrer dans l'histoire de l'hystérie et se rencontre plus fréquemment chez l'homme.

C'est chez l'homme que j'ai pour la première fois reconnu que le tremblement peut occuper une place importante dans la symptomatologie de l'hystérie. Déjà autrefois même, j'avais cherché à le faire entrer dans la classification par moi proposée des tremblements, fondée sur le nombre des oscillations par seconde (2). Je lui avais assigné là une place intermédiaire entre les tremblements lents et les tremblements rapides ou vibratoires.

A cette époque, nous n'avions pas encore aperçu qu'il existe diverses variétés bien tranchées du tremblement hystérique ; nous avions reconnu, du moins,

(1) Briquet. — *Traité de l'hystérie*, p. 478.
(2) Voyez *Leçons sur les Maladies du Système nerveux*, t. III, p. 213, et *Leçons du Mardi*, t. I, p. 398.

avec M. P. Marie, mon chef de clinique d'alors, qu'un de ses caractères est de paraître éminemment variable, si on l'envisage comme une unité. Mais précisément ce serait une erreur de le considérer ainsi et il est impossible de lui appliquer une formule univoque. Il est au contraire parfaitement établi par les études récentes qu'il ne faut pas parler du tremblement hystérique, mais bien des tremblements hystériques, lesquels peuvent être ramenés à un certain nombre de types distincts.

C'est à ce point de vue que les choses ont été avec raison considérées par M. Rendu, dans la note qu'il a présentée le 19 avril 1889 à la Société médicale des Hôpitaux, sur le tremblement hystérique et ses diverses variétés (1). Ce travail important peut être regardé comme ouvrant une ère nouvelle. C'est vraiment la première fois que les tremblements liés à la névrose hystérique ont été décrits et classés de façon à permettre désormais de les distinguer dans la pratique.

Cinq mois plus tard, M. Pitres (de Bordeaux) publiait dans le *Progrès Médical* une série de leçons sur le tremblement hystérique (2). Bien qu'il n'ait eu aucune notion du travail de M. Rendu au moment où il étudiait ces tremblements, M. Pitres envisage cependant la question sous le même point de vue et aboutit aux mêmes conclusions, à savoir qu'il convient d'établir un certain nombre de types de tremblement hystérique distincts les uns des autres.

Un peu avant la publication des leçons de M. Pitres, M. Dutil, mon interne, composait un travail sur le même sujet, travail fort intéressant, fondé surtout sur l'étude

---

(1) Rendu. — *Soc. méd. des hôp.* Séance du 19 avril 1889.
(2) Pitres. — *Leçons sur le tremblement hystérique.* (*Progr. Méd.*, septembre 1889).

de malades rassemblés par nous à cet effet dans le service de clinique. Ce travail, non encore publié, a été
présenté par lui à un concours ; mais je le connais dans
tous ses détails et j'ai pu en tirer parti pour notre étude
d'aujourd'hui (1). Il s'agit d'un assez volumineux mémoire dans lequel les tremblements hystériques, étudiés cette fois sur une grande échelle, sont classés
d'après les principes établis par M. Rendu. Mais il est,
on peut le dire, plus complet que les travaux antérieurs,
en ce sens qu'il embrasse l'étude, autant qu'on peut
en juger quant à présent, de tous les tremblements
hystériques possibles.

Il résulte de cette étude que les divers types de tremblement hystérique peuvent être rapprochés des types
de tremblement déjà connus, auxquels ils ressemblent
plus ou moins fidèlement et avec lesquels, si l'on n'é-
tait pas prévenu, on pourrait les confondre dans la pratique. En d'autres termes on peut dire que chaque type
de tremblement non hystérique a, dans la catégorie de
l'hystérie, son pendant, son « sosie » qu'il faut apprendre
à démasquer.

Ceci est bien fait, Messieurs, pour nous faire pressentir l'importance qui s'attachera désormais à l'étude de
ce phénomène. L'hystérie, dans cette forme, pourra
simuler toutes les espèces de tremblements liés à des
maladies organiques ou purement névropathiques.
Combien ne sera-t-il pas important, en clinique, de
savoir que tel ou tel tremblement n'est pas produit par
une sclérose en plaques ou une paralysie agitante, ou
encore une maladie de Basedow, mais qu'il est tout
simplement une manifestation de l'hystérie !

Voici, à mon avis, la classification des tremblements
hystériques qui peut être proposée dans l'état actuel
des choses. Elle ne diffère en rien d'essentiel de celle

---

(1) Le travail de M. Dutil est aujourd'hui paru dans la *Nouvelle Iconographie de la Salpétrière*, 1890 et 1891. Il en a fait
également le sujet de sa thèse inaugurale. (Th. Paris, 1891). (G. G.).

qu'a adoptée M. Dutil dans le travail auquel j'ai fait allusion tout à l'heure.

Tremblements hystériques.			
A). **Tremblement non exagéré par les mouvements volontaires.**	1º *Tremblement oscillatoire* à oscillations lentes (3 à 6 par seconde).	Imite la paralysie agitante ou le tremblement sénile.
	2º *Tremblement vibratoire* à oscillations rapides (8, 9 et plus par seconde).	Imite la maladie de Basedow, le tremblement alcoolique, celui de la paralysie générale.
B). **Tremblement existant ou non au repos, provoqué ou exagéré par les mouvements intentionnels, qui ne l'accélèrent pas, mais augmentent l'amplitude des vibrations.**	3º *Tremblement intentionnel* (type Rendu), intermédiaire comme nombre de vibrations entre le nº 1 et le nº 2.	Imite le tremblement de la sclérose en plaques. Imite encore plus parfaitement peut-être le tremblement mercuriel (qui, d'ailleurs, d'après les observations de M. Letulle, serait fort souvent un tremblement hystérique).

Comme vous le voyez, Messieurs, nous distinguons d'abord deux catégories bien différentes. Dans la première le tremblement est constant ; il ne cesse pas d'exister pendant le temps de repos, et de plus il n'est que peu ou pas influencé par les mouvements volontaires. Cette catégorie comprend deux sous-divisions fondées sur le nombre d'oscillations que présente le tremblement par seconde : s'il est lent, on le nomme *oscillatoire* ; s'il est rapide, on le désigne sous la dénomination de *vibratoire*. La paralysie agitante est le prototype du tremblement oscillatoire ; la maladie de Basedow, les tremblements de l'alcoolisme, de la paralysie générale sont au contraire vibratoires. Tous ont leur « *sosie* » dans l'hystérie.

La seconde grande catégorie comprend les tremblements hystériques qui sont influencés par les mouvements volontaires. On peut établir ici encore une sous-division basée sur ce fait que le tremblement sera ou bien provoqué de toutes pièces par le mouvement

« intentionnel », ou bien existant déjà dans le temps de repos et augmenté seulement dans les actes volontaires. Ces deux espèces de tremblement se rencontrent dans des maladies bien distinctes. La première dans la sclérose en plaques des centres nerveux, l'autre dans l'intoxication mercurielle. Eh bien, dans l'hystérie, nous pouvons retrouver le tremblement de la sclérose multiloculaire considéré dans son type de parfait développement. En pareil cas, vous le savez, le malade reste littéralement immobile quand il repose. Il ne commence à trembler qu'au moment même où il exécute un mouvement volontaire. Le tremblement de l'intoxication mercurielle, lui aussi, a son pendant dans l'hystérie. Il s'agit alors d'un tremblement qui persiste à peu près constamment, bien que peu accentué en général à l'état de repos, mais dans lequel les oscillations sont énormément exagérées par les mouvements intentionnels. C'est ici le lieu de relever que l'hystérie, comme l'a surtout montré M. Letulle (1), peut être provoquée par l'hydrargyrisme. Vous pouvez donc imaginer aisément qu'un homme intoxiqué par le mercure et devenu par ce fait hystérique puisse présenter un tremblement relevant de l'hystérie et simulant le tremblement hydrargyrique. La réalité du fait paraît établie et la possibilité, constatée par M. Letulle, de la guérison de certains tremblements rapportés à l'intoxication mercurielle, à l'aide des agents esthésiogènes, est certes un argument à invoquer dans la démonstration (2).

Mais doit-on généraliser désormais et aller jusqu'à dire que tous les tremblements dits mercuriels ne sont pas autre chose que des tremblements hystériques ? C'est une grave question que l'avenir se chargera de juger. Pour moi, avant plus ample informé, je reste

---

(1) Letulle. — *De l'hystérie mercurielle* (Soc. méd. des hôp. de Paris, 12 août 1887).

(2) Mugnerot.— *Du tremblement mercuriel et de son traitement par les agents esthésiogènes.* Th. Paris, 1889.

disposé à croire qu'il existe un véritable tremblement mercuriel indépendant de l'hystérie, et émanant directement, en d'autres termes, de l'intoxication hydrargyrique ; mais qu'à côté de lui il faut apprendre à distinguer des cas où, chez les hydrargyriques, l'hystérie se développe et donne lieu à un tremblement méritant cette fois de porter légitimement le nom d'hystérique. En quoi ce tremblement-ci différera-t-il cliniquement du premier ? Cela restera à déterminer.

Pour en finir avec cet aperçu des caractères généraux des tremblements hystériques, ajoutons qu'ils se montrent tantôt généralisés, tantôt partiels, tantôt de forme monoplégique, paraplégique ou encore hémiplégique, tout comme les tremblements des diverses maladies qu'ils peuvent imiter.

Vous n'oublierez jamais, Messieurs, que dans l'étude, chez un sujet donné, d'une manifestation hystérique quelconque, il faut s'attacher constamment à rechercher avec soin tous les autres symptômes possibles de la névrose et en particulier les stigmates permanents. Ceux-ci, bien que le cas soit relativement rare, peuvent manquer complètement ; mais alors, à leur défaut, vous aurez à signaler probablement la coexistence de quelque autre signe univoque de l'hystérie. Il en a été ainsi chez un malade observé récemment par M. Joffroy. Dans ce cas, les stigmates n'existaient point, mais, par contre, une attaque convulsive, précédée par la sensation caractéristique de la boule hystérique et provoquée par la peur d'un chien, avait inauguré l'apparition du tremblement.

Il est clair que ce mode d'apparition du tremblement, à la suite d'une attaque hystérique, quelle qu'en soit d'ailleurs la forme, convulsive ou apoplectique, constituera un caractère important, pouvant contribuer à fixer le diagnostic. Il est des cas encore où l'on constatera que le tremblement est fortement exagéré à la suite de chaque crise hystérique. Enfin, dans les cas où il s'atté-

nue spontanément par moments, comme dans ceux
où il s'efface complètement pour un instant, il sera possible quelquefois, et ce serait là un trait vraiment
décisif, de l'exagérer ou de le faire reparaître de nouveau par une pression exercée sur les points hystérogènes.

Chez certains malades, le tremblement hystérique
peut être très fugace, disparaître, par exemple, au bout
de quelques semaines, quelques jours, quelques heures
même. Cela constitue un contraste frappant avec ce qui
se voit dans les maladies à tremblement pouvant être
simulées par l'hystérie. Vous n'ignorez pas que le
tremblement de la paralysie agitante, de la sclérose
en plaques, de la maladie de Basedow enfin, ne présente pas une pareille mobilité, et qu'il se distingue au
contraire dans ces affections-là, surtout la première, par
une désespérante ténacité. Mais il ne faut pas oublier
d'un autre côté que le tremblement hystérique peut, lui
aussi, malheureusement trop souvent, se montrer fort
tenace et s'éterniser même chez certains pendant des
mois et des années, et, justement, c'est ce qui arrive
chez un malade qui va vous être présenté.

Je vais actuellement étudier avec vous deux malades
que je considère comme représentant deux des types
que je viens de vous signaler tout à l'heure. Il s'agit de
formes généralisées du tremblement hystérique. Je n'ai
en ce moment, sous la main, aucun sujet atteint d'une
des formes localisées. Mais j'espère vous en montrer
un jour quelques exemples. Le type à oscillations
lentes du tremblement hystérique, celui qui imite
la paralysie agitante, nous fait également défaut pour
le moment.

* * *

Le premier d'entre eux est un nommé B..., âgé de
36 ans, chaisier. Je l'ai fait apporter couché sur un
brancard. Vous le voyez, il repose là-dessus, parfaite-

ment tranquille, sans présenter la moindre trace de tremblement. Je soulève successivement ses membres supérieurs, puis les membres inférieurs; vous voyez qu'ils sont dans la résolution complète et ne tremblent pas quand on les déplace.

Pendant que notre homme repose ainsi tranquillement, je vais vous dire quelques mots de son histoire.

Ses *antécédents héréditaires* sont fort intéressants à signaler. Sa mère était épileptique : elle est morte en état de mal. Il a un frère atteint également de mal comitial. B... est donc un prédisposé au premier chef.

Dans ses *antécédents personnels*, nous trouvons encore un fait digne d'être noté : il a pissé au lit jusqu'à l'âge de 10 ans.

En général très bien portant, il a fait son service militaire en Afrique, où il a eu la fièvre typhoïde et les fièvres intermittentes. Il n'a pas eu la syphilis. Jamais il n'a abusé des boissons alcooliques.

Le début de la maladie actuelle remonte à l'année 1887. Un jour du mois de septembre de cette année-là, B... vit son jeune enfant sur le point d'être écrasé par une voiture de place. Il se précipita au-devant du cheval et put l'arrêter à temps. Son enfant n'eut aucun mal, mais B... éprouva une émotion si violente qu'il se sentit près de défaillir. La nuit suivante, il dormit fort mal. Dès qu'il était endormi, il revoyait en rêve la scène de la veille et se réveillait en sursaut. Le lendemain, il se plaignit d'un violent mal de tête. Cette céphalalgie, qui consistait en des élancements très douloureux dans les tempes, persista plusieurs heures consécutives et reparut dans la suite tous les deux ou trois jours.

A la suite de cet accident, sa santé, qui auparavant était excellente, se modifia complètement. Ses forces déclinèrent ; il perdit l'appétit et maigrit beaucoup. Il n'avait plus d'entrain pour travailler. Sa mémoire était fort amoindrie ; il oubliait à tout moment ce qu'il venait de faire et ne se rappelait plus le lendemain ce qu'il avait projeté de faire la veille. Il continua cependant à travailler. Enfin, au mois d'octobre, c'est-à-dire un mois après l'accident arrivé à son enfant, débutèrent les accidents actuels.

Un jour, dans la rue, il se sentit pris de vertige et de bourdonnements d'oreilles. Presque aussitôt, il tomba sans connaissance et ne revint à lui qu'une demi-heure après, dans une pharmacie où l'avaient transporté des passants. Ceux-ci lui dirent qu'il avait eu des convulsions et qu'on avait eu grand'peine à le maintenir. A ce moment, il essaie de se lever, mais ne peut se tenir sur ses jambes qui tremblaient violemment. On le reconduit chez lui en voiture, et, le lendemain, le tremblement persistant toujours, on l'amène à Lariboisière. De nouvelles attaques se produisent là, ainsi qu'à l'hôpital Bichat où le malade fut admis plus tard (1888). Le tremblement avait progressivement envahi les membres supérieurs.

A la suite d'une de ses attaques, il resta pendant trois mois et demi incapable d'articuler un seul mot, comme aussi de pousser un cri (mutisme hystérique).

Il s'est décidé, il y a quelques jours, son état restant toujours le même, à se présenter à la Salpêtrière où il consulta mon collègue Joffroy qui a eu l'obligeance de nous l'adresser.

Donc, voici un homme atteint depuis plusieurs années d'un tremblement généralisé, très accentué, comme vous le reconnaîtrez tout à l'heure, et qui se manifeste à l'occasion des mouvements intentionnels; il a eu des attaques apoplectiformes et vertigineuses. Or, nous connaissons tous ces symptômes-là dans l'histoire de la sclérose multiloculaire des centres nerveux. Est-ce donc de la maladie en question qu'il s'agirait dans notre cas ? C'est ce qu'il faut examiner maintenant.

Je fais porter notre homme de la civière où il est couché sur une chaise où le voilà assis bien tranquillement, les mains reposant sur les genoux. Il n'y a pas eu encore jusqu'ici apparence de tremblement. Mais je lui ordonne de saisir, à l'aide d'une de ses mains, un verre rempli d'eau qu'on lui présente sur un plateau ; eh bien, vous voyez, aussitôt que la main s'approche du verre, survenir dans le membre mis en mouvement un tremble-

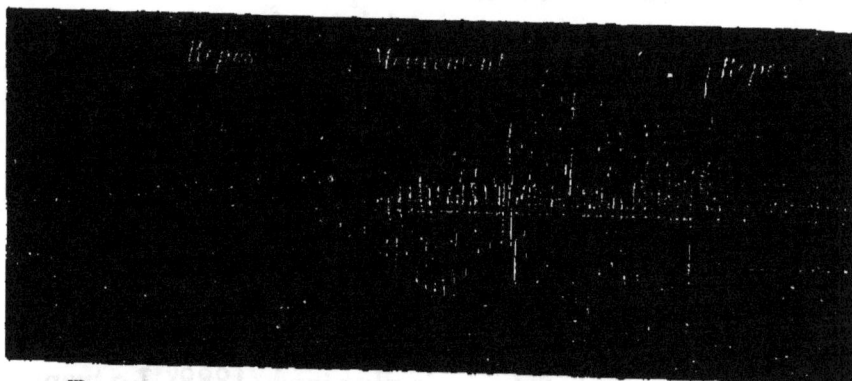

Fig. 14. — Tracé du tremblement du nommé B... Type du tremblement hystérique intentionnel.

ment à grandes oscillations, lesquelles s'accentuent davantage, progressivement, à mesure que le verre approche des lèvres, si bien que l'eau du vase est à la fin projetée] de tous côtés. Nous retrouvons donc là, bien tranchés, les caractères assignés au tremblement classique de la sclérose en plaques. Mais procédons.

Je dis au malade de se dresser sur ses jambes et de se tenir debout. Immédiatement vous voyez le corps tout entier, tête, tronc et membres, tout à l'heure immobiles, être saisis de ce même tremblement, dont nous provoquions il y a un instant l'apparition dans les membres supérieurs, par la manœuvre de porter un verre à la bouche. Tout cela s'exagère encore si on prescrit au malade de marcher.

Des secousses généralisées aussi intenses, provoquées par la mise en jeu des actes nécessaires à la station et à la marche, ne sont pas chose très vulgaire dans la sclérose en plaques. On peut les y rencontrer cependant, à peu près au même degré, chez les sujets où les symptômes habituels de paraplégie spasmodique avec trépidation spinale (phénomène du pied) ont acquis un grand développement. Est-ce donc à des phénomènes de ce genre que serait due, chez notre malade, cette grande trépidation des membres inférieurs qui semble se communiquer au corps tout entier ? S'il en était ainsi ce serait un nouveau trait de ressemblance à signaler après tant d'autres. Mais il n'en est rien, Messieurs. Il n'y a, en réalité, chez notre homme ni paraplégie spasmodique, ni trépidation, ni épilepsie spinale, dans l'acception consacrée de ces termes. Il s'agit ici tout simplement d'un tremblement qui, par son intensité, simule assez bien le phénomène de la trépidation épileptoïde ; la paraplégie spasmodique n'est pas en cause. Pour vous en convaincre, il me suffirait de relever l'impossibilité où nous sommes de faire cesser les oscillations dont les membres inférieurs sont le siège, par la brusque flexion plantaire un peu prolongée de l'avant-pied (procédé de Brown-Séquard) ; mais surtout je ferai ressortir que, contrairement à ce qui ne manquerait pas d'exister, s'il y avait réellement paraplégie spasmodique, les réflexes rotuliens, loin d'être exagérés, sont ici normaux (1).

Ainsi, malgré tant d'analogies, les dissemblances commencent à s'accuser. Elles vont se montrer de plus en plus accentuées à mesure que, laissant de côté les apparences extérieures, nous pénétrerons plus avant dans le détail.

---

(1) Il est des cas de paralysie hystérique où l'imitation de la paralysie spasmodique de cause organique est parfaite. Alors les réflexes tendineux rotuliens sont exagérés et l'on obtient la trépidation par redressement de la pointe du pied. La trépidation peut aussi se produire quelquefois spontanément, en apparence du moins, donnant lieu au phénomène que nous avons désigné avec Brown-Séquard du nom d'épilepsie spinale. Ces cas-là aboutissent le plus souvent à la contracture permanente. (J. M. O.).

En premier lieu, je ferai remarquer que, spontanément, même au repos, alors qu'aucun mouvement volontaire n'est en cause, il se manifeste par moments,
chez notre malade, un léger tremblement parfois diffi-

Fig. 15. — Tracé du tremblement du nommé B.... montrant que le
tremblement existe aussi au repos et est considérablement augmenté par
les mouvements intentionnels (grandes oscillations de la partie moyenne
de la figure).

cile à apercevoir, mais qui cependant peut être enre-
gistré. Il se compose d'oscillations rythmées variant de
6 à 6 1/2 par secondes. Donc, contrairement à ce
qui a lieu dans la sclérose en plaques, le tremblement
ici peut exister déjà dans ce qu'on appelle le temps de
repos ; il n'est pas par conséquent créé de toutes pièces
par l'acte intentionnel ; celui-ci a pour effet seulement
d'exagérer l'étendue des oscillations, il est vrai, à un
très haut degré.

Ce dernier trait, qui nous éloigne de la sclérose en
plaques, rapproche au contraire notre cas des faits de
tremblement mercuriel que nous avons décrit, il y a
2 ans, dans les *Leçons du Mardi* (1). Et le rapprochement paraîtra d'autant plus légitime que, dans un cas

(1) *Leçons du Mardi*. T. I. Mai 1888.

comme dans l'autre, on note un tremblement de la langue, d'où résulte un certain embarras de la parole qui, soit dit en passant, rappelle jusqu'à un certain point la parole scandée de la sclérose multiloculaire. Mais c'est ici le lieu de rappeler que, ainsi qu'on l'a dit plus haut, M. Letulle a donné des raisons qui portent à croire que le tremblement dit hydrargyrique n'est souvent autre chose qu'un tremblement hystérique.

En second lieu, nous relèverons la coexistence, chez notre sujet, de stigmates hystériques permanents très accentués. Il y a sur le tronc, la tête et les membres, une hémianesthésie droite totale, absolue, portant sur tous les modes de la sensibilité. Les sens spéciaux, goût, ouïe, odorat, sont obnubilés également à droite. Il nous a été impossible de déterminer si le malade porte un rétrécissement concentrique du champ visuel, parce que la simple fixation d'un objet quelconque, même fort peu prolongée, menace de le faire tomber dans une de ses attaques : il semble y avoir là, par conséquent, sur la rétine, une véritable plaque hystérogène. Deux autres zones hystérogènes se voient, l'une sur le flanc droit, l'autre sur la même région du côté gauche. A l'occasion, notons l'absence du nystagmus.

Les faits jusqu'ici exposés plaident déjà bien éloquemment pour la nature hystérique de l'affection, chez notre homme. A la vérité, il n'est pas rare de voir l'hystérie entrer en combinaison avec la sclérose en plaques et se traduire chez le sujet ainsi affecté par la présence des stigmates. On pourrait, d'après cela, supposer que chez B... il y a coexistence de la sclérose en plaques et de l'hystérie, celle-ci étant représentée dans l'association par les stigmates et les attaques, tandis qu'à celle-là appartiendrait le tremblement intentionnel. Mais voici des arguments qui réduisent à néant cette hypothèse. Nous avons déjà dit que chez notre sujet le tremblement, considéré abstractivement, n'est pas, malgré tant de ressemblances, exactement conforme à celui qui appartient au type classique de la sclérose multiloculaire.

Mais voici des arguments plus décisifs. Nous avons vu comment chez B... le tremblement s'est développé au sortir d'une attaque qui depuis s'est souvent reproduite et qui présente tous les caractères de l'attaque de grande hystérie. Ajoutons que si pour un temps — nous l'avons plusieurs fois constaté et je vous le fais reconnaître une fois de plus — le tremblement vient pour une cause quelconque à s'atténuer, vous pourrez à volonté le faire reparaître avec son intensité première, par une pression exercée sur les points hystérogènes, en même temps que s'esquissent les prodrômes de l'attaque convulsive.

Après tout cela, il paraît inutile d'insister davantage : le fantôme de la sclérose en plaques s'est évanoui. Nous sommes en présence de l'hystérie, de l'hystérie seule et sans mélange ; tout lui appartient chez notre malade, aussi bien le tremblement que les stigmates et les attaques. Toute idée d'une lésion matérielle appréciable des centres nerveux doit donc être écartée ; c'est de lésions fonctionnelles, dynamiques, comme on dit encore, qu'il s'agit ici. Allez-vous en conclure, Messieurs, que le cas n'est point grave et que nous en verrons bientôt la fin ? Ce serait une erreur singulière que vous commettriez là. Aujourd'hui, la ténacité des accidents de l'hystérie mâle, surtout chez les sujets de la classe ouvrière, est avec raison devenue proverbiale. Chez notre homme, entre autres, il y a deux ans que le tremblement s'est installé et il a, depuis lors, quoi qu'on ait tenté, persisté tel quel sans aucun amendement, sans aucune rémission : hydrothérapie, électrisation statique, application des agents esthésiogènes, tentatives d'ailleurs restées vaines d'hypnotisation, etc., etc., rien n'y a fait.

Il ne faut pas se décourager cependant, et nous gardons encore l'espoir de trouver à la fin quelque moyen de soulager notre malade et peut-être même de le guérir, car, en somme, après tout, cette issue si désirable n'est pas en dehors des choses possibles.

*
* *

Ce premier cas, Messieurs, est un bel exemple du type intentionnel du tremblement hystérique, tel qu'il a été décrit pour la première fois par M. Rendu. Le second cas, qui va maintenant nous occuper, est relatif au type vibratoire.

Il s'agit d'un nommé Hacq..., âgé de 34 ans, chauffeur de locomotives depuis dix ans; auparavant, de 16 à 18 ans, il avait exercé le métier de typographe.

Dans l'histoire de sa famille, il y a à relever seulement le fait suivant : il a une fille qui est atteinte de tics convulsifs. Lui-même n'a jamais été malade; il ne présente pas de signes d'alcoolisme et n'a jamais eu la syphilis.

Fig. 16.— Tremblement hystérique vibratoire chez le nommé Hacq...
(huit à dix oscillations par seconde).

Examinons le tremblement qui l'agite en permanence : il est absolument continu, moins accentué, il est vrai, aujourd'hui qu'il y a quelque temps, mais cependant encore bien manifeste. C'est un tremblement vibratoire. Les oscillations, que M. Dutil a enregistrées, sont au nombre de huit, neuf et quelquefois dix par secondes. Il occupe les quatre membres et rappelle absolument celui de la maladie de Basedow. Mais il suffit tout de suite de constater que cet homme ne présente ni tachycardie, ni goitre, ni exophthalmie, ni diminution de la résistance électrique, pour reconnaître qu'il ne s'agit pas ici de cette affection.

Le mode de début de ce tremblement va d'autre part nous fournir des données importantes pour ѕn déterminer la nature. Remarquez, tout d'abord, que notre homme est chauffeur de locomotives. C'est un métier fort dur, qu'il exerce, on l'a dit, depuis dix ans. Chaque jour, pendant seize ou dix-huit heures consécutives, il travaille à entretenir le feu du fourneau, debout sur la plate-forme de la locomotive en marche, subissant une trépidation continuelle et les secousses violentes que déterminent les arrêts brusques produits par les freins à vapeur. Il y a là, tout d'abord, incontestablement, une cause de surmenage physique dont l'importance ne vous échappera pas.

De plus, il y a quinze mois, le 17 août 1888, pendant une manœuvre, la locomotive qu'il conduisait heurta et brisa le fourgon d'un train de marchandises. Dans ce fourgon se trouvait un homme qui fut durement secoué, relevé sans connaissance et transporté à l'hôpital. J'ai eu l'occasion de vous présenter ce malade autrefois (1); il était devenu, à la suite de cet accident, un neurasthénique des mieux caractérisés. Notre homme au contraire ne parut se ressentir, d'abord, en rien de la collision qu'il avait subie et, pendant près de trois mois, sa santé resta parfaite. Mais, au commencement du mois de novembre 1888, il commença à se plaindre d'une grande fatigue dans son travail. Ses nuits étaient agitées, son sommeil entrecoupé de cauchemars et de soubresauts violents de tout son corps. Enfin, une céphalée constrictive apparut qui ne le quittait guère et ne contribuait pas peu à lui rendre son travail difficile.

---

(1) Charcot. — *Leçons du Mardi*, tome II, 4 décembre 1888.

Ce sont là des symptômes qu'il faut rapporter à un état neurasthénique caractérisé.

Ces phénomènes persistèrent seuls pendant quelques mois, jusqu'en février 1889. Le malade était très inquiet, attribuant son mal à la trépidation de la machine et songeait, avec tourment, combien il avait vu de ses camarades « pris par les jambes », dans ce dur métier de chauffeur. Enfin, le 26 février 1889, rentrant chez lui, après avoir terminé son travail, il fut pris d'une violente crise de nerfs qui dura toute une après-midi. L'attaque finie, il s'endormit vers le soir et le lendemain, en s'éveillant, il tremblait de tous ses membres à un tel point qu'il lui était devenu impossible de se mettre debout sur ses pieds.

Depuis cette époque, le tremblement a persisté presque sans aucune modification ; d'autres attaques sont survenues, que nous avons pu observer et qui sont manifestement hystériques. Toutes sont précédées d'une aura consistant en sensation de strangulation, angoisse respiratoire, battements dans les tempes, sifflements dans les oreilles.

En voilà assez pour nous permettre d'affirmer la nature hystérique de ce tremblement. Ayant débuté après une première attaque hystérique, il ne peut être attribué ni à la maladie de Basedow, ni à la paralysie générale progressive, ni à l'alcoolisme, dont les signes sont complètement absents chez ce malade. Mais ce n'est pas tout et vous allez voir que nous trouvons encore chez lui les stigmates caractéristiques de la névrose. En effet, il présente un rétrécissement concentrique du champ visuel de l'œil gauche, léger à la vérité, mais cependant bien manifeste. De plus, il a de la dyschromatopsie pour le violet (phénomène assez peu fréquent chez l'hystérique mâle) et enfin de la polyopie monoculaire. En outre, l'odorat est aboli à droite et le goût très émoussé du même côté.

Ajoutons qu'il est atteint de troubles très nets de la sensibilité générale. On constate en effet chez lui : 1° une diminution très évidente de la sensibilité générale pour *tous* ses modes (contact, douleur, température) dans toute la moitié droite du corps, soit une hémianesthésie droite incomplète ; 2° une plaque d'analgésie absolue correspondant à peu près à l'étendue qui sépare l'épine dorsale de l'omoplate du côté droit ; 3° deux zones hystérogènes siégeant, l'une près du bord spinal de l'omoplate du côté gauche, l'autre dans l'hypocondre droit. La pression en ces points exagère le tremblement ; elle donne lieu à la production de l'aura et peut amener très facilement l'attaque.

Voilà donc bien établie la nature hystérique de la maladie de cet homme et de son tremblement. Cependant, il y a déjà de nombreux *mois* que cela dure et à en juger par l'état actuel d'émotivité, de dépression dans lequel il se trouve, il est peu probable qu'il soit encore près de la guérison. Celle-ci est possible cependant, j'en suis persuadé, mais combien de temps se fera-t-elle attendre ? C'est ce que je ne saurais préciser.

Quelque temps après la leçon qui précède, M. le professeur Charcot montrait, dans une de ses conférences cliniques (1), un nouveau malade atteint de la forme intentionnelle du tremblement hystérique. Je donne ici l'observation de ce malade, d'après les documents qui m'ont été obligeamment fournis par M. Dutil.

Le nommé Mas..., âgé de 39 ans, cultivateur, est entré dans le service de clinique des maladies nerveuses le 16 janvier 1890.

On ne connaît rien touchant ses *antécédents héréditaires*, car il est enfant assisté et n'a jamais connu ses parents. Il resta à l'hospice des Enfants-Assistés jusqu'à l'âge de 11 ans. A cette époque, on l'envoya dans une ferme aux environs d'Auxerre et il y resta à cultiver la terre jusqu'à 19 ans. Il s'engagea alors comme soldat pour la durée de la guerre de 1870, prit dès le début une pleurésie grave qui l'empêcha d'y

---

(1) Février 1890.

prendre part, puis, à la fin de la campagne, reprit du service et resta soldat jusqu'en 1882, de 19 à 32 ans. Il servit moitié en France, moitié en Algérie.

Libéré du service militaire, il travailla comme « plongeur » (laveur de vaisselle) dans les restaurants à Paris, pendant quatre mois. Il fut alors atteint d'un eczéma dans la paume des mains et aux pieds. Le médecin qu'il consulta lui ayant conseillé de changer de métier, il quitta Paris et alla travailler la terre aux environs d'Auxerre. C'est là qu'il fut pris, il y a deux ans, des troubles pour lesquels il s'est présenté à la consultation du Bureau central, d'où M. P. Marie a eu l'amabilité de nous l'envoyer.

Dans la période antérieure de sa vie, il n'avait eu aucun trouble nerveux. Il n'est ni syphilitique, ni alcoolique.

C'est à 17 ans, alors qu'il travaillait à la campagne, qu'il eut sa première attaque de nerfs. Elle se produisit sans aucune cause provocatrice. Dans la suite, il en eut en moyenne une chaque mois, jusqu'à son arrivée au service militaire, pendant lequel il n'en eut qu'une seule. Plus tard, jusqu'à l'apparition de la maladie actuelle, il n'en eut point du tout. Ses attaques se ressemblent toutes, elles sont souvent provoquées par une contrariété. Voici comment il les décrit : « Ça le prend dans le ventre, puis ça monte en suivant le creux de l'estomac jusqu'à la gorge ; la gorge est serrée, le cœur bat très fort ; c'est comme s'il était étouffé. Il a des bruits dans les oreilles, ça lui cogne dans les tempes, puis il voit trouble et perd connaissance. Il se débat très fort, il crie. L'attaque dure une demi-heure environ, puis tout est fini. Dans les intervalles, autrefois, il était bien portant. »

Dès qu'il commença à être sujet à ces crises, son caractère, qui auparavant était calme, placide, se modifia. Il devint colère et violent, s'emportant pour des riens. C'est ainsi qu'étant soldat, il adressa un jour des injures et des menaces à un supérieur et fut condamné pour ce fait à cinq ans de prison.

Je raconte un fait auquel on pourrait attribuer un certain rôle dans le développement de ses premiers accidents nerveux, si l'on était mieux fixé sur sa date. Il aurait éprouvé une vive frayeur causée par des mauvais plaisants qui, une nuit, s'emparèrent de lui et l'enveloppèrent dans un drap. Cette histoire est antérieure à son départ pour le régiment. Il en fut malade. dit-il, pendant un mois, éprouvant une sorte de courbature générale et des terreurs nocturnes, qu'il ne pouvait vaincre qu'en laissant de la lumière toute la nuit dans sa chambre. Mais ces troubles cessèrent, et plus tard, quand il s'engagea, il n'en était plus question.

CHARCOT. 5

Histoire de la maladie. — Il y a deux ans (février 1888), sans motif, sans avoir eu d'attaque de nerfs, il se mit à bégayer. Son maître, les enfants de la maison se moquaient de lui, ce qui l'irritait beaucoup, et « il s'en allait pour ne pas les frapper ». Puis survint une sorte d'affaiblissement général ; il ne pouvait pas travailler et avait envie de dormir toute la journée ; il avait perdu l'appétit, quoique ne souffrant d'aucun trouble de la digestion. La nuit il avait des étouffements, souffrait d'une douleur dans le flanc gauche (siège actuel d'une zone hystérogène) et d'une vive céphalalgie frontale. Pas de symptômes neurasthéniques bien nets.

Il était dans cet état depuis une quinzaine de jours, lorsque le tremblement apparut graduellement, dans les deux jambes d'abord, puis dans les membres supérieurs. Il entra alors à l'hôpital d'Auxerre où il séjourna un an. Pendant toute cette année on lui fit tous les deux jours des frictions mercurielles, avec une interruption de huit jours chaque semaine, et on lui donna de l'iodure de potassium continuellement. Il finit par avoir une stomatite intense et perdit plusieurs dents. Le tremblement persistait et même s'aggravait.

Le 20 mars 1889 il entra à l'hôpital Necker, service de M. Rendu, envoyé par l'Assistance publique. On lui administra des douches froides. Pendant son séjour, qui dura un mois, il eut deux attaques de nerfs pendant la nuit. Il fit ensuite plusieurs séjours dans divers hôpitaux, Laennec, Lariboisière, Vincennes, continuant toujours à trembler. Les bulletins de sortie des divers services où il est entré portent les diagnostics de sclérose en plaques, alcoolisme, myélite chronique. Le bulletin de Necker (service de M. Rendu) fait défaut (1).

Etat actuel. — Anesthésie pour le tact, la douleur et la température dans la moitié gauche de la face, du front et de la partie antéro-latérale du cuir chevelu. Le pavillon de l'oreille a conservé sa sensibilité au toucher et à la température, mais est analgésique. Le conduit auditif est totalement anesthésique.

La conjonctive gauche est anesthésique ; la cornée est sensible.

La membrane pituitaire du côté gauche est complètement insensible.

Partout ailleurs la sensibilité est absolument normale.

---

(1) L'observation résumée de ce malade se trouve dans le travail sur le tremblement hystérique que M. Rendu a communiqué à la Société médicale des hôpitaux. Voir *Bulletins et Mémoires de la Société médicale des Hôpitaux de Paris*, 12 avril 1889, p. 182. Obs. II du mémoire de M. Rendu.

L'odorat est aboli à gauche, ainsi que le goût. L'ouïe est peut-être un peu diminuée à droite. Du côté de la vision, on constate un double rétrécissement du champ visuel, de 50° à droite, de 45° à gauche, avec de la micromégalopsie pour l'œil gauche, sans dyschromatopsie.

Pas de paralysie ni de contracture, mais faiblesse générale. Le malade ne peut marcher beaucoup et est tout de suite fatigué.

Dynamomètre : main gauche : 24 kil.
— droite : 34 kil.

Le trouble de la motilité qui domine chez lui est le tremblement.

Tremblement. — Il est généralisé, prédominant aux membres inférieurs et en particulier au membre inférieur droit.

Il n'existe pas quand le malade est tranquillement couché. Mais, dès qu'il lève une jambe ou veut saisir un objet, le tremblement apparaît aussitôt dans le membre qui entre en action. Il est donc intentionnel.

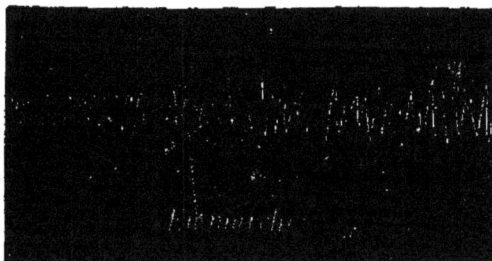

Fig. 17. — Tracé du tremblement de la tête chez le nommé M... Dans la moitié gauche de la figure, le malade est debout sur place ; dans la moitié droite, il est en marche.

Quand le malade est assis, les mains et la tête tremblent peu et même quelquefois pas du tout, dans les moments d'accalmie. Mais les membres inférieurs sont animés d'oscillations tout à fait analogues à celles que l'on observe souvent chez les paraplégiques spasmodiques par le fait de la trépidation spinale.

Lorsqu'il est assis, si on lui dit de prendre un verre plein d'eau, on voit le tremblement s'exagérer énormément dans le membre qui tient le verre et il ne peut le faire parvenir à ses lèvres sans en avoir projeté de tous côtés la plus grande partie, absolument comme cela a lieu dans la sclérose en plaques.

Quand le sujet est debout, les oscillations des membres inférieurs prennent une intensité tout à fait remarquable. Tout le corps est alors violemment agité et la tête est animée de secousses dans le sens antéro-postérieur (le malade « dit oui »).

Le rythme de ce tremblement est parfaitement régulier. Le nombre des oscillations est plus grand que dans la sclérose en plaques.

Il s'accroît notablement sous l'influence des émotions, par la pression sur une zone hystérogène rachidienne, après les attaques de nerfs.

Le malade a à peu près une attaque tous les mois. Elles sont précédées d'une aura classique, dont nous avons déjà donné la description plus haut, d'après le malade lui-même. Elles consistent en convulsions désordonnées, grands mouvements, cris, etc., et s'accompagnent de perte de la connaissance. Ce sont des attaques d'hystérie tout à fait typiques.

Il a, en outre, de petites attaques dans lesquelles l'aura aboutit seulement à une crise de larmes, sans convulsions ni perte de connaissance.

Pas de morsure de la langue, pas de miction involontaire pendant l'attaque.

Ainsi que le faisait remarquer M. Charcot, dans la leçon où il a présenté cet homme, il s'agit là d'un tremblement hystérique du type intentionnel qui peut être justement rapproché du premier malade de la leçon précédente. L'analogie avec la sclérose en plaques était telle que l'erreur de diagnostic a été faite dans l'un des hôpitaux où a séjourné le malade antérieurement à son arrivée à la Salpêtrière. L'autre diagnostic porté dans un autre hôpital, celui d'alcoolisme, se comprend moins. Le tremblement intentionnel de Mas....., avec ses larges oscillations dans les mouvements volontaires, sa cessation complète, le malade étant couché, n'a aucun rapport avec le tremblement de l'éthylisme qui est vibratoire, continu et nullement ou faiblement influencé par les mouvements intentionnels.

De pareilles erreurs ne devront plus être commises

aujourd'hui que nous connaissons mieux les caractères des divers tremblements hystériques, grâce aux récents travaux sur cette question. C'est un chapitre de plus à ajouter à l'histoire si intéressante déjà et si chargée de la simulation hystérique des diverses maladies du système nerveux (1).

---

(1) Voir sur ce sujet l'intéressante thèse de M. Souques, interne médaille d'or des hôpitaux, sur les *syndromes hystériques* « *simulateurs* » *des maladies organiques de la moelle épinière* (th. Paris, 1891) et son travail paru dans la *Nouvelle Iconographie de la Salpêtrière*, 1891. (G. G.).

IV.

Sur un cas de migraine ophthalmoplégique.

(Paralysie oculo-motrice périodique).

Leçon du 16 mai 1890).

SOMMAIRE. — Synonymie : paralysie oculo-motrice récidivante. Migraine ophthalmique et migraine ophthalmoplégique. Historique : cas de Möbius, Hasner, Senator, Saundby, Parinaud et Marie, etc... Période de douleur ; période de paralysie portant sur tous les filets de la 3ᵉ paire ; période de rémission ; leurs caractères, leur retour périodique plus ou moins net. Début dans l'enfance.

Présentation de la malade : Début anormal, à l'âge de 30 ans, de la migraine ophthalmoplégique, qui avait été précédée de migraines véritables datant de l'âge de 15 ans. Longue durée de la période douloureuse. Période paralytique : ophthalmoplégie interne et externe occupant toutes les branches des 3ᵉ et 6ᵉ paires.

Essai de pathogénie. Trois cas avec autopsie : lésions sur le trajet du nerf moteur oculaire commun.

Traitement : Bromures ; iodure de potassium ; quelquefois traitement antisyphilitique.

Messieurs,

A propos d'une malade qui s'est présentée à l'une de nos policliniques du mardi et que je vous ai signalée à l'époque, je vais entrer dans quelques détails relativement à un syndrome peu connu encore, mais au sujet duquel les faits depuis quelque temps tendent à se multiplier ; on peut prévoir par là, dès à présent, que sous peu ce syndrome s'installera définitivement dans la clinique neuropathologique.

Vous aurez bientôt l'occasion d'étudier sur nature les principaux caractères de l'affection dont je parle, chez la malade en question. Bien qu'elle se présente là sous une forme relativement un peu anormale, le cas, vous le reconnaitrez aisément, ne s'écarte pas foncièrement cependant du type fondamental.

Je désignerai, si vous voulez bien, le syndrome dont il s'agit sous le nom de *migraine ophthalmoplégique*. C'est que dans cette migraine-là il y a accompagnement nécessaire d'une paralysie d'un des nerfs moteurs oculaires communs ; et, remarquez-le bien, car c'est là un trait saillant, caractéristique, la paralysie porte non seulement sur les branches qui se rendent aux muscles extérieurs : droit interne, droit supérieur, droit inférieur, petit oblique, releveur de la paupière ; mais encore sur les rameaux intérieurs, sur ceux, en d'autres termes, qui se distribuent aux muscles ciliaires et à l'iris. C'est donc une *ophthalmoplégie totale* qui s'observe ici et, à ce propos, je vous rappellerai que la dénomination d'*ophthalmoplégie externe* est réservée aux cas où les muscles extérieurs de l'œil, seuls, sont paralysés, tandis qu'on appelle avec Hutchinson du nom d'*ophthalmoplégie interne* celle où, au contraire, la paralysie porte exclusivement sur les muscles ciliaires et iriens.

En Allemagne, où les premières descriptions du complexus morbide ont été faites, on le désigne sous le nom de *paralysie oculo-motrice récidivante* (Manz, Mauthner) ou de *paralysie oculo-motrice périodique* (Joachim, Senator). A ces dénominations je préfère celle de *migraine ophthalmoplégique*, d'abord parce que, si je ne me trompe, elle fait mieux image, signalant les analogies incontestables qui existent entre l'affection qui nous occupe et les migraines classiques ; ensuite parce qu'elle relève un élément qui ne figure pas dans les autres dénominations, à savoir l'élément douleur, lequel joue, dans l'espèce, un rôle considérable, car, en somme, dans cette sorte de migraine, la paralysie de l'oculo-moteur n'apparaît jamais, autant qu'on sache, qu'à la suite d'une période douloureuse le plus souvent accompagnée de vomissements.

Avant d'entrer dans les détails de la description, je vais en quelques mots indiquer l'historique du sujet et signaler les principales sources où vous pourriez puiser si vous vouliez approfondir une question qui est et restera encore pendant longtemps peut-être à l'étude.

C'est tout récemment, en 1884, que P.-J. Möbius a appelé pour la première fois, en Allemagne, l'attention sur ce complexus morbide, à propos d'une observation à lui propre dont il a rapproché un cas publié par Hasner, en 1883 (dans le *Prager. med. Woch.*, n° 10, 7 mars) et un autre publié en 1882 (*Lancet*, t. II, n° 9, 1882, p. 345) par M. Saundby. Puis sont venues les observations de Thomsen, de Manz, une nouvelle observation de Saundby, une de Remak, une de Joachim, une de Bernhardt et plusieurs autres.

Vous lirez avec intérêt les articles d'histoire et de critique rédigés par Möbius, Mauthner (*Die Lehre von den Augenmuskellähmungen*, Wiesbaden, 1889, p. 347), Joachim et enfin Senator. Le travail de ce dernier auteur, publié dans les *Archives de Leyden* (1888), est particulièrement intéressant et instructif.

Nous ne devons pas oublier que déjà, en 1885, dans les *Archives de Neurologie*, à propos d'une observation recueillie dans mon service, M. Parinaud et M. Marie, alors mon chef de clinique, avaient décrit *la névralgie oculaire à retour périodique* — notre migraine ophthalmoplégique — et reproduit les sept observations publiées antérieurement à la publication de leur travail par les divers auteurs, en les faisant suivre de remarques importantes.

Actuellement, à l'heure qu'il est, le nombre des observations du groupe est de 19 environ ; la nôtre d'au-

jourd'hui sera le 20°. C'est peu, sans doute; mais on ne
saurait méconnaître que, malgré des variations indivi-
duelles assez étendues, ces cas forment un groupe pathologique vraiment cohérent et qui mérite bien d'être
considéré comme se rapportant à un type clinique.

* *
*

J'en viens maintenant à la description qui nous permettra tout à l'heure de mettre en valeur notre propre
observation; mais, dès l'origine, je voudrais essayer de
justifier, mieux encore que je ne l'ai fait plus haut, cette
dénomination de migraine ophthalmoplégique que j'ai
choisie de préférence à toute autre. Vous savez du reste
ce qu'on entend par migraine: migraine, hémicranie, c'est
une douleur de tête non toujours, tant s'en faut, unilatérale, contrairement à ce que le terme semble exprimer;
douleur revenant par accès et compliquée le plus souvent de troubles des fonctions gastriques. Quelques auteurs ajoutent à la caractéristique que la maladie n'offre
aucun danger. Il est vrai qu'il en est ainsi dans la
grande majorité des cas; mais il ne faut pas, cependant,
vous le reconnaîtrez tout à l'heure, accepter sans réserves cette prédiction optimiste.

La migraine ne paraît pas constituer une entité, une
unité; elle comprend des formes, deux au moins, tellement différentes par leurs allures, qu'on peut se demander si elles ne doivent pas être séparées radicalement à titre d'espèces distinctes. Ainsi, pour ne parler
que des grandes divisions, à côté de la migraine classique que les auteurs anglais, Liveing en particulier,
appellent *Sick headache*, *Bilious headache*, pour bien
marquer la participation des fonctions gastriques, il y a
lieu de décrire séparément le *Blind headache*, dans
lequel il y a également, dans la majorité des cas, nausées, malaises, vomissements, mais où surtout — c'est

là le trait pàrticulier — il se présente un trouble spécial de la vision, à savoir : *scotome scintillant*
d'abord, puis *modification hémiopique du champ
visuel.*

Notons en passant que ces troubles oculaires s'accompagnent, dans bien des circonstances, d'une parésie
fugace d'un des membres supérieurs, avec sensation
d'engourdissement remontant de l'extrémité du membre
vers un côté des lèvres et de la langue, en même temps
que se produit un trouble aphasique temporaire qui
cause presque toujours aux malades les plus vives in-
quiétudes alors même qu'ils sont depuis lontemps devenus coutumiers du fait.

A propos de cette forme de la migraine, je rappellerai
que le pronostic prétendu constamment favorable des
accidents migraineux ne trouve pas ici sa justification ;
car il peut arriver, ainsi que je l'ai depuis longtemps
relevé, que quelques-uns de ces accidents, hémiopie,
aphasie, parésie, crises épileptoïdes, etc., transitoires
il est vrai dans la règle, se prolongent cependant et
s'établissent même quelquefois définitivement en permanence. Vous verrez le parti que nous chercherons
à tirer tout à l'heure de la connaissance de ces faits.

Il est clair qu'il n'existe pas de lésions organiques
permanentes dans les migraines, du moins à l'origine.
Ainsi dans la migraine ophthalmique, pour ne parler que
de celle-là, il y a lieu de penser qu'une ischémie corticale par spasme vasculaire, suivie d'hyperémie, localisée surtout dans les régions pariétales, est la cause
physiologique de la plupart des accidents. Mais il y a
lieu de penser aussi que ces lésions purement dynamiques, fonctionnelles comme on dit, peuvent, par la
répétition fréquente des actes, devenir l'occasion de la
manifestation de lésions organiques. C'est ainsi que les
artérioles mises en cause devront, à la suite de ces
spasmes prolongés et fréquents qu'elles subissent dans

les accès de migraine, devenir le siège des altérations de l'endartérite et donner lieu, par suite, à un vice de canalisation plus ou moins prononcé. En conséquence la vitalité des éléments nerveux que ces artérioles nourrissent pourra se montrer plus ou moins sérieusement et parfois définitivement compromise. L'hypothèse est d'ailleurs justifiée par une observation de M. Galezowski montrant qu'une thrombose de l'artère centrale de la rétine a pu se produire à la suite d'accès répétés de migraine ophthalmique.

*
* *

Mais je reviens après cette digression aux cas que nous devons considérer particulièrement. Il conviendrait donc, d'après ce que je vous ai dit, de reconnaitre désormais l'existence d'une nouvelle espèce de migraine ophthalmique dans laquelle, en l'absence de scotome scintillant, d'hémiopie, de parésie avec engourdissement d'un membre supérieur, etc., les symptômes oculaires seraient représentés par une paralysie du moteur oculaire commun. Chose remarquable, c'est toujours en pareil cas, ainsi que j'ai dit déjà, d'une paralysie *totale* de l'oculo-moteur qu'il s'agit et, en outre, cette paralysie est en quelque sorte *exclusive*; elle n'intéresse pas, en effet, les autres nerfs moteurs de l'œil.

Les effets symptomatiques de ce genre de paralysie sont naturellement ceux que vous avez prévus : strabisme en dehors, chute de la paupière, impuissance motrice dans le domaine de la 3e paire, diplopie spéciale à ce genre de paralysie; de plus tous les caractères de l'ophthalmoplégie interne, à savoir : paralysie de l'accommodation : le malade ne peut plus lire à la distance ordinaire, un verre fortement convexe peut seul ramener la vision; paralysie de l'iris manifeste non seulement dans les mouvements de convergence des

yeux, mais encore sous l'action de la lumière. Nous
trouvons là, remarquez-le en passant, les caractères qui
distinguent les paralysies périphériques ou basilaires
de l'oculo-moteur commun, des paralysies dites nucléaires du même nerf.

Un autre trait encore presque spécifique et fort singulier incontestablement, c'est que la paralysie oculo-
motrice n'occupe jamais qu'un seul œil; elle ne se
répand pas d'un œil à l'autre et, chose remarquable,
c'est, dans un cas donné de migraine ophthalmoplégique,
toujours le même œil qui sera frappé dans les accès
subséquents; tantôt c'est l'œil droit, tantôt c'est l'œil
gauche qui deviendra le siège des phénomènes paralytiques, mais, je le répète, dès le premier accès, on
pourra prévoir si la migraine et la paralysie, dans l'évolution de la maladie, se localiseront à l'avenir du côté
droit ou, au contraire, du côté gauche.

L'œil dans les accès se montre un peu congestionné
en général; l'examen ophthalmoscopique pendant ce
temps ne fournit que des résultats négatifs.

Messieurs, il n'y a pas que l'élément paralysie à considérer dans la migraine ophthalmoplégique; la douleur,
l'hémicranie, la migraine en un mot est là, toujours
présente, et tient d'abord le premier plan. Voici comment les choses se passent : c'est, remarquez-le bien,
la douleur, et souvent une douleur intense, atroce,
disent quelques-uns, qui ouvre la scène; cette douleur
est une hémicranie par excellence, elle reste localisée
d'un seul côté pendant toute la durée de l'accès, bien
plus régulièrement que cela ne se voit dans la migraine
vulgaire, siégeant à la région temporale et, en outre,
s'étendant tantôt à l'occiput, tantôt à la nuque ou encore sur les deux à la fois. La douleur s'accompagne
d'ailleurs généralement, comme dans les autres formes
de la migraine, de malaises, de nausées et de vomissements.

Dans l'accès la durée de cette période douloureuse est
variable ainsi que nous le dirons dans un instant, mais
courte ou longue cette phase est marquée par des
exacerbations tantôt matinales, comme dans le cas de
Marie et Parinaud, tantôt vespérales ainsi que vous le
verrez dans le fait qui va vous être présenté.

Un autre caractère de cette période douloureuse c'est
qu'elle se termine brusquement, comme par enchantement, au moment même où apparaît la paralysie oculo-
motrice. Celle-ci semble jouer là, en somme, le rôle
de ce que l'on appelait autrefois un phénomène critique. Oui, je le répète, la douleur et aussi le malaise
et les vomissements disparaissent rapidement pour
faire place à la paralysie qui persistera ensuite pendant
une période de temps qui peut varier de quelques jours
à plusieurs semaines.

*
* *

Vous avez compris, par ce qui précède, quelle
est la constitution typique d'un accès de migraine
ophthalmoplégique ; il se compose essentiellement
de deux périodes successives : l'une, la première en
date, qui peut être appelée douloureuse, est marquée par
l'hémicranie, le malaise et les vomissements; l'autre,
la seconde, est la période paralytique. Mais vous au-
riez, Messieurs, une idée fort imparfaite de l'affection
si je n'insistais pas actuellement sur ce qui est relatif
d'abord à la durée de chacune des crises, et aussi à la
durée des intervalles qui les séparent. Il y a, en effet,
à constater sur ces deux points des variations nombreuses, considérables même, et il y a lieu, en conséquence, d'établir à cet égard des catégories, bien que,
à mon avis, les variations dont il s'agit puissent être
ramenées toujours au type fondamental.

Pour ce qui est d'abord de la durée de chacune des
crises, il y a à considérer, en premier lieu, celles ou

l'accès ne s'étend pas à plus de 3, 4, 5, 6 jours, tout compris : période doulou···se et période paralytique. Remarquez à ce propos q··· la durée de l'accès même le plus court de migraine ophthalmoplégique dépasse toujours de beaucoup celle des accès normaux de migraine vulgaire ou ophthalmique ; j'ajouterai que dans les cas où l'accès est de courte durée les périodes intercalaires sont relativement courtes ou, autrement dit, les accès se succèdent plus fréquemment ; c'est ainsi qu'on peut voir les accès, dont la durée ne dépasse pas quatre ou six jours, reparaître plus ou moins régulièrement environ tous les mois, à peu près douze fois par an.

Je signalerai quelques observations à titre d'exemples du genre :

1° Cas de Senator (*Zeitsch. für klin. Medic.*, 1888, p. 253). — Femme de 22 ans. Début à l'âge de 8 ans environ. Un accès tous les mois depuis cette époque. La durée de chaque accès est de 5 à 6 jours. La douleur de tête, accompagnée de frissons, siège à droite, et c'est à droite que l'ophthalmoplégie se produit. L'ophthalmoplégie chez ce sujet n'a paru que dans un petit nombre d'accès.

Ce cas met en lumière le fait intéressant que chez quelques sujets la période douloureuse peut, dans certains accès, exister seule et ne pas être suivie de la période paralytique.

2° Cas de Manz (*Berlin. klin. Woch.*, août 1889, n° 34). — 23 ans, cocher. Début à l'âge de 14 ans, accès toutes les 4 ou 6 semaines. Ils durent de 3 à 4 jours. La douleur occupe le côté gauche, elle s'accompagne de frissons, malaise, soif, vertiges, perte d'appétit, pas de vomissements, paralysie oculo-motrice gauche. A la suite du dernier accès observé, un certain degré de chute de la paupière et la diplopie croisée ont persisté pendant près de 8 semaines.

3° Cas de Hasner (cité d'après Mœbius). — Fille de 17 ans, accès courts ; durée de 3 à 6 jours environ, mensuels. Début à l'âge de 13 ans. La douleur et l'ophthalmoplégie siègent à gauche. Il y a du malaise et des vomissements. Le ptosis ne dure pas plus de 3 jours. L'accommodation reste en défaut plus longtemps.

Une seconde catégorie se composera des cas dans lesquels les accès sont en général beaucoup plus longs que dans le groupe précédent — ils peuvent durer 10, 15 ou 20 jours — et en même temps beaucoup plus rares.

Les cas suivants peuvent être cités comme des types du genre.

1° Cas de Mœbius (*loc. cit.*) Il s'agit d'une fille de 6 ans. La maladie a débuté à l'âge de 1 an. Les accès ont eu lieu seulement une fois environ chaque année, mais la durée de la période douloureuse qui s'accompagne de vomissements est de 10 à 14 jours, *tandis que* la paralysie oculaire persiste pendant un mois e plus. Il est remarquable que le second, le troisième et le quatrième accès ont paru chaque année au mois d'août.

2° Cas de Marie et Parinaud, observé à la Salpêtrière (*loc. cit.*). — Femme de 26 ans. Début à l'âge de 7 ans. Les accès ont lieu depuis cette époque chaque année au printemps. La période douloureuse est marquée par une *névralgie orbitaire* quelquefois accompagnée d'embarras gastrique et de vomissements. Sa durée est de 8 à 10 jours; pendant ce temps la douleur est constante, mais elle est surtout intense le matin ; portée au maximum vers 10 heures, elle s'apaise vers midi et n'est plus représentée dans l'après-midi que par un sentiment de pesanteur. La durée de la diplopie et celle de la chute de la paupière ont été plusieurs fois jusqu'à deux ou trois mois.

Les crises, dont l'intensité s'était atténuée déjà à l'âge de 15 ans, lors de l'apparition des règles, sont devenues moins intenses encore après le mariage, c'est-à-dire à 26 ans.

Ces deux derniers cas peuvent, comme vous allez le voir, servir à établir la transition entre ceux de la première catégorie et celui qui doit maintenant faire l'objet de notre étude. Mais, avant d'entrer dans le détail de ce cas, nous devons relever encore quelques autres points appartenant à l'histoire naturelle de la migraine ophthalmoplégique.

*
* *

En premier lieu il convient de remarquer que, surtout dans les cas où les accès sont prolongés et rares, les intervalles ne sont pas toujours parfaitement libres, la douleur apparait parfois dans ces intervalles à l'état rudimentaire, et les accidents paralytiques, bien qu'atténués, persistent à un certain degré. Il semble qu'en pareille circonstance il y ait tendance à l'état continu. Il ne s'agit plus alors, ainsi que l'a parfaitement relevé M. Senator, d'une maladie *périodique* dans l'acception rigoureuse du mot, mais plutôt d'une *maladie continue avec exacerbations périodiques.* C'est là justement ce qui s'est produit à de certaines époques chez notre malade d'aujourd'hui.

La maladie commence en général dans l'enfance : à 11 mois, 4, 5, 15 ans ; exceptionnellement le début se fait plus tard, et à cet égard notre fait s'éloigne de la règle, le premier accès ayant eu lieu seulement à l'âge de 30 ans ; mais il faut remarquer que chez notre sujet, de même que chez plusieurs autres, les accès avec ophthalmoplégie ont été pendant longtemps précédés par des accès migraineux sans paralysie oculaire.

Ce genre de migraine paraît surtout fréquent chez les femmes ; chez l'homme on ne l'a encore observé que dans 4 cas.

Il est des cas, comme celui de Marie et Parinaud, où la maladie paraît tendre à la guérison, mais je ne crois pas qu'on puisse citer encore, à l'heure qu'il est, un seul cas de guérison véritable. L'an passé il s'est présenté à la policlinique un jeune homme de 20 ans chez lequel les accès de migraine ophthalmoplégique, datant de la première enfance, survenaient environ tous les mois. Ils ont cessé de se produire depuis 18 mois environ, mais le dernier a laissé après lui une paralysie complète du moteur oculaire commun, qui depuis cette époque ne s'est pas amendée. Il est à craindre que cette paralysie soit désormais un fait accompli. Ceci ne rappelle-t-il pas, soit dit en passant, les reliquats permanents signalés dans quelques cas de migraine ophthalmique ?

Dans l'étiologie on cite deux ou trois fois un coup sur la tête ; on parle quelquefois d'hérédité nerveuse et migraineuse. Chez notre malade, le père a été saturnin, et il y a eu du côté maternel une tante aliénée.

Les cas où la maladie tend à s'aggraver progressivement semblent beaucoup plus communs que ceux où elle paraît, au contraire, tendre à s'amender. Les premiers appartiennent communément au groupe dont le caractère est que les accès proprement dits sont de longue durée, en même temps que les accidents paralytiques, bien qu'atténués, tendent à s'éterniser dans les intervalles.

Un mot en terminant sur le diagnostic. La migraine ophthalmoplégique ne saurait être confondue cliniquement, tant ses caractères sont tranchés, avec les autres migraines. Une tumeur intra-cranienne pourrait, dans de certaines circonstances, la simuler, mais l'existence dans le premier cas de phénomènes concomitants particuliers, celle de la névrite optique en particulier, mettrait bientôt sur la voie.

On ne pourrait la confondre, non plus, avec ces ophthalmoplégies à récidives, portant tantôt sur le moteur oculaire commun, tantôt sur l'abducens, qui sont si fréquentes dans l'histoire de l'ataxie locomotrice progressive et dont M. Pel, d'Amsterdam, rapportait récemment un fort bel exemple (*Berlin. klin. Wochens.* — 6 janvier 1890). Ces paralysies récidivantes de l'ataxie ne s'accompagnent ni de migraines, ni de vomissements, et d'ailleurs la nature du cas se révélerait dans tout son jour, par la concomitance d'autres accidents tabétiques caractéristiques.

Par tous les développements qui précèdent, nous voici désormais mis en mesure de bien comprendre l'intérêt du cas de la malade qui vient d'être placée devant nous.

Comparé aux types dont nous venons d'exposer les traits principaux, ce cas s'en éloigne, vous le verrez, par des anomalies que nous relèverons chemin faisant, mais il doit y rester attaché cependant, vous le reconnaîtrez, je pense, avec moi, par les caractères fondamentaux.

Il s'agit d'une femme de 35 ans, exerçant la profession de brocheuse, bien constituée, d'apparence assez vigoureuse et qui, en dehors de ses accidents migraineux, n'a jamais souffert de maladies sérieuses. Je ne rappellerai pas ses antécédents héréditaires dont il a été question plus haut.

Le premier accès de migraine ophthalmoplégique a paru chez elle en 1885, il y a 5 ans ; elle était alors âgée de 30 ans. Voilà une première anomalie à signaler : c'est, en effet, nous l'avons vu, dans l'enfance ou la jeunesse, à l'âge de 4, 5, 15 ans, que débute généralement la paralysie oculo-motrice récidivante ; mais il y a quelques exceptions à la règle et, d'ailleurs, chez notre sujet, la maladie d'aujourd'hui a été précédée par des accès de céphalée, revenant une ou deux fois par mois, qui paraissent avoir présenté les caractères de la migraine vulgaire et qui, ayant commencé à paraître vers l'âge de 15 à 16 ans, ont cessé d'exister à l'époque tardive de l'apparition des règles, à l'âge de 23 ans. La douleur, dans ces accès, était bilatérale, elle s'accompagnait de vomissements et présentait cette particularité, que nous allons retrouver dans les crises ophthalmoplégiques, de se montrer violente surtout vers le soir. Bien qu'ils aient été séparés par une période de près de 7 années, il est difficile de ne pas croire qu'il y ait une relation, un lien quelconque entre cette première série d'accès migraineux et ceux que nous avons à étudier actuellement. Ne convient-il pas de voir là un rapprochement à établir entre la migraine vulgaire et la paralysie oculo-motrice récidivante ?

Quoi qu'il en soit, comme on l'a dit, la première crise présentant le caractère ophthalmoplégique s'est produite en 1885 ; c'était au mois de mars. La malade a conservé le parfait souvenir de toutes les circonstances de l'accès, lesquelles se sont reproduites, d'ailleurs, identiquement dans les accès ultérieurs et, en particulier, dans le plus récent d'entre eux qui a eu lieu en février 1890.

La douleur occupe d'abord la moitié droite de la région occipitale, dans l'étendue de la paume de la main. C'est une douleur profonde qui n'est pas exaspérée par les attouchements ou par la pression. Elle remonte bientôt, toujours limitée au côté droit, sur la région pariéto-temporale et pénètre enfin dans l'orbite. « On dirait alors, dit la malade, que l'œil est violemment attiré en arrière, vers le fond de l'orbite. » A ce moment-là, les nausées et les vomissements, qui déjà s'étaient manifestés dès l'apparition de la douleur occipitale, se montrent plus intenses. Uniformément, la céphalée atteint son plus haut degré d'intensité le soir vers 9 heures; la malade a de la peine à s'endormir; le matin, au réveil, la douleur reparaît; elle est d'abord très supportable; mais, progressivement, elle s'exaspère, et déjà, vers 5 ou 6 heures du soir, elle est devenue fort pénible. Ainsi vont les choses pendant une longue série de jours. Dans ce premier accès, la durée de la période douloureuse n'a pas été de moins d'un mois.

Au bout de ce temps, suivant la règle, elle a fait place tout à coup à la période paralytique : chute de la paupière de l'œil droit, strabisme, mydriase, obnubilation de la vue de ce même œil, diplopie. Cette période a duré également environ un mois ; après quoi les symptômes paralytiques avaient disparu sans laisser de traces.

Le second accès s'est produit à peu près un an après le premier, en février 1886. La période douloureuse n'a pas duré cette fois plus de trois semaines ; elle a présenté, d'ailleurs, exactement tous les caractères signalés à propos du premier accès. Les symptômes de paralysie oculo-motrice, qui se sont produits ensuite conformément au type, se sont montrés fort accentués pendant une période de 8 jours, après quoi ils se sont atténués ; mais, chose remarquable et bien digne d'être mise en relief, ils ont, depuis cette époque, persisté à un certain degré, pour ainsi dire en permanence, pendant une longue période de 3 années, fin 1886, 1887, 1888 et une partie de 1889. Durant ces trois années, la diplopie, la chute de la paupière n'ont pas cessé de se produire de temps à autre, en même temps que tous les 15 jours, toutes les semaines, reparaissait, pour quelques heures ou quelques jours, l'hémicranie droite occipitale, pariéto-temporale, orbitaire, accompagnée de nausées et de vomissements. En général, à la suite de ces accès rudimentaires, la chute de la paupière et la diplopie, à peu près toujours présentes, se montraient momentanément plus accentuées.

Aussi, à partir de ce deuxième accès, l'affection migraineuse semble tendre à prendre ce caractère d'une *maladie continue avec exacerbations périodiques* dont parle M. Senator dans son fort intéressant mémoire : La douleur de tête, en effet, reparaît par moments, à titre d'intermède, dans l'intervalle des grandes crises et, pendant ce temps, les phénomènes paralytiques oculo-moteurs ne cessent guère d'exister en permanence, plus ou moins accentués.

Cette situation cependant n'est pas établie pour toujours, car à la fin de 1889, sans cause connue, survient une éclaircie parfaite, durant laquelle la diplopie, la chute de la paupière disparaissent complètement en même temps que l'hémicranie cesse absolument de se manifester à un degré quelconque. Ce temps d'arrêt, cette trêve, a été de trois mois.

C'est après cela qu'est survenu le troisième grand accès, celui dont nous avons eu à étudier et dont nous pouvons étudier encore actuellement les effets consécutifs. La migraine est apparue cette fois en février, comme lors du second accès, le premier ayant éclaté, vous ne l'avez pas oublié sans doute, à peu près à la

même époque de l'année, en mars. La crise paraît avoir
été provoquée par une émotion morale. La malade
avait été appelée inopinément à se rendre en province
à propos de la mort non prévue de sa mère. La période
douloureuse, qui a été marquée par tous les incidents
que nous avons décrits à propos du premier accès : hémicranie droite, vomissements, exacerbations vespérales, etc., etc., a persisté pendant une vingtaine de
jours ; après quoi, la douleur ayant complètement cessé
d'exister , sont apparus les symptômes paralytiques
oculo-moteurs. Ceux-ci, aussi accentués que possible à
l'origine, ont commencé à s'atténuer au bout de quelques semaines ; mais, ainsi que cela s'est vu à la suite
du second accès, ils persistent encore aujourd'hui, près
de trois mois après le début de la crise, bien que fort
amoindris toutefois.

Voici, en abrégé, le résultat de l'examen des fonctions oculo-motrices de l'œil droit fait, il y a quelques
jours, par M. Parinaud : mouvements imparfaits du
droit interne, du droit inférieur, du droit supérieur,
ptosis incomplet. Diplopie caractéristique de la paralysie de la 3ᵉ paire ; mais, de plus, et ceci est une
anomalie notoire, il y a diplopie croisée révélant une
paralysie concomitante du moteur oculaire externe.
C'est l'unique fois, je pense, jusqu'ici, que cette association de la paralysie de l'abducens ait été remarquée
dans la migraine ophthalmoplégique ; il n'est pas impossible, on le conçoit, que cette combinaison se repro-
duise à l'avenir à mesure que le nombre des observations, aujourd'hui encore fort restreint, se multipliera.

La paralysie ne porte pas seulement sur les muscles
extérieurs de l'œil ; elle occupe également, ainsi que
cela est la règle dans les cas de ce genre, les muscles
intérieurs. La pupille légèrement dilatée ne se contracte
ni par l'action de la lumière, ni par celle de la convergence. Il y a paralysie très prononcée des muscles
ciliaires révélée par un trouble profond de l'accommoda-

tion. Il faut l'interposition d'un verre convexe très fort
(3.50 diopt.) pour permettre à la malade de lire à la
distance ordinaire. On n'a constaté, bien entendu, aucun
trouble du côté gauche.

Il est bon de relever que depuis trois mois, ainsi que
cela s'est produit déjà autrefois, l'hémicranie reparaît
de temps à autre, durant quelques heures ou quelques
jours, accompagnée ou non de vomissements et suivie
d'une exacerbation temporaire des symptômes paralytiques oculo-moteurs.

Tels sont les faits que je crois devoir relever particulièrement dans l'observation de notre malade (1). Ils
suffisent, si je ne me trompe, pour établir que, malgré
les anomalies assez importantes qui ont été signalées,
il s'agit cependant chez elle, ainsi que nous l'avions
annoncé, de migraine ophthalmoplégique se rattachant
par ses caractères fondamentaux au type classique.
L'observation appartient à la catégorie dans laquelle
les accès se reproduisent seulement à des échéances
fort éloignées, tandis qu'ils sont remarquables en même
temps par leur très longue durée. La marque particulière du cas est le fait déjà signalé du reste dans plusieurs observations du groupe, que les accidents paralytiques montrent une tendance prononcée à s'établir
en permanence dans les intervalles des crises, en même
temps que l'hémicranie esquisse, si l'on peut ainsi parler, des accès intercalaires qui ne dépassent point l'état
rudimentaire. Cette tendance, déjà nettement accentuée
à la suite de l'accès de 1886 (2e accès), semble aujour-
d'hui se manifester à peu près au même degré à la
suite du troisième, mais il est permis d'espérer que, soit
spontanément, soit sous l'influence d'un traitement
approprié, une nouvelle éclaircie, semblable à celle qui

---

(1) Voir plus loin les détails de l'observation.

a eu lieu de novembre 1889 à février 1890, pourra se reproduire encore.

** *

Maintenant que le cas est classé, catégorisé, il s'agit de considérer particulièrement le côté pratique. Qu'adviendra-t-il chez notre malade par la suite : que convient-il de tenter chez elle pour essayer de s'opposer au progrès du mal ?

Mais avant de parler de thérapeutique, il est bon, je pense, d'indiquer quelques considérations relatives à l'anatomie et à la physiologie pathologiques. Malheureusement, sur ce point-là, on ne sait pas grand'chose et le plus souvent on se trouve obligé, à défaut de connaissances précises, de se contenter d'hypothèses plus ou moins plausibles.

Il est probable, pour ne pas dire plus, que dans les cas de migraine ophthalmoplégique à accès courts, il n'existe pas de lésions permanentes ; il s'agirait là de simples « fluxions » avec excitation puis paralysie vasomotrice consécutive, comparables à celles dont nous avons supposé l'existence dans la migraine ophthalmique. Il n'y a là en tout cas qu'une lésion fonctionnelle, essentiellement transitoire et qui s'efface complètement dans les temps intercalaires. Mais on comprend qu'à la longue, que par la répétition des accès, surtout s'ils sont intenses, de longue durée et suivis de symptômes paralytiques durables, ces fluxions pourront laisser subsister après elles, dans les parties intéressées du système nerveux, une épine, un désordre permanent.

C'est probablement, en pareil cas, de lésions inflammatoires qu'il s'agit, et elles affectent les parties mêmes où se produisent périodiquement les fluxions. Où siègent les unes et les autres ? Les douleurs de la période hémicranique établissent suffisamment une participation de la cinquième paire, et nous n'avons,

sur ce point, rien à ajouter à cette constatation sommaire. Pour ce qui est de la paralysie oculo-motrice,
tout porte à croire que c'est d'une lésion périphérique
basale du nerf qu'elle relève. Le fait de la coexistence
constante, dans les cas de ce genre, de l'ophthalmoplégie interne et de l'ophthalmoplégie externe, et aussi le
caractère unilatéral de l'affection plaident en faveur de
cette opinion contre l'hypothèse d'une altération nucléaire. On peut même ajouter que l'affection, quelle
qu'elle soit, ne porte pas sur la partie du tronc nerveux
qui contourne le pédoncule cérébral, car une telle lésion ne pourrait guère manquer d'être marquée par
l'existence d'une hémiplégie alterne.

Ainsi c'est sur le trajet périphérique, basilaire, que
porte la lésion tantôt transitoire, tantôt permanente du
nerf oculo-moteur, et l'on conçoit que, dans ce dernier
cas, elle puisse s'étendre aux parties avoisinantes des
méninges.

Une observation de Gubler, qui, si elle rentre véritablement dans le cadre de la migraine ophthalmoplégique, mérite d'être considérée, historiquement, comme
de toutes la première en date (1), viendrait à l'appui
de cette hypothèse. Le malade ayant succombé, on
trouva, à l'autopsie, le nerf oculo-moteur enveloppé
d'un exsudat abondant, et au voisinage, un épaississement
de la pie-mère.

Deux autres autopsies pratiquées dans des conditions
analogues, bien qu'elles ne déposent pas tout à fait
dans le même sens, révèlent cependant toutes les deux
une lésion siégeant sur le trajet basal du moteur oculaire. Dans un de ces cas (Weiss, *Wiener med. Woch.*
25 avril 1885, n° 17), le tronc du nerf a été trouvé
farci de masses tuberculeuses; dans l'autre (cas de
Thomsen, autopsié par Richter. *Arch. für Psych.*,

(1) Elle a été publiée dans la *Gazette des Hôpitaux*, 1860, n° 17.

t. XVIII, p. 259), il contenait, à son entrée dans la dure-
mère, une tumeur fibro-chondromateuse en forme de
navette qui en éparpillait les fibres sans les détruire.
Mais c'est le cas ou jamais de rappeler qu'il ne suffit
pas de constater les faits nécroscopiques, il faut encore
les interpréter, les mettre en valeur. Il est clair que les
productions bacillaires dans un des cas, le fibro-chon-
drome dans l'autre, n'ont pas été les agents primitifs
et uniques de l'évolution du processus morbide. La pé-
riodicité des accès, la complète disparition des accidents
dans leurs intervalles, du moins à l'origine, enfin l'an-
cienneté du mal remontant à l'enfance ne permettent
guère de l'admettre. C'est seulement par la répétition
multipliée des crises que les lésions, purement dynamiques et essentiellement temporaires d'abord, ont laissé
subsister après elles une épine et un point d'appel, un
lieu « de moindre résistance », sur lequel se sont fixés,
de préférence, sous l'influence de l'état diathésique et
indépendamment de l'affection migraineuse, les produits néoplasiques.

Existe-t-il chez notre malade une lésion permanente ?
D'après l'exposé que nous avons fait tantôt de son histoire, cela est malheureusement assez vraisemblable,
mais cela n'est pas encore absolument démontré cependant. Ce qui, surtout, n'est pas démontré, c'est que la
lésion, si elle existe, soit absolument inaccessible à nos
moyens d'action thérapeutique.

* * *

Je rappellerai ici l'influence remarquable qu'exerce,
d'après mes observations, sur l'évolution de la migraine
ophthalmique, l'emploi continu et prolongé, pendant
une série de mois, du bromure de potassium à dose suffisamment élevée (4 ou 5 grammes). La médication dont
il s'agit a presque à coup sûr pour effet, non seulement d'éloigner les crises migraineuses et de diminuer

leur intensité, mais encore de supprimer les accompa-
gnements de mauvais augure tels que troubles apha-
siques, hémiopiques, parétiques, etc., qui menacent
de s'établir parfois à l'état permanent. Conduit par
l'analogie, il me semble que cette méthode pourrait
être appliquée à notre cas, au moins à titre d'essai.
L'existence possible d'une lésion organique désormais
établie ne constitue pas dans l'espèce une contre-indica-
tion; on connaît en effet l'action très favorable de la
médication bromurée dans les cas de crises épileptiformes relevant d'une lésion organique en foyer.

D'un autre côté, on ne peut pas ne pas être impres-
sionné par le caractère constamment vespéral des exacerbations de la céphalalgie; dans notre observation,
ce caractère, en l'absence de toute marque, chez le
sujet, d'accidents syphilitiques héréditaires ou acquis,
ne suffit sans doute pas à lui seul pour affirmer que la
syphilis est en jeu. Mais vous n'ignorez pas qu'en
dehors de la syphilis, certaines lésions irritatives ou
exsudations chroniques sont souvent très heureusement
modifiées par l'emploi combiné de l'iodure de potassium et des frictions hydrargyriques.

*Note complémentaire, rédigée deux mois plus tard,
le 20 juillet 1890.* — Par suite d'un malentendu, le
traitement bromuré a été seul mis en œuvre. La malade, depuis le 21 mai, a pris chaque jour le bromure
de la façon suivante : une première semaine 4 grammes,
la seconde 5 grammes, la troisième 6 grammes. Après
quoi, on a repris 4 grammes, puis 5, puis 6 et ainsi de
suite. A part une petite crise migraineuse qui a eu lieu
le 22 mai et a été suivie d'un ptosis de peu de durée,
il ne s'est plus produit chez la malade aucun accident;
tout est rentré dans l'ordre : actuellement, la tête est
parfaitement libre, il n'y a plus trace de ptosis, pas de
diplopie, les mouvements de l'œil sont parfaits. Les pupilles se contractent sous l'influence de la lumière, aussi

bien du côté droit que du côté gauche, et l'accommodation est redevenue absolument normale. La médication bromurée paraît donc avoir agi suivant nos prévisions ; elle sera continuée à l'avenir de la même façon et prolongée, autant que possible, pendant une période de 8 ou 10 mois.

OBSERVATION. — Cet..., Berthe, 35 ans, brocheuse.

Antécédents héréditaires, côté maternel : Mère morte à 71 ans d'une maladie du foie. Grand-père mort de vieillesse. Une tante est morte d'une maladie du foie ; *elle a été prise de troubles mentaux à la suite d'une fièvre typhoïde à 28 ans.* Elle se figurait qu'on lui voulait du mal....., qu'on la magnétisait, etc...

Côté paternel : Le père, âgé de 70 ans, compositeur d'imprimerie, a eu plusieurs fois la colique de plomb. Rien à signaler parmi les autres membres de la famille.

Antécédents personnels. — Pas de convulsions dans l'enfance. Plusieurs fluxions de poitrine (?) de 12 à 15 ans, une pleurésie il y a 3 ans.

Vers l'âge de 15 ou 16 ans, la malade a commencé à souffrir de migraines qui revenaient environ deux fois par mois. La douleur migraineuse était suivie de vomissements et quelquefois en même temps de diarrhée ; elle occupait également les deux côtés de la tête ; elle était vive surtout vers le soir. Elle durait 7 ou 8 heures.

Ces migraines ont persisté jusqu'à l'âge de 23 ans, époque à laquelle la malade a commencé seulement à être réglée. Depuis cette époque, la santé a été bonne jusqu'en 1885 ; elle avait 30 ans à ce moment.

1er accès. — C'est alors qu'ont débuté les accidents actuels, il y a de cela 5 ans, en février 1885. La malade a souffert alors d'un mal de tête qui se localise du côté droit, occupe d'abord la région occipitale, puis s'étend à la région pariétale et enfin à la profondeur de l'orbite. Cette douleur s'accompagne de nausées et de vomissements intenses, surtout quand elle siège dans l'orbite. Elle existe dès le matin, mais elle s'exaspère le soir vers cinq ou six heures et atteint son maximum vers 9 heures. Cette douleur s'est reproduite tous les jours, exactement avec les mêmes caractères, environ pendant un mois. Au bout de ce temps, la douleur ayant cessé tout à coup de paraître, survient une chute de la paupière droite avec diplopie et léger strabisme. Elle ne pouvait plus lire de cet œil à la distance ordinaire.

Ces accidents paralytiques durèrent pendant environ un mois. Vers cette époque, elle consulta à l'hôpital des Quinze-Vingts où on lui conseill. l'usage de l'iodure de potassium à la dose de 3 grammes, en même temps qu'on lui fit faire des frictions avec l'onguent napolitain. Ce traitement fut continué pendant environ trois mois.

2e accès. — Après cette première crise, liberté presque absolue pendant près d'une année. Au bout de ce temps, en février, a eu lieu la 2e attaque qui commence par des douleurs de même localisation et de même intensité que la première fois; même caractère vespéral et nocturne. Au bout de trois semaines, la douleur cesse et est remplacée par une paralysie oculo-motrice, en tout semblable à celle du premier accès, mais qui cette fois n'a pas duré plus de 8 jours, du moins avec l'intensité première.

Pendant les trois années qui suivirent cette attaque, il n'y a pas eu de nouveaux grands accès; mais, très fréquemment, la douleur de tête reparaissait, parfois avec nausées et vomissements, suivie d'une paralysie oculomotrice qui durait un ou plusieurs jours, de façon à constituer des sortes d'accès rudimentaires; il est à remarquer que, souvent dans l'intervalle de ces petits accès, le ptosis et la diplopie persistaient à un certain degré, semblant, en quelque sorte, vouloir s'établir en permanence.

Les maux de tête dans ces petites attaques, comme dans les grandes, se sont généralement accompagnés de vomissements. Ceux-ci, au dire de la malade, diffèrent grandement de ceux qu'elle éprouvait au moment des migraines dont elle souffrait de 15 à 23 ans. Tandis que les anciens vomissements s'accompagnaient d'efforts plus ou moins violents, ceux d'aujourd'hui se font sans efforts; ce sont comme des régurgitations de glaires spumeux et de consistance épaisse.

Jamais de tremblements, ni de secousses involontaires dans les membres ni la face; pas d'épilepsie partielle. Pas de signes actuels de syphilis, acquise ou héréditaire. Rien dans le passé qui la rappelle. Jamais de maux de gorge, pas d'éruptions cutanées, etc., etc. La malade est mariée depuis 6 ans. Pas de fausses couches.

3e accès et état actuel. — Depuis novembre 1889, jusqu'au 28 janvier 1890, la malade a eu une période de repos complet pendant laquelle tout était à l'état normal. Ni migraines, ni symptômes de paralysie oculaire.

Le 28 janvier 1890, la malade dut se rendre en Bourgogne, à propos de la mort inopinée de sa mère; elle fut prise ce jour-là de son 3° grand accès. Violentes douleurs de tète localisées à droite dans les régions indiquées à propos des deux premières attaques. Vomissements ; exaspération de la douleur vers le soir. Cette période douloureuse a duré jusqu'au 20 février. Alors, la céphalalgie ayant cessé, l'œil droit se ferma presque complètement. La diplopie et un peu de strabisme apparurent vers le 5 ou 6 mars 1890.

Quinze jours après, le ptosis commence à diminuer graduellement. Mais les douleurs reparaissent de temps en temps, suivies d'une réapparition transitoire du ptosis.

Aujourd'hui, mai 1890, le ptosis est encore appréciable, quoique peu accentué. Les signes de paralysie de la 3° paire du côté droit, avec légère atteinte du droit externe, sont très nets (voir plus bas les deux examens pratiqués le 3 et le 10 mai par M. Parinaud).

Pas de signes d'hémiplégie faciale; pas de parésie du côté des membres. L'examen dynamométrique donne à droite 25 kil., à gauche 20 kil. La malade n'est point gauchère. Rien du côté des membres inférieurs où la force est considérable des deux côtés.

Les réflexes rotuliens, égaux des deux côtés, sont peut-être un peu exagérés. Pas de trépidation spinale.

Pas de troubles de la sensibilité cutanée au contact, à la douleur, à la température. Pas de douleurs fulgurantes. Pas de signe de Romberg.

Rien du côté des appareils sensoriels, excepté que l'oreille gauche est à peu près complètement sourde. Elle n'entend le tic tac de la montre que lorsque celle-ci est appliquée contre le pavillon de l'oreille.

Examens de M. Parinaud, du 30 avril 1890. Ptosis incomplet de l'œil droit. Impossibilité de relever la paupière de ce côté. Quand on dit à la malade d'ouvrir les yeux, la paupière de l'œil gauche se relève très bien, celle de l'œil droit reste immobile.

Au repos, pas de strabisme. Il n'y a pas non plus de strabisme manifeste quand on sollicite les mouvements du regard dans les différentes directions. Le mouvement d'adduction et d'élévation de l'œil droit est un peu limité.

Pas de phénomènes spasmodiques dans l'œil gauche.

Diplopie. — Pas de diplopie dans le plan médian et horizontal. A gauche, diplopie croisée dans le plan horizontal. A droite, la diplopie devient homonyme. En haut, diplopie verticale ; l'image de l'œil droit est plus haute.

En bas, légère diplopie verticale, mais l'image de l'œil droit reste un peu plus haut.

OD. $M = -0,50$. Il faut $+3,50$ D. pour ramener le *punctum proximum* à 0,25. Par conséquent, *paralysie de l'accommodation complète*.

OG : $M = -0,50$ Il faut $+1$ D. pour ramener le *punctum proximum* à 0,25. Donc, *parésie simple de l'accommodation*.

Les pupilles sont dilatées, celle de droite un peu plus que celle de gauche. Elles ne réagissent ni à la lumière ni à l'accommodation.

$$V = \tfrac{5}{5}$$

Pas de lésions du fond de l'œil.

2° Examen. 10 *mai* 1890. — Ptosis de l'œil droit. La paupière se lève difficilement. La pupille est plus dilatée et un peu irrégulière ; elle ne réagit ni à la lumière, ni à l'accommodation.

Au repos, pas de strabisme. Les mouvements de l'œil droit s'exécutent un peu difficilement, mais le trouble du mouvement n'est pas appréciable objectivement. — Pas de spasme des muscles associés. — Paralysie de l'accommodation complète à droite ; parésie simple à gauche. — La pupille ne se contracte ni par l'accommodation, ni par l'action de la lumière. — Ce qui domine dans la paralysie, c'est celle du droit interne.

La diplopie, de croisée (en face — correspondant à la paralysie du droit interne) devient homonyme quand on porte la bougie dans le champ d'action du droit externe.

La malade sort de l'hôpital le 21 mai, à peu près dans le même état. On commence ce jour-là le traitement par le bromure. 4 grammes chaque jour pendant une semaine, 5 grammes la seconde, 6 grammes la troisième, de même les semaines qui suivent, sans interrompre un seul jour l'emploi du médicament.

Le 28 mai, crise de trois jours : migraine, vomissements, puis ptosis de peu de durée.

Le 7 juillet 1890, la malade est dans l'état suivant : Pas de ptosis, pas de diplopie. Mouvements des yeux normaux. Les pupilles se contractent aussi bien à droite qu'à gauche, à la lumière et par l'accommodation.

Le traitement bromuré sera continué.

V.

L'œdème bleu des hystériques.

(Leçon du 6 mai 1890).

SOMMAIRE. — L'œdème considéré comme trouble trophique hystérique. L'œdème blanc est décrit par Sydenham. L'œdème bleu est encore à peu près inconnu aujourd'hui. Premières observations de M. le professeur Charcot, travaux récents sur cette question. Description de deux cas d'œdème bleu de la main combiné à une contracture hystérique du poignet et des doigts, chez une jeune fille de 22 ans, et chez un homme de 46 ans. Analogie de ces deux cas. Caractère du gonflement, où la pression du doigt ne laisse pas d'empreinte : œdème dur, coloration violacée, bleue, quelquefois presque noire, de la peau. Refroidissement notable des parties atteintes. Évolution de ce symptôme parallèlement à l'accident hystérique (paralysie, contracture) qu'il accompagne d'ordinaire. Expériences sur une grande hypnotique chez laquelle on produit à volonté, par suggestion somnambulique, un œdème bleu absolument identique à celui des malades précédents. A propos du traitement, considérations sur le danger des appareils inamovibles dans la thérapeutique des accidents d'hystérie locale.

Messieurs,

La leçon d'aujourd'hui aura trait à un phénomène de l'hystérie encore peu connu, que j'ai observé un certain nombre de fois et que j'ai pris l'habitude d'appeler *l'œdème bleu des hystériques*. Vous n'ignorez pas que Sydenham, avec cette faculté géniale d'observation qui fait de lui un de nos plus grands maîtres, a le premier appelé l'attention, dans sa description si remarquable, bien que condensée en quelques mots, de l'hystérie, sur une espèce de tuméfaction, d'enflure, qui est quelquefois causée par la névrose en question.

« L'affection hystérique, dit-il (1), ne s'en prend pas seulement à presque toutes les parties internes ; elle attaque aussi quelquefois les parties externes et les muscles, savoir : les mâchoires, les épaules, les mains, les cuisses, les jambes ; elle y cause tantôt une douleur et tantôt une enflure, dont celle des jambes est la plus remarquable. On peut toujours observer deux choses dans l'enflure des hydropiques, c'est qu'elle est plus considérable le soir et que, quand on la presse fortement avec le doigt, l'impression y reste comme dans de la cire molle. Au contraire l'enflure des personnes hystériques est plus grande le matin et quand on la presse avec le doigt il ne reste aucune marque. Le plus souvent aussi l'enflure n'existe qu'à une des deux jambes. Du reste elle ressemble tellement à celle des hydropiques, soit par sa grandeur, soit par sa superficie, qu'on a bien de la peine à persuader aux personnes malades qu'elles ne sont pas hydropiques. »

La dernière phrase de Sydenham nous montre qu'il parlait seulement d'un œdème blanc. Il ajoute que cet œdème est dur, la pression du doigt n'y laissant pas de godet. Il fait remarquer enfin que, contrairement à ce qui se passe dans l'anasarque, il peut être unilatéral, lorsqu'il siège aux membres inférieurs par exemple. Presque toute la séméiologie de l'œdème blanc des hystériques se trouve dans ces quelques lignes.

Depuis Sydenham on a naturellement plusieurs fois parlé de l'œdème dur des hystériques, mais en réalité d'une façon fort discrète et il est singulier qu'une affection, qui probablement n'est pas très rare, ait passé presque inaperçue. A peine peut-on citer dans ces derniers temps, comme se rapportant à ce sujet, un cas de

---

(1) *Médecine pratique de Sydenham*, avec notes par Jault. Avignon, an. VII, 1799.

Damaschino (1), celui du Dr Fabre (de Marseille) (2),
enfin un mémoire de Weir Mitchell (de Philadelphie) (3)
qui croyait, tant l'œdème hystérique était chose peu
connue, l'avoir le premier décrit.

Mais, dans tous ces auteurs, je ne vois guère signalée
qu'une forme de l'œdème que nous appellerons, si vous
voulez, l'*œdème blanc des hystériques*, celui qui ressemble à s'y méprendre à l'œdème des hydropiques,
moins le fait cependant, du moins dans la règle, de
l'impression laissée par la pression des doigts. Je
n'y ai pas trouvé, autant que je sache, de mention
explicite d'une autre forme d'œdème, qui, comme
celui de Sydenham, est représenté par une tuméfaction ne cédant pas à la pression du doigt, mais qui
en diffère par deux caractères essentiels, à savoir : 1º un
abaissement de la température locale qui peut aller
jusqu'à deux, trois, quatre et même cinq degrés centigrades ; 2º une coloration bleu-violacé, quelquefois très
foncée, quelquefois simplement lilas, des téguments,
d'où cette dénomination d'*œdème bleu* que j'ai proposée
d'adopter parce qu'elle frappe l'œil tout d'abord, si je
puis ainsi parler.

Cette forme d'œdème névropathique ne diffère point,
je pense, de l'œdème hystérique déjà connu ; il n'en est
qu'une variété, mais assez importante et se présentant
en clinique avec des caractères assez tranchés pour mériter une description spéciale.

L'historique de cette affection n'est pas bien long. Je
l'ai pour la première fois mentionnée et distinguée à

---

(1) Damaschino. — *Troubles trophiques dans l'hystérie.* Leçon
recueillie par Revillout. — *Gaz. des Hôp.*, 1880, III, 561-563.
(2) Fabre. — *Nouveaux fragments de clinique médicale.
L'hystérie viscérale.* Paris, 1883. Delahaye et Lecrosnier.
(3) Weir Mitchell. — *Unilateral swelling of hysterical hemi-
plegia.* — *The am. jour. of. med. sc.*, T. 88, p. 94, 1889.

propos d'un malade de cet hospice (1), que je suis d'ailleurs à même de vous présenter de nouveau. Puis, à plusieurs reprises je l'ai observée chez des personnes de la ville, combinée tantôt avec des altérations de la sensibilité (anesthésie ou hyperesthésie), tantôt avec des troubles du mouvement (paralysies et contractures). Il s'agissait presque toujours de sujets marqués, par la présence des stigmates, au sceau de l'hystérie la mieux caractérisée. Je me bornerai à vous citer brièvement deux de ces derniers cas.

J'ai observé l'un d'eux dans un établissement hydrothérapique. Il s'agissait d'une jeune fille de dix-sept ans, entrée dans cet établissement au mois de mai 1889. Elle avait déjà souffert de phénomènes hystériques variés, lorsqu'un beau jour elle est prise d'une contracture qui lui met le pied gauche en talus. En même temps se développe au niveau du pied et de la jambe un œdème considérable. C'était un œdème dur, bien qu'il conservât un peu, sur certains points, l'impression du doigt. La région était cyanosée, violacée, parsemée de marbrures d'une coloration lie de vin. La peau était sèche et froide. De plus il existait une hyperesthésie exquise et des douleurs spontanées dans la jambe et le pied.

Ces phénomènes durèrent environ un mois, puis cessèrent spontanément lorsque des attaques convulsives apparurent. Un peu plus tard ils reparurent, mais d'une façon assez légère et disparurent enfin à la suite d'attaques convulsives classiques.

M. Wallet, entre les mains de qui la malade se trouvait à l'époque des premiers accidents, a pratiqué des mensurations des deux membres inférieurs qui montrent bien à quel point le gonflement du membre malade était parvenu. La circonférence du cou-de-pied droit

---

(1) Charcot. — *Leçons du Mardi*. T. II, 1889.

(côté sain) mesurait 21 centimètres, celle du côté gauche atteignait 24 centimètres. Au niveau des malléoles on trouvait à droite 22 centimètres, à gauche 25 centimètres. Donc en ces deux points il existait trois centimètres de différence d'un côté à l'autre. La circonférence du mollet droit (32 centimètres) était inférieure de 1 centimètre à celle du mollet gauche (33 centimètres).

A côté de ce cas nous pouvons placer le suivant. Une jeune fille de 17 ans fut prise sans cause appréciable d'un gonflement assez considérable de la cuisse et de la jambe droites. Il s'agissait d'une tuméfaction dure, ne gardant pas l'empreinte du doigt, de coloration bleu-clair. Un chirurgien, croyant, paraît-il, à une affection du périoste, fit deux longues incisions au niveau de la jambe. Je n'ai pas besoin de dire qu'on ne trouva pas la moindre trace de pus; il s'écoula seulement un peu de sang. Il n'y avait d'ailleurs point de fièvre, pas d'état général grave et la jeune malade ne souffrait même en aucune manière. C'était en effet un simple œdème bleu hystérique pour lequel toute intervention chirurgicale était au moins superflue.

J'en eus d'ailleurs la preuve plus tard. Déjà la malade était une vraie hystérique, ayant eu autrefois une attaque de mutisme. Plus tard elle présenta encore des accidents hystériques qui auraient pu faire croire à une phthisie pulmonaire (hémoptysie, toux, amaigrissement etc.) Enfin, quelques mois après la guérison de l'œdème de la jambe droite, elle fut prise des mêmes phénomènes au niveau du membre inférieur gauche. Mais cette fois le chirurgien ne fut pas appelé et tout rentra dans l'ordre grâce à l'emploi d'une compression élastique modérée. Retenez en passant ce fait, Messieurs, et n'oubliez point combien la connaissance de ces accidents d'hystérie locale est indispensable au chirurgien. Je vous l'ai déjà bien souvent répété; je ne saurais trop vous le redire.

Je pourrais multiplier ces exemples, car aujourd'hui,

depuis que j'ai signalé l'œdème bleu des hystériques, on en a publié quelques cas. Vous en trouverez un dans le récent travail de M. Trintignan (1), qui le doit à M. Raymond. Chez ce malade le poignet, la main et les doigts du côté droit étaient le siège d'une tuméfaction de couleur bleuâtre. De plus, il existait une différence de température entre le côté sain et le côté malade, qui s'élevait à 10 et 12 degrés centigrades.

C'est aussi au membre supérieur qu'a paru l'œdème bleu chez les deux malades que je vais vous présenter aujourd'hui. Ce siège à la main, au poignet et aux doigts semble être d'ailleurs une de ses localisations les plus habituelles et les plus intéressantes.

Le premier de nos cas est celui d'une jeune fille de 22 ans, Mlle Marguerite F..., qui est entrée dans le service de la clinique le 15 avril dernier. Vous reconnaissez tout de suite chez elle les caractères de cet œdème bleu que je viens de vous tracer brièvement. Les doigts, le dos de la main, le poignet sont le siège d'une tuméfaction dure, sur laquelle la pression du doigt ne laisse aucune impression. De plus, toutes ces parties présentent une coloration bleue parsemée de petites taches et de marbrures rouges et violacées, qui fait un contraste frappant avec le côté opposé. Enfin il existe un refroidissement notable de la main malade, perceptible par le simple toucher, et qui est rendu encore plus manifeste par la recherche de la température locale de la peau à cet endroit. Celle de la main gauche (côté sain) s'élève à 28°5 tandis que celle de la main droite (côté malade) n'atteint que 24°3. Il y a donc entre les deux une différence de 4°2.

Remarquons en outre l'attitude vicieuse de la main et des doigts du côté droit, qui est due à une contrac-

---

(1) Trintignan. — *De l'œdème hystérique.* Th. Paris, 1890.

ture de ces parties. Vous allez voir maintenant, par l'histoire de la malade, comment ces divers accidents ont pris naissance.

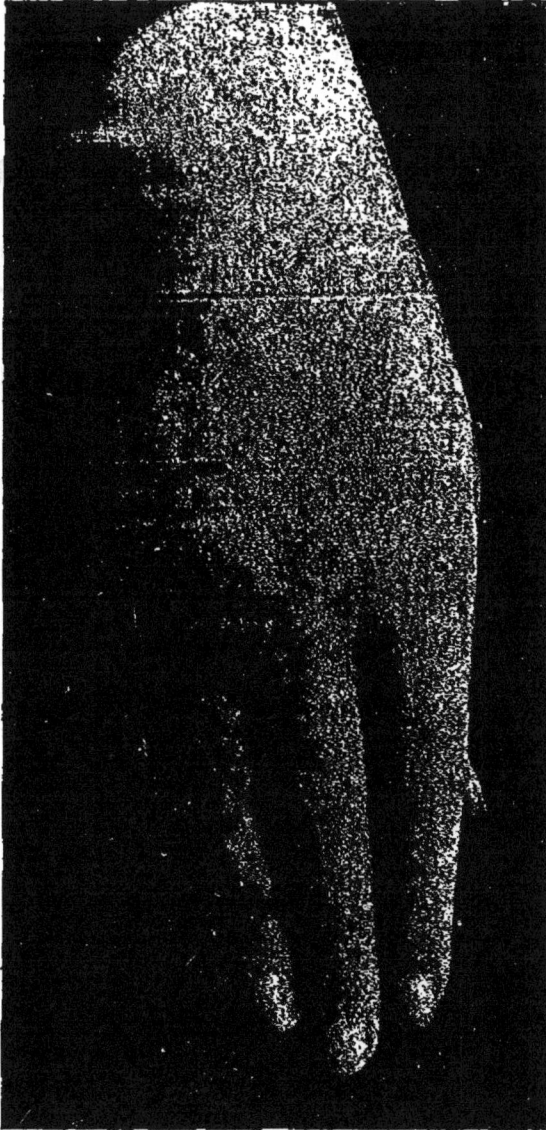

Fig. 18. — Œdème bleu du poignet et de la main, chez Marg. F..., combiné à une contracture de ces parties. On voit les traces des pointes de feu qui ont été pratiquées, à diverses reprises, au début de la maladie.

Les *antécédents héréditaires* méritent de nous arrêter un instant. Si l'on ne trouve rien à relever du côté paternel, il n'en est pas de même en ce qui concerne la famille de la mère. Celle-ci est nerveuse elle-même. Son père, le grand-père de notre malade, avait été atteint de convulsions. De plus, un des frères de ce dernier, grand-oncle de Marguerite, s'est suicidé et a eu une fille et deux petites-filles épileptiques. Vous savez quelle importance il faut attacher à une pareille hérédité.

Notre malade a eu des convulsions dans l'enfance, et les fièvres intermittentes vers l'âge de 4 ans. Elle a été réglée à 13 ans. Elle a toujours été d'un caractère impressionnable ; elle pleure pour un rien. La moindre contrariété suffit pour provoquer chez elle des phénomènes bien caractéristiques : elle sent une boule qui lui monte à la gorge, des battements dans les tempes et quelquefois se trouve mal.

Le début des accidents actuels a eu lieu en juillet 1889, c'est-à-dire il y a dix mois. Sans cause aucune, sans émotion ni contrariété, sans traumatisme, la malade est tenue éveillée toute une nuit par des douleurs vives dans le bras, l'avant-bras et les jointures des mains et des poignets. Le lendemain, quand elle se lève, elle remarque que sa main et son poignet sont le siège d'un gonflement douloureux, sans coloration spéciale. La main était notablement froide. C'est le troisième jour seulement que celle-ci devint violette, *presque noire*. Il n'y avait à ce moment, les souvenirs de la malade sont précis à ce sujet, ni anesthésie, ni raideur.

On appela un médecin. Celui-ci aurait fait le diagnostic d'arthrite nerveuse et essayé dès le début le salicylate de soude et l'antipyrine. Mais tout cela ne produit point d'effet, les douleurs et le gonflement persistent et enfin, au bout de quinze jours, malgré le diagnostic porté, le médecin place la main et le poignet dans un appareil plâtré qu'il laisse en place pendant deux mois. Une fenêtre est pratiquée dans l'appareil au niveau de la face dorsale, afin d'appliquer des pointes de feu de temps en temps sur le dos de la main et du poignet. Lorsque ces pointes de feu furent appliquées, *la malade ne les sentit pas, elle n'éprouva aucune douleur*, ce qui montre bien qu'il y avait déjà tout au moins de l'analgésie à cette époque. Néanmoins, la peur de souffrir, la vue du fer rouge provoquaient, à chaque nouvelle application, une attaque de nerfs.

Deux mois après on enlève l'appareil plâtré. La main avait conservé sa coloration violacée; le gonflement persistait ainsi que le refroidissement de la région malade. Mais un phénomène nouveau avait apparu : les doigts, la main et le poignet étaient contracturés dans une position intermédiaire à la flexion et à l'extension, identique à celle que nous observons aujourd'hui, car les choses n'ont pas changé depuis lors. La main est en pronation et la supination est impossible sans faire exécuter un mouvement de rotation à l'humérus. Les doigts, demi-fléchis, sont accolés entre eux et reviennent à leur place comme mûs par un ressort lorsqu'on les écarte les uns des autres. La paume de la main est creusée en gouttière. Le poignet est également immobilisé. Tout mouvement spontané est impossible à exécuter avec cette main.

De plus, il existe une anesthésie pour tous les modes de la sensibilité, contact, douleur et température, remontant sur le bras jusqu'aux environs de l'articulation scapulo-humérale et se limitant là par une ligne circulaire caractéristique.

Ici la filiation des accidents me paraît claire comme le jour. Il s'est produit tout d'abord, sans cause connue, une arthrodynie hystérique avec œdème bleu. Puis à la suite de l'application malheureuse de l'appareil plâtré une contracture est survenue, accompagnée de l'anesthésie complète, caractéristique, de tout un segment de membre.

A ce moment, la maladie, loin d'être améliorée par

les divers traitements employés, n'avait fait au contraire qu'empirer. C'est pourquoi la malade, désespérée, est venue nous consulter et nous a raconté son histoire. Nous avons alors trouvé chez elle, outre les divers phénomènes dont je viens de vous parler, toute une série d'autres symptômes qui nous ont justement permis de classer les premiers dans la catégorie de l'hystérie la mieux caractérisée.

En effet notre malade présente la plus grande partie des stigmates hystériques. Le goût, l'odorat sont obnubilés à droite ; l'ouïe est presque abolie à gauche. La malade n'entend la montre que collée contre le pavillon de l'oreille et l'examen de M. Gellé a montré qu'il n'existait aucune lésion de l'appareil auditif. Il n'existe pas de rétrécissement du champ visuel, ni de troubles oculaires d'aucune sorte. Enfin la malade a des attaques de nerfs et l'on trouve sur la surface du corps quelques points hyperesthésiques, plus ou moins nettement hystérogènes, l'un sous le sein gauche, un autre au niveau du vertex, le troisième au niveau de la région ovarienne gauche.

Vous voyez ici, Messieurs, l'œdème bleu en quelque sorte dans sa fonction, à la place qu'il occupe dans l'évolution des phénomènes hystériques. C'est simplement un trouble vaso-moteur, de nature vraisemblablement spasmodique, pouvant aller jusqu'à l'infiltration véritable des parties qui en sont atteintes, quelquefois isolé, mais fréquemment aussi mêlé à d'autres symptômes d'hystérie locale tels que l'anesthésie, la paralysie ou la contracture. Dans ce dernier cas, l'œdème bleu marche de pair avec les autres phénomènes locaux et disparaît comme il est apparu, avec eux. Cette guérison peut se produire soit spontanément, soit par les efforts du médecin. Mais ceci touche à la question de la thérapeutique sur laquelle je reviendrai tout à l'heure.

Auparavant, je veux rapprocher ce cas, qui concerne une jeune fille, de celui d'un homme vigoureux, qui présente, avec quelques différences d'ordre secondaire, le même œdème bleu de la main surajouté à des phénomènes paralytiques, et que l'on voit apparaître et disparaître de temps en temps à la suite d'attaques. C'est sur ce malade que j'ai pour la première fois observé ce genre d'œdème, et c'est à propos de lui que j'ai soupçonné l'intérêt que ce phénomène devrait présenter un jour ou l'autre au point de vue du diagnostic. J'ai d'ailleurs déjà présenté ce cas l'an dernier dans mes *Leçons du Mardi* (1), en insistant sur les difficultés qu'il soulevait dans son diagnostic avec la syringomyélie. C'est qu'en effet l'œdème bleu, ou une lésion fort analogue, en apparence du moins, figure parmi les troubles trophiques de la syringomyélie dans laquelle, vous le savez, existe une altération organique de la substance grise centrale de la moelle épinière.

Remak (2) et Roth (3) signalent dans cette dernière affection une certaine bouffissure, un œdème indolent, accompagnés d'une teinte violacée ou rougeâtre plus ou moins foncée des téguments, avec abaissement de la température. Cet œdème occupe plus particulièrement le dos des mains, qui présente alors de l'analgésie et de la thermo-anesthésie. Vous comprenez par là qu'un œdème du dos de la main, présentant les caractères de l'œdème bleu et accompagné de troubles de la sensibilité, pourra, dans certaines circonstances, simuler l'hystérie ou être simulé par elle, suivant les cas. Cette difficulté du diagnostic est encore rendue bien plus grande, si, étant donné qu'il s'agit d'hystérie, vous trouvez chez votre malade la dissociation de l'anesthésie, qui paraît être un des carac-

---

(1) J.-M. Charcot. — *Leçons du Mardi*, T. II, 1889.
(2) Remak. — *Berl. klin. Woch-ft.*, 1889, n° 3.
(3) Roth. — *De la gliomatose médullaire* (*Arch. de Neurol.*, 1888).

tères cliniques les plus importants de la syringomyélie,
mais peut cependant se rencontrer, ainsi qu'on sait,
dans l'hystérie. C'est précisément ce qui est arrivé
chez le malade que vous avez maintenant sous les
yeux.

Il se nomme Perr... et est âgé de 46 ans. Marin jusqu'en 1876, il s'est fait plus tard veilleur de nuit dans
l'usine Eiffel. Il est tombé dans l'état hystérique à la
suite de chagrins, sans que l'on puisse relever chez lui
d'autres causes ayant provoqué le développement de la
névrose.

Sa maladie a débuté, il y a trois ans, par des vertiges auxquels il était fréquemment sujet. Puis, une nuit,
pendant son sommeil, se développa une paralysie de
la main droite, avec gonflement violacé et refroidissement du dos de la main et du poignet. Il y avait, paraît-il, à cette époque, une anesthésie complète des
parties malades. Cet accident guérit soudainement,
puis se reproduisit ensuite plusieurs fois, disparaissant
toujours spontanément, comme il était venu.

En juin 1889 il eut une nouvelle paralysie de la même
main, et cette fois avec dissociation de l'anesthésie.
Mais déjà nous affirmions qu'il ne s'agissait pas de
syringomyélie, tout d'abord à cause de la disparition
spontanée, rapide et complète des accidents et ensuite
parce que nous constations la présence de quelques
stigmates hystériques. Ceux-ci consistaient surtout
dans la présence de ces vertiges que je vous mention-
nais tout à l'heure et que je considérais comme représentant de petites attaques d'hystérie et dans l'abolition
du goût sur un des côtés de la langue. La dissociation
même de l'anesthésie n'était point pour nous éloigner
de notre idée, car, ainsi que je vous le disais tout à
l'heure, elle n'est pas un signe univoque de la syringomyélie, mais peut parfaitement bien se rencontrer
dans l'hystérie.

Aujourd'hui le doute, s'il pouvait subsister encore, n'est plus possible. En effet le malade, ainsi que je l'avais prévu dans la première période de sa maladie, est sujet à des grandes attaques d'hystérie classiques avec phase épileptoïde, grands mouvements, attitudes passionnelles. De plus il a un rétrécissement concentrique du champ visuel et des points hystérogènes.

Telle est en peu de mots l'histoire de ce malade à propos duquel je ne veux pas entrer dans de plus longs détails, attendu que son observation se trouve dans mes *Leçons du Mardi* (1) et, en ce qui concerne l'état actuel, caractérisé par un plus grand développement des phénomènes hystériques, est relatée dans divers travaux (2). Quant à l'accident local lui-même, je ne pourrais que répéter ce que je disais tout à l'heure en parlant de la jeune Marguerite F... C'est absolument le même aspect, le même gonflement ne gardant pas l'empreinte du doigt, la même teinte bleu-violet, le même refroidissement des parties malades. Une seule différence existe : chez notre homme, au lieu d'une anesthésie complète dans la région de la main et de l'avantbras, il y a conservation de la sensibilité au contact, analgésie et thermo-anesthésie.

Vous voyez encore une fois ici l'œdème bleu de la main prendre place au milieu de phénomènes paralytiques, apparaître et disparaître avec eux, en l'absence de toute lésion organique, soit des nerfs périphériques, soit des centres nerveux spinaux.

L'œdème bleu des hystériques, Messieurs, mérite d'attirer votre attention. Mettez-vous bien dans l'esprit

---

(1) *Loc. cit.*
(2) L'observation complète et détaillée de ce malade se trouve dans le travail de MM. Gilles de la Tourette et Dutil sur l'œdème bleu des hystériques (*Nouvelle Iconographie de la Salpêtrière*, 1889, t. II) et dans la thèse de M. Athanassio sur les troubles trophiques hystériques (th. Paris, 1890).

et dans les yeux l'histoire et les caractères de cet accident de la névrose, encore inconnu hier et qui prêterait tant à confusion si on ne le connaissait pas parfaitement. Je vous ai déjà montré qu'il était quelquefois difficile de le distinguer d'un trouble trophique analogue survenant dans la syringomyélie. Vous ne le confondrez pas non plus avec l'asphyxie symétrique des extrémités, ou maladie de M. Raynaud. Celle-ci présente avec l'œdème bleu certaines relations qui vous ont peut-être déjà frappés et quelques analogies, telles que la coloration des téguments, l'anesthésie, l'abaissement de la température. Mais le siège de l'asphyxie des extrémités est au niveau du nez, des oreilles et des doigts, et toujours symétriquement, ce que nous n'avons jamais rencontré dans l'œdème bleu des hystériques. De plus la maladie de Raynaud procède d'une façon progressive et non subite, toujours la même. Les phénomènes de syncope locale surviennent d'abord, puis l'asphyxie locale symétrique et enfin la mortification des parties. Ce dernier accident ne se produit jamais dans l'œdème bleu.

J'ai à peine besoin de vous mettre en garde contre la possibilité d'une confusion avec l'œdème proprement dit, avec un phlegmon. Dans ce dernier cas la fièvre et les divers caractères de l'inflammation plus ou moins étendue seront des signes d'une grande importance. Je vous ai néanmoins signalé en commençant un cas où une semblable erreur avait été commise. Vous ne devrez plus la faire aujourd'hui que vous connaissez l'histoire naturelle de cet accident névropathique.

Messieurs, je ne veux pas laisser passer cette question de l'œdème bleu des hystériques sans vous faire connaître un fait très intéressant dans l'espèce et qui vient encore confirmer tout ce que je vous ai dit au sujet de cet accident de l'hystérie locale. On peut reproduire artificiellement l'œdème bleu, avec tous les caractères que vous lui connaissez, chez certaines hystériques, par suggestion, après les avoir placées dans la période somnambulique du grand hypnotisme.

Nous avons choisi pour cette expérience la nommée Pauline Schey..., âgée de 23 ans, qui est déjà depuis longtemps dans le service de la clinique. Cette jeune fille est atteinte de grande hystérie tout à fait classique avec stigmates permanents, hémianesthésie gauche sensitivo-sensorielle complète, rétrécissement double très considérable du champ visuel, dyschromatopsie, etc., grandes attaques, points hystérogènes. Elle a eu de plus quelques accidents d'ordre moins banal, si je puis ainsi dire, tels que grandes attaques de chorée rhythmée, attaques de délire durant plusieurs jours. Je vous l'ai d'ailleurs souvent montrée dans mes leçons lorsqu'elle était en butte à quelques-uns de ces accidents. Enfin, elle est hypnotisable et, par les divers moyens habituels pour ce genre de recherches, on provoque chez elle le grand hypnotisme avec ses trois états caractérisés par leurs signes somatiques respectifs : léthargie, catalepsie, somnambulisme.

Le 26 avril 1890, la malade étant placée dans la période somnambulique de l'hypnotisme, on lui suggère que son poignet et sa main du côté droit vont se gonfler et devenir violets.

Les jours suivants la suggestion se réalise peu à peu et le 30 avril elle est dans l'état suivant :

La main droite est gonflée, d'un volume de beaucoup supérieur à la gauche. Les doigts, la main sur sa face dorsale, le poignet sont d'une coloration violacée, parsemés de plaques d'un rouge vif. Les doigts sont comme bridés au niveau des articulations des phalanges ; la peau à ce niveau, à la face dorsale, forme un bourrelet très accusé, de coloration plus foncée.

Le creux de la main est également gonflé, la peau est tendue et ne fait plus de plis comme au côté opposé.

La peau en général est lisse, un peu luisante, les stries et les plis sont effacés.

Ce gonflement est dur, l'impression du doigt ne laisse pas le godet caractéristique de l'œdème, bien qu'elle fasse une très légère dépression. Toute manœuvre exercée sur la main produit au point qui a été touché une tache rouge-vermillon très accentuée, qui dure quelques instants.

La malade ne peut plus porter ses bagues. Dès le lendemain de la suggestion, on a été obligé de lui retirer par le procédé du fil une bague qui bridait le doigt annulaire, alors que d'habitude elle est plutôt trop grande.

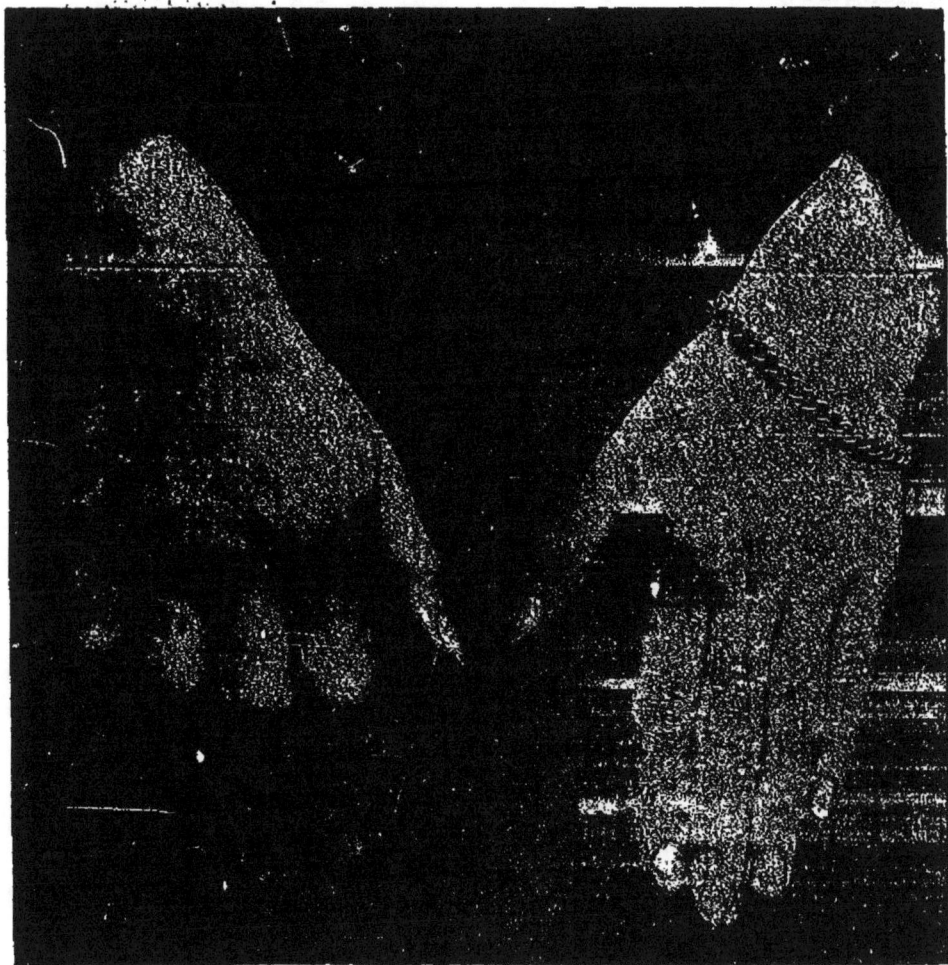

Fij. 13. — Œdème bleu de la main droite, produit artificiellement par suggestion somnambulique, chez une grande hystérique hypnotisable (Pauline Schey...). La main gauche est saine et fait nettement ressortir, par contraste, le gonflement considérable de la main et des doigts du côté opposé.

La malade remue assez difficilement le poignet. Il existe certainement à ce niveau un certain degré de parésie. Il en est à peu près de même pour les doigts, qu'elle remuerait cependant beaucoup plus énergiquement que le poignet, si le gonflement des tissus sous-cutanés ne gênait les mouvements en bridant la peau.

La main est anesthésiée dans toute son étendue, jusqu'à un travers de main au-dessus du poignet, *pour le tact*. Pour la *douleur*, l'analgésie remonte à un travers de main plus haut. Pour la *température*, il y a thermoanesthésie absolue en manche de veste.

Le côté droit est habituellement sensible dans tous les modes; le côté gauche est anesthésique. Or il s'est fait un transfert à peu près exact de la sensibilité à la main et au poignet gauches : sensibilité à tous les modes jusqu'à un travers de main au-dessus du poignet gauche. Au-dessus de cette limite, analgésie à un travers de main, plus haut. La thermoanesthésie absolue persiste dans tout le membre au-dessus de la ligne de sensibilité complète, de telle sorte que la sensibilité à la température ne s'est pas transférée comme les autres, au moins pour l'instant.

La température de la main malade est de 26°5 (centigr.). Celle de la main saine de 31° 8. Différence 5° 3.

Mensurations en centimètres :

Circonférence du poignet droit	16c.25
Circonférence du poignet gauche	15c.25
Circonférence de la main au niveau des articulations métacarpo-phalangiennes droites .	20c.50
Circonférence de la main au niveau des articulations métacarpo-phalangiennes gauches. .	18c. »
Circonférence du doigt médius droit au niveau de l'articulation moyenne	7c.50
Circonférence du doigt médius gauche au même niveau.	6c. »

Il est facile de voir qu'il n'existe aucune différence essentielle entre cet œdème bleu produit artificiellement et celui que nous venons d'étudier chez nos deux précédents malades. Mais je vais encore vous montrer, Messieurs, et cela n'est point sans importance, que nous pouvons détruire ce que nous avons produit. Ce qu'une suggestion a fait, une autre suggestion va le défaire.

Je fais placer pour cela de nouveau la malade dans la période somnambulique et on va lui suggérer devant vous que sa main est guérie, qu'elle n'est plus faible, qu'elle n'est plus gonflée ni violette, tout en pratiquant sur cette main malade des massages destinés à augmenter l'effet de notre contre-suggestion. Vous le voyez, il nous suffit de dix à quinze minutes et cette main redevient blanche comme l'autre, mince et recouvre sa sensibilité, tandis que la gauche, qui avait récupéré le sentiment par transfert, redevient anesthésique comme par devant.

Il y a six mois, mon chef de clinique, M. Georges Guinon, avait déjà fait cette même expérience sur cette même malade et elle avait donné identiquement les mêmes résultats.

J'aborde maintenant le côté thérapeutique de la question, sur lequel je ne m'étendrai pas longuement. L'œdème bleu par lui-même ne donne lieu à aucune indication spéciale. Je vous ai dit qu'il disparaissait en général avec les phénomènes locaux vulgaires, contractures, paralysies, qu'il accompagne. C'est donc surtout sur ces derniers que nos efforts devront porter, et en particulier chez notre jeune fille nous essayerons par tous les moyens en notre pouvoir de faire disparaître cette contracture des doigts et du poignet à laquelle s'est surajouté l'œdème bleu.

Mais cela rentre dans un sujet que j'ai traité bien des fois devant vous. Nous emploierons tout d'abord les toniques pour relever l'état général, et l'hydrothérapie. Localement nous avons à mettre en œuvre le massage, les divers agents esthésiogènes et en particulier le transfert à l'aide de l'aimant. Le traitement par la suggestion dans l'hypnose pourra peut-être nous rendre des services. Mais, en tous cas, il est une thérapeutique que nous savons devoir laisser radicalement de côté, c'est l'intervention chirurgicale à l'aide de bandages inamovibles, d'appareils plâtrés, etc..., dont l'application au début de la maladie a produit de si désastreux effets chez notre malade.

Je ferai remarquer à ce propos que tout récemment un auteur allemand, M. Tölken, a publié un travail dont les conclusions viennent à l'encontre des préceptes que j'ai l'habitude de formuler (1). Il a observé chez des jeunes sujets plusieurs cas de contracture hystérique dans lesquels l'application d'un appareil plâtré après chloroformisation aurait fait merveille.

Eh bien, malgré les cas favorables de M. Tölken, je continue à me défier du bandage inamovible chez les malades de ce genre. Ses observations démontrent seulement que ce mode de traitement n'est pas toujours aussi pernicieux qu'il l'est à coup sûr dans beaucoup de cas, je dirais, d'après mon expérience personnelle, dans la généralité des cas.

Toujours est-il que nous éviterons, malgré les observations de M. Tölken, de placer de nouveau dans un appareil plâtré le membre de notre jeune fille. Car sans aucun doute c'est lui, comme je vous l'ai fait voir plusieurs fois dans des circonstances analogues, qui a provoqué cette contracture. Grâce à lui on a fait d'une simple arthrodynie hystérique, qui peut-être n'eût pas eu une bien longue durée, une affection tenace qui pourra longtemps encore résister à toutes nos tentatives thérapeutiques.

Quelque temps après que M. le professeur Charcot eut fait la leçon qui précède sur l'œdème bleu, je commençai à essayer quelques tentatives d'hypnotisation sur la jeune Marguerite Faf... qui fait le sujet de la première observation relatée dans cette leçon. Dès les premières séances, je réussis à provoquer chez la malade une sorte d'état somnambuliforme, les yeux fermés, pendant lequel elle répondait aux questions et paraissait sensible à quelques suggestions. Mais cet état, qui relève du petit et non du grand hypnotisme, caractérisé

---

(1) Tölken. — *Beobachtungen ueber hysterische Contracture.* (*Zeitsch. f. klin. Med.*, 1890. T. XVII, Supplement-Heft.

par ses états séparés avec leurs signes physiques typiques, ne s'accompagnait d'aucun phénomène somatique : hyperexcitabilité neuro-musculaire, contracture somnambulique. Néanmoins, il fut possible, dès la première tentative, de faire disparaître par suggestion la contracture dont la main droite était atteinte ainsi que le poignet. La coloration bleue et le gonflement disparaissaient également en même temps. A la première séance on mit environ 30 minutes pour arriver à ce résultat. Il fallait d'abord faire résoudre, tant par la suggestion verbale que par le massage concomitant, la raideur du poignet. Puis, de la même manière, chaque doigt, un à un, était décontracturé. C'était loin d'être facile à obtenir, cependant le résultat cherché était atteint autant que possible. La main n'était pas bien forte, mais du moins elle était libre et la malade pouvait s'en servir.

Cette guérison se maintint quelques heures, au début. Trois heures environ après le réveil, la contracture reparaissait de nouveau et avec elle le gonflement et l'œdème bleu, dont le premier surtout ne disparaissait d'ailleurs point complètement, à vrai dire. La première tentative eut lieu au commencement de mai 1890. Elle fut, depuis ce temps jusqu'aujourd'hui (octobre 1890), répétée très régulièrement tous les jours. On s'aperçut alors que chaque jour la paralysie se reproduisait un peu plus tard que la veille. On profita de cette circonstance et on ne cessa pas jusqu'aujourd'hui, c'est-à-dire pendant cinq mois environ, de guérir tous les matins la contracture reproduite spontanément la veille, quelques heures après la guérison par suggestion. On arriva ainsi au résultat suivant : aujourd'hui (5 octobre 1890) la main reste guérie toute la journée. Le soir, la malade se couche avec sa main libre ; le lendemain matin elle est de nouveau contracturée, violette et gonflée. Actuellement le trouble ne se reproduit pas avant deux ou trois heures du matin, à moins qu'il ne soit survenu, pour une cause quelconque, une attaque d'hystérie dans la journée, auquel cas, au sortir de l'attaque, la main est de nouveau raide et impotente, gonflée et violette.

On voit, d'après cela, que la suggestion hypnotique est loin de présenter toujours, en matière de guérison des accidents hystériques, ainsi qu'on semble le croire assez généralement, cette rapidité et cette certitude qui font crier au miracle. Lorsqu'elle peut être appliquée, elle constitue évidemment un moyen de traitement précieux. Mais son action est relativement limitée dans bon nombre de cas, dans celui de cette jeune fille, entre autres (1).

On continuera cependant dans la suite à appliquer cette thérapeutique à notre jeune malade. On pourra arriver ainsi à faire durer la guérison de plus en plus longtemps et à la rendre à la fin définitive. C'est du moins un résultat qu'il est légitime d'espérer.

J'ajouterai encore un mot à l'histoire de cette malade. Elle a présenté, pendant son séjour à la Salpêtrière, un accident tout particulier, une sorte de mouvement convulsif de la tête, du cou, des épaules et des bras, avec émission brusque d'un son inarticulé, imitant à s'y méprendre le tic convulsif. Mais il ne s'agissait point, chez elle, de cette dernière affection. Il y avait en effet, à ce moment, dans les salles du service de clinique,

----

(1) Au mois de mai 1891, c'est-à-dire un an après le début du traitement par la suggestion hypnotique, la guérison complète n'était pas encore obtenue. Et cependant le traitement a été suivi avec une régularité absolue. *Tous les matins, régulièrement, la malade était hypnotisée et la suggestion mise en œuvre.* Actuellement (mai 1891) la guérison journalière ainsi obtenue se maintient vingt-six ou vingt-huit heures, et, dans la journée qui suit, la contracture se reproduirait si l'on n'avait ou soin, dans la matinée, d'en empêcher le retour à l'aide de la suggestion. On ne saurait trouver une confirmation plus éclatante des prévisions émises dans les lignes précédentes, écrites un an plus tôt.

une grande tiqueuse qui contagionna toute une série d'hystériques (l'histoire de cette épidémie et la présentation des malades atteintes ont été faites par M. le Professeur Charcot, dans une des leçons cliniques de cette année). Notre jeune fille compta parmi les victimes de la contagion et c'était chez elle de mouvements involontaires hystériques et non de tics convulsifs qu'il s'agissait en réalité.

Ces mouvements, qui avaient été très forts et très fréquents à une certaine époque, s'améliorèrent ultérieurement, sous l'influence du traitement par la suggestion hypnotique, qu'on leur appliqua également. Aujourd'hui ils sont presque disparus, mais non complètement cependant.

VI.

Hystéro-traumatisme chez deux sœurs: Œdème bleu hystérique chez la cadette; coxalgie hystérique chez l'aînée.

A côté des précédentes observations d'œdème bleu chez des hystériques, il m'a paru intéressant de placer la relation des deux cas suivants, que M. le Pʳ Charcot avait présentés antérieurement dans ses leçons cliniques (le 24 février 1890).

Le premier est un exemple d'*œdème bleu hystérique* associé à de la contracture du poignet et de la main, absolument identique au cas de la jeune fille de la leçon précédente, sauf qu'il s'est développé sous l'influence du traumatisme. Il a trait également à une jeune fille; mais celle-ci était née et habitait à la campagne. Un jour, portant dans ses bras une charge de bois, elle glissa sur le sol et tomba. Dans sa chute, un morceau de bois vint heurter son poignet et le dos de sa main. Après une période d'incubation de plusieurs jours, pendant lesquels elle put continuer à travailler, une contracture apparut, pour laquelle divers traitements furent tentés vainement. Enfin la malade vint à la Salpêtrière, où l'on reconnut la nature véritable de son affection.

Le second est un exemple typique de *coxalgie hystéro-traumatique*, survenue en conséquence d'une chute dans un escalier, et méconnue également pendant de longs mois. Bien que ce dernier n'ait aucun rapport avec l'œdème bleu, on ne pouvait cependant le séparer du précédent pour cette raison qu'ils se sont produits l'un et l'autre *chez les deux sœurs*.

OBS. I. — B..., Amélie, 18 ans, fille de ferme à Saint-Christophe (Cantal), entrée à la Salpêtrière le 2 décembre 1889, service de M. le Pr Charcot.

Antécédents héréditaires. — Parents bien portants, vivant encore. 2 sœurs, dont l'une, atteinte de maladie nerveuse, est en traitement dans le même service. La malade nie absolument toute tare nerveuse, tout alcoolisme chez les ascendants et les collatéraux. Elle ne connaît pas le reste de sa famille. D'autre part, les renseignements ci-dessus sont à peine dignes de foi, la malade étant tout à fait obtuse et ignorante.

Antécédents personnels. — Elle ne se souvient pas d'avoir été malade étant petite, ni plus tard. Sa première maladie serait, dit-elle, la maladie actuelle.

Il y a 11 mois passés elle portait une charge de bois; il y avait par terre une couche épaisse de neige durcie. Elle glissa tout à coup, tomba sur la paume de la main droite en extension forcée et, en tombant, laissa échapper sa charge de bois dont un lourd morceau vint heurter le dos de la même main. Douleur très vive dans la main et dans le bras. Pas de perte de connaissance, elle s'est tout de suite relevée sans aide (elle était seule), a repris sa charge de bois et a marché ainsi pendant une heure avant d'être rentrée à la ferme. Le soir même elle pétrit du pain. Aussitôt en finissant ce travail, la main se ferma, c'est-à-dire que les doigts se fléchirent dans l'intérieur de la main, le pouce restant libre.

Les jours suivants, pendant 4 ou 5 jours, elle continua de travailler, bien que la douleur fût assez vive et que la main se fût mise à gonfler, au niveau de la face dorsale. Une ecchymose violette apparut et la gêne des mouvements s'accentua, la main se ferma davantage, au point que tout travail devint impossible. Il ne semble pas que l'on ait constaté à cette époque de fracture, ni de luxation, car le traitement ne consista pas tout d'abord dans l'immobilisation, mais dans des frictions avec l'eau-de-vie camphrée. Puis, le gonflement continuant, la gêne des mouvements restant toujours la même, on commença à faire usage de teinture d'iode sous forme de badigeonnages. Tout cela dura un mois environ.

Au bout de ce temps, voyant que la douleur persistait et que la déformation (poing fermé) ne disparaissait pas, le médecin, croyant sans doute à quelque lésion articulaire organique, endormit la malade avec du chloroforme et ouvrit la main. Puis il plaça cette main dans un appareil inamovible ordinaire (attelles de bois et bandes de toile) et fit sur la région dorsale du poignet et le dos de la main des pointes de feu. Ce mode de traitement fut continué, les pointes de feu répétées onze fois et divers appareils plâtrés mis en place. Il est à remarquer dès maintenant que l'application réitérée de teinture d'iode, dès le début, n'avait pas été douloureuse et que la brûlure des pointes de feu, ressentie d'une façon assez nette lors des premières séances, ne fut plus du tout perçue dans la suite.

Elle resta ainsi *dix mois dans des appareils inamovibles* variés et ce n'est que la veille de son entrée à la Salpêtrière qu'elle quitta le dernier. Pendant ce temps, les médecins qui la soignaient auraient agité la question d'une amputation de l'avant-bras, pour une tumeur blanche des articulations de la main.

Pendant cette période de temps, pas d'attaques de nerfs, pas de perte de connaissance, pas de douleurs de ventre.

Etat actuel. — 8 décembre 1889. — Ce qui attire tout d'abord l'attention, c'est l'attitude de la malade. Elle porte son bras droit habituellement en écharpe, la main et le poignet entortillés dans de l'ouate et de la flanelle, évitant les chocs et garant de son mieux cette partie malade. Lorsqu'on lui enlève l'écharpe et le pansement, elle donne instinctivement la même position à la main, qu'elle tient, le coude fléchi, à une certaine distance du corps, exactement comme si l'écharpe était encore en place.

La main est assez déformée. La face dorsale est le siège d'un gonflement notable, dû à une sorte d'œdème dur, dans lequel le doigt ne marque pas d'empreinte permanente. Cicatrices nombreuses de pointes de feu. Peau violacée. Main un peu plus froide que du côté opposé. Les doigts sont appliqués les uns contre les autres, les deux derniers sont un peu fléchis, l'index et le médius complètement étendus. Le pouce est à peu près libre dans ses mouvements. La face palmaire est comme creusée d'une sorte de gouttière oblique due d'une part au rapprochement des deux éminences thénar et hypothénar et, d'autre part, à une sorte d'enroulement de la main autour d'un axe vertical passant en son milieu. C'est en somme, à peu de chose près, la position de la main dans un appareil plâtré ou silicaté. En dehors de cela, pas de déformation appréciable, pas d'amyotrophie visible (Voir *Fig.* 20).

Au point de vue des mouvements, le poignet est absolument libre dans les mouvements actifs et passifs, quoiqu'ils n'aient peut-être pas toute l'étendue qu'ils ont normalement, donc pas de paralysie dans les mouvements de cette articulation. Quant aux doigts, ils sont collés les uns contre les autres, de

façon qu'on ne peut les séparer sans éprouver une notable résistance, et si, après en avoir ouvert un, on le laisse échapper,
il revient à sa place comme sous l'influence d'un ressort. On
éprouve une sensation d'élasticité dans la traction et dans la

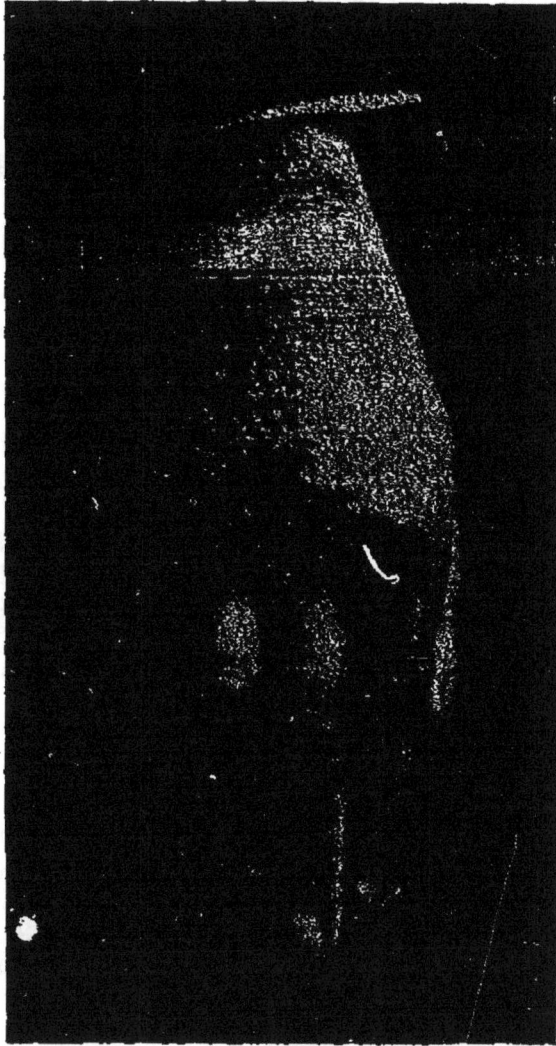

Fig. 20. — Œdème bleu hystérique de la main avec contracture des
doigts chez la nommée Amélie B...

façon dont ce doigt revient à sa place. On ne sent pas de cordes
tendineuses bien nettes ni de brides fibreuses en aucun point
des articulations de la main ou du poignet.

L'examen électrique pratiqué par M. le Dr Vigouroux donne les résultats suivants : réactions électriques normales dans les muscles de la main et de l'avant-bras. La diminution d'excitabilité n'est qu'apparente et due à l'augmentation considérable de la résistance dans la région anesthésique.

Anesthésie complète pour le *tact*, la *douleur*, la *chaleur* dans toute la longueur du membre supérieur, jusqu'au-dessus de de l'épaule, en forme de manche de veste. Le froid est perçu comme du chaud, dans la même étendue. Le 6 décembre il n'y avait absolument que cette partie du corps insensible. Le reste de la moitié droite du corps était plutôt légèrement hypoesthésique. Aujourd'hui il existe dans tout le côté droit une anesthésie complète pour *tous les modes de la sensibilité*, tact, chaud, froid, douleur.

Goût : Aboli à droite. — Vue : Rétrécissement du champ visuel double à 60°. Dyschromatopsie. Polyopie monoculaire.— Ouïe : Diminuée notablement à droite. — Odorat : très obnubilé à gauche, à peu près nul à droite.

Réflexe pharyngien aboli surtout à droite.

État d'énervement bizarre quand on l'examine, aboutissant à une espèce de petite attaque avec larmes, dyspnée, air hébété.

Pas d'ovarie, pas de points hystérogènes, pas d'attaques.

Le dimanche 10 décembre, au matin, on pratique l'examen sous le chloroforme. Aussitôt la résolution obtenue, la contracture cesse subitement, la mensuration de la circonférence de la main au niveau des articulations métacarpo-phalangiennes donne des deux côtés 18 centim. Avant le réveil, la résolution ayant cessé, la contracture reprend subitement. La malade, même sous le chloroforme, quand la résolution n'est pas complète, tient par habitude sa main contre sa poitrine, comme si elle avait le bras en écharpe. Si on écarte la main, elle reprend automatiquement la même situation.

1er février 1890. — L'analgésie a disparu au membre supérieur droit dans son entier, mais les impressions douloureuses sont moins vivement perçues que du côté opposé. Il en est de même de la chaleur et du froid.

Légère perte du sens musculaire.

La contracture des doigts de la main est exactement ce qu'elle était.

Goût : Normal à droite et à gauche.

Vue : A droite, rétrécissement du champ visuel à 55°.

— : A gauche, vue normale.

Ouïe : droite, normale.

— : gauche, faible.

Odorat : Normal.

Pendant l'épidémie de grippe, au mois de janvier 1890, elle a présenté les symptômes d'une pseudo-tuberculose hystérique avec crachements de sang, toux fréquente, expectoration, douleurs intercostales.

Dans la suite la malade quitta l'hôpital sur sa demande, non encore guérie.

Voici maintenant l'observation de la sœur de cette malade, atteinte de coxalgie hystéro-traumatique.

Obs. II. — B..., Anna, 21 ans. Autrefois couturière à Saint-Christophe, puis domestique à Paris.

(Pour les *antécédents héréditaires*, voir l'observation de sa sœur Amélie, atteinte d'arthralgie hystérique de la main; celle-ci n'en dit pas plus long).

Antécédents personnels.—La malade ne se rappelle rien de son enfance. Il y a cinq ans elle eut une fièvre typhoïde, deux ans avant elle avait eu une fluxion de poitrine à la suite d'un refroidissement. Il y a deux ans, pleurésie gauche suivie d'une « névralgie générale ». Elle avait mal partout. Enfin elle eut une gastrite qui fut qualifiée par son médecin, tantôt d'aiguë, tantôt de chronique. Les douleurs d'estomac se répercutaient dans le dos et en un point vertébral. Les vomissements étaient incoercibles à cette époque.

Jusqu'au mois de novembre 1888, elle était couturière dans son pays. Depuis lors elle entra comme bonne à tout faire dans une maison bourgeoise à Paris.

Le 27 avril 1889 elle tomba dans un petit escalier, s'étant pris les pieds dans une ficelle qu'un enfant de la maison avait tendue en travers d'une porte. Elle tomba sur le côté droit, non sur le genou. On la releva immédiatement, saignant du nez et ayant l'œil droit violemment contusionné. Elle était un peu étourdie, mais n'avait nullement perdu connaissance.

Elle se coucha tout de suite, avec une violente douleur dans le côté et également dans le ventre et dans l'estomac. Elle vomissait tout ce qu'elle prenait. Il existait aussi une certaine douleur dans le genou, mais qui attirait moins l'attention que les autres. Les douleurs de ventre et de côté ont duré environ 5 mois.

Le 3 mai 1889, dix jours après, la malade entra dans un petit hospice privé. Quelque temps après son entrée, les vomissements la reprirent et elle rendit plusieurs fois du sang rouge vif en assez grande quantité.

On ne s'occupa du genou que deux mois après l'accident. Tout d'abord il se fléchit sur la cuisse, le talon presque contre la fesse et il était impossible de l'allonger. Des douleurs vives se faisaient sentir dans le genou et la hanche. Le chirurgien, appelé un beau jour, conseilla l'emploi d'un appareil à extension continue, après avoir allongé le membre pendant le sommeil chloroformique; ce qui fut fait. La malade resta avec un poids au bout du pied pendant 53 jours, sans le moindre résultat autre que celui-ci: quand on enleva l'appareil, le membre inférieur droit semblait plus long que le gauche.

Pendant le séjour dans l'appareil à extension on fit sur le genou des applications de teinture d'iode, après lesquelles il se mit à enfler, puis vinrent des pointes de feu (3 fois) et quatre vésicatoires. Cela dura 4 mois 1/2 à 5 mois. Puis, à cause des douleurs violentes, on fit usage de laudanum, enfin d'un bandage compressif. Enfin, le médecin et le chirurgien de l'hôpital, peu de jours avant la sortie de la malade, lui proposèrent la *désarticulation de la cuisse.* Elle n'accepta pas, et deux jours avant la date choisie pour l'opération elle demanda à entrer à la Salpêtrière, sur le conseil d'un interne de l'établissement, qui l'adressa à cet hospice, ayant sans doute reconnu la véritable nature de sa maladie (1).

Les douleurs de hanche, qui se confondaient d'abord, au dire de la malade, avec les douleurs de côté du début, n'ont pas cessé pendant tout le temps d'être ce qu'elles sont aujourd'hui.

Etat actuel (8 décembre 1889). — La malade étant couchée, car elle ne quitte pas cette position, ce qui frappe tout d'abord, c'est un allongement apparent du membre inférieur du côté droit. Le genou, la malléole interne, le talon sont plus inférieurs à droite, mais aussi, si on découvre la malade, l'épine iliaque de ce côté. En réalité, cet allongement n'est donc qu'apparent, car en rectifiant la position des deux épines iliaques, en les plaçant sur la même ligne transversale, on voit qu'il disparaît. D'ailleurs, la distance entre l'épine et le

---

(1) La plupart de ces renseignements touchant le séjour de la malade dans le premier établissement, particulièrement en ce qui concerne la proposition de désarticulation de l .cuisse, ont été reconnus faux, après informations prises auprès des médecins. La malade avait construit elle-même, paraît-il, tout ce petit roman, poussée sans doute par ce besoin inconscient de mensonges qui tourmente certaines hystériques.

sommet de la molléole interne, à droite et à gauche, est exactement la même.

Ce redressement de la position de la jambe, pour l'amener à être au même niveau que l'autre, est accompagné d'un très léger degré de torsion de la colonne vertébrale et d'ensellure. Mais cela est très peu prononcé.

La malade étant debout (c'est-à-dire soutenue complètement sous les aisselles par un aide) c'est exactement le contraire que l'on remarque. *Parce que cela lui fait trop mal*, elle ne pose pas son pied droit sur le sol ; elle le maintient sur la pointe seulement, faisant porter le poids du corps exclusivement sur le membre inférieur gauche. D'où l'apparence d'un raccourcissement du membre avec un peu d'effacement du pli fessier droit et d'abaissement apparent du pli gauche, en même temps que torsion de la colonne vertébrale.

Du côté du genou, légère modification de forme due peut-être aux altérations du tissu sous-cutané consécutives à tous les mauvais traitements que cette région a subis depuis 7 mois. Il y a au-dessous de la rotule comme une sorte de coup de hache. Le tibia semble légèrement subluxé en arrière et l'on sent, plus loin en arrière que de coutume, les condyles fémoraux. La peau de la région est fortement pigmentée, épaissie, couvertes de cicatrices de vésicatoires et de pointes de feu.

De plus, on constate très nettement à la vue une atrophie notable du triceps fémoral (droit antérieur principalement) droit. A un travers de main au-dessous du bord supérieur de la rotule il y a, entre le côté droit et le côté gauche, une différence de 2 centimètres (27 cent. à droite, 29 cent. à gauche). Au tiers supérieur de la cuisse, cette différence n'est plus que de 1 centimètre à peine.

La douleur est vive à la partie interne du genou, au niveau de l'attache supérieure du ligament latéral. Elle est spontanée et très fortement réveillée par les mouvements de flexion qui sont cependant possibles. La peau ne paraît pas douloureuse, mais seulement la pression profonde. Il est remarquable que, quand on plie le genou, cette douleur n'est pas limitée à l'articulation, mais s'étend tout le long de la cuisse jusque dans le ventre et bien qu'elle ne donne à la malade aucune sensation de constriction gastrique ou pharyngée, il est certain qu'elle la met dans une sorte d'angoisse très particulière.

Les mouvements de la hanche sont relativement moins douloureux que ceux du genou. Mais ils ne sont pas libres et en particulier l'abduction est limitée par une contracture visible et sensible au toucher des muscles adducteurs. La pression aux points d'élection sur l'articulation coxo-fémorale est douloureuse. Pas de signe de Brodie ici, pas plus qu'au genou.

La percussion sur le talon, le membre étendu, est douloureuse au niveau du genou (partie interne) et de la hanche. — La percussion sur le genou, la jambe fléchie, est également douloureuse dans la hanche.

Les réflexes rotuliens des deux côtés sont considérablement exagérés. On sent quelques secousses de trépidation épileptoïde, mais pas nettement caractérisées.

Pas de secousses fibrillaires dans le triceps droit atrophié.

Rien du côté du tronc ou des membres supérieurs.

La malade est maigre, faible, son intelligence est plutôt au-dessous de la moyenne. On la dirait littéralement abrutie par les souffrances qu'elle a endurées depuis 7 mois et elle le dit elle-même.

Réglée à 13 ans, régulièrement depuis cette époque. Flueurs blanches dans l'intervalle.

Pas de douleurs de ventre spontanées. Pas d'ovarie. Pas de zones hyperesthésiques ni hystérogènes nulle part. On a vu qu'il n'existait pas de signe de Brodie au niveau des articulations malades.

Sensibilité diminuée pour la douleur, le chaud et le froid dans toute l'étendue du membre inférieur droit jusque sur le ventre au-dessous de l'ombilic en avant et en arrière jusque et y compris la fesse. Le tact est conservé dans cette étendue. Rien d'autre aux membres ni au tronc, sinon un certain degré d'hypoesthésie pour le chaud dans toute l'étendue du membre supérieur droit.

Vue : rétrécissement double du champ visuel à 60°. Rien d'autre. — *Ouïe :* Très obnubilée à droite. Normale à gauche. — *Odorat :* Nul des deux côtés. — *Goût :* A peu près nul des deux côtés.

Pas d'attaques de nerfs. Il y a deux ans elle aurait eu, par suite de sa grande faiblesse, des évanouissements fréquents.

18 *février* 1890.— La malade est sortie hier en ville et, se trouvant dans une chambre cirée, elle a glissé et est tombée sur le côté malade. Elle se plaint d'une violente douleur à la hanche. On n'observe pas de contusion, pas d'ecchymose. La malade ne peut localiser exactement la douleur.

Les mouvements sont douloureux comme précédemment. Douleur vive à la pression dans la région de la cuisse.

19 *février.*— L'hypoesthésie a disparu au membre supérieur en grande partie ; il reste encore des plaques anesthésiques, en particulier à la partie postérieure du bras.

L'anesthésie a disparu à la jambe ; à la cuisse elle s'est transformée, ainsi que dans la région du genou, en hyperesthésie cutanée très vive.

22 *février*. — On la chloroformise ; au moment où la réso-
lution a été obtenue, la raideur de la hanche et du genou a disparu. Les mouvements sont conservés intégralement.

Tout est semblable des deux côtés, et on ne constate rien d'anormal dans les jointures. Cette dernière expérience est décisive en ce qui concerne la nature hystérique de cette coxalgie.

La malade sortit de l'hospice quelque temps plus tard, sur sa demande, non encore guérie.

Ces deux observations nous montrent l'hystérie traumatique chez la femme, où on la trouve peut être moins souvent que chez l'homme. De plus elles prouvent l'identité absolue de l'hystérie chez les gens de la ville et chez ceux de la campagne. Voilà deux filles de ferme, arriérées, obtuses, absolument sans instruction, qui réalisent deux types d'accidents d'hystérie locale les mieux caractérisés qui se puissent voir. Fait non moins intéressant, il s'agit ici des deux sœurs, chez qui la névrose s'est développée sous l'influence du même agent provocateur, le traumatisme. Bien que l'on n'ait pu re-
trouver dans leurs antécédents héréditaires, tant par ignorance que par mauvaise volonté de leur part, aucune trace de tare nerveuse dans les ascendants et les colla-
téraux, il est bien certain cependant que la maladie n'a pu se développer ainsi de toutes pièces chez deux sœurs. La prédisposition héréditaire existait là, c'est bien certain ; l'agent provocateur n'a fait que la mettre en jeu.

VII.

Sur une complication peu connue de la sciatique.

Paralysie amyotrophique dans le domaine du poplité (1).

Il semble que l'histoire de la sciatique est faite aujourd'hui et qu'après tout ce qui a été écrit sur cette maladie si simple il ne reste plus grand'chose à en dire. Par Cotugno, qui sut la distinguer de toutes les autres affections douloureuses ou névralgiques du membre inférieur, puis beaucoup plus tard par Valleix qui en décrivit les points douloureux, nous avons appris à connaitre sa symptomatologie habituelle. Enfin dans la suite sont arrivées des notions plus délicates. On s'est aperçu qu'il y avait des sciatiques légères, guérissant facilement, de durée courte et exemptes de complications, tandis qu'au contraire certaines autres étaient longues, rebelles et s'accompagnaient de toutes sortes de complications de plus ou moins mauvaise nature (Lasègue).

Ces complications ont elles-mêmes été étudiées à leur tour. Nous connaissons les divers troubles trophiques consécutifs à la sciatique, la rougeur des téguments, les sueurs profuses, l'accroissement exagéré des poils,

---

(1) Par Georges Guinon et Émile Parmentier. (Extrait des *Archives de Neurologie*, n° 59).

l'herpès. Nous savons que des troubles sensitifs peuvent s'y rencontrer, tels que l'hyperesthésie et l'anesthésie et enfin que l'atrophie des muscles du membre inférieur pouvant survenir dans certains cas de sciatique rebelle est due vraisemblablement à une altération organique, à une véritable névrite du nerf sciatique.

C'est à notre maître, M. Landouzy, que revient l'honneur d'avoir le premier étudié en détails l'amyotrophie que l'on observe quelquefois dans ces sciatiques graves, et d'avoir nettement défini ce qu'il faut entendre par sciatique-névralgie et sciatique-névrite (1). Cette distinction, qu'il appuyait sur l'absence de l'atrophie musculaire dans le premier cas, et sur sa présence et son apparition rapide dans l'autre, est reconnue aujour- d'hui comme parfaitement légitime. L'amyotrophie due seulement à l'inactivité du membre malade peut se ren- contrer dans la sciatique-névralgie, mais elle est loin d'y être en général aussi accentuée et, en tous cas, elle n'y est jamais aussi précoce.

Mais si nous jetons les yeux sur les nombreuses observations qui forment la base de son remarquable travail, il nous est facile de noter que l'atrophie dont il parle est toujours une atrophie en masse, soit de la totalité du membre, soit d'un segment de ce membre, jambe ou cuisse, dans son entier. Elle ne prédomine point, ou du moins le fait n'a pas été noté, dans tel ou tel groupe musculaire sous la dépendance d'une même branche nerveuse.

Des faits de ce genre existent cependant. Plusieurs années avant le travail de M. Landouzy, M. Bianchi (2) avait rapporté des cas de compression du nerf scia-

---

(1) Landouzy. — *De la sciatique et de l'atrophie musculaire qui peut la compliquer.* (*Arch. gén. de méd.*, 1875).
(2) Bianchi. — *Des paralysies traumatiques des membres inférieurs chez les nouvelles accouchées.* Th. Paris, 1867.

tique dans le bassin à la suite d'accouchements laborieux, dans lesquels s'était produite une paralysie avec amyotrophie localisée dans le domaine du nerf sciatique poplité externe. La névralgie sciatique provoquée par la compression des branches d'origine du plexus sacré par la tête fœtale était déjà bien connue. Mais il était étrange de voir les lésions se localiser dans des cas semblables au domaine du sciatique poplité externe exclusivement.

Plus tard ces faits furent repris par d'autres auteurs qui les étudièrent plus complètement et avec plus de détails. Dans les travaux de Lefebvre (1), de Brivois (2) (1876) et, à une époque plus rapprochée, dans la thèse de Dorion (3) (1884), nous retrouvons cette singulière localisation de l'amyotrophie dans le domaine du nerf sciatique poplité externe.

Mais ce n'est pas seulement dans cette branche du sciatique que les lésions de la névrite, car c'est d'elle évidemment qu'il s'agit ici, peuvent se localiser. Seeligmuller a observé un cas dans lequel, après un accouchement à l'aide du forceps, il a vu survenir une sciatique accompagnée d'une paralysie incurable, avec amyotrophie dégénérative des muscles du mollet.

Un autre auteur, M. Nonne (4), a publié un cas de sciatique simple, non traumatique, dans lequel il a rencontré la réaction de dégénérescence limitée exclusivement aux muscles du mollet, sans qu'il y eût pour cela d'atrophie musculaire bien manifeste. Il s'agissait d'un homme de vingt-six ans, atteint d'une sciatique gauche datant de deux mois. La jambe de ce côté était

(1) Lefebvre. — *Des paralysies traumatiques des membres inférieurs*. Th. Paris, 1876.
(2) Brivois. — *Paralysies traumatiques du membre inférieur consécutives à l'accouchement laborieux*. Th. Paris, 1876.
(3) Dorion. — *Paralysies du nerf sciatique poplité externe d'origine pelvienne*. Th. Paris, 1884.
(4) Nonne. — *Entartungsreaction bei primærer Ischias.* (*Berl. Klin. Woch.*, 1886, p. 814.)

un peu plus maigre *in toto* que celle du côté opposé. Il n'existait pas de troubles trophiques ni vaso-moteurs. On constatait seulement une légère diminution de la sensibilité aux contacts délicats et aux piqûres légères. Les points douloureux classiques étaient présents. Il existait une réaction de dégénérescence dans les gastrocnémiens, c'est-à-dire dans le domaine du nerf tibial, et rien de semblable ne se remarquait pour les autres muscles.

Ainsi que le fait remarquer M. Nonne, il y avait là bien évidemment une névrite localisée à une branche seulement du sciatique. Mais cette localisation au nerf tibial postérieur nous paraît, si nous en jugeons par le nombre des cas publiés et par les nôtres, moins fréquente que la localisation déjà depuis longtemps décrite dans les sciatiques traumatiques. C'est de la névrite limitée au sciatique poplité externe et survenant comme complication de la névralgie sciatique, que nous nous occuperons exclusivement ici, en nous fondant principalement sur des observations que M. le Pr Charcot a présentées et analysées dans son enseignement clinique.

Nous ne nous attarderons pas à décrire la distribution normale des branches motrices du sciatique à la jambe. Rappelons seulement en deux mots que le sciatique poplité externe, après avoir fourni deux premiers rameaux, la branche cutanée péronière et l'accessoire du saphène externe, et contourné la tête du péroné, se divise en deux branches, le nerf musculo-cutané et le tibial antérieur. Le premier fournit aux muscles péroniers ; le second anime le muscle tibial antérieur, l'extenseur commun des orteils et l'extenseur propre du gros orteil. Cette disposition peut se résumer ainsi :

Nerf sciatique poplité externe
- Nerf musculo-cutané.
  - Long péronier latéral.
  - Court péronier latéral.
- Nerf tibial antérieur.
  - Muscle tibial antérieur.
  - Extens. commun des orteils.
  - Extens. propre du gros orteil.

Ceci posé, arrivons tout de suite à l'examen des faits qui nous occupent. Nous avons dit que les premiers exemples observés l'avaient été dans des cas de sciatiques consécutives à l'accouchement, véritables sciatiques traumatiques. Ce sont encore les seuls, autant que nous sachions, qui aient été relatés jusqu'aujourd'hui. Ils sont presque tous identiques les uns aux autres et nous nous contenterons d'en résumer quelques-uns, les plus nets et les mieux observés.

Le plus ancien que nous connaissions est dû à Bianchi. En voici un résumé succinct:

OBSERVATION I (résumée). — *Paralysie avec atrophie du membre inférieur gauche consécutive à un accouchement laborieux.* — *Prédominance des accidents dans le domaine du nerf sciatique poplité externe.* — (BIANCHI. *Des paralysies traumatiques des membres inférieurs.* Th. Paris, 1867.)

Femme de vingt-deux ans, accouchée à terme le 15 décembre 1865. L'accouchement dura trente-quatre heures et on fut obligé d'employer le forceps. Pas de douleurs ni de crampes dans les jambes pendant le travail. Presque aussitôt après, la malade ne sent plus ses jambes qui sont comme engourdies et deviennent douloureuses.

Au bout de huit jours, la jambe droite étant redevenue normale, la gauche reste complètement paralysée; les mouvements de la cuisse se faisaient normalement. Fistule vésico-vaginale.

État actuel (5 novembre 1866). — Atrophie notable de la jambe gauche (3 centimètres de différence sur la circonférence du mollet). Le pied est inerte et complètement tombant. Il paraît y avoir un certain degré de rétraction des muscles fléchisseurs.

Sensibilité moins nette qu'à la jambe droite. — Perte des réflexes. — Point douloureux péronier et fourmillements dans la plante du pied. — Refroidissement de la jambe malade.

L'électrisation des muscles de la région antéro-externe de la jambe ne produit aucune contraction. Les muscles du mollet réagissent encore, quoique faiblement. Le courant, même très fort, n'est perçu que sous forme de léger picotement.

La marche et la succession des accidents sont bien nettes chez cette femme. Pendant l'accouchement il y a.

eu compression des branches d'origine du sciatique par
la tête fœtale. Cette compression s'est manifestée
ultérieurement par des douleurs et de l'engourdissement dans les deux membres inférieurs. Puis les troubles se sont localisés au membre du côté gauche, pour
se limiter en définitive au seul nerf sciatique poplité
externe. Les muscles qui sont sous sa dépendance ont
perdu leur excitabilité électrique. Le pied est tombant;
il y a paralysie avec atrophie des extenseurs.

La localisation n'est pas moins nette dans le cas suivant, que nous empruntons à la thèse de Lefebvre.

OBSERVATION II (résumée). — *Paralysie partielle de la jambe
gauche consécutive à l'accouchement.* — (LEFEBVRE. *Des
paralysies traumatiques des membres inférieurs.* Th.
Paris, 1867.)

[Femme de trente-quatre ans. Trois grossesses antérieures
sans accident. Quatrième accouchement pénible; plusieurs
applications de forceps. Après l'accouchement, douleurs continues avec exacerbations très vives dans le membre inférieur
gauche, surtout dans la fesse.

Les douleurs se localisent rapidement au pied gauche, aux
orteils et surtout au gros orteil. *Le pied est inerte dans la
flexion et ne peut être relevé spontanément.* La cuisse, qui
avait été douloureuse au début, revient bientôt à l'état normal.

*Sensibilité obtuse à la partie antérieure de la jambe, en
dehors du tibia, à la face dorsale du pied.* Trouble de la sensibilité également à la face plantaire du pied, mais bien moins
accentué.

Au bout de six semaines, la malade essaie de se lever, mais
ne peut marcher qu'avec des béquilles. La paralysie reste limitée aux muscles qui relèvent le pied, lequel est tombant et
traîne sur le sol.

Ici nous voyons nettement que les troubles ont porté
tout d'abord sur le tronc tout entier du sciatique. La
névralgie totale de ce nerf n'a duré que peu de temps,
il est vrai, et bientôt la douleur a occupé seulement le
domaine du nerf sciatique poplité externe. Puis une
paralysie survient portant exclusivement sur les exten-

seurs, c'est-à-dire sur les muscles innervés par cette même branche nerveuse. Tout cela est bien caractéristique et se passe de commentaires.

L'observation qui suit est encore plus probante peut-être, en ce que l'état de chacun des muscles de la région antéro-externe de la jambe est indiqué par l'exploration électrique.

Observation III (résumée). — *Paralysie partielle de la jambe gauche consécutive à l'accouchement.* (Lefebvre. Thèse citée.)

Femme de trente-quatre ans. Cinq grossesses antérieures suivies d'accouchements faciles.'

Au sixième accouchement, présentation du vertex avec un enfant hydrocéphale. On fut obligé de faire la version et d'exercer sur le fœtus des tractions telles qu'on lui rompit la colonne vertébrale. Ces tractions, ainsi que les contractions utérines, s'accompagnaient de vives douleurs dans la fesse et le membre inférieur du côté gauche. Après une tentative d'application de forceps, on fut obligé d'extraire la tête à l'aide d'un crochet après avoir perforé la base du crâne.

Pendant plusieurs jours la malade, dans un assez mauvais état, resta inerte dans son lit, se plaignant de vives douleurs dans le membre inférieur gauche et la fesse. Ces douleurs se localisèrent bientôt dans le pied gauche et le gros orteil. Enfin, au bout de quinze jours, elle quitta l'hôpital.

Rentrée chez elle, elle garda encore le lit pendant deux mois, souffrant moins, mais ayant la jambe gauche impotente. Enfin, six mois après son accouchement, elle se trouvait dans l'état suivant :

Pied gauche tombant ; la malade est obligée de relever la hanche pour que la pointe des orteils ne frotte pas par terre. Le pied se pose sur le sol en deux temps.

Amaigrissement notable de la jambe. Sensibilité très obtuse à la partie antéro-externe de la jambe, à la face dorsale du pied et surtout au gros orteil. Affaiblissement de la sensibilité à la face plantaire du pied.

Pas de douleur à la pression. Douleur spontanée, continue, profonde, entrecoupée d'élancements très pénibles et très fréquents. Le pied est toujours froid, comme engourdi.

L'exploration électrique des muscles de la région antéro-externe (jambier antérieur, extenseurs commun et propre, péroniers) montre qu'ils se contractent à peine.

L'exploration de la sensibilité, à l'aide du pinceau électrique, dénote une anesthésie presque complète, surtout au niveau du gros orteil.

Légère amélioration sous l'influence du traitement électrique — mais non persistante, car trois ans plus tard la malade avait encore son anesthésie et une atrophie des muscles de la région antéro-externe telle qu'il y avait une différence de trois centimètres entre la circonférence de la jambe droite e celle de la jambe gauche.

Remarquons que cette paralysie et cette atrophie, dues sans aucun doute à la névrite du sciatique poplité externe, ne sont point facilement curables. La malade en était encore affectée trois ans après le début des accidents et l'atrophie surtout, à ce moment, était considérable. Cette gravité des accidents est-elle due à l'intensité du traumatisme, qui a été très grand chez cette malade ? Cette idée pourrait venir à l'esprit tout d'abord ; mais nous verrons, à mesure que nous examinerons de nouveaux cas, que cette considération est peut-être d'une importance médiocre. En tous cas, ce qu'il faut retenir de cet exemple, c'est que ces paralysies sont fort tenaces et d'une guérison difficile, sinon impossible.

Le cas suivant est encore emprunté à Lefebvre.

OBSERVATION IV (résumée). — *Paralysie partielle du membre inférieur droit consécutive à un accouchement par le forceps* (LEFEBVRE. Th. citée.)

Accouchement le 4 juin 1874. Presque tout de suite après, paralysie du membre inférieur droit, dont elle s'aperçoit huit jours plus tard en reprenant sa connaissance, qu'elle avait perdue depuis la délivrance. La jambe et la cuisse pouvaient remuer, mais non le pied ni les orteils. Douleurs spontanées le long de la jambe, jusqu'à l'extrémité des orteils. La sensibilité devait être également tout au moins obnubilée à cette époque, car l'électrisation ne provoquait pas de douleurs.

Dix mois plus tard (avril 1875), elle peut marcher, mais traîne le pied droit. Elle ne peut ni l'étendre ni le porter dans

l'abduction. A la vue on remarque une dépression notable de
la région correspondante aux muscles jambier antérieur et
extenseur commun, indiquant une atrophie non douteuse de
ces muscles. Il en est de même à la palpation.

La piqûre n'est pas sentie sur le dos du pied droit et à la
partie antérieure de la jambe droite.

L'électrisation ne provoque aucune contraction des muscles
jambier antérieur, extenseurs commun et propre. Les péroniers
au contraire ont conservé leur excitabilité.

Ici la localisation des lésions a encore été plus
étroite que dans les cas précédemment relatés. Nous
voyons en effet que ce n'est pas la totalité du nerf
sciatique poplité externe qui a été envahie par la lésion,
mais seulement le nerf tibial antérieur. L'intégrité
du nerf musculo-cutané, qui fournit aux péroniers,
est constatée par ce fait que ces muscles n'ont pas
perdu leur excitabilité électrique, tandis que le jambier
antérieur et les extenseurs étaient devenus absolument
inexcitables.

Dans l'observation suivante, empruntée au même
auteur, nous assistons à la localisation graduelle des
troubles morbides au nerf sciatique poplité externe. A
ce point de vue ce n'est pas une des moins importantes.

OBSERVATION V (résumée). — *Accouchement laborieux suivi*
d'une fistule uréthro-vaginale et d'une paralysie partielle
du membre inférieur droit. (LEFEBVRE. Thèse citée.)

Femme de vingt et un an. Premier accouchement ayant duré
deux jours et deux nuits ; pendant vingt-quatre heures, l'enfant
serait resté au détroit supérieur. Quatre applications de forceps
avec chloroforme. La malade dit que pendant le travail elle
ressentait de vives douleurs dans les deux membres inférieurs,
mais qu'après l'accouchement celles-ci se sont localisées
dans le membre droit qui était complètement paralysé et
insensible.

Au bout de quinze jours, l'électrisation ramène les mouvements dans la cuisse droite, la jambe restant paralysée et
insensible (elle ne sentait pas l'électricité). Au bout de deux
mois la sensibilité revient un peu à la jambe ; enfin, après neuf

mois, la malade peut remuer un peu ses orteils, mais non étendre le pied sur la jambe. En marchant, le pied tombe et traîne.

On constate alors une paralysie complète, avec inexcitabilité électrique, des muscles jambier antérieur et péronier, et incomplète de l'extenseur propre du gros orteil. Atrophie musculaire manifeste à la région antéro-externe de la jambe et anesthésie dans la même région. Egalement anesthésie sur le dos du pied, moins une bande étroite longeant le bord externe et comprenant les deux derniers orteils. A la plante du pied, légère altération de la sensibilité dans la région des orteils; le reste de la voûte plantaire est un peu moins sensible au chatouillement.

Douleurs dans le pied depuis le début de la maladie, continues, sourdes, entrecoupées par des élancements violents. Point douloureux péronier, au cou-de-pied, aux premier et deuxième orteils. Refroidissement notable du pied droit.

Chute du pied très manifeste pendant la marche. Le pied se pose en deux temps sur le sol. La malade est obligée de le maintenir par des bottines montantes et serrées, sans quoi il tombe complètement en se renversant en dehors.

En résumé, pendant quinze jours, les signes sont ceux d'une lésion non seulement du sciatique, mais encore de tous les nerfs du membre inférieur. Puis le tronc et les premières branches fémorales se dégagent en partie grâce au traitement électrique employé, mais la jambe tout entière reste prise, c'est-à-dire que les deux branches terminales du sciatique sont en cause. Enfin, au bout de deux mois, le sciatique poplité interne revient peu à peu à l'état normal et ce n'est en définitive qu'après neuf mois que la lésion se limite nettement au domaine du sciatique poplité externe qui est pris dans son ensemble (extenseurs et péroniers).

Chez le malade qui fait le sujet de l'observation suivante, les conditions de production des lésions nerveuses ne sont plus tout à fait les mêmes que dans les cas qui précèdent. En effet, comme on le verra, ici la sciatique est due, si l'on veut bien admettre les conclusions de l'auteur, qui paraissent parfaitement conformes à la vérité, non plus à l'accouchement, mais à une affection du petit bassin, consécutive à un phlegmon du ligament large. Cette origine est très plausible et l'on peut fort bien admettre que le plexus ait été englobé dans la lésion du petit bassin. Nous possédons l'observation fort intéressante d'un homme qui eut, à la suite d'un abcès de la fosse iliaque, une névralgie du crural avec troubles de la sensibilité bien nettement localisés au domaine cutané de ce nerf. Elle ne peut trouver place ici et si nous y faisons allusion c'est uniquement pour appuyer les conclusions de M. Dorion au sujet de l'observation ci-dessous.

OBSERVATION VI (résumée). — *Troisième grossesse; accouchement naturel et facile; phlegmon du ligament large; paralysie du nerf sciatique poplité externe.* (DORION. *Des paralysies du nerf sciatique poplité externe d'origine pelvienne.* Th. Paris 1884.)

Ménagère de vingt-neuf ans, entrée à la Charité dans le service de M. Féréol, le 20 août 1883.

Deux accouchements antérieurs normaux et sans accidents consécutifs. — Pas de maladies antérieures, sauf une variole grave.

Dernier accouchement en mars 1883, facile, effectué sans le secours de la sage-femme en quelques heures. Au bout de neuf jours la malade se lève et passe la journée aux Halles à travailler debout. Le soir même, douleurs abdominales et frisson.

Les jours suivants: fièvre, vomissements; application de vésicatoires sur le côté gauche de l'abdomen. Puis douleurs dans la jambe et le pied gauches qui « étaient comme engourdis et parcourus par des fourmillements insupportables ». Ces engourdissements font bientôt place à une véritable paralysie de la jambe et du pied. La cuisse se fléchit sur le bassin; la pointe du pied se dévie en dehors; apparition d'une tuméfaction volumineuse dans le côté gauche de l'abdomen. On redresse le membre pendant le sommeil chloroformique et on le met dans un appareil plâtré.

État actuel (20 août 1883). — État général mauvais; frissons, fièvre, amaigrissement prononcé. Douleurs vives dans l'abdomen avec irradiations dans le membre inférieur gauche.

Mouvements possibles dans la hanche et la cuisse. Redressement du pied impossible ; il tombe, semblant prolonger l'axe de la jambe. Flexion possible et même énergique. Mouvements de latéralité nuls.

Sensibilité au froid, à la chaleur et à la douleur abolie « dans toute l'étendue de la face antéro-externe de la jambe et sur le dos du pied ainsi qu'au talon. Sur les quatre doigts externes elle est seulement très obtuse, presque nulle au niveau du gros orteil. La sensibilité est intacte à la plante du pied et dans toute l'étendue de la jambe, sauf la région que nous avons indiquée. »

Point douloureux péronier ; point malléolaire externe.

« L'électrisation des muscles antéro-externes de la jambe les trouve absolument insensibles ; au contraire sous la même influence les muscles de la région postérieure et de la cuisse réagissent énergiquement. »

On constate tous les signes d'un phlegmon du ligament large (toucher vaginal, palper abdominal, tuméfaction rouge au-dessus de l'arcade crurale, etc...) Incision. — Le lendemain de l'opération les douleurs ont diminué.

Quinze jours après, les muscles extenseurs et péroniers ne réagissent toujours pas à l'électrisation. Deux mois et demi après l'entrée (novembre 1883), on remarque que la jambe a notablement diminué de volume.

Ainsi dans un premier groupe de faits nous voyons la névralgie sciatique, consécutive à un traumatisme quelconque subi par les branches d'origine du nerf dans le petit bassin, se compliquer d'accidents graves, paralysie, atrophie musculaire, localisés exclusivement dans le domaine du nerf sciatique poplité externe. Quelle interprétation les auteurs ont-ils tenté de donner de ce fait en apparence si bizarre ? Deux opinions originales ont été soutenues, toutes deux basées sur l'anatomie du sciatique, mais l'une ne parait pas beaucoup plus satisfaisante que l'autre. M. Lefebvre (1), qui cherche à établir dans son travail que *toutes* les paralysies traumatiques consécutives à l'accouchement « sont localisées dans la sphère de distribution du nerf scia-

---

(1) Lefebvre. — Thèse citée.

tique poplité externe, » admet que cette branche nerveuse est formée uniquement par le tronc lombo-sacré. Il a constaté en séparant par la dissection le nerf sciatique en deux parties que les fibres du nerf sciatique poplité externe se continuent directement avec celles du tronc lombo-sacré. Or ce nerf est situé dans le bassin le long de la crête sacrée, à la partie la plus proéminente du détroit supérieur, de telle sorte qu'il n'est nullement protégé contre la pression de la tête fœtale. Il en résulte que c'est *toujours* lui qui est comprimé et par conséquent le nerf sciatique poplité externe qui est le siège de la paralysie.

Cette opinion s'appuie sur un fait anatomique qui n'est rien moins que démontré. De plus elle est en désaccord formel avec le fait rapporté par M. Dorion, dans lequel la névrite du sciatique poplité externe était consécutive à une suppuration du ligament large. De plus, ainsi qu'on le verra plus loin, elle ne peut s'appliquer aux faits que nous avons observés et où il n'est nullement question de compression survenue dans le bassin, bien que les symptômes cliniques soient absolument les mêmes. Enfin elle est en contradiction avec d'autres faits, celui de Seligmüller, par exemple, dans lequel une sciatique, consécutive à un accouchement pratiqué à l'aide du forceps, s'était compliquée d'une paralysie incurable avec atrophie dégénérative des muscles du mollet. Elle ne saurait donc être admise, d'autant plus que l'auteur veut l'appliquer à tous les cas, et, ainsi que nous le disions plus haut, affirme la localisation étroite au domaine du sciatique poplité externe de toute paralysie des membres inférieurs consécutive à l'accouchement.

La théorie de M. Dorion (1) est peut-être plus ingénieuse et plus séduisante au premier abord. Mais elle

_____

(1) Dorion. — Thèse citée.

demanderait à être vérifiée par l'anatomie pathologique, car elle repose sur une simple hypothèse.
M. Dorion s'appuie sur ce fait que l'on constate quelquefois sur le cadavre une anomalie du sciatique consistant en sa division prématurée en ses deux branches
terminales, division qui peut se faire plus ou moins
haut, quelquefois même dans le petit bassin. Selon lui
dans les cas où l'on constate à la suite de l'accouchement une paralysie limitée à la zone de distribution
du sciatique poplité externe, on se trouverait en
présence d'individus présentant cette anomalie de division prématurée du sciatique dans le petit bassin. La
branche qui fournit le sciatique poplité externe serait
seule comprimée et de là naîtraient ces paralysies
localisées.

Il est loin d'admettre d'ailleurs que les paralysies
par compression du sciatique consécutives à l'accouchement soient toutes localisées au domaine du poplité
externe. Il cherche au contraire à réfuter là-dessus
l'opinion de M. Lefebvre et montre que dans bien des
cas les paralysies occupaient également à un plus ou
moins haut degré la sphère de distribution du poplité
interne. De la rareté relative de l'anomalie anatomique
dont il parle, découle la rareté relative des paralysies
absolument pures du sciatique poplité externe. C'est
évidemment là une idée ingénieuse, mais qui ne saurait
être admise, nous le répétons, sans la vérification
anatomo-pathologique, sans compter qu'il est bien
difficile de comprendre que la tête fœtale aille ainsi
comprimer, parmi toutes les branches d'un plexus,
seulement tel ou tel rameau.

Reste une autre façon de comprendre les choses,
mais qui n'explique rien malheureusement et ne fait
que reculer la difficulté. C'est celle qui vient tout d'a-
bord à l'esprit, surtout si l'on veut considérer les paralysies comme ce qu'elles sont en réalité, c'est-à-dire
comme des complications de sciatiques. On sait quelle

singulière prédominance se manifeste dans les névrites pour les extenseurs des membres. Il n'y aurait rien de plus ici. De même que dans le saturnisme, l'alcoolisme, les lésions nerveuses se localisent de préférence aux troncs nerveux animant les muscles extenseurs, de même chez les malades porteurs de nerfs sciatiques déjà en souffrance, la névrite atteint plus fréquemment, mais non toujours, la branche poplitée externe. Cette manière de voir est soutenue par M. Brivois (1). Elle n'a rien de bien nouveau ni de bien transcendant et n'explique pas grand'chose, mais en l'absence de notions anatomiques précises, il est peut-être plus rationnel de s'en tenir là.

Arrivons maintenant à la seconde catégorie de faits que nous nous sommes proposé d'étudier et dans lesquels on ne peut plus invoquer comme cause de la sciatique, ni traumatisme obstétrical, ni lésions du bassin. Il s'agit ici d'une complication de la sciatique simple, envisagée dans sa variété grave, il est vrai, mais ne présentant dans son étiologie nul caractère particulier. Dans aucun des traités de pathologie, soit généraux, soit spéciaux, dans aucun des travaux ou mémoires traitant spécialement de ce sujet, qui sont parvenus à notre connaissance, nous n'avons trouvé mentionnée comme accident de la névralgie sciatique cette névrite localisée au domaine du sciatique poplité externe. Deux des malades dont nous rapportons plus loin l'histoire ont fait le sujet d'une leçon clinique de M. le Pr Charcot (2). A la suite de cette leçon, où il était question pour la première fois de cette complication de la sciatique, notre attention a été attirée sur les faits du même ordre. Nous avons réussi à en découvrir trois autres,

---

(1) Brivois. — Thèse citée.
(2) Nous remercions ici bien sincèrement notre éminent maître, M. le Pr Charcot, des conseils qu'il a bien voulu nous donner pour la rédaction de ce travail.

ce qui montre que ce n'est pas à leur rareté qu'est dû sans doute le silence où ils ont été laissés jusqu'aujourd'hui, mais bien plutôt à l'absence de recherches systématiques dans ce sens.

Nous ne prétendons pas évidemment qu'il s'agisse là d'un phénomène d'une grande fréquence. Mais enfin il est certain qu'il ne doit pas être non plus d'une rareté extrême, puisque dans l'espace de moins de quatre mois il s'est présenté cinq fois à notre observation. Ces cinq malades font tous partie soit du service de la clinique, soit de la policlinique de M. le Pr Charcot.

OBSERVATION VII (personnelle). — *Sciatique avec paralysie et atrophie dégénérative des muscles extenseurs de la jambe, et anesthésie dans le domaine du nerf sciatique poplité externe.*

Le nommé Cham..., âgé de quarante ans, autrefois tailleur d'habits, aujourd'hui employé d'octroi.

Ses *antécédents héréditaires* ne décèlent rien de bien particulier. Son père est bien portant. Dans la ligne paternelle : son grand-père est mort d'une attaque d'apoplexie, sa grand'mère est morte très vieille avec une paraplégie de nature inconnue, de durée courte. Une tante est morte poitrinaire. — Dans la ligne maternelle : le grand-père est mort emphysémateux, la grand'mère est inconnue. Le malade a plusieurs frères et sœurs qui sont tous bien portants. Il est marié et a un fils de quinze ans, bien portant.

Ses *antécédents personnels* sont également à peu près négatifs en ce qui concerne la maladie actuelle. Rougeole dans l'enfance; pas de convulsions; pas de coqueluche. Il a fait son service militaire en 1870-71, pendant la guerre franco-allemande, et, bien qu'exposé pendant cette période à des fatigues et des privations de toute espèce, il est rentré dans ses foyers sans avoir été malade un seul jour. Il n'a jamais eu de rhumatisme aigu ni chronique, ni douleurs d'aucune sorte en dehors de celles dont nous allons parler plus loin.

Il était autrefois tailleur d'habits; aujourd'hui il est employé d'octroi. Cette profession est plus lucrative que l'ancienne, mais beaucoup plus dure, le malade étant continuellement exposé à toutes les intempéries, froid, humidité, etc.

Il y a quatre ans il fut atteint d'une *sciatique* du côté gauche. Le début eut lieu l'été et le malade ne se rappelle pas avoir été exposé avant cette première atteinte à aucune fatigue, ni au froid, ni à l'humidité. La maladie dura un mois environ. La douleur était localisée aux reins et à la partie supérieure de la fesse gauche. Il n'y eut point alors de douleurs dans la cuisse ni la jambe. Le traitement consista uniquement en frictions à l'aide de l'alcool camphré.

Dans les années qui suivirent, les douleurs sciatiques revinrent en tout trois fois, à peu près une fois par an en moyenne. Jamais le malade n'a constaté avant l'apparition de l'attaque aucune cause qui ait pu lui donner naissance. Il est absolument formel sur ce point. Les douleurs revenaient tantôt l'été, tantôt l'hiver ; la dernière fois elles commencèrent en novembre 1888.

A la deuxième attaque, les douleurs, qui étaient restées la première fois limitées à la fesse, descendirent jusqu'au genou et le malade indique de lui-même le point péronier. La troisième atteinte fut une des plus violentes, la jambe entière fut prise. A la quatrième attaque elles furent moins vives, bien qu'empêchant encore le malade de dormir, mais elles siégeaient sur tout le trajet du nerf que le malade dessine presque exactement sur son membre inférieur, indiquant bien que les points lombaire, fessier, péronier, malléolaire étaient douloureux constamment ; et les douleurs réunissaient ces points dans les paroxysmes.

C'étaient des douleurs continues, sourdes, sans élancements, du moins dans les trois premières atteintes, exaspérées par la pression au niveau des points d'élection, nettement exagérées par la position assise dans laquelle le sciatique se trouve facilement comprimé entre la cuisse et la chaise. Le malade n'était à peu près à son aise qu'étendu horizontalement dans un lit.

La dernière attaque disparut le 25 décembre 1888. Aussitôt les douleurs cessées, le malade s'aperçut qu'il existait une faiblesse considérable du pied gauche. Ce pied laissait traîner sa pointe à terre dans la marche. Le malade affirme formellement qu'auparavant il ne s'était aperçu d'aucune faiblesse du membre inférieur. Il faisait souvent de longues courses et jamais il n'était fatigué.

Il ne présente aucun signe d'intoxication alcoolique. Il boit ordinairement un litre de vin par jour, un petit verre d'eau-de-vie à chaque déjeuner et de temps en temps un peu d'absinthe. Mais jamais il n'a fait d'excès véritables de boisson.

Il n'a jamais été, dans aucun des métiers qu'il a exercé, exposé à l'intoxication plombique ou à quelque autre que ce soit. Il ne présente aucun signe de diabète. Il n'a jamais eu de symptômes d'une affection cardiaque, jamais d'œdème des jambes. Il n'a jamais subi d'opérations chirurgicales en aucune région du corps.

Son *état actuel* est le suivant : Il présente au plus haut degré, pour la jambe gauche seulement, tous les caractères de la *démarche de stepper*. La pointe du pied est tombante et il relève le genou d'une façon exagérée pour empêcher les orteils de traîner à terre, lorsque dans la marche il porte le membre inférieur gauche en avant. En le regardant de dos, on voit la plante du pied tout entière, grâce à la chute du pied, qui devient presque vertical dans ce mouvement. En l'écoutant marcher, on n'entend pas le pied poser à terre en deux temps, comme cela se produit souvent chez les *steppers*. Il marche assez lentement, posant le pied gauche sur le sol avec précaution, la pointe la première, généralement. Mais cette précaution qu'il emploie empêche précisément le double bruit habituel de se produire.

L'examen des mouvements du pied démontre qu'il existe une paralysie très accentuée des extenseurs du pied et des orteils. Le mouvement d'extension est absolument impossible. Les péroniers latéraux, au contraire, conservent, sinon la totalité, du moins une partie de leur force. Leurs mouvements, s'ils ne sont pas très énergiques et sont facilement vaincus, sont néanmoins possibles et s'exécutent très nettement.

L'examen électrique des muscles de la jambe vient d'ailleurs confirmer complètement les résultats de l'investigation clinique. Les muscles tibial antérieur et extenseur commun des orteils sont le siège d'une réaction de dégénérescence complète. Les péroniers latéraux au contraire réagissent normalement aux deux courants, par excitation soit directe, soit indirecte.

Il existe un léger degré de diminution de volume de la cuisse et de la jambe du côté gauche, à peine appréciable en réalité et qui prouve en tous cas que l'atrophie ne porte que sur les extenseurs dont la diminution, grâce à leur situation profonde, n'influe pas d'une manière sensible sur le volume total de la jambe. La différence est à peine d'un demi-centimètre en ce qui concerne la circonférence de la cuisse et de la jambe gauches comparativement avec le côté sain.

Les phénomènes douloureux n'existent plus aujourd'hui. La douleur spontanée, sur le trajet du sciatique, a complètement disparu. À la pression, dans les mêmes régions, la douleur est à peu près nulle, sauf peut-être un peu au niveau du point péronier. Il n'existe pas non plus de douleur à la pression des masses musculaires du mollet. Une pression profonde assez énergique sur la région des muscles extenseurs n'éveille non plus aucune sensation douloureuse.

La sensibilité est normale sur tout le corps, sauf au niveau de la jambe gauche où il existe une anesthésie sur laquelle nous reviendrons plus loin. — Pas de troubles sensoriels : la vue, l'ouïe, l'odorat, le goût sont parfaitement conservés.

Les réflexes rotuliens sont extrêmement faibles des deux côtés et s'épuisent facilement. Ce signe est encore plus prononcé à gauche qu'à droite. — Il n'existe aucune déviation du rachis. Le malade affirme d'ailleurs que même pendant les poussées douloureuses les plus aiguës, jamais il ne s'est tenu de travers.

Les troubles de la sensibilité qui occupent la jambe gauche sont distribués de la façon suivante :

1° *Sensibilité à la douleur*. — Il existe une zone d'*analgésie* commençant au-dessous de la tête du péroné, et limitée ainsi :

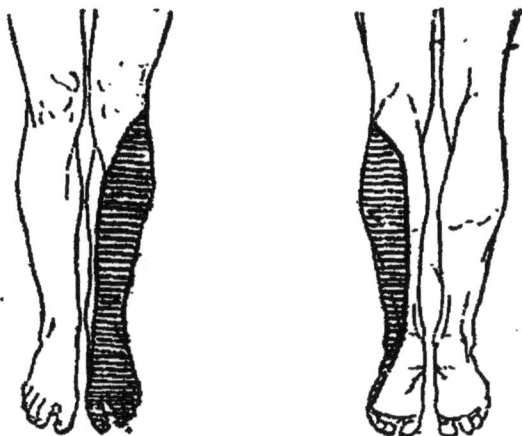

Fig. 21. — Zone d'analgésie chez le malade de l'Observation VII.

a) sur la face antérieure de la jambe: ligne oblique en bas et en dedans jusqu'au tiers inférieur de la jambe ; puis descendant verticalement en bas en laissant indemne le quart interne environ de la peau de cette face antérieure ; suivant enfin la face interne du pied, un peu au-dessus du bord plantaire jusqu'à l'extrémité du gros orteil, dont une mince bande, à la partie la plus interne, est laissée intacte ; — b) à la face postérieure, la ligne limitante commençant au-dessous de la tête du péroné, descend obliquement en dedans jusqu'au tiers moyen de la jambe, puis verticalement en laissant indemne la moitié interne du talon, enfin suit la face externe du pied le long du bord plantaire externe et aboutit à l'extrémité du petit orteil. Cette plaque d'analgésie comprend donc : toute la surface dor-

sale du pied, moins une petite bande interne, la face externe,
plus de la moitié de la face antérieure et les deux tiers de la
face postérieure de la jambe. (V. la *Fig.* 21.)

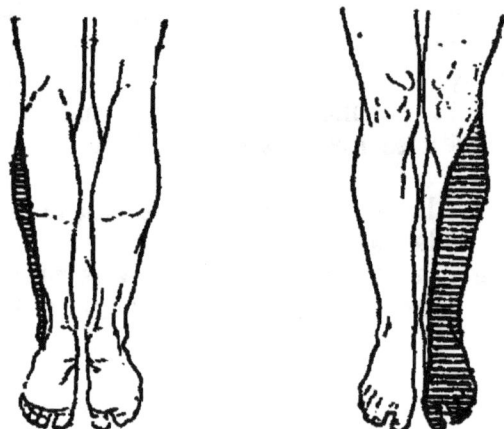

Fig. 22. — Anesthésie à la chaleur et au froid chez le malade de
l'Observation VII.

2° *Sensibilité à la température.* — Le trouble est distribué
de même façon pour le chaud et le froid. Les limites de la
thermo-anesthésie sont à peu près les mêmes que celles de
l'analgésie. La seule différence est que la bande interne sen-

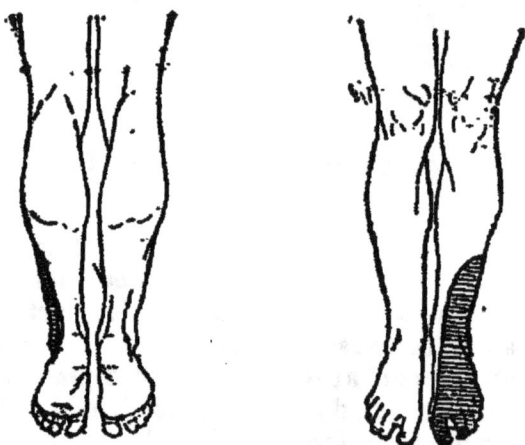

Fig. 23. — Anesthésie au contact chez le malade de l'Observation VII.

sible du dos du pied est un peu plus étendue, que la face externe du pied est presque indemne et que la face postérieure
de la jambe est prise dans une étendue beaucoup moindre.
(V. la *Fig.* 22.)

3º *Sensibilité au tact*. — Elle est conservée dans une étendue beaucoup plus considérable. L'*anesthésie* ne commence que vers le milieu de la jambe. Elle comprend la face externe, une petite bande verticale de la face postérieure, les deux tiers de la face antérieure au-dessous du point où elle commence. Les faces interne et externe du pied sont respectées, la face dorsale proprement dite seule est insensible ainsi que le dos des orteils. (V. la *Fig. 23.*)

Nous sommes là en présence d'une sciatique vulgaire, de la variété grave, il est vrai, et à répétition. Pendant deux ans et neuf mois le malade souffre des retours de sa maladie et pendant tout ce temps il en présente les symptômes absolument classiques. Puis un beau jour les souffrances cessent et aux phénomènes douloureux, généralisés sur tout le trajet du nerf, font place des troubles paralytiques localisés au domaine du nerf tibial antérieur seul en ce qui concerne la paralysie, à tout le domaine du sciatique poplité externe en ce qui touche l'anesthésie. Quant à l'étiologie de la maladie, elle nous échappe, mais du moins on ne peut incriminer aucune lésion des branches d'origine du nerf dans le bassin. C'est un point important à connaître ici. L'observation qui suit est presque calquée sur la précédente quant aux troubles moteurs, elle en diffère en ce que l'anesthésie, au lieu de porter sur tout le domaine du sciatique poplité externe et d'y être limitée d'une façon étroite et caractéristique, est beaucoup moins accentuée. Le domaine du musculo-cutané est resté intact.

OBSERVATION VIII (personnelle).— *Sciatique avec troubles de la motilité et de la sensibilité dans le domaine du nerf sciatique poplité externe.*

La nommée Françoise T..., couturière, est âgée de quarante ans.

Antécédents héréditaires. — Mère morte à soixante-trois ans d'une tumeur fibreuse. Grand'mère morte hydropique. Une tante est morte à soixante-quinze ans. Elle avait été at-

teinte pendant longtemps de douleurs, dont la malade ne sait
pas définir la nature. Le père est inconnu.

La malade ne connaît pas non plus la famille de son père.

Antécédents personnels. — La malade a toujours été bien
portante. Pas de coqueluche, pas de chorée, pas de convulsions.
Pas de maladies infectieuses, sauf la rougeole. Elle est réglée
depuis onze ans et demi assez régulièrement.

Mariée à l'âge de dix-sept ans et demi, elle n'a eu qu'un seul
enfant, une fille, actuellement âgée de vingt-deux ans, qui est
sourde-muette. Pendant la grossesse, la malade dit avoir eu
beaucoup d'ennuis. Elle était maltraitée et battue par son
mari. Le mari est mort il y a trois ans à l'Hôtel-Dieu. Il était
diabétique et syphilitique. Six mois à peu près après son accouchement (elle avait alors dix-neuf ans), elle eut une forte
métrite avec une vaginite intense.

A la même époque elle fut prise, sans cause occasionnelle,
de douleurs dans le genou gauche, douleurs absolument limitées à cette région. Ces douleurs ont duré six mois environ,
sans qu'elle fût obligée de rester couchée.

L'hiver suivant les douleurs du genou ont reparu et se sont
propagées à la cheville. Cette région était enflée et violacée.
A ce moment pas de douleurs à la cuisse ni à la fesse.

Depuis l'âge de vingt ans jusqu'à trente, elle était presque
continuellement en proie à des névralgies excessivement douloureuses. Cela commença dans le côté droit, puis se reporta
vers l'omoplate; et enfin les douleurs se fixèrent à la tête, toujours à droite. Jamais de chute de la paupière, ni de paralysie
des muscles de l'œil. Cet état, avec des rémissions plus ou
moins longues, dura près de dix ans.

Vers l'âge de trente ans (il y a donc dix ans de cela), les
fortes céphalalgies ont subitement cessé. Mais par contre,
immédiatement après, le jour même, elle ressentit une douleur très aiguë dans tout le membre inférieur gauche, le long
du sciatique. Tout le membre a été pris d'emblée. A la douleur
s'ajouta une faiblesse du membre, telle que la malade ne pouvait se tenir debout, la jambe ployant sous elle. Ces fortes
douleurs ont duré environ trois mois, puis elles se sont calmées, sans cependant cesser complètement.

Trois ans plus tard (à trente-trois ans) survint un second
accès de sciatique aussi intense que le premier, qui dura trois
à quatre mois. Il y a cinq ans eut lieu le troisième accès, qui
dura quatre mois, et enfin, il y a quinze mois, le dernier.

Pendant six mois, les douleurs ont été intolérables. Puis in-
tervint un mois de relâche pendant lequel les douleurs étaient

bien moins vives. Elles reprirent ensuite de nouveau, aussi fortes qu'antérieurement.

Ces accès arrivaient quelquefois à la suite d'un refroidissement, d'autres fois spontanément (le premier accès) ou encore après une fatigue (le dernier). Pendant les intervalles, elle n'est jamais complètement sans douleurs; le moindre froid, un faux pas suffisent pour les exaspérer.

Pendant les accès elle se tient inclinée vers la droite, elle est tout à fait penchée, et c'est seulement plusieurs mois après la crise qu'elle se redresse.

Etat actuel (31 mai 1890). — La malade paraît assez forte, sans obésité ni maigreur exagérées. Le visage porte l'empreinte de la douleur. Elle se plaint de souffrir dans tout le membre inférieur gauche, sur le trajet du sciatique.

Ces douleurs changent continuellement de place, par moments elles sont plus fortes à la fesse ou au mollet, ou enfin au pied. Actuellement, elle se plaint surtout de douleurs vives au mollet.

Les régions douloureuses à la pression sont les points fessier, poplité, malléolaire, dorsal du pied, plantaire.

Il existe des fourmillements dans le membre déjà depuis longtemps (la malade ne peut pas préciser l'époque de leur début). Elle se plaint également d'engourdissements de toute la région antéro-externe de la jambe gauche.

A première vue, il semble qu'il existe un certain degré d'atrophie des muscles de cette région. Mais les dimensions de la jambe n'ont pas beaucoup diminué. Varices considérables. Œdème de la partie inférieure de la jambe.

Démarche.— Le pied est complètement tombant. La malade marche difficilement. Elle craint de tomber en accrochant la pointe de son pied contre le sol. Elle steppe manifestement du côté gauche.

Les essais de résistance aux mouvements passifs montrent qu'à gauche l'extension est nulle, la flexion est affaiblie à cause de la douleur, l'adduction et l'abduction presque nulles ; à la cuisse, la résistance est conservée. Il n'y a pas d'atrophie des muscles de la cuisse ni de la fesse. — Pas de troubles trophiques. — Aucun symptôme de syringomyélie.

Sensibilité au tact conservée. *Sensibilité à la douleur* conservée à la cuisse, atténuée à la face externe de la jambe, exagérée sur le dos du pied.

Sensibilité à la chaleur. — Hypoesthésie à la face externe de la jambe. *Sensibilité du froid* diminuée dans la même région.

Examen électrique pratiqué par M. Vigouroux : Pas d'anomalie de réaction dans les muscles de la région antéro-externe de la jambe.

La malade ayant parlé de troubles utérins, d'une métrite avec déplacement de cet organe, fut envoyée dans le service de chirurgie pour se faire examiner.

M. le Dr Terrillon voulut bien pratiquer l'examen, et il déclara n'avoir rien trouvé de spécial qui ait pu être considéré comme cause de cette sciatique.

La malade présente une légère déformation de la colonne vertébrale avec inclinaison du tronc à droite.

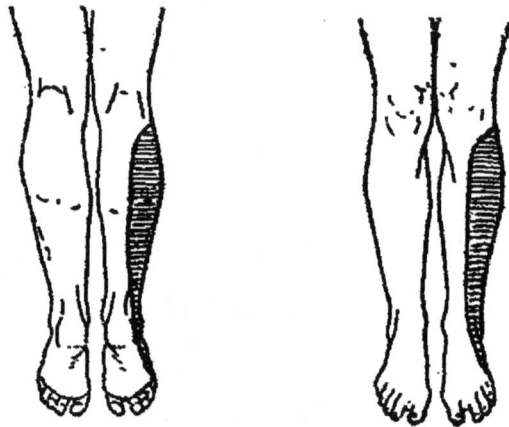

Fig. 24. — Zone d'analgésie et d'hypoesthésie thermique chez la malade de l'Observation VIII.

Nous avons été fort étonnés en constatant le résultat de l'examen électrique de M. le Dr Vigouroux chez cette malade. Nous nous attendions à trouver là la réaction de dégénérescence comme dans le cas précédent. Bien qu'elle n'existe pas, on ne peut nier cependant avoir eu affaire à une véritable paralysie des extenseurs de la jambe. Le pied tombant, la démarche de *stepper*, l'absence de résistance aux mouvements passifs de flexion sont des signes d'une valeur absolue à ce sujet. L'absence de réaction de dégénération permet peut-être de porter un pronostic un peu plus favorable. Mais c'est, croyons-nous, la seule valeur réelle qu'on puisse lui attribuer dans ce cas.

Un autre point aurait pu prêter à discussion chez cette malade. Les premiers accidents douloureux avaient débuté chez elle quelques mois après un accouchement et de plus elle disait souffrir de troubles utérins avec déplacement de cet organe. On aurait donc pu penser qu'il s'agissait là d'un cas à ranger parmi ceux du premier groupe. Mais nous avons pu nous convaincre qu'il n'en était pas ainsi. Tout d'abord les accidents douloureux qui se sont produits après l'accouchement ne doivent pas, à un examen approfondi, être rapportés à la sciatique. Celle-ci n'a débuté en réalité que bien longtemps plus tard. De plus l'opinion de notre maître, M. le Dr Terrillon, fort compétent en ces matières de chirurgie abdominale, a pu nous confirmer dans l'idée que la sciatique ne pouvait être due aux accidents pelviens. Il s'agit donc bien d'une sciatique simple non traumatique.

On a vu que chez cette malade les troubles de la sensibilité étaient moins accentués et moins étendus que dans le cas précédent. Dans l'observation qui suit, ils sont à peu près nuls. Seuls les troubles de la motilité dominent toute la scène. Il s'agit cette fois d'une paralysie avec réaction de dégénération typique.

OBSERVATION IX (personnelle). — *Sciatique droite. — Paralysie avec réaction de dégénérescence des muscles de la région antéro-externe de la jambe.*

Mart..., cinquante ans, artiste peintre. Les *antécédents héréditaires* n'offrent rien d'intéressant à noter.

Mart..., qui de quinze à dix-huit ans a eu des épistaxis fréquentes et a été atteint d'eczéma en 1870, souffre depuis environ quinze ans de douleurs vagues dans les membres inférieurs et particulièrement dans la cuisse droite. La sciatique actuelle a débuté il y a dix-huit mois par des douleurs suivant le trajet du nerf, accompagnées de sensation d'engourdissement et de froid. La marche était encore facile, lorsqu'il y a quatre mois l'intensité des douleurs la rendit presque complètement impossible. Le traitement consista en pulvérisations de chlorure de méthyle, qui amenèrent un certain soulagement.

Actuellement, le malade souffre dans la partie postérieure de la cuisse et dans le mollet droit. Il existe un certain nombre de points douloureux que la pression réveille, points sacro-lombaire, fessier, trochantérien, poplité, péronier supérieur, malléolaire, plantaire (milieu de la plante du pied). Dans l'intervalle de ces points la douleur est plus vague, quoique non complètement absente. — Pas d'atrophie de la cuisse ni de la jambe. L'épaisseur de la couche adipeuse sous-cutanée est égale des deux côtés. — Pas de varices. *La sensibilité au contact et à la piqûre* est intacte ; la *sensibilité au froid et au chaud* est diminuée depuis la partie moyenne du dos du pied jusqu'à l'extrémité des orteils. — Le pied est tombant et ne peut être redressé ; il ne peut être porté en adduction ni en abduction ; placé dans ces positions il ne peut les garder. Les fléchisseurs des orteils sont parfaitement conservés.

La face plantaire présente un méplat au lieu de la saillie métatarsienne, et quelques sillons cutanés transversaux qui font défaut du côté opposé, dus probablement à la chute du pied.

Le malade en marchant relève le genou droit plus que le genou gauche, steppe du côté droit ; quand il marche un peu vite, il traîne la pointe du pied sur le sol. L'affaiblissement des muscles jambier antérieur, extenseurs des orteils, a apparu il y a trois mois.

Il existe une réaction type de dégénérescence avec diminution de l'excitabilité galvanique, dans les muscles tibial antérieur, extenseur commun des orteils et extenseur du gros orteil. Péroniers latéraux normaux avec légère diminution de l'excitabilité.

L'étiologie de cette sciatique reste obscure, nous n'avons à noter ni refroidissement, ni traumatisme, ni compression apparente du tronc nerveux ou du plexus sacré. Mais la sciatique s'est développée sur un terrain manifestement arthritique comme l'attestent les douleurs vagues musculaires et l'eczéma dont le malade a été atteint pendant de longues années.

Dans l'Observation VII, nous avons vu l'anesthésie et la paralysie musculaire prendre à peu de chose près le même développement. Dans l'Observation VIII, les troubles de la sensibilité sont notablement moindres et les lésions musculaires prédominent, bien qu'on n'ait pas constaté dans les muscles atteints la réaction de dégénérescence. Enfin dans l'Observation IX, les troubles de la sensibilité sont à peine appréciables, les troubles moteurs dominent toute la scène. Arrivons maintenant à la description de deux cas dans lesquels l'anesthésie, qui existe à un haut degré, n'est plus exacte- ment connexe aux lésions des muscles.

Mais auparavant, rappelons en quelques mots la distribu- tion des nerfs cutanés de la jambe, qui est loin d'être sim- ple. Un coup d'œil jeté sur les schémas ci-joints en dira tout de suite davantage que les plus longues descriptions. On voit qu'à la face antérieure, le sciatique poplité externe fournit des nerfs cutanés à la plus grande partie de la jambe et du pied. Les deux tiers ex- ternes de la jambe, la presque totalité du dos du pied, moins une bande étroite au côté in- terne, reçoivent leurs filets cutanés soit du nerf poplité externe lui-même, soit de ses branches, nerf musculo-cu- tané, accessoire du saphène externe, tibial antérieur. Ce qui reste de cette face anté- rieure est innervé par des branches du nerf saphène in- terne, venu du nerf crural.

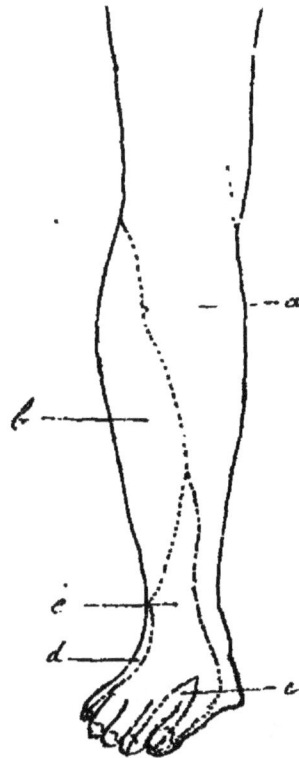

Fig. 25.— Distribution des nerfs cutanés de la face antérieure de la jambe (d'après Flower).

a. Nerf crural (nerf saphène interne). — b. Branches du scia- tique poplité externe. — c. Nerf musculo-cutané (branche du scia- tique poplité externe). — d. Nerf saphène externe et son accessoire (branches des deux sciatiques poplités).— e. Nerf tibial antérieur (branche du poplité externe).

A la face postérieure un grand nombre de nerfs so distribuent à la peau. Parmi eux le sciatique poplité externe fournit, par l'intermédiaire de la branche cutanée péronière et de l'accessoire du saphène externe, à la peau de la région externe de la jambe, suivant une bande beaucoup plus large en bas qu'en haut, et au bord externe du pied. Le reste est innervé par des branches du nerf crural, par le petit sciatique et par le tibial postérieur.

Si l'on veut se reporter aux schémas joints à l'Observation VII, on verra que la zone d'anesthésie correspond exactement à la zone de distribution du sciatique poplité externe et de ses branches, au moins en ce qui concerne l'analgésie. Dans l'Observation VIII, l'anesthésie est moins régulière et d'une localisation moins étroite. Il semble cependant que la zone cutanée du musculo-cutané est restée indemne. On ne saurait d'ailleurs, pour localiser la lésion au domaine de telle ou telle branche nerveuse, exiger que l'anesthésie soit exactement superposable à la zone de distribution que l'on voit sur les schémas représentant l'état normal.

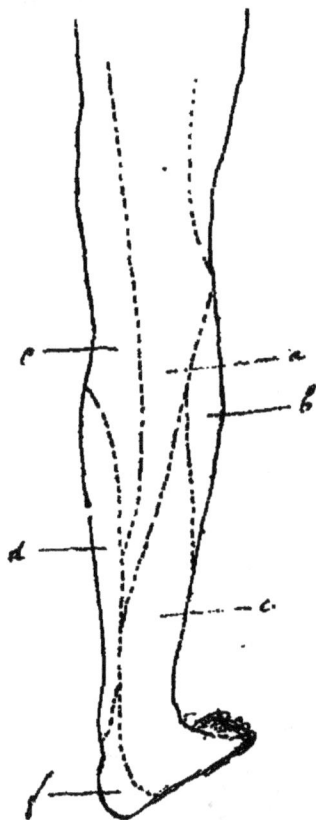

Fig. 26. — Distribution des nerfs cutanés de la face postérieure de la jambe (d'après Flower).

a. Nerf petit sciatique. — b. Branche cutanée péronière (branche du poplité externe). — c. Nerf musculo-cutané interne (branche du crural). — d. Nerf saphène interne (branche du crural). — e. Nerf saphène externe et son accessoire (branche des deux sciatiques poplités). — f. Nerf tibial postérieur (branche du poplité interne).

On sait combien les suppléances sont faciles en fait d'innervation cutanée et des localisations approximatives, se rapprochant beaucoup des territoires normaux, telles que celles que nous avons données, nous paraissent parfaitement suffisantes

pour conclure à la lésion des diverses branches nerveuses.

OBSERVATION X (personnelle). — *Sciatique ancienne avec
atrophie musculaire et troubles de la sensibilité.*

Marie B..., âgée de 57 ans, couturière.

Antécédents héréditaires. — Mère morte à cinquante-huit
ans d'une hernie étranglée opérée. — Père mort à cinquante-
neuf ans, courtier en vins ; aurait eu à quarante ans quelques
attaques d'épilepsie (mouvements convulsifs, écume à la
bouche, morsures de la langue). Pas de renseignements sur les
grands-parents. Elle a deux frères, dont l'un, tonnelier, est
mort tuberculeux, et l'autre, employé de chemin de fer, est
mort d'un accident, et deux sœurs dont l'une est morte à
trente-sept ans d'une affection du rectum (?) et l'autre âgée
de cinquante-huit ans, encore vivante, est soignée pour une
bronchite chronique.

Antécédents personnels. — Pas d'enfants, ménopause à
cinquante-quatre ans. Variole à quatre ans. A vingt-deux ans,
douleurs rhumatoïdes dans l'épaule et le coude, du côté droit ;
ces douleurs ont persisté pendant quatre ans. En 1855, au mois
de janvier, apparition de douleurs dans la jambe droite, très
vives au niveau du mollet. Le pied est douloureux, la malade
ne peut le poser à terre, elle est obligée de garder le lit. Ces
douleurs ont duré pendant une année ; après quoi, elles ont
diminué mais sans disparaître.

Trois ans après, les douleurs s'étendent à la cuisse. Il paraît
donc établi que la douleur a été en remontant. Les points
douloureux sont plus spécialement : le point péronier, divers
points sur le trajet du sciatique ; à la cuisse, le point fessier,
le point trochantérien ; un point au niveau de la région sacrée.
Ces douleurs ont persisté, avec exacerbations une ou deux fois
par an ; chaque fois elle passait un ou deux mois au lit ou à
la chambre.

Il y a quatre ans, au mois de mai, nouvelle récidive ; la
malade est obligée de garder le lit pendant quatre mois. A ce
moment, elle éprouve des fourmillements sous le pied droit ;
elle s'aperçoit que le pied devient lourd ; elle butte en marchant ; en montant les escaliers elle est obligée de lever la
jambe d'une façon exagérée, car la pointe du pied qui tombe
accroche contre les marches. Il en résulte une légère claudication. Elle remarque en même temps l'amaigrissement de la
jambe.

Le seul traitement employé consiste en : frictions, un vésicatoire, une application de pointes de feu à la fesse. Elle a fait un long séjour à l'hôpital au début de la maladie et depuis se soignait seule chez elle.

ETAT ACTUEL (3 mai 1890). — La malade est entrée à la Salpêtrière, salle Duchenne (de Boulogne), le 22 avril 1890, pour la difficulté de la marche, et les douleurs qu'elle ressent dans le membre inférieur droit.

Elle indique comme points douloureux, les points fessier, trochantérien, poplité, péronier, malléolaire, plantaire, quelques irradiations douloureuses au mollet, et une douleur au niveau de la région sacrée.

Elle se plaint de fourmillements, d'élancements dans le pied, la jambe et surtout la région postérieure de la cuisse. On constate un amaigrissement général du membre inférieur droit. A la cuisse la circonférence mesure 1 centimètre et demi de moins à droite qu'à gauche. A la jambe la région antéro-externe surtout, mais aussi les muscles du mollet, paraissent amaigris notablement.

Le pied est tombant ; et l'on remarque qu'il existe un peu de rétraction du tendon d'Achille. Varicosités au niveau du cou-de-pied ; cicatrice d'ulcère variqueux à la face interne de la jambe. Un peu d'œdème des malléoles. Le membre inférieur droit est notablement plus froid que le gauche. Il existe en effet une différence de plus de 2° C. entre la jambe droite et la gauche en faveur de cette dernière. Réflexe rotulien normal, un peu fort, des deux côtés.

Sensibilité. — Il existe une anesthésie incomplète au tact, avec analgésie, au niveau du bord externe du pied droit et de la demi-circonférence externe de la jambe droite (zone sensitive du sciatique poplité externe) et une hypoesthésie au tact, à la douleur et à la température, dans toute l'étendue du membre inférieur droit.

Motilité. — Impossibilité absolue de relever la pointe du pied. Tous les extenseurs et péroniers sont pris. Le jambier antérieur est atteint aussi. La résistance opposée par les muscles du mollet est assez grande bien qu'inférieure à celle que présentent les muscles du côté opposé. Le mouvement et la résistance sont bien conservés dans les muscles de la cuisse, bien qu'il y ait un certain degré d'amaigrissement, surtout des muscles de la partie postérieure.

La démarche est assez particulière. La malade *steppe* évidemment de son pied droit dont la pointe tombe et frotterait sur le sol sans le steppage. Mais à cause de la douleur que provoque la pression du pied sur le sol, elle ne marche pas franchement par pas égaux. Le membre inférieur doit rester toujours devant le gauche ; elle le porte en avant, moitié en steppant, moitié en fauchant, s'appuie à peine dessus, le talon ne portant pas sur le sol, et lance bien vite son pied gauche

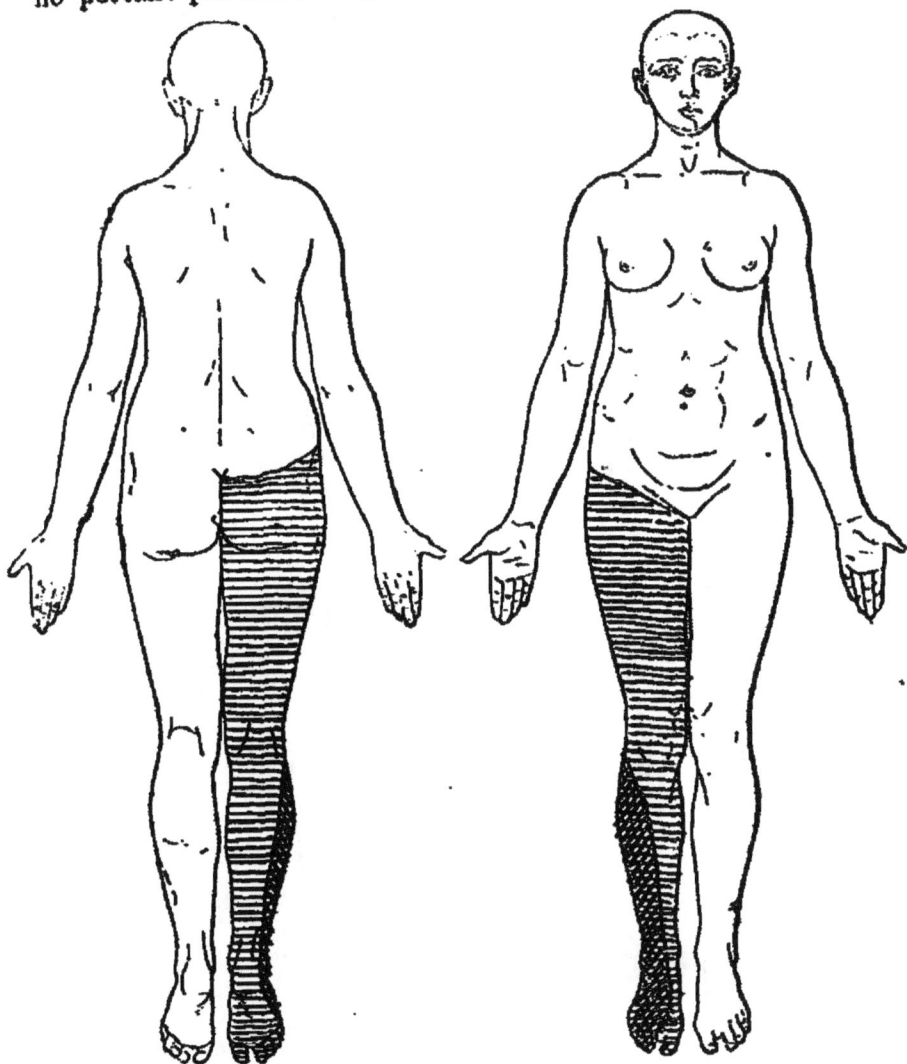

Fig. 27 et 28. — Anesthésie au tact et à la douleur chez la malade de l'Observation X.

(Les stries simples indiquent l'hypoesthésie ; les stries croisées indiquent l'anesthésie et l'analgésie dans le domaine du sciatique poplité externe.)

en avant pour rester le moins longtemps possible, à cause de la douleur, appuyée sur le pied droit. Dans la progression de la jambe droite on voit bien le mouvement de steppage.

L'*examen électrique* a été pratiqué à deux reprises par
M. le Dr Vigouroux. En voici les résultats :

1° *24 avril 1890*. Nerf sciatique poplité externe inexcitable
— muscle tibial antérieur, néant ; — extenseur commun des
orteils excitable seulement avec l'anode faradique au maxi-

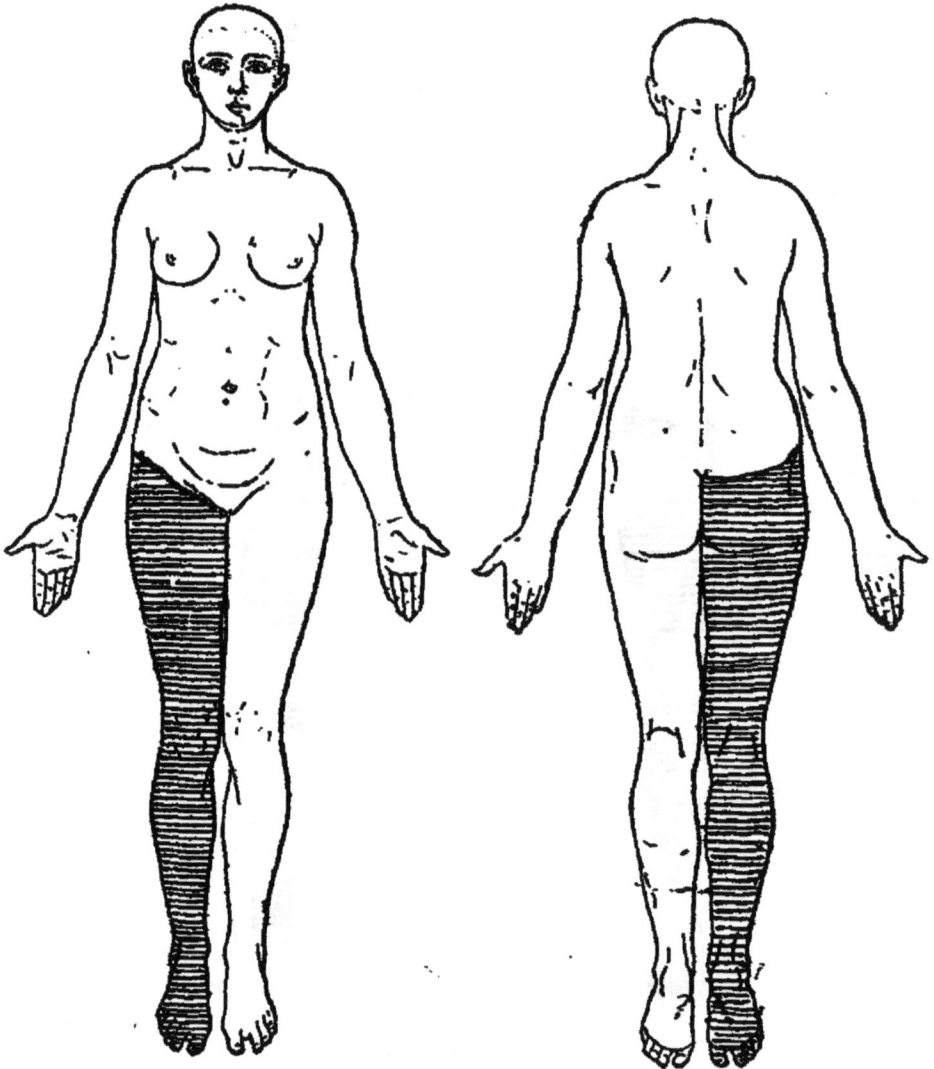

Fig. 29 et 30. — Anesthésie pour le chaud et le froid chez la malade
de l'Observation X.

mum (gros fil) et galvaniquement avec un courant très intense, environ 200 dix-millièmes, avec l'anode seulement.

Péroniers, anode faradique seulement ; galvaniquement, l'a-
node seulement au maximum du courant. — Pédieux à peu

près normal. Jumeaux inexcitables faradiquement ; galvaniquement, répondent à un courant fort pour la cathode seulement.

2° 6 *mai* 1890. Inexcitabilité absolue directe et indirecte des muscles jambier antérieur, extenseur commun des orteils (sauf le faisceau du deuxième), extenseur propre du gros orteil, court péronier latéral, pédieux. Le long péronier latéral répond au maximum des deux courants, avec prédominance de l'anode.

En résumé, que trouvons-nous chez cette femme ? D'une part des troubles de la motilité et d'autre part des altérations de la sensibilité. En ce qui concerne la motilité, nous voyons qu'il existe des troubles de deux ordres : tout d'abord une véritable paralysie des extenseurs et de tous les muscles de la région antéro-externe de la jambe, avec atrophie et réaction de dégénérescence. Puis d'autres désordres beaucoup moins accentués, consistant en un certain degré de faiblesse des fléchisseurs de la jambe et de quelques muscles de la cuisse, avec un amaigrissement en masse assez marqué des deux segments du membre inférieur. Ces derniers troubles sont ceux que l'on connaît depuis longtemps dans la sciatique, ceux que M. Landouzy a décrits en 1875 dans le mémoire que nous avons déjà cité. A côté de ceux-ci prennent place ceux que nous avons rencontrés à l'état d'isolement chez les malades qui font le sujet des observations précédentes.

Examinons d'autre part les troubles de la sensibilité. Ils se présentent exactement sous le même aspect que ceux de la motilité. D'un côté, des altérations graves, accentuées, intenses de tous les modes de la sensibilité, localisées à peu près exactement au territoire sensitif du nerf sciatique poplité externe. D'un autre côté, une simple diminution de la sensibilité dans toute l'étendue du membre inférieur. Nous pouvons répéter, pour la sensibilité, ce que nous disions quelques lignes plus haut pour la motilité. Cette légère hypoesthésie du membre entier fait partie des accidents déjà connus de la sciatique et est parfaitement connexe avec l'amaigrissement général du membre, tandis que les troubles sensitifs profonds, localisés dans le domaine du sciatique poplité externe, marchent parallèlement avec l'atrophie dégénérative constatée dans les muscles animés par ce même tronc nerveux.

Les troubles moteurs et sensitifs sont donc facilement explicables chez cette malade. Dans le cas suivant, au contraire, nous serons obligés, pour interpréter ceux qui y sont mentionnés, de recourir à une explication différente, en raison de la distribution différente des phénomènes morbides.

OBSERVATION XI (personnelle). — *Sciatique avec troubles moteurs et sensitifs dans le domaine du sciatique poplité externe. — Hystérie avec stigmates permanents.*

Pascal M..., trente-sept ans, facteur, entré le 22 avril 1890, salle Prus, n° 16, service de M. le professeur CHARCOT.

Antécédents héréditaires. — Mère violente, colère, nerveuse, n'a jamais eu d'attaques de nerfs. Le frère de son grand-père (côté paternel) a des accès dans lesquels il perd complètement la mémoire de ses actes ou des faits passés et prononce des paroles incohérentes. Une cousine de son grand-père est folle. Son père est sain, ni alcoolique, ni nerveux; un de ses frères est asthmatique.

Les deux frères du malade et sa sœur jouissent d'une bonne santé et n'ont jamais présenté d'accident nerveux.

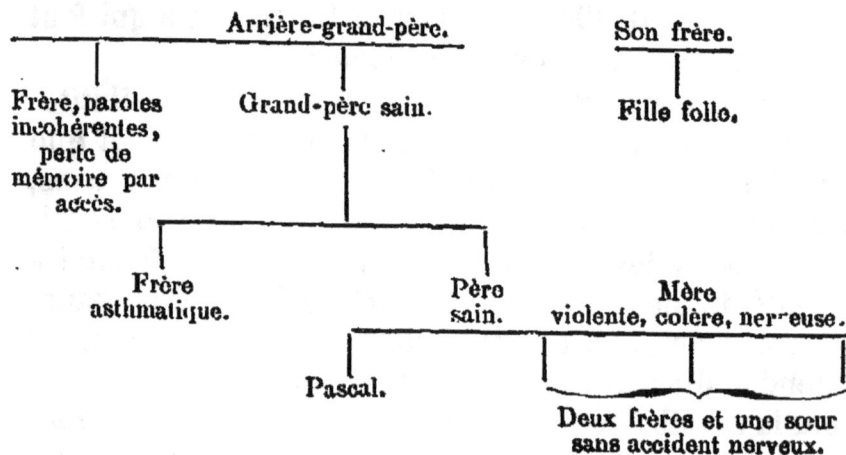

Antécédents personnels.— Fièvre typhoïde en 1875.— Accès de fièvre pernicieuse en 1880; est resté huit jours sans connaissance.— Luxation du coude en arrière à droite en 1881, non réduite. Le malade est émotif, pleure facilement, n'a jamais eu d'attaques.

Début. — Vers le milieu de décembre 1885, il ressent pour la première fois une douleur au-dessus du sacrum. Il était à cette époque facteur, commençant sa journée à 3 heures et demie ou à 5 heures et demie du matin et terminant à 8 heures et demie du soir. Il n'habitait pas une chambre humide; mais son métier l'exposait fréquemment à la pluie.

Le 2 janvier 1886, au sortir du lit, il éprouve subitement une violente douleur qui, suivant la partie postérieure de la cuisse, descend le long de la partie externe de la jambe et gagne le bord externe du pied. Peu de jours après, la douleur est tellement forte qu'elle lui arrache des cris et l'oblige à entrer à l'hôpital Necker où il doit se faire transporter en voiture. Il y reste deux mois et demi; traitement : ventouses scarifiées, vésicatoires, pointes de feu, pulvérisations de chlorure de méthyle. Il va de là à Vincennes.

En revenant de convalescence, il reprend son service pendant deux mois, souffrant toujours. Parfois la jambe droite fléchit, se *dérobe*, si bien qu'il *tombe à terre*. Ce n'est pas la douleur qui le fait tomber, mais la faiblesse de la jambe droite.

Au bout de deux mois de service il prend de nouveau du repos et reste chez lui pendant neuf mois. Puis, il cesse d'être facteur pour être préposé à la vente des timbres dans un bureau. Le plus souvent, il se tient non pas assis, mais debout, la fesse gauche appuyée sur une chaise.

Il passe la meilleure partie de l'année 1888 à l'hôpital, dans les services de MM. Hutinel et Damaschino. C'est au début de cette année que le *membre inférieur droit devient raide*. On s'aperçut à cette époque que le malade était *hémianesthésique*; lui-même remarqua qu'il *ne pouvait plus lire avec l'œil gauche*.

Pendant l'Exposition il se fait vendeur de tickets, bien que sa situation ne se soit guère améliorée. L'Exposition terminée, il va à la Charité dans le service de M. Féréol et se présente enfin en avril 1890 à la consultation de la Salpêtrière.

Etat actuel. — Le malade se plaint de douleurs qui suivent le trajet du sciatique, douleurs « en coup de canif » plus fortes au début et à la fin de la marche. C'est au niveau de la *partie externe de la jambe* et *du pied* qu'il souffre le plus. Une dizaine de fois par jour et la nuit quand il se réveille couché sur

le côté droit, il ressent des douleurs « en trait, en éclair » qui
partent en même temps des deux extrémités de la jambe et se
rejoignent vers la partie médiane.

Par la pression on produit des élancements douloureux aux
lieux d'élection : point lombaire, sacro-iliaque, iliaque, fessier,
points fémoraux, point poplité, trajet péronier, point dorsal
du pied et point plantaire. La pression en masse des muscles
de la cuisse et de la jambe est sensible.

La recherche des points douloureux, la pression des muscles,
l'exécution des mouvements du pied et de la jambe font apparaître des *crampes douloureuses*. Ces crampes surviennent
encore au repos quand le membre inférieur est en extension.

Attitude. — Le malade présente une légère *déviation du
tronc* vers la gauche.

Il marche en *traînant la face plantaire du pied* droit sur
le sol, sans jamais l'en détacher.

Au repos, le membre inférieur doit être étendu, raide, le pied
dans l'axe de la jambe, la pointe du pied tombante et portée
en dedans, la face plantaire plus creusée que normalement.

Les doigts du pied se relèvent et s'abaissent avec difficulté.
Les autres mouvements ne sont pas plus faciles; ils exigent de
la part du malade un véritable effort, que vient contrecarrer
un spasme plus ou moins généralisé à tout le membre.

La jambe se fléchit sur la cuisse jusqu'à l'angle droit et la
cuisse se relève incomplètement vers l'abdomen. L'abduction
de la cuisse s'exécute mieux que l'adduction; le malade croise
difficilement la cuisse droite sur celle du côté opposé.

Les mouvements de chaque segment du membre inférieur
droit sont faibles, limités et sont aisément vaincus lorsqu'on
s'y oppose. L'extension du pied et des orteils est particulièrement faible. S'il y a un certain degré de parésie, il existe
aussi de la contracture; la jambe, la cuisse, le pied ne présentent aucune flaccidité; partout il existe un peu de raideur
qui n'empêche pas néanmoins complètement l'exécution des
mouvements.

Le membre inférieur droit tout entier est atteint d'un tremblement léger, dont l'intensité augmente par instants. — Secousses fibrillaires fréquentes et contraction isolée de quelques
faisceaux musculaires. — Sens musculaire affaibli des deux
côtés. — Les réflexes patellaires sont égaux des deux côtés. —
Les réactions électriques des muscles sont normales.

Dans toute la moitié gauche du corps, le frôlement du pinceau n'est pas perçu; la piqûre, le froid et le chaud sont sentis
comme contact. Dans toute la moitié droite du corps, sauf le

membre inférieur, le passage du pinceau n'est pas perçu ; mais la piqûre, la chaleur et le froid sont parfaitement sentis.

Au niveau du membre inférieur droit, sauf dans la région que nous allons indiquer, le malade ne sent pas le pinceau, ne per-

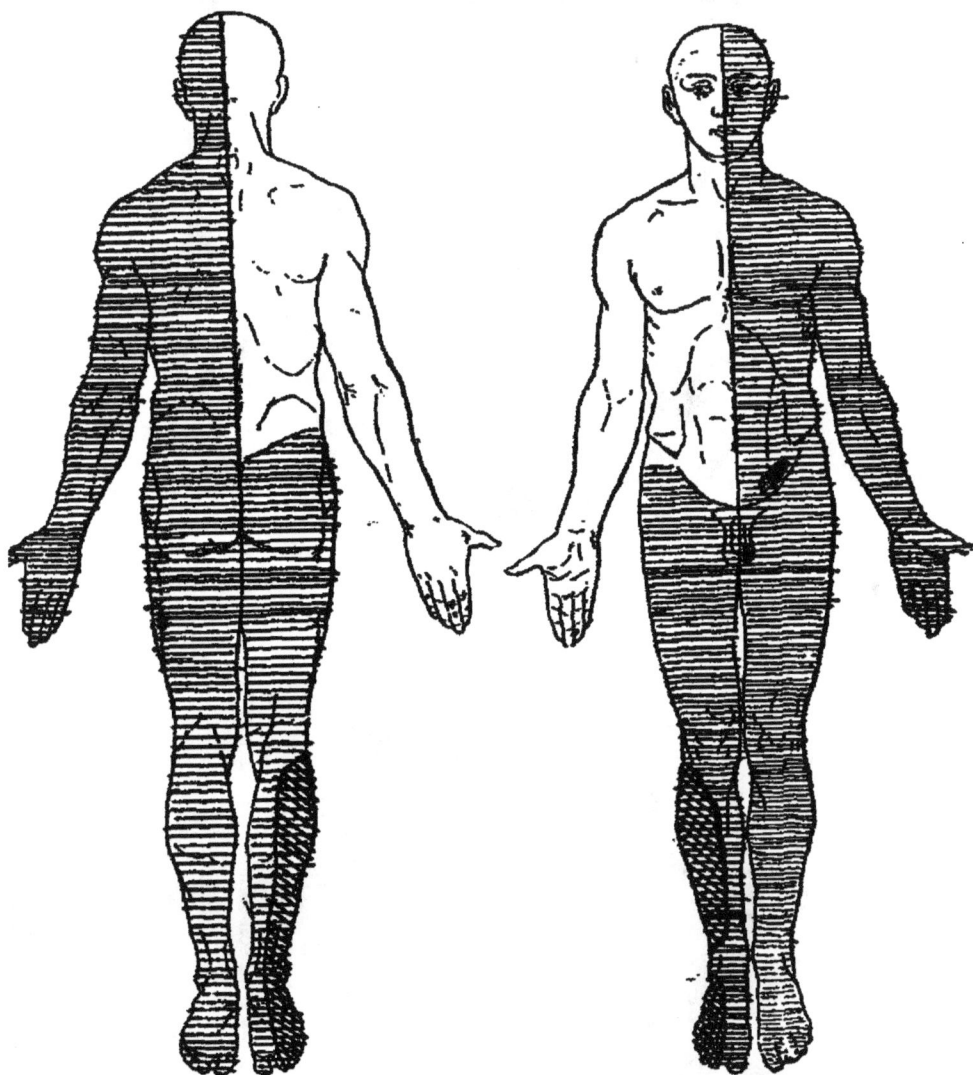

Fig. 31 et 32. — État de la sensibilité chez le malade de l'observation XI (sciatique et hystérie).

Les stries simples indiquent les points où le frôlement n'est pas perçu, la douleur, le chaud et le froid perçus comme simples contacts. Les stries croisées indiquent l'anesthésie absolue dans le domaine du sciatique poplité externe.

çoit que le contact des corps chauds ou froids et de la piqûre, si on le pique légèrement.

Enfin dans toute la région externe de la jambe, dans un territoire limité en avant par la crête tibiale, en arrière par la ligne médiane et la face postérieure de la jambe il y a anesthésie complète; — et au pied, dans un espace limité en arrière par

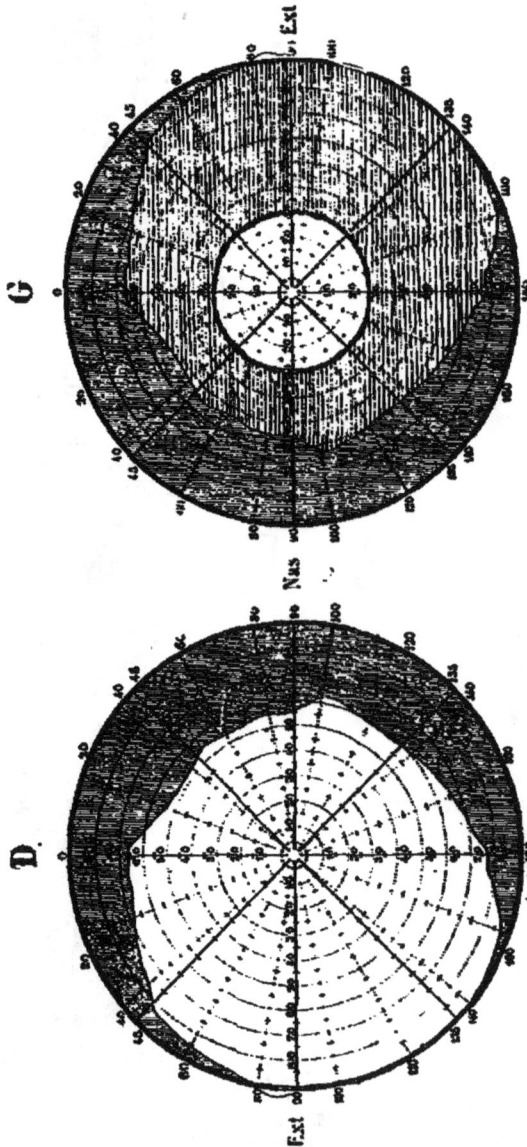

Fig. 33. — Rétrécissement du champ visuel chez le malade de l'Observation XI (sciatique et hystérie).

les articulations tarso-métatarsiennes, en dedans par une ligne se dirigeant vers le deuxième orteil, et s'étendant jusqu'au bord externe du pied, — le malade est complètement anesthésique, aussi bien sur la face dorsale que sur la face plantaire.

Il est à remarquer que le cou-de-pied présente les mêmes troubles de la sensibilité que le reste du membre, c'est-à-dire que la cuisse et la partie postéro-interne de la jambe, troubles eux-mêmes identiques à ceux de la moitié gauche du corps.

Ni troubles trophiques, ni troubles vaso-moteurs. Pas d'amaigrissement notable du membre. Insensibilité pharyngienne. A gauche : goût aboli, ouïe très faible, odorat nul. Du côté gauche, rétrécissement du champ visuel à 30°. Pas d'achromatopsie, de diplopie monoculaire, ni de micromégalopsie. Points hystérogènes : iliaque, testicule gauche.

Depuis le début de sa maladie, M... est d'un caractère triste. Il a mangé toutes ses économies, ce qui n'a pas peu contribué à accentuer son état de dépression mentale. Il est très maigre : l'état général est néanmoins assez bon.

Nous nous trouvons ici en présence de troubles sensitifs et moteurs qui méritent d'autant plus que nous nous y arrêtions qu'ils peuvent prêter à erreur. Une rapide analyse permet néanmoins de reconnaître leur véritable nature.

Au point de vue de la sensibilité, le membre inférieur droit doit être partagé en deux zones d'étendue inégale : la première, qui comprend toute la cuisse, la face interne et postéro-interne de la jambe, la partie la plus interne du dos et de la plante du pied, a entièrement conservé la sensibilité tactile, mais a perdu la sensibilité à la douleur, à la chaleur et au froid; la seconde, limitée à la partie externe de la jambe et à la plus grande partie du pied, est atteinte d'anesthésie complète et absolue. Cette dernière nous est déjà connue. Comme dans les précédentes observations, l'anesthésie totale est causée par une névrite des filets cutanés du sciatique poplité externe.

Quant à la plus grande partie du membre inférieur, elle présente identiquement les mêmes troubles sensitifs que la moitié gauche du corps : thermoanesthésie, analgésie, diminution légère de la sensibilité tactile. A gauche, les sens spéciaux sont atteints (anosmie, agustie, surdité presque complète, rétrécissement du champ visuel) et deux points hystérogènes existent (testiculaire, iliaque). C'est assez dire qu'il s'agit de phénomènes hystériques. Ce ne sont pas les seuls.

La démarche du malade, qui traine sa jambe mi-paralysée, mi-contracturée, est typique et porte au suprême degré le cachet de l'hystérie.

La sciatique a donc servi d'appel aux manifestations hystériques. Nous y insistons d'autant plus volontiers que nous ne connaissons pas d'exemple analogue. La sciatique a joué le rôle d'agent provocateur et la névrite, que rendent incontestable les caractères de la douleur, la longue durée de l'affection, l'anesthésie du territoire sciatique poplité externe, a revêtu le manteau hystérique.

La diathèse hystérique, à laquelle le malade était singulièrement prédisposé de par l'hérédité, s'est-elle affirmée avant ou après le début de la lésion du nerf? C'est ce que nous ne pouvons affirmer. Il est possible que son développement ait eu pour cause occasionnelle les douleurs, la misère, les souffrances de tout genre endurées par le malade depuis l'apparition de la sciatique.

On pourrait se demander pourquoi nous concluons chez cet homme à la nature hystérique de l'anesthésie qui occupe comme une jambe de pantalon tout le membre inférieur du côté droit, lorsque, en présence d'une anesthésie presque identique chez la femme de l'Observation X, nous avons conclu à un trouble dépendant de la sciatique, analogue à ceux qui ont déjà été décrits dans cette maladie. La raison est bien simple. On pourrait penser évidemment chez cette femme à l'hystérie en voyant les limites de son anesthésie qui ne répondent à aucune distribution nerveuse. Mais il faut admettre d'abord qu'elles ne sont pas en réalité aussi nettes, que nous avons été obligés de les figurer sur un schéma de petites dimensions. La transition entre les parties anesthésiées et les parties sensibles est graduelle et non pas brusque comme dans l'hystérie. De plus il ne s'agit pas d'une anesthésie, mais d'une simple diminution, fort légère, à vrai dire, de la sensibilité. Enfin, et c'est là, ce nous semble, le meilleur argument, cette malade ne présentait aucun autre phénomène hystérique. Pourquoi donc alors vouloir rattacher à cette névrose un phénomène qui aurait été sa seule manifestation, tandis qu'il était bien plus rationnel de l'interpréter en l'attribuant à la sciatique dans laquelle nous connaissons déjà des troubles semblables?

Il en était tout autrement chez M... et considérant les caractères de l'anesthésie en jambe de pantalon du membre inférieur droit, anesthésie absolument identique à l'hémianesthésie du côté opposé, nous ne pouvons faire autrement que de l'attribuer à l'hystérie et non à la sciatique. Tel était du reste l'avis de M. le professeur Charcot lorsqu'il présenta ce malade dans une de ses leçons cliniques.

Du groupement de tous ces faits que nous venons d'examiner, nous croyons que l'on peut tirer quelques conclusions qu'ils nous paraissent légitimer de tous points :

1° Il existe une complication peu connue de la sciatique, consistant en une névrite localisée à une seule branche de division de ce nerf, le sciatique poplité externe, et caractérisée par des troubles moteurs et sensitifs portant sur le territoire de distribution musculaire et cutanée de ce tronc nerveux;

2° Cette complication se présente aussi bien dans la sciatique simple, dans laquelle on ne l'avait, il est vrai, jamais décrite jusqu'aujourd'hui, que dans la sciatique par lésion traumatique des branches d'origine du nerf dans le bassin, où on la connaissait déjà;

3° L'étiologie et la pathogénie ne semblent rien présenter de particulier. Les théories mises en avant pour interpréter les cas traumatiques déjà observés, tombent devant les observations de sciatique simple. Il semble pour le moment qu'on doive se contenter de l'ancienne interprétation : prédominance des névrites sur les extenseurs;

4° Quoi qu'il en soit, il s'agit le plus souvent d'une complication sérieuse, d'un pronostic assez sévère, commandé par la présence d'une névrite avec atrophie dégénérative des muscles.

VIII,

Un cas de sciatique avec paralysie amyotrophique dans le domaine du poplité, déterminée par l'usage exagéré de la machine à coudre (1);

Il nous a paru intéressant de publier l'observation d'une malade actuellement dans le service de clinique de la Salpêtrière, d'autant plus que l'examen de cette malade ayant été le sujet d'une des *Leçons du Mardi* (2) de M. le Pr Charcot, nous pourrons ajouter à l'observation elle-même les considérations que notre maître a présentées sur ce cas.

Cette jeune femme est atteinte d'une de ces sciatiques paralytiques sur lesquelles M. Charcot a appelé l'attention l'an passé et dont plusieurs exemples ont été publiés dans les *Archives de Neurologie* (septembre 1890, n° 59), par MM. Georges Guinon et Parmentier sous ce titre : « *Sur une complication peu connue de la sciatique, paralysie amyotrophique, dans le domaine du poplité.* » (Voir plus haut, N° VII.)

Le fait de la paralysie amyotrophique poplitée compliquant une sciatique est déjà chose intéressante. A l'étude détaillée et récente de MM. Georges Guinon et Parmentier nous n'aurions qu'à ajouter sans commentaires notre observation s'il n'y avait lieu de signaler ici quelques particularités d'évolution qui sortent de l'ordinaire ainsi qu'un élément étiologique spécial : l'affection paraît

(1) Par MM. J.-B. Charcot, interne du service et H. Meige, interne provisoire des hôpitaux.
(2) Février 1891.

s'être développée sous l'influence de l'usage prolongé
et excessif de la machine à coudre.

Plusieurs fois on a relevé l'existence de diverses affections du système nerveux déterminées par l'abus de
la machine à coudre. M. Guélliot (*Semaine médicale*
du 7 et du 10 janvier 1882) relevait cet abus comme une
des causes du tabes. Le rôle de la machine à coudre
dans la pathogénie du tabes a été également étudié par
M. Guibout (1), qui insiste sur l'excitation génésique
provoquée par le mouvement des jambes, et ce ne serait, pour cet auteur, que par l'intermédiaire de cette
excitation que l'usage de la machine à coudre jouerait
un rôle dans la pathogénie du tabes (?). Docon (2) également note l'irritation interne des parties génitales,
mais Decaisne (3), dans une communication à l'Académie
des Sciences, après un examen de 661 femmes, conclut
que « l'influence du travail et de la machine à coudre est
nulle sur le système nerveux, douteuse sur le système
génital, mais plus marquée sur le système locomoteur. »
Layet (4) constate l'affaiblissement de l'innervation
des membres inférieurs chez les ouvrières à la machine
et n'est pas éloigné de croire à une altération trophique
de certains départements de la moelle épinière.

Evidemment, comme l'a fait remarquer M. Charcot
dans son cours, il ne saurait s'agir là, pour ce qui
concerne le tabes, que d'une cause occasionnelle, provocatrice, mais pour ce qui concerne la sciatique, l'influence est peut-être plus directe ; nous la voyons
signalée par Seeligmüller (5), qui cite un fait dans lequel
l'usage de la machine à coudre pouvait être incriminé,

---

(1) Guibout. — *Union médicale*, 1866, p. 501.
(2) Docon. — *British medical Journal*, 1870. Vol. II, p. 28.
(3) Decaisne. — *Acad. des sciences*, 16 mai 1870. (*La machine
à coudre et la santé des ouvrières*).
(4) Layet. — *Hygiène des professions*, 1875, p. 508.
(5) *Dictionn.* de Jaccoud, art. *Sciatique*, par Homolle.

et par M. Eichhorst (1) dans son traité classique à l'article *sciatique*. On connait d'ailleurs pour la sciatique toute une série de causes traumatiques paraissant avoir suffi pour déterminer de toutes pièces le développement de la maladie ; les marches forcées, le séjour longtemps assis dans une voiture cahotée, etc., etc. L'influence d'une machine à coudre serait probablement quelque chose de ce genre dans la pathogénie de la sciatique. Le fait que la névrite dont est atteinte notre malade semblerait consécutive à l'abus de la machine nous a paru intéressant, les observations de ce genre étant rarement signalées, peut-être parce que l'attention n'a pas été portée sur ce point.

OBSERVATION. — La nommée V... D... Léonie est âgée de 27 ans.

Antécédents héréditaires. — Père buveur, travaillait dans une usine de caoutchouc, généralement bien portant, sauf quelques accès de fièvres intermittentes (??). Il y a quinze ans environ, il fut enfermé quatre mois à Ville-Évrard comme fou. Rendu à sa famille, depuis lors il n'a jamais présenté de troubles mentaux, n'a jamais eu d'attaques. Mère, deux sœurs et un frère vivants et bien portants. Notons cependant qu'une des sœurs de la malade, employée dans le même atelier qu'elle et ouvrière à la machine, a dû changer d'état à cause des crampes qu'elle éprouvait dans la jambe droite. Depuis, elle ne s'en est point ressentie.

Antécédents personnels. — La malade a généralement été bien portante, elle est réglée depuis onze ans et demi régulièrement. Pas de manifestations rhumatismales. Elle a eu un enfant en 1881, qui est mort d'une méningite.

Depuis l'âge de quatorze ans piqueuse à la machine, elle travaille en moyenne quatorze heures par jour. Elle est continuellement assise, et continuellement fait mouvoir les pédales de son instrument, les deux pieds agissant successivement, mais le droit fatiguant davantage. Elle travaille dans un atelier vaste, aéré et jamais humide. Elle couche dans une chambre qui n'est ni froide, ni humide. Ja-

---

(1) Eichhorst. — *Handbuch der speciellen Pathologie und Therapie, Mal. du syst. nerv.,* p. 95.

mais elle n'avait été malade; cependant, il y a deux ans, pendant quelques mois, elle a eu de temps en temps le cou serré
et elle s'est mise à pleurer par crises. Ces phénomènes cessèrent, mais il y a dix-huit mois environ, elle a souffert d'un
point douloureux dans le côté droit; cette douleur fut traitée
par son médecin comme affection du foie.

Parfois, la nuit, elle éprouvait des crampes douloureuses
dans le pied et la jambe, surtout à droite; elle les mettait sur
le compte de son métier. Elle s'est plaint fréquemment de
douleurs de tête. Elle aurait eu aussi des fièvres intermittentes,
quoique n'ayant jamais vécu dans des pays marécageux.

Histoire de la maladie. — Vers le mois de mai 1890 apparaissent les premières douleurs dans la jambe droite. Ce sont
d'abord comme des courbatures douloureuses dans le mollet
et une certaine faiblesse, une maladresse du pied droit. Bientôt,
la douleur se localise nettement au creux poplité (nerf poplité
externe), assez vive pour gêner la marche et rendre fort pénible
la manœuvre de la machine à coudre; la nuit, cette douleur
l'empêchait de dormir. Mais, de crainte de perdre son travail,
notre malade dissimulait sa souffrance à l'atelier, évitant de se
lever, restant toujours assise pour qu'on ne la vît pas boiter.

Dès cette époque, elle remarque que son pied droit est enflé
le soir, plus froid et plus rouge, et qu'elle a de la peine à le
redresser; elle se plaint également d'une douleur siégeant au
niveau du tendon d'Achille.

En septembre, ses douleurs sont si vives qu'elle doit quitter
son travail; elle reste chez elle à la chambre, sans toutefois
s'aliter complètement. Alors apparaît un nouveau point douloureux qui siège à la naissance de la cuisse droite, entre l'is-
chion et le grand trochanter. Pendant trois semaines, la douleur
est extrêmement vive et la malade ne peut absolument pas
s'asseoir sur la fesse droite. Toutes ces douleurs, que la malade localise bien sur le trajet du sciatique, existaient spontanément et étaient exacerbées par la pression et la marche.
Elle indique aussi vaguement les points fessier, fémoraux,
péronier et malléolaire. Un médecin qu'elle consulta la traita
pour une paralysie et l'électrisa tous les deux jours.

La douleur diminua peu à peu en quittant d'abord la région
fessière. Elle a duré environ huit mois, mais le pied reste
tombant, il butte contre le moindre obstacle et la marche est
très pénible. C'est devant la persistance et l'exagération de ce
dernier symptôme que la malade se présente à la consultation
de la Salpêtrière, le 3 février 1891.

État actuel. — Les appareils circulatoire, respiratoire,
digestif et génito-urinaire n'offrent rien d'anormal.

Motilité. — **A.** *Membres inférieurs, face, cou, tronc, membre inférieur* gauche, sains.

B. *Membre inférieur droit.* — La malade fléchit et étend sans peine et sans douleur la cuisse sur le bassin et la jambe sur la cuisse. La résistance aux mouvements de flexion et d'extension qu'on lui imprime est un peu moindre que pour le membre sain.

La malade assise peut s'appuyer aujourd'hui sur sa fesse droite sans grande douleur, mais le poids du corps porte surtout sur la fesse gauche, et si on lui ordonne de se lever, c'est la jambe gauche qui porte tout le poids du corps. Debout, la malade repose sur la jambe saine. La jambe droite est légèrement ployée sur la cuisse et le pied repose par sa pointe sur le sol. Le talon ne touche pas le sol, mais il en est très peu distant.

La marche se ressent de la faiblesse de la jambe droite et surtout de la chute du pied.

Le moindre obstacle exige un effort considérable et bien souvent la malade manque de tomber, soit que son pied accroche dans un tapis, soit lorsqu'elle veut tourner sur elle-même.

Les réflexes rotuliens sembleraient un peu exagérés du côté malade. Pas de trépidation épileptoïde. Le réflexe pharyngien est totalement aboli.

Sensibilité. — A la piqûre : conservée sur tout le corps des deux côtés sauf sur la face antéro-externe de la cuisse droite, où il existe une plaque d'anesthésie remontant jusqu'au pli inguinal et au bord supérieur de l'os coxal, se perdant en arrière dans la région moyenne de la fesse. Cette zone descend en bas jusqu'au genou, dont elle occupe la région externe.

La jambe et le pied malades semblent présenter une légère hyperesthésie. La sensibilité au chaud et au froid est partout conservée, sauf dans la zone d'anesthésie.

La malade ne présente aucun trouble de la vision, ni diplopie, ni amblyopie, ni dyschromatopsie. Les réflexes pupillaires sont normaux. Il n'y a pas de rétrécissement du champ visuel.

Les douleurs sur le trajet du sciatique ont presque complètement disparu ; ni spontanément, ni par la pression, la malade n'accuse de souffrance aux points si douloureux il y a 4 mois. Seule, l'extrémité inférieure du tendon d'Achille est douloureuse à la pression et pendant la marche.

Dans le pied et la jambe, sensations de picotement, chatouillement, survenant irrégulièrement, surtout quand la malade est restée longtemps assise.

Troubles trophiques. — Le membre inférieur droit présente dans toute son étendue une atrophie notable des muscles, qui va croissant de la cuisse à la jambe, atrophie que le tableau suivant indique :

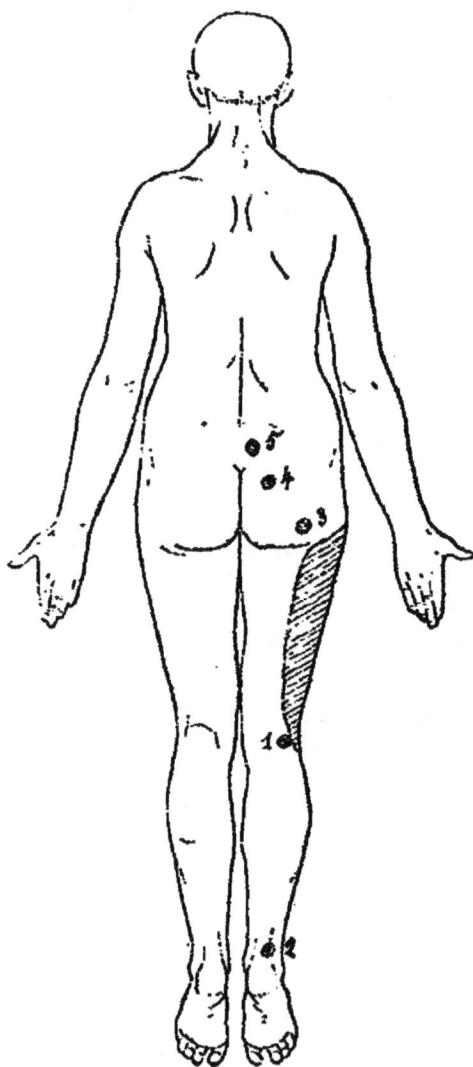

Fig. 34. — Points douloureux. (Les chiffres indiquent l'ordre d'apparition.)

CUISSE.	DROITE.	GAUCHE.
5 cent. au-dessus de l'extrémité sup. de la rotule.	34 c.	36 c.
15 — — — —	44 c.	45 c.
25 — — — —	30 c.	50 c.

JAMBE.	DROITE.	GAUCHE.
10 cent. au-dessous de l'extrémité inf. de la rotule	32 c.	36 c.
15 — — — —	31 c.	33 c.
25 — — — —	25 c.	26 c.
5 cent. au-dessus de l'extrémité inférieure de la molléole externe	20 c.	21 c.

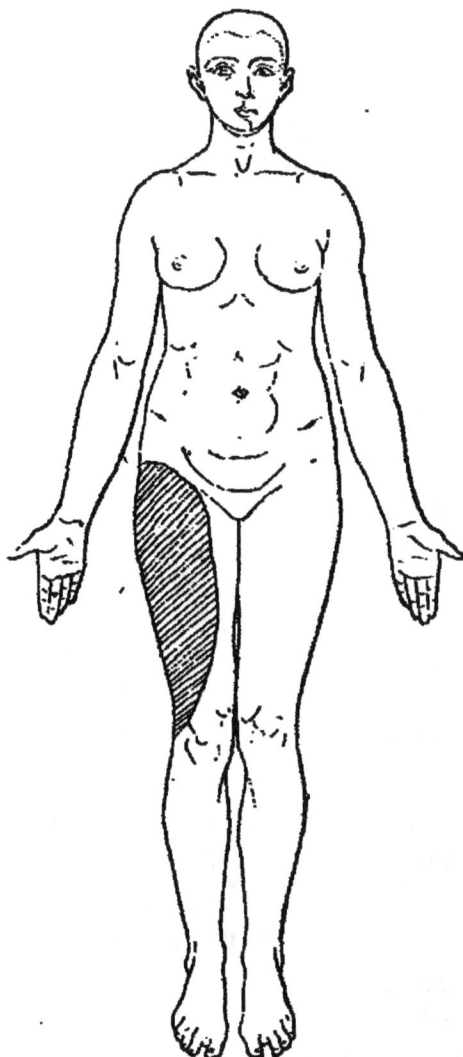

Fig. 33. — Plaque d'anesthésie cutanée dans le domaine du crural.

PIED.

Le périmètre du pied malade excède de 1 centimètre celui du pied sain (à la région médiotarsienne).

Troubles vaso-moteurs. — Le pied malade est beaucoup plus froid que le pied sain, il est rouge, violacé par places. On observe un empâtement œdémateux autour des mollets et sur la face dorsale du pied.

Température du pied malade.	21°,
— du pied sain	28°,4
— des deux cuisses	30°,

Examen électrique. — Examen faradique avec 6 cent. d'écartement. — Jambier antérieur = 0. — Extenseur commun = 0. — Péroniers latéraux = 0. — Extenseur propre du gros orteil = 0.

Examen galvanique. — Avec un courant de 20 milliampères. — Tibial antérieur. Kathode et Anode = 0. — Extenseur commun. Kathode et Anode = 0. — Extenseur propre. Kathode et Anode = 0. — Long péronier (avec le maximum). Kathode = Contraction. — Anode = 0. — Court péronier latéral (avec 20 milliampères). Kathode et Anode = 0. — Pédieux. Kathode et Anode très faible contraction. — Le triceps sural seul est indemne.

Nous croyons devoir insister sur l'examen du pied : en effet, on remarque, outre l'œdème, la couleur, le froid, la sueur, que le pied n'est point tout à fait ballant, libre, dans l'articulation tibio-tarsienne ; c'est une anomalie dans l'espèce. Quand on veut fléchir le pied de la malade sur la jambe, à un moment, on est arrêté par une résistance qui n'est point une résistance musculaire, élastique. Il s'agirait donc d'un pied bot équin incomplet, qui ne tient pas à la prédominance d'action des jumeaux, mais à une production fibro-tendineuse.

Déjà, dans certaines paralysies des extenseurs par névrite et en particulier dans la paralysie alcoolique, en outre des œdèmes et des troubles trophiques signalés par M. Lancereaux, il y a souvent à noter des productions fibreuses ou plutôt fibro-tendineuses qui maintiennent le pied dans une position vicieuse. Nous insistons sur ce phénomène qui ne paraît point encore avoir été signalé dans la sciatique.

De plus, ceci présente de l'intérêt au point de vue pratique, car, en effet, en supposant que, sous l'influence d'un traitement approprié qui serait surtout

électrique, on obtienne le retour des contractions musculaires, le pied n'en restera pas moins fixé en équin, et
il faudra, ainsi que M. Charcot l'a souvent conseillé dans
la paralysie alcoolique, faire intervenir la chirurgie et
pratiquer des sections fibro-tendineuses.

Cette particularité explique comment, dans le cas de
paralysie des extenseurs du pied, nous ne voyons pas,
comme dans la règle, le pied s'appuyer sur toute la
plante dans la station debout : pourquoi également nous
n'avons pas ici pour le membre droit la démarche de
stepper si caractéristique des cas où le pied est tombant.

En résumé, il s'agit ici de sciatique-névrite provoquée par l'usage de la machine à coudre et qui présente cette particularité d'avoir débuté par le nerf
poplité externe et d'avoir amené rapidement la paralysie amyotrophique. Elle s'est généralisée ensuite et a
remonté pour ainsi dire vers la racine du membre. Par
la marche ascendante, notre observation se rapproche de
l'observation X du travail de MM. Guinon et Parmentier, dans laquelle il s'agit d'une étiologie toute différente.

Avant de terminer, il nous faut insister sur une complication particulière de notre cas et qui pourrait prêter
à erreur. En se reportant à l'observation, on voit que la
malade présente une plaque d'anesthésie qui occupe la
face antéro-externe du membre, remontant jusqu'au pli
de l'aine et occupant le domaine du nerf musculo-cutané,
branche du crural, c'est-à-dire d'un nerf autre que celui
qui a souffert. Quoique la physiologie n'ait point donné
d'explication plausible de ce phénomène, on est habitué
à observer assez souvent dans la sciatique des anesthésies plus ou moins analogues ; mais, dans notre cas,
au siège particulier de l'anesthésie sont venus s'ajouter
d'autres phénomènes qui prouvent que ce trouble est dû
ici à une complication. L'examen attentif des organes
des sens chez notre malade ne nous a rien donné, mais

nous voyons dans ses antécédents personnels qu'elle a eu plusieurs attaques d'hystérie avec sensation de boule, sanglots, etc., et d'ailleurs, il existe chez elle un stigmate, le stigmate de Chairou, à savoir une insensibilité avec absence de réflexe du pharynx. Donc, la zone d'anesthésie un peu paradoxale de notre malade ne serait qu'un symptôme de l'hystérie, et d'ailleurs l'association de l'hystérie a été constatée plusieurs fois chez les sujets atteints de sciatique grave et en particulier dans les *Leçons du Mardi* (tome II, leçon du 30 octobre) et également dans le mémoire cité de MM. Guinon et Parmentier (Obs. n° XI).

IX.

Sciatique double primitive avec atrophie dégénérative des muscles dans le domaine du poplité externe et interne (1).

SOMMAIRE. — Sciatique simple et sciatique double non symptomatiques. — Histoire du malade : début de la sciatique double ; début de l'amyotrophie dégénérative. Diagnostic : alcoolisme ; saturnisme ; diabète ; blennorrhagie ; compression intra-pelvienne du plexus sacré ; mal de Pott ; cancer vertébral. — Il peut exister des sciatiques doubles non symptomatiques, accompagnées de phénomènes qui compliquent quelquefois les sciatiques unilatérales, tels que l'amyotrophie localisée au domaine d'une des branches de terminaison du nerf.

MESSIEURS,

Je désire attirer votre attention sur un malade dont l'histoire clinique vous intéressera certainement, et vous montrer de quelles difficultés est parfois entouré le diagnostic d'une affection réputée simple. C'est avec les apparences d'une paraplégie grave que cet homme s'est présenté à nous, bien qu'il ne soit atteint que d'une sciatique double. Vous me direz peut-être que la sciatique est une affection bien vulgaire ; sans doute, mais à côté des cas exceptionnels, nous devons vous montrer les affections que vous rencontrez le plus communément dans la pratique. Du reste, même en ces matières, il y a toujours quelque chose à glaner pour qui sait voir. L'observateur attentif trouve souvent dans les cas plus vulgaires quelque phénomène inattendu qui modifie le tableau clinique habituel. Nous en avons la preuve dans l'histoire de la sciatique dont je vous

---

(1) Leçon du mois de décembre 1890. — Recueillie par M. Parmentier, interne, médaille d'or des hôpitaux.

parlais à l'instant. Décrite, il y a plus de cent ans, par
Cotugno, étudiée avec soin par Valleix, cette maladie
paraissait désormais classée, lorsque Lasègue découvrit qu'il existait deux espèces de sciatique, la névralgie
et la névrite, distinction que confirma définitivement
le travail de M. Landouzy. Les choses en étaient là et
la question paraissait épuisée, lorsqu'en 1886, je remar-
quai, pour la première fois, la déviation spéciale du
tronc qui, depuis lors, a fait l'objet de si nombreuses
discussions. L'an passé, j'eus encore l'occasion d'observer une nouvelle complication de la sciatique, je
veux parler de la paralysie amyotrophique dans le
domaine du poplité (V. plus haut, p. 138 et suiv., n° VII).
Aujourd'hui, j'entends vous prouver que la sciatique
double peut, contrairement à la règle, n'être ni symptomatique, ni secondaire ; qu'*affection primitive* du nerf,
elle est susceptible d'une guérison tout au moins relative,
quelque intenses et graves que soient l'amyotrophie et
les autres troubles trophiques qui l'accompagnent.

Le malade que vous avez sous les yeux, le nommé
Chap..., vous a déjà été présenté le mardi 9 décembre. Il
pouvait à peine se tenir debout et s'avançait soutenu par
deux personnes. En marchant, il levait les cuisses d'une
façon excessive. Ce caractère nous frappa et, en le dés-
habillant, nous pûmes constater qu'il avait les pieds tombants, surtout le pied gauche. Les fléchisseurs étaient
d'ailleurs aussi paralysés que les extenseurs. Le malade
se plaignait, en outre, de violentes douleurs dans les
jambes, survenant la nuit principalement: « J'ai les pieds
dans le feu », disait-il. La première idée qui nous vint à
l'esprit en face de cet ensemble symptomatique, démarche de *stepper*, douleur, atrophie musculaire, pied
violacé et œdémateux, fut qu'il s'agissait d'une paraplégie
alcoolique. A la vérité, le malade niait énergiquement
avoir fait des excès de boisson ; ce n'était pas une raison,
car nous pouvions douter de sa sincérité. Mais voilà que

la pression des masses musculaires ne semblait occasionner qu'une douleur insignifiante et que les réflexes rotuliens n'étaient nullement absents. Peut-être avions-nous affaire à un cas anormal, nous devions, dès lors, examiner les choses de plus près, avant d'attribuer à l'alcoolisme cette paralysie douloureuse. Afin de procéder méthodiquement à l'étude des symptômes, nous avons admis le malade dans nos salles, et voici ce que nous avons constaté.

C'est un homme de cinquante-six ans, qui a quitté, il y a quelques années, le Cantal, où il exerçait le métier de boucher, pour venir à Paris chercher fortune. Les antécédents héréditaires n'offrent rien d'intéressant à relever au point de vue de la maladie qui nous occupe. Notons en passant qu'il ne connaît personne parmi ses ascendants qui ait été atteint de cancer ou de tumeur d'aucun organe. Après avoir eu quelques glandes au cou pendant son enfance et une variole légère pendant son service militaire, il est arrivé jusqu'à la cinquantaine avec une excellente santé. Il eut alors la gravelle et c'est pendant la convalescence de la cinquième et dernière attaque de colique néphrétique qu'il commença à ressentir les premiers symptômes du mal qui l'amène aujourd'hui devant nous.

Il sortait de l'asile de Vincennes lorsqu'il fut pris, sans cause apparente, de douleurs violentes dans le membre inférieur gauche. Ces douleurs, presque continuelles, suivaient exactement le trajet du sciatique. Elles commençaient au niveau de la fesse, puis descendaient le long de la région postérieure de la cuisse et de la jambe et se montraient plus particulièrement localisées aux points trochantérien, poplité, péronier, malléolaire externe, dorsal du pied. Peu à peu l'impotence et l'amaigrissement du membre devinrent manifestes. Au bout de deux mois, c'est-à-dire il y a un mois, les douleurs s'étendirent au membre inférieur droit, affectant la même disposition qu'à gauche. Pendant ce

temps, le malade, que ses souffrances empêchaient de
dormir, maigrissait et prenait peu à peu l'aspect cachectique que vous avez pu remarquer le jour de son
arrivée à la consultation.

Il paraissait alors frappé de paraplégie, vous disais-
je tout à l'heure. Il marchait, en effet, avec la plus
grande difficulté, steppant du côté gauche. Le pied
gauche était tombant, œdématié, d'aspect violacé, froid
au toucher, et ne pouvait exécuter aucun mouvement ;
il est encore inerte aujourd'hui. L'examen électrique
nous a montré qu'il existe une réaction de dégénérescence dans les muscles tibial antérieur, extenseur
commun des orteils, extenseur propre du gros orteil,
et une perte complète de l'excitabilité faradique et
galvanique pour les muscles péroniers latéraux et triceps
sural. A droite, la réaction de dégénérescence n'est que
partielle dans les mêmes muscles ; les mouvements du
pied sont, il est vrai, plus faibles qu'à l'état normal,
mais la démarche de *stepper* fait défaut, l'atrophie est
moins accusée qu'à gauche et il n'existe pas de troubles
trophiques cutanés. En ce qui concerne la sensibilité
des téguments, je n'ai à vous signaler qu'une petite
plaque de dysesthésie occupant la face dorsale du pied.
Enfin, la vessie et le rectum ne sont nullement paralysés. Et, lorsque je vous aurai dit que, sous l'influence
de l'antipyrine et de l'acétanilide, les douleurs se sont
calmées, et que le malade a retrouvé le sommeil et
l'appétit, j'en aurai fini avec l'histoire clinique.

Ma tâche n'est qu'à moitié remplie, car il me reste à
traiter la question du diagnostic. C'est évidemment à
une sciatique que nous avons affaire et, qui plus est, à
une sciatique double d'un genre particulier, car elle
s'accompagne de troubles paralytiques et amyotrophiques. Or, vous savez quel fâcheux pronostic entraîne
généralement dans l'esprit du clinicien exercé un pareil diagnostic ; la sciatique double étant presque tou-

jours symptomatique d'une affection grave, il y a un intérêt capital à établir d'une façon précise si, par exception, dans le cas présent, elle ne constituerait pas à elle seule toute la maladie.

Je ne reviens pas sur l'alcoolisme. Je vous ai dit quels avaient été mes doutes lorsque j'ai constaté la conservation des réflexes patellaires, l'absence des douleurs à la pression des masses musculaires. J'ajoute que, s'il n'est pas impossible que l'alcool frappe systématiquement les deux nerfs sciatiques, il faut avouer que c'est tout au moins exceptionnel ; enfin, le malade affirme qu'il ne boit pas et, renseignements pris, j'ai tout lieu de croire qu'il dit vrai.

De saturnisme, il ne peut être question ici : sans compter que le sujet n'a jamais été exposé à cette intoxication, les névrites que le plomb détermine affectent plutôt les membres supérieurs et n'occasionnent pas de douleur.

Le diabète peut bien, à la vérité, donner lieu à la paraplégie douloureuse, mais produit-il des lésions exactement limitées au domaine du sciatique ? Du reste, l'urine du malade ne contient pas de sucre.

La blennorrhagie porte parfois son action sur les nerfs. Tout récemment, M. le professeur Panas signalait la névrite optique blennorrhagique. Quant à la sciatique de même nature, elle est, depuis longtemps, connue, grâce aux travaux de M. le professeur Fournier. Il est bon d'y penser dans des cas analogues.

Les causes toxiques et infectieuses étant éliminées presque d'emblée, voyons si nous ne trouvons pas dans une compression du plexus sacré l'origine du mal. Nous devons d'autant plus nous arrêter à cette recherche, qu'à son entrée, le malade nous disait qu'il était obligé de faire de grands efforts pour aller à la garde-robe et qu'il rendait, disait-il, des matières rubanées, effilées, comme passées au laminoir. Il pouvait donc s'agir d'une tumeur du bassin, peut-être ganglionnaire (Niemeyer, par exemple, a vu une sciatique double causée par une tumeur leucémique) ou mieux d'un épithélioma du rectum comprimant les deux nerfs sciatiques, directement ou par l'intermédiaire de ganglions cancéreux. Cette hypothèse semblait trouver sa confirmation dans l'aspect cachectique du sujet. Nous fûmes bientôt forcés de l'abandonner. Le bassin est libre, le rectum n'est pas rétréci, enfin, les matières sont parfaitement normales.

Je dois vous dire, en passant, qu'à la suite d'accouchements laborieux on observe parfois la paralysie du nerf sciatique. Les thèses de Bianchi, de MM. Lefèvre, Brivois, Dorion, en contiennent plusieurs exemples ; mais, nulle part, il n'est fait mention de la sciatique double.

Je laisse donc de côté les différentes théories émises pour expliquer la paralysie dans ces cas (1) et j'arrive à une cause à laquelle on devait naturellement penser chez notre malade, au mal de Pott. C'est une affection qui n'est pas rare à cet âge. Tout récemment encore, j'avais l'occasion de vous montrer, chez un homme de soixante ans, une paraplégie spasmodique qui ne reconnaissait pas d'autre origine. La courbure angulaire de la colonne vertébrale ne laissait aucun doute sur la nature de la paraplégie, et mon diagnostic était déjà posé lorsque le malade m'apprit qu'il avait été traité, deux ans auparavant, pour un testicule tuberculeux.

Mais de quelle variété du mal de Pott s'agirait-il donc ici ? Du mal de Pott lombo-sacré. Les pseudo-névralgies, sur lesquelles j'ai autrefois appelé l'atten-

---

(1) Voir à ce sujet, plus haut, p. 138 et suivantes, le mémoire de MM. Georges Guinon et Parmentier.

tion, se montrent communément et précèdent presque toujours la gibbosité : il est inutile, je crois, d'insister là-dessus.

« Dans le mal de Pott lombo-sacré, dit M. le professeur Lannelongue, elles se présentent sous la forme de sciatique, de névralgie crurale ; elles ne deviennent guère bilatérales qu'après avoir été unilatérales pendant un temps assez long. La paralysie motrice n'affecte presque jamais toute l'étendue des deux membres inférieurs ; elle est partielle et incomplète, certains groupes musculaires sont paralysés ou seulement affaiblis, alors que les groupes voisins sont respectés ; certains mouvements de la jambe et du pied sont compromis, tandis que les autres et ceux de la cuisse sont intacts... » Bien que cette description offre quelques points de ressemblance avec le tableau clinique que je vous ai exposé tout à l'heure, je dois vous assurer que je ne me suis pas arrêté à ce diagnostic.

A ce propos, permettez-moi de vous rappeler les symptômes que déterminent les lésions de la queue de cheval, fracture du rachis ou tumeur de la région. Ils varient, bien entendu, avec le territoire nerveux qui est atteint. D'après Thornburn, à qui nous devons un intéressant mémoire sur ce sujet, les racines inférieures sont les plus affectées lorsque la compression porte sur la queue de cheval tout entière ; mais celle-ci peut être limitée au domaine du plexus lombaire ou du plexus sacré. En général, il existe de la rétention d'urine, une paralysie atrophique, avec réaction de dégénérescence des muscles innervés par le sciatique (pied tombant) et quelquefois de ceux innervés par le crural, une anesthésie cutanée en rapport avec la distribution des nerfs atteints (ordinairement le périnée, la face interne des cuisses), des escharres au talon ; enfin le réflexe rotulien est absent si le crural est lésé, conservé dans le cas contraire.

Je rejette ces deux dernières hypothèses, car notre

malade ne présente ni troubles de la vessie et du rectum, ni anesthésie dans le domaine du plexus sacré, ni gibbosité, ni la moindre gêne dans les mouvements du tronc en arrière. C'est en partie pour ces motifs que j'écarte l'idée d'un cancer vertébral. Ordinairement secondaire à un épithélioma du sein et plus rarement à un épithélioma de l'estomac, le cancer vertébral s'accompagne, comme l'a bien montré Cazalis, de paraplégie douloureuse et parfois (Leyden, etc.) de sciatique double. L'aspect cachectique du malade à son arrivée plaidait, il est vrai, en faveur de ce diagnostic; aujourd'hui, l'état général est meilleur, et en l'absence de signe de carcinose viscérale, de douleur et de déformation spinale, il ne peut plus en être question.

Est-il donc impossible de formuler un diagnostic précis ? Nous y arrivons enfin. On divise, vous le savez, les sciatiques en primitives et symptomatiques; on distingue une forme bénigne qui relève plutôt de la sciatique-névralgie, et une forme grave qui appartient à la sciatique-névrite, ce qui ne veut pas dire que celle-ci ne peut pas être primitive. La gravité n'est pas spécialement propre à l'une ou à l'autre variété; elle réside dans la durée de l'affection, la scoliose, les troubles trophiques; elle tient moins peut-être à l'étiologie qu'à l'évolution de la sciatique.

Dès lors, deux questions se posent: 1° Y a-t-il des sciatiques doubles primitives ? 2° Ces sciatiques peuvent-elles amener des troubles trophiques musculaires et cutanés aussi graves que ceux que nous avons sous les yeux ?.

Oui, il existe des sciatiques doubles non symptomatiques. Puisque les douleurs peuvent gagner la sphère du crural, des différentes branches du plexus sacré, pourquoi n'irradieraient-elles pas de l'autre côté? C'est là une opinion admise par M. Huchard (Traité des névroses d'Axenfeld), par Seeligmuller. D'après Hasse, il n'est pas rare de voir les deux jambes atteintes; seulement, dans ces cas, la douleur d'un côté est tellement faible qu'elle passe inaperçue.

C'est également par l'affirmative que je répondrai à la seconde question. L'an dernier, j'ai démontré que la sciatique unilatérale simple, c'est-à-dire primitive, pouvait s'accompagner de paralysie avec atrophie des muscles innervés par le péronier (V. plus haut le n° VII) et que, la douleur disparue, cette paralysie persistante était capable de constituer une véritable infirmité. Eh bien, cela étant, je ne vois aucune bonne raison pour que ce qui se voit dans la sciatique simple primitive ne se rencontre pas dans la sciatique double également primitive.

Nous sommes donc en face d'une affection relativement bénigne et, ce qui me confirme dans cette idée, c'est le changement qui s'est opéré dans l'état du malade depuis son entrée à l'hôpital. Il souffre beaucoup moins, dort et mange bien; enfin l'aspect cachectique, créé sans doute par les douleurs et l'insomnie, s'efface de jour en jour. Est-ce à dire que la guérison sera absolue? Je n'ose le croire; l'expérience m'a appris combien la paralysie avec amyotrophie est tenace en pareil cas. Le côté droit se dégagera vraisemblablement; mais le côté gauche est trop profondément atteint peut-être pour revenir jamais complètement à l'état normal : voilà pourquoi notre homme marchera toujours en steppant. Néanmoins nous continuerons l'électrisation des muscles et nous appliquerons de larges vésicatoires sur le trajet du sciatique pour faire disparaître les derniers phénomènes douloureux.

J'ai terminé. Vous avez sans doute remarqué que je n'ai pas discuté l'hypothèse d'une méningite spinale, bien que cette affection puisse occasionner une sciatique double. Elle ne pourrait, en effet, nous rendre compte dans notre cas de la systématisation évidente dans le

domaine du sciatique seul, de l'amyotrophie grave dans
le domaine des nerfs poplités, de la persistance des réflexes rotuliens, de l'absence de complication du côté de
la vessie et du rectum, alors qu'il s'agirait, dans cette
éventualité, d'une lésion de la moelle devant intéresser,
de par son siège, les soi-disant centres génito-urinaires.

Je ne dis pas cependant que la moelle n'est pas intéressée dans le cas présent; elle l'est, à mon avis, dyna-
miquement. Je m'explique. La moelle me paraît avoir
été ici l'intermédiaire obligé entre la sciatique gauche
et la sciatique droite; peut-être même l'altération des
tubes sensitifs n'a-t-elle pas retenti directement, par
voie de contiguïté, sur les tubes moteurs et faut-il voir,
dans le système des cornes postérieures et antérieures
de l'âge gris, le trait d'union nécessaire entre l'affection
des fibres nerveuses sensitives et motrices.

X.

Ophthalmoplégie externe et amyotrophie généralisée (1).

SOMMAIRE. — Facies dans l'ophthalmoplégie externe, ou *facies d'Hutchinson*; ses caractères, son diagnostic. Caractères cliniques de l'ophthalmoplégie externe : intégrité des muscles iriens et pupillaires, atteinte des seuls muscles moteurs du globe oculaire. Considérations anatomiques ; lésions nucléaires.

Valeur séméiologique de l'ophthalmoplégie externe : tumeurs, inflammations (polioencéphalite de Wernicke), ophthalmoplégie externe-névrose. Analogie avec la paralysie bulbaire inférieure ou labio-glosso-laryngée. Tabes et ophthalmoplégie externe.

Ophthalmoplégie externe et atrophie musculaire généralisée constituant un syndrôme à part (polioencéphalomyélite). Description de deux cas. Absence de la réaction de dégénérescence dans les muscles atrophiés. Cas aigus et subaigus.

MESSIEURS,

Je me propose d'étudier avec vous dans la leçon d'aujourd'hui et de mettre en valeur deux cas cliniques dans lesquels vous trouverez le syndrome « ophthalmoplégie externe » ou extérieure, ophthalmoplégie nucléaire comme on l'appelle encore, coïncidant avec l'atrophie musculaire plus ou moins généralisée des membres, atrophie qui, d'après les caractères un peu différents cependant qu'elle affecte dans ces deux cas,

---

(1) Leçon du 20 juin 1890, recueillie par M. Blocq.

me semble toutefois relever d'une lésion de la substance
grise des cornes antérieures de la moelle épinière (1).

Il s'agit là de ces cas rares, encore r 1 étudiés jusqu'à
présent par conséquent, et dont l'examen, à n'en pas
douter, excitera votre intérêt.

Qu'entend-on par ophthalmoplégie externe ? Les
ophthalmologistes le savent bien, quoique même pour
eux il s'agisse d'une question relativement neuve. Nous,
médecins, nous connaissons moins ce sujet, bien qu'il
nous intéresse spécialement, ainsi que vous le reconnaîtrez aisément par l'exposé qui va suivre.

J'ai fait placer sous vos yeux un de nos deux malades. Chez lui, les apparences cliniques de l'ophthalmoplégie externe sont parfaitement accentuées. Elles
s'expriment par une modification des traits du visage,
très original, très spéciale, qui, dès le premier abord,
frappe les yeux du médecin, et que l'on pourrait désigner sous le nom de *facies d'Hutchinson*. C'est, en
effet, à l'éminent chirurgien de Londres qu'on doit d'a-
voir, pour la première fois, fait parfaitement ressortir
les caractères dont il s'agit, dans un mémoire publié
dans les *Transactions médico-chirurgicales* (1879).
Ce travail porte un titre intéressant à connaître: « *On
ophthalmoplegia externa* (M. Mauthner assure qu'il
vaut mieux dire *exterior*) *or symmetrical immobility*,
et, entre parenthèses: *partial* — partielle, parce qu'en

---

(1) Voir à ce sujet le mémoire très complet de MM. Georges
Guinon et E. Parmentier : *De l'ophthalmoplégie externe combinée à la paralysie glosso-labio-laryngée et à l'atrophie musculaire progressive ; lésion systématique des noyaux moteurs
(polioencéphalomyélite)*, publié dans la *Nouvelle Iconographie
de la Salpétrière*, 1890 et 1891. Dans ce mémoire, M. Parmentier
et moi avons, d'après les données fournies par M. Charcot, étudié
cette question sous toutes ses faces et donné, outre le résumé de
tous les cas publiés jusqu'à ce jour, plusieurs observations iné-
dites, dont quelques-unes sont mentionnées avec plus ou moins de
détails dans cette leçon. (G. G.).

réalité cette immobilité symétrique n'est que très rarement complète, — *of the eyes, with ptosis.* » Ainsi, vous l'entendez, symétriquement il y a immobilité des yeux et chute incomplète de la paupière.

Cette demi-chute de la paupière, dit Hutchinson, donne à la physionomie un air endormi ; la cornée transparente est à demi couverte ; le regard en même temps est d'une fixité singulière, les yeux regardant en face vaguement, parce que les axes visuels ne convergent pas exactement. La raison de cette fixité du regard est facile à saisir, même par une analyse sommaire ; elle consiste en ce que les mouvements des globes oculaires dans toutes les directions, en haut, en bas, à droite et à gauche, sont plus ou moins complètement parésiés ou paralysés.

Ce mécanisme contraste avec celui qui régit le masque de la maladie de Parkinson qui, en raison de la fixité du regard, ne manque pas de présenter quelques analogies. Mais la fixité des traits tient ici à une rigidité des muscles et non à une paralysie ; l'œil est plutôt grand ouvert, les sourcils sont élevés et le front plissé de rides transversales comme dans l'ophthalmoplégie externe, quoique pour une cause différente.

Ainsi que vous le voyez chez ce malade, qui présente un beau type du *facies d'Hutchinson*, ici aussi les sourcils sont élevés et le front plissé en travers ; c'est la conséquence d'un acte instinctif ayant pour but de faire que l'action du muscle frontal supplée à l'insuffisance du releveur des paupières.

D'ailleurs, vous pouvez reconnaître aisément que le malade est inhabile, s'il ne meut sa tête, à diriger ses yeux dans les directions les plus diverses ; et ceci nous conduit à reconnaître que ces signes dérivent d'une paralysie de toutes les branches extérieures ou externes du moteur oculaire commun, à savoir : droit interne, droit supérieur, droit inférieur, petit oblique, releveur de la paupière. Et, remarquez-le bien, non seulement la paralysie porte sur les branches du moteur oculaire commun (*oculo-motorius*, comme l'appellent tout court les Allemands), mais encore, puisque le droit externe est paralysé lui aussi, sur le moteur oculaire externe ou *abducens*.

Toute la musculature extérieure de l'œil, ou même des deux yeux, est donc atteinte symétriquement, bien que les divers muscles ne soient pas affectés toujours au même degré.

Mais, voici un trait spécial dans l'espèce, et particulièrement digne d'être relevé au premier chef ; la musculature intérieure de l'œil, comprenant : 1° les muscles ciliaires, 2° les muscles iriens, reste pendant ce temps absolument indemne, ou, pour le moins, relativement peu altérée, de telle sorte que les mouvements d'accommodation et les réflexes pupillaires contrastent par leur intégrité, avec la paralysie totale ou presque totale des muscles extérieurs.

En d'autres termes, il y a *ophthalmoplégie externe*, il n'y a pas *ophthalmoplégie interne* ; cette dernière expression a été créée par Hutchinson pour l'opposer à la première, et désigner la paralysie des muscles ciliaires et iriens.

Il existe là, vous le voyez, dans les fonctions du *moteur oculaire*, une sorte de dissociation remarquable, qui ne peut être bien comprise que si l'on se reporte à un certain nombre d'observations, à la fois anatomiques, anatomo-cliniques et expérimentales, qui ont été produites dans ces derniers temps.

* *
*

Vous savez comment la colonne ganglionnaire qui sert d'origine aux fibres du moteur oculaire occupe, au-dessus du bulbe proprement dit, une région qu'on pourrait appeler le bulbe supérieur, ou protubérantiel.

En cette région se termine le quatrième ventricule et commence l'aqueduc de Sylvius, qui va s'ouvrir plus haut dans le troisième ventricule ; eh bien ! c'est là, dans la paroi inférieure de cet aqueduc de Sylvius, le *fond*, comme on l'appelle, et aussi sur ses parois latérales, que siègent l'amas, ou mieux les amas de cellules motrices, qui servent d'origine au moteur oculaire commun. On peut suivre par en haut cette colonne ganglionnaire jusqu'au point terminal où l'aqueduc s'ouvre dans le troisième ventricule.

Or, Messieurs, d'après les recherches auxquelles je faisais allusion plus haut, il paraît établi que, contrairement à l'opinion ancienne, ces amas cellulaires ne forment pas un tout cohérent où les cellules d'origine des nerfs se rendant aux divers muscles de l'œil seraient entremêlées et confondues. L'expérimentation, entre les mains de Hensen et Vœlkers, consistant en des manœuvres d'excitation, a fait voir que les rameaux iriens et ciliaires — ceux dont la lésion produit les symptômes de l'ophthalmoplégie interne — proviennent d'amas cellulaires placés au-dessus de ceux qui donnent naissance aux nerfs des muscles moteurs du globe. Quant à ces derniers eux-mêmes, ils reconnaissent autant de noyaux d'origine distincts qu'il y a de muscles.

Voici quelle serait la disposition de ces noyaux le long de l'aqueduc. Il existe : *a*) des noyaux latéraux qui sont, d'avant en arrière ou de haut en bas, ceux de l'élévateur de la paupière supérieure, du droit supérieur, et du petit oblique ; *b*) des noyaux médians pour le droit interne et le droit externe. En bas et plus en arrière sont ceux du grand oblique ou pathétique qui participe, lui aussi, souvent à l'altération de l'ophthalmoplégie externe.

Eh bien, Messieurs, voici comment on s'entend, car, à cet égard, les ophthalmologistes sont d'accord pour expliquer la dissociation, qu'on remarque dans les cas

qui nous occupent, des phénomènes ophthalmoplégiques. Dans l'ophthalmoplégie externe, la lésion porte
sur le groupe cellulaire postérieur composé des amas
de noyaux que nous venons de passer en revue.

Le noyau antérieur, destiné aux nerfs des muscles
ciliaires et iriens, reste en dehors de la sphère d'activité de la lésion originelle, et, en conséquence, il n'y
a pas d'ophthalmoplégie interne. Ni l'accommodation,
ni la faculté photomotrice de l'iris n'est troublée, alors
que tous les mouvements de l'œil sont paralysés.

C'est là, comme on le dit, un des grands caractères
des paralysies *nucléaires* du globe de l'œil. Toutefois,
ce caractère n'est pas absolu, car on comprend que,
par voisinage, le noyau antérieur puisse, lui aussi,
être affecté à un certain degré. Il existe, de plus,
d'autres signes de l'ophthalmoplégie nucléaire qui sont
la mobilité et la symétrie.

Il est concevable, du reste, que si le tronc du nerf
moteur oculaire est atteint après sa formation, on ne
pourra plus se rendre compte d'une lésion individuelle
des nerfs qui se rendent à chaque muscle, et plus spécialement de la dissociation des troubles fonctionnels
des muscles internes et externes. La paralysie par compression de l'oculo-moteur comportera à peu près nécessairement la lésion de tous les muscles externes et
celle de tous les muscles internes à la fois. C'est pourquoi l'on admet généralement que le terme ophthalmoplégie externe est synonyme de paralysie nucléaire; c'est sur les noyaux d'origine des nerfs que
porte la lésion et non sur les nerfs émanant des
noyaux.

On comprend cependant l'existence de lésions portant sur les nerfs périphériques et non sur les noyaux
capables de déterminer la dissociation. Un coup de
froid, par exemple, frappera directement comme dans
la paralysie faciale *a frigore* l'extrémité des nerfs musculaires extérieurs, tandis que les branches oculo-

motrices ciliaires resteront protégées par la cornée et
ne participeront pas au processus.

M. Mœbius a fait connaître des cas de ce genre,
mais ces cas sont exceptionnels et presque toujours
l'ophthalmoplégie externe est vraiment centrale ou
nucléaire.

* * *

Au surplus les autopsies ont déjà plusieurs fois
plaidé en faveur de cette solution. M. Dufour (de Lau-
sanne) dans un travail paru récemment dans les *Annales
d'oculistique* (1890) ne comptait pas moins de 31 autopsies confirmatives (son mémoire porte sur 220 cas
de paralysie nucléaire). Le groupement de ces autopsies
montre qu'il existe plusieurs catégories de faits : 1° La
région cellulaire originelle de l'oculo-moteur est comprimée en masse par une tumeur. 2° Il existe une inflammation hémorrhagique du plancher de l'aqueduc
de Sylvius dans laquelle on trouve des corps granuleux
et dans certains cas, si l'affection a duré quelque temps,
une destruction des cellules motrices. Ce processus se
rencontre dans certaines formes de l'alcoolisme et de la
diphthérie comme l'ont montré Wernicke, Kojewni-
kow, Thomsen. Ces derniers cas ont été désignés par
Wernicke sous le nom de polioencéphalite supérieure
aiguë ou subaiguë. Ils sont le plus souvent rapidement mortels. Ils forment un groupe fort intéressant
à étudier, mais ils constituent une classe à part, qui
s'éloigne des deux cas dont nous voulons poursuivre
l'étude ; aussi les laisserons-nous de côté. 3° Les noyaux
moteurs sont primitivement et systématiquement affectés, comme sont atteintes systématiquement, par
exemple, les cornes antérieures de la substance grise
de la moelle dans l'atrophie musculaire progressive
du type Duchenne-Aran ou dans la sclérose latérale

amyotrophique. C'est aussi de cette façon que sont envahis, dans la paralysie bulbaire inférieure, les noyaux moteurs de l'hypoglosse, du facial inférieur, etc., qui représentent dans le bulbe les cornes antérieures de la moelle.

Les cas d'ophthalmoplégie externe ressortissant à cette troisième catégorie sont assez nombreux ; je citerai à ce propos les observations de Gowers et Hutchinson, de Buzzard, de Ross, de Westphal, etc., toutes relatives, remarquez-le en passant, à des tabétiques. Ce sont ces cas-là (ils sont au nombre de 40, y compris les cas aigus, dans la statistique de Dufour) qui nous intéressent particulièrement et auxquels se rapportent nos observations, comme nous essaierons de vous le démontrer.

4° Mais il est bon de savoir que cinq fois, alors que pendant la vie les symptômes de l'ophthalmoplégie externe avaient été très manifestes et durables, l'autopsie n'a permis de constater aucune altération des noyaux bulbaires ni des nerfs périphériques (obs. d'Eisenlohr, de Warner, de Bristowe...), de telle sorte qu'il y a lieu de parler d'une ophthalmoplégie externe-névrose ; de plus, dans un cas, la lésion des noyaux étant absente, les nerfs périphériques bulbaires étaient seuls affectés (Meyer). Cette observation est restée isolée jusqu'ici.

C'est donc l'altération nucléaire systématique que nous devons considérer ici, laissant de côté, comme nous l'avons dit, la polioencéphalite supérieure aiguë, les cas de tumeurs, et enfin les ophthalmoplégies *sine materia* qui se sont montrées plusieurs fois combinées à la maladie de Basedow, et qui ont été récemment étudiées avec soin par M. Ballet.

Il s'agit dans les cas que nous allons considérer d'une sorte de paralysie bulbaire supérieure, comparable à tous égards à la paralysie bulbaire inférieure. Dans les deux cas il y a lésion isolée et systématique des noyaux moteurs, les noyaux sensitifs étant respectés, tout comme lorsqu'il s'agit de la moelle, dans l'atrophie musculaire du type Duchenne-Aran, où l'altération porte exclusivement sur les cornes antérieures.

Ce rapprochement entre les deux paralysies bulbaires paraît d'autant plus légitime que l'on voit parfois les deux affections se confondre l'une dans l'autre. Ainsi la paralysie bulbaire inférieure se complique parfois de paralysie bulbaire supérieure et inversement.

Je fais allusion ici à la paralysie bulbaire inférieure sans participation du faisceau pyramidal. On a prétendu bien à tort et fort légèrement, dans ces derniers temps, où le vent est aux publications hâtives, que cette espèce-là n'existe pas, et que toute paralysie labio-glosso-laryngée appartient nécessairement à la sclérose latérale amyotrophique. C'est une erreur. Outre 5 ou 6 autopsies autrefois publiées, et qui mettent hors de doute l'existence de la paralysie glosso-labio-laryngée dégagée de toute lésion des faisceaux latéraux, il faut ajouter aujourd'hui deux nouveaux cas de ce genre, également suivis d'autopsie. L'un appartient à M. Reinhold, et a été publié dans les archives allemandes (46 B^d, 1 Heft, 1889); l'autre est de MM. Marie et Onanoff; il a été recueilli dans mon service et sera bientôt publié.

Dans le cas de paralysie bulbaire inférieure, ce sont les noyaux de l'hypoglosse, situés au niveau du bec du calamus et de la partie inférieure du ventricule, alors que dans le cas de paralysie bulbaire supérieure, ce so   les noyaux de l'oculo-moteur situés au niveau de l'aqueduc de Sylvius et à la partie correspondante mais supérieure du 4ᵉ ventricule, qui sont atteints.

Ce sont là des lésions systématiques analogues; j'ajouterai même, en ce qui concerne l'ophthalmoplégie, que c'est le système des muscles de l'œil qui est affecté, sans tenir compte de la topographie, car, ainsi que je l'ai fait remarquer, la lésion porte aussi sur l'*abducens*, fort éloigné topographiquement des noyaux de l'oculo-moteur et qui appartient au bulbe inférieur.

Messieurs, considérée à ce point de vue, pourvue du substratum anatomique que nous lui connaissons, l'ophthalmoplégie externe de cette catégorie constitue donc une sorte de paralysie bulbaire supérieure, qui, je le répète, « fait le pendant » de la paralysie bulbaire inférieure à laquelle se rattache la paralysie labio-glosso-laryngée non accompagnée de sclérose latérale.

Ainsi comprise, l'affection subaiguë ou chronique comporte dans son étude plusieurs variétés :

1° L'ophthalmoplégie constitue une affection isolée, autonome, indépendante, dont l'étiologie sera plus ou moins évidente (syphilis, diphthérie) ou, au contraire, restera dans l'ombre, et qui alors, si l'on peut ainsi dire, vivra d'elle-même.

En pareille circonstance, il n'est pas rare de voir l'ophthalmoplégie se compliquer à la longue, ou plus ou moins rapidement, de symptômes qui relèvent de la lésion des noyaux moteurs du bulbe correspondant aux cornes antérieures. La lésion s'étend en pareil cas, en quelque sorte systématiquement, des noyaux moteurs du bulbe supérieur à ceux du bulbe inférieur.

Je puis citer un exemple de ce genre que j'ai observé avec MM. Peter, Moutard-Martin et Troisier, à plusieurs reprises depuis quelques mois. Il a trait à un homme de 43 ans, fils de père et de mère diabétiques ; lors de mon premier examen, il avait les deux paupières tombantes, l'immobilité symétrique des yeux, la pupille restant indemne. Quelques semaines plus tard, le voile du palais se paralysa ainsi que les muscles masticateurs. Aucun symptôme tabétique jusqu'à présent, aucune amyotrophie dans les membres. Dans ce cas, la lésion est descendante et va du bulbe supérieur vers l'inférieur. C'est un exemple assez fréquent, et c'est ainsi que se terminent fatalement la plupart peut-être des cas de polioencéphalite supérieure. Tels les faits de Bresgen (jeune fille de 25 ans prise au bout de 4 ans d'ophthalmoplégie, de gêne de la parole, de paralysie glosso-laryngée, morte par syncope), de Rosenheim (femme de 41 ans atteinte au 6ᵉ mois de troubles de la déglutition et de la parole, mort), de de Græfe et de Mauthner.

D'autres fois, la maladie reste stationnaire. Birsdall cite 2 faits où l'affection ne change pas au bout de 2 ans; Hutchinson rapporte également un cas de ce genre; enfin Strümpell en publie un semblable où l'affection n'a pas progressé au bout de 25 ans.

Plus rares sont les cas où la paralysie bulbaire supérieure succède à l'inférieure. On peut rappeler à l'appui le cas de M. Hérard déjà cité dans la thèse de M. Hallopeau (1868). Tout récemment j'ai observé moi-même un fait de cette catégorie. — Une jeune Anglaise, dont le père est ataxique, fut prise tout d'abord de troubles de la parole et de la déglutition, puis présenta ultérieurement les signes de l'ophthalmoplégie externe. — Il s'agit alors d'une paralysie labio-glosso-laryngée *ascendante*.

2° Les cas de paralysie bulbaire supérieure isolée sont peut-être les plus fréquents et les plus communs, mais ce ne sont pas les seuls que nous ayons à considérer. On voit le syndrome ophthalmoplégie externe se combiner à d'autres maladies des centres nerveux; parmi lesquels on peut citer la *paralysie générale* et surtout l'*ataxie locomotrice*.

A cet égard, vous n'ignorez pas que dans le tabes les lésions unilatérales de la 3ᵉ ou de la 6ᵉ paire ne sont pas chose rare, tant s'en faut, car ces accidents figurent vulgairement dans la période préataxique. Il est moins souvent donné de rencontrer une paralysie double des muscles de l'œil sous forme d'ophthalmoplégie externe. Dufour en compte 19 cas cependant sur 42 dans sa statistique : c'est presque la moitié. Eh bien, c'est précisément dans ces cas qu'on a constaté plusieurs fois les altérations anatomiques des noyaux (Gowers, Westphal, Ross). Il existe alors une lésion primitive des cellules nucléaires de l'oculo-moteur. L'observation de Westphal, faite avec grand soin, et celle de Ross, en particulier, sont extrêmement explicites sur ce point.

Il n'est pas inutile de rappeler ces constatations aux novateurs qui semblent prétendre que, dans l'ataxie locomotrice, toutes les paralysies et amyotrophies relèvent de névrites périphériques. En réalité, à côté des névrites périphériques, qui paraissent constituer des lésions secondaires et d'une importance secondaire pour la clinique, il faut toujours compter, lorsqu'il survient de l'atrophie musculaire dans le tabes, qu'elle soit bulbaire ou spinale, sur l'altération des noyaux gris quand il s'agit du bulbe, et, quand il s'agit de la moelle, sur leurs analogues, les cornes antérieures de la substance grise.

Il arrive assez souvent, d'ailleurs, ainsi qu'on le voit par les observations, que chez les ataxiques avec ophthalmoplégie externe, c'est-à-dire porteurs d'une lésion atrophique des noyaux moteurs, on rencontre en même temps, en diverses parties du tronc et des membres, des amyotrophies plus ou moins généralisées stationnaires ou progressives, qui relèvent, à n'en pas douter, — l'hypothèse la plus simple est toujours la meilleure, — d'une altération des cellules ganglionnaires de la moelle.

L'ophthalmoplégie concomitante de la maladie ataxique ne modifie pas beaucoup, que l'on sache, le pronostic du tabes. Cependant elle est alors beaucoup plus fixe et plus difficile à déraciner que les paralysies oculaires unilatérales, qui se dissipent en général presque toujours d'elles-mêmes assez rapidement au bout de trois à quatre mois.

Il est possible, d'autre part, que ces paralysies bulbaires supérieures aient une tendance descendante, et que, rencontrant dans le bulbe inférieur le noyau du pneumogastrique, elles précipitent parfois la terminaison fatale. Les sujets qui offrent cette complication souffrent fréquemment de crises gastriques et laryngées qui relèvent, assez souvent au moins, comme plusieurs autopsies de Jean, Demange et autres l'ont démontré, d'une lésion des noyaux bulbaires.

3° Le troisième groupe qu'il nous reste à considérer, est celui qui nous intéresse particulièrement, et c'est pour préparer, en somme, son étude, que nous sommes entrés dans les développements qui précèdent. Ici l'ophthalmoplégie externe, la polioencéphalite supérieure se combine à une amyotrophie plus ou moins généralisée à marche tantôt subaiguë, tantôt lente et progressive. C'est ici le lieu de rappeler la combinaison qui se fait quelquefois de l'atrophie musculaire du type Duchenne-Aran (poliomyélite antérieure chronique), et de la paralysie labio-glosso-laryngée (paralysie bulbaire inférieure). L'analogie entre les deux ordres de cas est évidemment frappante. Mais y a-t-il plus? Les deux cas sont-ils identiques? Est-ce de l'atrophie du type Duchenne-Aran qu'il s'agit dans nos cas? C'est ce que nous allons examiner. Je vous dirai, par avance, que si ce rapprochement est légitime, l'identité n'est peut-être pas absolue.

**

Les cas qui ressortissent à ce groupe sont peu nombreux encore; à peine citerait-on cinq ou six observations qui s'y rapportent, et encore le plus souvent s'agit-il d'observations fort écourtées. Il ne faut pas les confondre avec les cas dans lesquels il y a ophthalmoplégie, ataxie locomotrice et atrophies musculaires tabétiques.

Parmi les observations de ce genre, nous comptons en tout six cas, auxquels on peut joindre les deux nôtres, ce qui fait pour le moment un total de huit cas (1).

_____

(1) Rosenthal (*Centralblatt für Nervenheilkunde*, 1886, p. 15). — Ormerod (*Saint-Bartholomew's hospital reports*, XXIII. p. 89, 1887. — J. Bristowe (*Brain*, october 1886). — Eichhorst (*Corr-*

Parmi ces cas celui de Seeligmüller est de beaucoup
le plus intéressant et le plus complet. Il concerne une
jeune fille de 23 ans qui depuis 4 ans a de la parésie
des membres et depuis deux ans de l'ophthalmoplégie
externe. Les muscles parésiés sont atrophiés sans réaction de dégénérescence. Comme signes fonctionnels il
existe un peu de difficulté à marcher, à avaler, de l'impossibilité de siffler. Il n'y a aucun trouble, ni de la
sensibilité, ni des sphincters.

L'auteur fait remarquer dans ce cas la combinaison
de la myélite et de la polioencéphalite, qui met en relief
l'atteinte symétrique des noyaux moteurs spinaux et
des noyaux moteurs bulbaires. Il s'agit là d'une lésion
systématique, car il n'y a aucun trouble concomitant de
la sensibilité, pas de paralysie de la vessie et du rectum,
les réflexes restant normaux, affaiblis ou supprimés.
Ces caractères tant positifs que négatifs, déjà signalés
en partie dans les observations antérieures, nous allons
les retrouver dans nos deux cas qui à l'avenir devront
compter parmi les observations les plus typiques du
groupe.

Nous allons entrer dans l'analyse clinique de ces
deux cas et vous reconnaitrez que dans l'un d'eux
l'ophthalmoplégie externe se trouve combinée à une
atrophie musculaire généralisée à marche lente et progressive, reproduisant à peu près les caractères du type
Duchenne-Aran (polyomyélite antérieure chronique,
sans participation des faisceaux latéraux et par conséquent sans exagération des réflexes).

Ce malade qui vous a montré tout à l'heure les caractères du « facies d'Hutchinson », est âgé de 41 ans. Les
antécédents sont peu chargés ; son grand-père toutefois
était un ivrogne fieffé. Lui-même aurait eu des crises

blatt für Sch. Aerzte. 1889, n° 14, p. 432). — Sachs (Am. J. of
med. sc. sept. 1889). — Seeligmüller (Neurol. Centralbl. 1889,
n° 6).

d'automatisme ambulatoire de 14 à 18 ans (hystérique ou épileptiques ?), il aurait souffert également des coliques de plomb. L'affection a débuté par de la parésie atrophique des muscles de la main, puis a envahi progressivement tout le membre, les bras, les épaules; les muscles de la partie postérieure au cou sont tellement atrophiés et paralysés que la tête tombe en avant et que le malade ne peut la relever sans faire de grands efforts; bientôt les membres inférieurs sont pris à leur tour, les réflexes tendineux sont absents aux membres supérieurs, normaux aux inférieurs. Il offre des secousses fibrillaires très nettes que vous pouvez constater dans les muscles des mollets et des cuisses. Il présente enfin tous les signes de l'ophthalmoplégie externe. J'ajoute qu'il n'a aucun trouble de la sensibilité ni des sphincters.

Tout concorde donc à nous faire penser à une lésion des noyaux bulbaires et des noyaux des cornes antérieures. On ne peut pas dire que la lésion ait été descendante, mais elle a plutôt envahi plusieurs points de la colonne grise antérieure simultanément, car le bulbe inférieur n'est pas sérieusement affecté (1).

Ce cas présente cependant quelques particularités que je ne puis passer sous silence et qui font qu'il s'éloigne à quelques égards du type Duchenne-Aran.

Tout d'abord les muscles ont un affaiblissement parallèle des deux modes de l'excitation électrique sans réaction de dégénérescence, tandis que dans le type Duchenne-Aran la réaction de dégénérescence existe dans les muscles les plus affectés. Mais on sait que dans la maladie de Duchenne la réaction de dégénérescence est difficile à trouver; d'autre part, dans une

---

(1) L'évolution progressive continue cependant chez ce malade et actuellement (août 1891) le bulbe inférieur commence à se prendre (voix nasonnée, troubles de la déglutition, etc. On trouvera d'ailleurs plus loin (n° XI) les observations complètes et détaillées des malades qui ont été présentés dans cette leçon. (G. G).

affection connexe, la syringomyélie avec atrophie musculaire, là où l'atrophie est évidemment de cause spinale, nous avons constaté plusieurs fois que cette réaction faisait complètement défaut. L'absence de ce signe
n'est donc pas suffisante pour éloigner l'idée d'une atrophie de cause spinale dans le cas actuel.

Nous admettrons plutôt que parmi les atrophies musculaires d'origine spinale, les unes, suivant des circonstances non encore analysées, entraînent la réaction de
dégénérescence, tandis que les autres ne l'entraînent
pas. Il resterait à chercher les raisons anatomiques et
physiologiques de ces différences.

L'autre particularité, qui n'appartient pas, que je sache,
à l'histoire du type Duchenne-Aran, c'est une sorte de
rétraction musculaire ou tendineuse peut-être, qui est
très remarquable ici dans les biceps et s'oppose à l'extension complète de l'avant-bras. Il s'agit bien là de rétraction tendineuse ou musculaire et non de contraction
spasmodique. Il suffit, en effet, pour l'établir, de relever
l'absence d'une exagération des réflexes tendineux. Ces
rétractions se voient surtout dans les myopathies primitives, celles où il n'existe pas de lésions spinales,
ainsi que l'ont fait remarquer MM. Landouzy et Déjerine.
Mais il serait possible que l'on se fût un peu hâté en
voulant faire de ce signe un caractère de ces myopathies, et, si l'on y regarde d'un peu près, on le ren-
contrera peut-être dans certains cas d'amyotrophies
spinales (type Duchenne-Aran) et de sclérose latérale
amyotrophique.

Aussi, Messieurs, malgré toutes ces petites anomalies,
nous rattacherons cliniquement l'amyotrophie de notre
sujet au type Duchenne-Aran, et nous conclurons que,
dans ce cas, conformément à la conclusion de M. Seeligmüller à propos de son propre cas, la lésion anatomique
consiste dans une altération des cellules motrices des
noyaux spinaux aussi bien que des noyaux bulbaires.

Considérons maintenant le second cas : il diffère du

précédent, ainsi que je vous l'ai annoncé, par quelques caractères, sans toutefois sortir du groupe.

Ici ce n'est plus de poliomyélite antérieure chronique et progressive qu'il s'agit, mais bien de poliomyélite antérieure subaiguë, répondant au type clinique de la paralysie spinale antérieure subaiguë, qui, anatomiquement, comme l'a fait voir M. Oppenheim, est représentée par une lésion inflammatoire des cornes antérieures de la substance grise de la moelle avec destruction des cellules motrices. L'évolution s'est faite rapidement dans une période de 6 à 7 mois. Aujourd'hui nous assistons à la période de rétrocession ; le malade, chez lequel l'ophthalmoplégie externe, extrêmement accentuée lors de l'entrée à l'hôpital, tend aujourd'hui à s'effacer, commence depuis deux mois à pouvoir se tenir debout et marcher.

C'est un homme de 37 ans, de taille et de corpulence athlétiques, qui n'est ni alcoolique, ni syphilitique. En septembre 1889, il s'est fracturé le péroné et a dû s'aliter ; quand il a voulu se relever, il n'a pu y réussir, ses membres étaient devenus impuissants ; peu après les membres supérieurs furent pris. C'est 3 mois après le début de la maladie qu'il s'est aperçu du ptosis dont vous remarquez encore les vestiges. Les muscles paralysés des membres se sont atrophiés rapidement. Comme vous le voyez, l'atrophie a frappé en masse, un peu partout. Les muscles sont flasques et animés de secousses fibrillaires. Les réflexes sont absents et il n'existe aucun trouble de la sensibilité ni des sphincters. Ici encore nous avons constaté la même anomalie à l'exploration électrique, c'est-à-dire qu'il n'existe pas de réaction de dégénérescence, bien qu'il y ait un affaiblissement très prononcé des réactions électriques, tant faradiques que galvaniques.

Remarquez qu'il ne peut être question ici de névrites périphériques. Il n'y a, en effet, aucune douleur spontanée, ou à la pression des muscles, aucune prédominance de la paralysie dans les extenseurs, aucune trace enfin de la réaction de dégénérescence qui ne manquerait pas de se manifester à un haut degré dans un cas de cette intensité. Ce n'est donc pas là un de ces exemples d'alcoolisme avec ophthalmoplégie dont il existe quelques faits dans la science. C'est encore à une lésion, subaiguë cette fois, des cellules motrices des cornes antérieures de la moelle qu'il faut rapporter l'amyotrophie des membres, tandis que le ptosis et la paralysie des muscles oculaires qui l'accompagnent relèvent de la lésion également subaiguë des noyaux oculo-moteurs.

*
* *

Il ne nous reste plus qu'à dire un mot du pronostic et du traitement. Vous savez quel est, hélas! le pronostic de l'amyotrophie progressive du type Duchenne-Aran. L'affection marche lentement, mais progresse à peu près fatalement, et bien minime est la proportion des cas où la maladie se serait arrêtée. La combinaison de la polio-encéphalite supérieure n'est pas faite pour rendre le pronostic plus favorable, car il y a des chances pour que le bulbe inférieur se prenne à son tour. On aurait alors à redouter des accidents graves qui se terminent invariablement par la mort.

Chez le second de nos malades, le pronostic me paraît moins sombre. Il semble qu'on assiste à une tendance naturelle à la rétrocession, et la guérison peut être espérée.

Les moyens mis en œuvre dans ce cas, comme dans le premier, sont les révulsifs sur la région spinale et à la nuque, l'hydrothérapie et l'électrothérapie, enfin, à l'intérieur, les reconstituants.

Mais, remarquez-le bien, nous comptons beaucoup sur les tendances naturelles, et, sans vouloir les déprécier cependant, nous ne nous faisons pas illusion sur la puissance de nos agents thérapeutiques.

Je viens, Messieurs, d'appeler votre attention sur un ordre de faits qui paraît devoir, quelque jour, tenir dans la clinique une place intéressante. Il ne s'agit encore actuellement que de cas éminemment rares, comme vous l'avez vu. Toutefois, à de certains indices, je crois reconnaitre que de semblables observations ne tarderont pas à se multiplier rapidement, et que d'importantes questions nosographiques et cliniques ne manqueront pas d'être soulevées à leur sujet ; aussi ai-je saisi avec empressement l'occasion de vous en offrir la primeur.

Cinq cas d'ophthalmoplégie externe (paralysie bulbaire supérieure) combinée soit à la paralysie labio-glosso-laryngée (paralysie bulbaire totale), soit à l'atrophie musculaire généralisée (polioencéphalomyélite). — Diagnostic (1).

L'ophthalmoplégie externe, considérée en tant qu'expression symptomatique de la lésion systématique des noyaux moteurs du bulbe protubérantiel, peut se combiner à la paralysie labio-glosso-laryngée qui résulte de la lésion similaire du bulbe inférieur, ou à l'atrophie musculaire progressive due à l'altération portant sur le système analogue des cornes antérieures de la moelle épinière.

Dans le premier cas cette combinaison donne lieu à une paralysie bulbaire totale dont le début peut se faire soit par la partie supérieure, soit par la partie inférieure du bulbe. La première des observations qui suivent est un exemple de paralysie bulbaire totale à

---

(1) Ces observations sont extraites d'un mémoire que j'ai publié en collaboration avec M. Parmentier dans la *Nouvelle Iconographie de la Salpétrière* (1890, n°s 5 et 6 ; 1891, n°s 1, 2, 3 et 4: *De l'ophthalmoplégie externe combinée à la paralysie labio-glosso-laryngée et à l'atrophie musculaire progressive ; lésion systématique des noyaux moteurs ; polioencéphalomyélite*). Ce sont celles des malades auxquels M. le Pr Charcot faisait allusion ou qu'il a présentés dans la leçon précédente (N° X). (G. G.).

début ophthalmoplégique. Elle nous a été obligeamment communiquée par notre maître M. le Dʳ Troisier. Il s'agit d'un malade soigné par lui et vu plusieurs fois en consultation par M. Charcot, qui a bien voulu nous remettre les notes qu'il avait prises sur son compte.

OBS. I (communiquée par MM. Charcot et Troisier). — *Paralysie bulbaire totale à début ophthalmoplégique.*

M. X..., âgé de quarante-quatre ans, israélite, avait un père, vif et emporté, qui est mort diabétique à l'âge de soixante ans. Sa mère est encore vivante et aussi diabétique.

Lui-même, d'un caractère calme, n'a jamais eu d'accidents nerveux avant l'apparition de la maladie actuelle. Il nie toute infection syphilitique. En septembre 1887 il fit une chute de voiture, ayant causé une plaie contuse du front du côté droit, sans commotion cérébrale, et des fractures des bras.

En juillet 1889, M. X... prenait part aux travaux du jury de l'Exposition universelle de Paris. Il déployait une grande activité et se surmenait. C'est alors que survinrent les premiers troubles oculaires. Le Dʳ Meyer, consulté, constate d'abord « en septembre une paralysie de la sixième paire gauche, puis en octobre une paralysie incomplète de la troisième paire droite. Les pupilles étaient normales ; ni myosis, ni symptôme d'Argill Robertson. Réaction lente à la lumière. Réflexes conservés. Aucune lésion du fond de l'œil. Les fonctions visuelles, sauf la diplopie, sont normales. » Un certain degré de ptosis et de strabisme divergent.

M. Peter, consulté à cette époque, constate la paralysie du moteur oculaire commun de côté droit. Traitement : iodure de potassium, électrisation.

Le malade est vu pour la première fois par M. Troisier à la fin de septembre 1889. La paralysie de la troisième paire droite n'était pas modifiée. Elle resta stationnaire. Il n'y avait alors ni céphalée ni douleur périorbitaire. Pas de douleurs fulgurantes. Pas de vomissements.

Le 4 novembre, première consultation de M. Charcot. On note la paralysie oculaire. Pas d'autres symptômes. Pupilles peu sensibles à la lumière. Réflexes rotuliens conservés. Depuis une quinzaine de jours déjà il y avait une légère difficulté de la parole, tenant à une gêne à peine appréciable dans les mouvements des lèvres et de la langue. Mais ce phénomène était passager, et il ne fut pas remarqué d'une façon très nette ce jour-là. Cet embarras de la parole s'accentua peu à peu, et il devint très évident dans le courant du mois de décembre. En même temps il se produisait de la dysphagie, mais à un faible degré tout d'abord.

12 janvier 1890. Consultation de M. Charcot. Copie de l'en-tête de l'ordonnance : « Persistance des symptômes oculaires. De plus, depuis six semaines, une certaine difficulté de la dé-glutition ; voix nasonnée, un peu de parésie de certains mou-vements de la langue. »

19 février 1890. Nouvelle consultation. État stationnaire. On prescrit le traitement antisyphilitique mixte (iodure de potas-sium, 3 grammes, et frictions hydrargyriques pendant un mois) et des pointes de feu le long de la nuque.

Dans la suite, les phénomènes signalés plus haut s'accen-tuent de jour en jour. On remarque en outre de la difficulté à mâcher les aliments.

Le 27 *mars*, nouvelle consultation de MM. Charcot, Peter, Troisier et Moutard-Martin. Outre les lésions oculaires sur les-quelles nous reviendrons plus loin, on constate que le malade commence à parler du nez depuis février. De plus, il avale souvent de travers ou laisse refluer les liquides par les fosses nasales. Il ne peut manger que de la bouillie, et encore diffi-cilement.

Aujourd'hui le nasonnement est tel que la parole est presque indistincte. De plus, le malade sent ses lèvres « comme paraly-sées » et ne peut plus siffler.

Il tire bien sa langue, qui a l'aspect normal, mais il ne peut en relever la pointe en crochet, ni la creuser en gouttière.

Il peut ouvrir la bouche, mais il ne peut serrer quelque chose entre les dents, ni mâcher, surtout du côté gauche. Le doigt placé entre les dents est à peine serré. Il ne peut faire à droite ni à gauche aucun mouvement de diduction de la mâ-choire.

On ne constate aucune secousse fibrillaire dans les lèvres ni dans la langue.

Pas de troubles de la sensibilité, ni sur la face ni dans la bouche. Le réflexe pharyngien est très développé.

Pas de céphalée. Pas de troubles intellectuels quelconques. Pas de troubles vésicaux.

Rien aux membres ; pas de parésie ni d'atrophie. Les réflexes rotuliens sont présents.

L'appétit est conservé. La santé générale est intacte.

L'examen des yeux pratiqué par M. le Dr Parinaud donne les résultats suivants :

Ophthalmoplégie externe double incomplète. — Tous les

mouvements associés des yeux sont intéressés, principalement les mouvements de latéralité. Le mouvement d'élévation est incomplet, l'abaissement s'exécute mieux.

La diplopie n'a rien de caractéristique, elle est surtout déterminée par la prédominance de la paralysie sur l'œil droit.

L'accommodation n'est pas altérée. Les pupilles égales et de grandeur normale réagissent, mais faiblement, à la lumière et à l'accommodation.

Il y a un léger ptosis de l'œil droit.

L'acuité visuelle est sensiblement normale dans les deux yeux :

$$\text{O.D. M} = -2 \text{ D. V} = \tfrac{1}{7}.\ \text{O.G. M} = -3 \text{ D. V} = \tfrac{1}{7}.$$

Pas de modification du champ visuel ni de dyschromatopsie. Pas de lésion du fond de l'œil.

Au mois de mai 1890 : les symptômes étaient restés à peu près les mêmes. On ne constatait pas de nouveaux symptômes bulbaires : pas d'accélération du pouls, pas de troubles cardiaques ni respiratoires. Il n'y avait toujours ni parésie ni atrophie au niveau des membres.

Il s'agit là bien nettement d'un cas de paralysie bulbaire totale à début ophthalmoplégique. Dans le suivant, le début se fait au contraire par les signes paralysie labio-glosso-laryngée. On peut le classer sous la rubrique de paralysie bulbaire totale à début glossoplégique.

Obs. II. — *Paralysie bulbaire totale à début glossoplégique; paralysie faciale; ophthalmoplégie externe* (1).

Jeune fille de trente et un ans, d'origine anglaise, née d'un père ataxique.

Début de la maladie il y a trois ans par l'apparition lente et progressive du trouble de la parole. Il y a deux ans les yeux se prirent à leur tour (la malade s'en aperçut par la diplopie).

Aujourd'hui (mai 1890) maigreur extrême, due plutôt à de l'amaigrissement simple qu'à de l'atrophie musculaire véri-

_____

(1) Cette malade a été observée à la consultation particulière de M. le Pr Charcot qui a bien voulu m'autoriser à prendre son observation et à l'insérer dans le mémoire cité plus haut. C'est à elle qu'il est fait allusion dans la leçon précédente. (V. p. 99). (G.G.).

table, car tous les mouvements, bien que faibles, sont conservés. La malade n'a jamais été bien grasse, mais c'est depuis trois ans que l'amaigrissement a fait de tels progrès.

Trouble de la parole extrèmement prononcé. Elle ne peut arriver à parler qu'en mettant les doigts sous le plancher de la bouche, au-dessous du menton, comme pour soulever le plancher et la langue, qui sont flasques et qui tombent. Nasonnement très accentué. Elle ne peut souffler ni siffler.

Paralysie faciale supérieure pas absolue. Cependant impossibilité de fermer les paupières complètement. Grande faiblesse et gène des mouvements de plissement de front et de rapprochement des sourcils.

La langue ne peut pas être tirée au dehors, ni mise en gouttière; la pointe ne peut pas être relevée en haut. Elle est très légèrement atrophiée, nullement trémulante.

Le voile du palais est flasque et tombant.

Ophthalmoplégie externe double, presque complète. Possibilité de quelques mouvements à droite et à gauche, en haut et en bas, mais très limités. Le mouvement du globe oculaire en haut ainsi que le relèvement de la paupière supérieure sont absolument impossibles. Le ptosis est d'ailleurs très accentué.

Jamais de crises d'étouffement, ni cardiaques. Pouls très fréquent = 132.

Faiblesse extrème.

Rien dans la poitrine. Énorme souffle au premier temps du cœur, remplissant tout le devant de la poitrine, de sorte qu'il est à peu près impossible de se rendre compte s'il appartient à la pointe, à la base ou s'il est simplement d'origine inorganique.

Les réflexes tendineux des membres supérieurs et inférieurs sont normaux.

Le réflexe massétérin semble un peu augmenté.

A côté de ces cas de lésions limitées au bulbe (polioencéphalite), il convient de placer ceux dans lesquels le mal s'est étendu aux portions similaires de la moelle épinière, c'est-à-dire aux cornes antérieures de substance grise (polioencéphalomyélite). L'altération porte alors sur la totalité des parties motrices de l'axe gris bulbo-médullaire, depuis le pédoncule cérébral jusqu'à la fin de la moelle lombaire. L'ophthalmoplégie externe s'associe à l'atrophie musculaire progressive le plus souvent et de la façon la plus accentuée. La paralysie labio-glosso-laryngée occupe dans ces cas seulement le second plan, et même dans certains, au moins à une certaine période de leur évolution, peut faire complètement défaut. Dans les trois observations qui suivent, nous la rencontrons deux fois et toujours à un degré beaucoup moins prononcé que l'atrophie musculaire et les symptômes de paralysie bulbaire supérieure. On ne saurait dire quelle est l'explication de ce phénomène, qui paraît cependant exister le plus souvent dans les cas de ce genre.

Notre premier malade est un ancien peintre en voitures, âgé de quarante et un ans, qui, à part deux attaques de coliques de plomb et des crises d'automatisme ambulatoire datant de sa jeunesse, a joui d'une bonne santé jusqu'en 1888. A cette époque, ses mains devinrent faibles, inhabiles à manier le pinceau et maigrirent d'une façon notable ; les bras, les épaules s'atrophièrent à leur tour au point de le rendre impotent. La chute des paupières survint un an après le début des premiers accidents. Actuellement, le malade présente le facies d'Hutchinson : tous les muscles extérieurs de l'œil, et ceux-là seuls, sont intéressés. L'ophthalmoplégie externe est accompagnée d'une ébauche de paralysie bulbaire inférieure : la déglutition est légèrement troublée, les liquides sont quelquefois avalés de travers et refluent par le nez, la voix est faible, un peu cassée, un peu nasonnée. L'amyotrophie est considérable au niveau des membres supérieurs, du thorax et du cou, si bien que les bras sont ballants le long du tronc et que la tête insuffisamment maintenue est entraînée en avant par son propre poids. Les muscles de la cuisse et du mollet, bien qu'ils ne paraissent pas atrophiés, sont le siège de secousses fibrillaires très marquées. Au point de vue électrique, il existe une diminution de l'excitabilité faradique et galvanique encore plus prononcée que ne l'est l'atrophie, mais sans inversion de formule. Les ré-

flexes tendineux sont absents aux membres supérieurs,
le réflexe patellaire est affaibli à droite, à peu près normal à gauche. Enfin les sphincters fonctionnent bien et
la sensibilité n'est pas altérée. Phénomène curieux à
noter dans l'espèce et dont nous discuterons plus loin
la valeur à propos du diagnostic de la polioencéphalomyélite avec l'atrophie myopathique, il existe à droite et
à gauche une sorte de rétraction tendineuse dans le biceps s'opposant à l'extension complète de l'avant-bras.
Il s'agit bien là de rétraction tendineuse ou musculaire
et non de contracture spasmodique, puisque les réflexes
tendineux, loin d'être exagérés, font défaut aux membres supérieurs.

OBS. III. — *Polioencéphalomyélite.*

Br..., Henri, 41 ans, peintre en voitures.
Antécédents héréditaires. — Le malade n'a jamais connu
son père non plus que sa famille paternelle. Du côté maternel, on ne retrouve absolument rien dans les antécédents.
La mère, qui est morte d'une pleurésie à trente sept-ans, avait
toujours été bien portante. Le grand-père était garde fores-
tier ; c'était un ivrogne qui est mort alcoolique. La grand'mère
est inconnue. Le malade, parmi ses oncles et tantes, n'en a
connu qu'un seul qui est mort des suites d'une amputation de
jambe, après avoir été bien portant toute sa vie. Il a une sœur
dont la santé est bonne, mariée depuis deux ans, sans enfant,
Antécédents personnels. — Le malade ne se rappelle avoir
fait aucune maladie étant enfant.
De quatorze à dix-huit ans il eut des crises d'automatisme
ambulatoire, probablement d'origine épileptique. Il ne peut
pas donner de renseignements bien précis sur ces crises.
Cependant on arrive à savoir qu'elles étaient précédées
d'une toute petite attaque convulsive très courte, et que souvent pendant leur durée le malade urinait dans son pantalon.
Il ne se rappelle pas s'être jamais mordu la langue. Les crises
étaient accompagnées d'une perte absolue de la connaissance ;
elles duraient environ une heure ou deux au maximum, et le malade allait et venait, prononçait des paroles incohérentes pendant ce temps, sans jamais accomplir un acte criminel ou répré-
hensible. Le retour à la connaissance se faisait sans crise convulsive, spontanément, et dans le reste de la journée le malade

était abattu, fatigué, avait mal à la tête. La crise n'était annoncée par aucun phénomène spécial sinon par une sorte de malaise général, de lassitude. Elles avaient lieu sans heure fixe, à un moment quelconque de la journée, jamais pendant la nuit. Elles cessèrent un beau jour de se produire, sans que l'on puisse assigner une cause quelconque à la guérison. Le malade n'a jamais remarqué de crises comitiales véritables pendant la nuit ni à aucun autre moment.

A dix-huit ans il eut une attaque de coliques de plomb. Il avait commencé son métier de peintre en voitures à l'âge de quinze ans.

A vingt et un ans, il partit comme soldat dans l'infanterie de marine. Après avoir fait la campagne de 1870 à 1871, pendant laquelle il n'eut ni maladies ni blessures, il acheva son service dans les colonies et prit la fièvre intermittente au Sénégal. Vers la fin de son temps il était à Cayenne, lorsqu'une nuit il escalada le mur de la caserne et alla se promener par la ville, n'ayant pour tout vêtement que son pantalon d'ordonnance et sa chemise. Il était de nouveau dans une de ses crises d'automatisme qui avaient cessé depuis six ans (il avait alors vingt-quatre ans). Il reprit connaissance au milieu de la ville, très étonné de se trouver là à pareille heure et dans un pareil costume ; et il se disposait à rentrer à la caserne, lorsqu'il fut rencontré par une patrouille et emmené au poste. Il s'était souvenu tout de suite de ses anciennes crises et demanda à être soumis à l'examen d'un médecin de marine dont l'avis fut conforme à la décision prise par l'autorité militaire, qui l'avait puni pour cette faute de sept mois de séjour au Sénégal.

Rentré à Versailles, il reprit son métier de peintre en voitures et quelque temps après eut une seconde attaque de coliques de plomb. Depuis cette époque (1876) jusqu'en 1888, le malade n'eut absolument aucune maladie.

Histoire de la maladie actuelle. — Elle débuta dans le courant de l'année 1888. Le malade ressentait continuellement une grande lassitude ; il lui devenait difficile de travailler régulièrement, et souvent il manquait sa besogne pendant un, deux jours. A la fin son patron le renvoya, et déjà alors (octobre 1888) il se sentait incapable de continuer son métier. Il cessa donc tout travail à partir de ce moment.

Il avait déjà remarqué que ses mains devenaient faibles. Les pouces étaient animés d'un léger tremblement, et souvent le pinceau s'écharpait de ses mains. L'amaigrissement alla ainsi en progressant peu à peu et en envahissant les avant-bras, toujours en commençant par le côté droit. De l'avant-bras, l'atrophie remonta au bras, puis à l'épaule, et enfin, au mois d'octobre 1889, lorsque le malade entra à l'Hôtel-Dieu, il était absolument impotent de ses membres supérieurs.

Déjà depuis plusieurs mois, depuis septembre 1890 environ, il s'apercevait que ses paupières tombaient et qu'il ne pouvait les relever comme tout le monde. Mais il n'avait rien remarqué en ce qui concerne les mouvements des globes oculaires, et n'avait point souffert de diplopie.

Il séjourna environ trois mois à l'Hôtel-Dieu et pendant ce temps on remarqua qu'il avait quelque chose aux yeux ; on parla de le faire examiner par M. le professeur Panas. Mais à cause do l'encombrement produit à l'Hôtel-Dieu par l'épidémie de grippe de 1889-1890 il fut évacué à l'hôpital Laënnec, où il entra au service de M. le Dr P. Marie. Il resta là deux mois environ, et pendant son séjour il s'aperçut qu'il éprouvait une certaine fatigue en marchant. Il était logé dans un service provisoire d'hiver sous les combles, et pour monter et descendre les escaliers il se fatiguait rapidement.

Sorti de Laënnec, il rentra chez lui, y passa un mois et demi (avril, mai 1890) et entra enfin à la Salpêtrière. Depuis la date de son entrée à l'Hôtel-Dieu jusqu'à ce moment, les lésions n'avaient point augmenté du côté des membres supérieurs, l'impotence et l'atrophie étaient restées dans le même état.

État actuel. — Ce qui frappe tout d'abord chez ce malade, quand on l'examine assis et à l'état de repos, c'est l'expression de ses yeux immobiles avec les paupières demi-tombantes, qui donne à sa physionomie un caractère de tristesse et presque d'hébétude tout spécial. Il n'existe cependant aucune trace de paralysie faciale ni à droite ni à gauche. Les yeux seuls sont intéressés.

On trouve là en effet tous les caractères d'une *ophthalmoplégie externe* sinon absolue, *du moins très accentuée*. L'examen ophthalmologique pratiqué par M. Parinaud le 28 mai et le 4 juin 1890 donne en effet les résultats suivants : Myopie = — 0,75 ; O. D. = 5/7 ; O. G. = 5/10. Pas de paralysie de l'accommodation. Le *punctum proximum* est à 10 ou 15 centimètres. Ptosis un peu plus prononcé à gauche qu'à droite. Quand on dit au malade d'élever les yeux, la paupière supérieure se relève d'une manière très incomplète. Les pupilles réagissent à l'accommodation et à la lumière.

Ophthalmoplégie. — Tous les mouvements sont intéressés, mais d'une façon incomplète. Les mouvements latéraux vers la droite s'exécutent mieux. Le malade n'a jamais éprouvé de diplopie. Le champ visuel est normal, ainsi que le fond de l'œil.

Les mouvements de la bouche et des lèvres s'exécutent parfaitement bien. Il n'y a pas de trace d'atrophie de la langue, qui se meut bien en avant, en bas et latéralement. Mais le malade ne peut pas du tout en relever la pointe, ni la creuser en gouttière. La langue reste immobile quand elle est au dehors, sans déviation, et elle n'est animée d'aucun tremblement fibrillaire ni de secousses vermiculaires.

Il existe quelques troubles de la déglutition, mais assez peu accentués. Les solides sont généralement bien avalés ; les liquides au contraire sont quelquefois « avalés de travers » ou encore passent par les fosses nasales. Cet accident n'arrive d'ailleurs pas très souvent.

Le malade dit que depuis six ou sept mois sa voix s'est cassée et qu'il a commencé à parler un peu du nez. Il siffle parfaitement bien et souffle énergiquement, sans que l'air reflue dans les fosses nasales. L'examen laryngoscopique pratiqué par M. Cartaz le 7 juin 1890 a donné les résultats suivants : Réflexes pharyngiens conservés. Sensibilité du voile du palais et de la paroi postérieure du pharynx et du larynx normale. Pharyngite chronique. Epiglotte rabattue sur le larynx, revenue sur elle-même en tuyau, mais laissant bien voir le larynx dans les mouvements de phonation. Cordes vocales larges, un peu rouges. Mouvements normaux. Dans l'émission des sons un peu élevés, l'adduction des cordes n'est pas absolue; il reste un très léger hiatus. Pas de paralysie, ni d'altération de la muqueuse en dehors de la légère rougeur congestive de la muqueuse des cordes.

L'*atrophie musculaire* est considérable au niveau du cou, du thorax et des membres supérieurs. Elle n'existe pas au niveau de la face. Au cou elle prédomine pour les muscles de la région postérieure, qui ont en grande partie disparu (muscles des gouttières vertébrales, portion supérieure du trapèze, etc.). Il en résulte que la tête du malade n'est plus soutenue dans la position verticale et qu'elle tombe en avant dans la flexion. La septième vertèbre cervicale est extrêmement saillante, beaucoup plus qu'à l'état normal, et au-dessus d'elle il existe un véritable coup de hache.

Au niveau des épaules on constate une atrophie notable des deltoïdes et des muscles de la ceinture scapulaire: sus-épineux, sous-épineux, grands pectoraux. L'atrophie est à peu près égale des deux côtés, beaucoup moins prononcée pour les grands pectoraux, à son maximum au niveau des deltoïdes. Aux bras, les biceps ont à peu près disparu ; les triceps persistent encore, assez volumineux. Il existe au niveau des deux coudes une véritable rétraction tendineuse des biceps qui empêche l'extension complète de l'avant-bras sur le bras et dessine une corde fort nette dans ce mouvement. La supination complète est également empêchée. Aux avant-bras l'atrophie porte surtout sur les extenseurs. Mais au premier abord elle parait se répartir à peu près également, et le segment de membre a conservé presque complètement sa forme. Aux mains la paume présente l'aplatissement de la main de singe. Les éminences thénars sont plus affectées, surtout à gauche.

Au point de vue de la motilité, les mouvements d'extension en arrière de la tête ne présentent presque point de force. Le mouvement de flexion au contraire, ainsi que celui qui résulte de l'action du sterno-cléido-mastoïdien, est assez énergique. A l'épaule, diminution extrême de la force des sus et sous-épineux, des sous-scapulaires. Perte presque absolue des mouvements des deltoïdes. Les pectoraux conservent relativement assez de force. Les mouvements d'extension de l'avant-bras sur le bras sont forts et présentent une grande résistance aux mouvements passifs contraires. La flexion au contraire est à peu près impossible. La flexion de la main, la flexion des doigts, sont assez énergiques. Il n'en est pas de même de l'extension de ces diverses parties qui est très faible et résiste à peine aux mouvements passifs contraires. La supination existe à peine ; la pronation au contraire, quoique beaucoup moins forte qu'à l'état normal, présente cependant une certaine énergie. Aucune force dans les mouvements d'opposition et d'adduction des pouces.

Les membres inférieurs, la moitié inférieure du tronc, paraissent au premier abord absolument indemnes. Les cuisses ont conservé leur forme normale, ainsi que les jambes. La résistance à tous les mouvements de la cuisse, de la jambe et du pied est considérable des deux côtés. Mais on remarque dans divers muscles de la cuisse et de la jambe, à droite et à gauche, des secousses fibrillaires assez intenses et presque continuelles. Ces secousses sont assez considérables, au dire du malade, pour soulever quelquefois ses couvertures lorsqu'il est au lit. Ce phénomène n'existe pas au niveau des membres supérieurs ni du cou; on le constate seulement aux mains et en particulier aux éminences thénars, que l'on voit fréquemment agitées par des secousses fibrillaires assez intenses pour faire trembler les pouces.

Mensurations :

Jambe, partie moyenne du mollet. .	D = 35 cent. 1/2	
	G = 35 —	
Cuisse, tiers inférieur.	D = 43 —	
	G = 43 —	
Avant-bras, tiers supérieur. . . .	D = 22 —	
	G = 21 — 1/2	
Bras, partie moyenne . . . . . . ,	D = 20 —	
	G = 19 —	

Les réflexes tendineux des membres supérieurs manquent totalement. Aux membres inférieurs le réflexe rotulien droit est très affaibli, mais non complètement aboli. Le gauche est à peu près normal.

Nulle part on ne constate de troubles de la sensibilité, ni au contact, ni à la douleur, ni à la température. Le sens articulaire et musculaire est partout conservé. Le malade n'a jamais éprouvé de douleurs vives, sinon de temps en temps dans les épaules et la partie supérieure des bras, et encore n'étaient-elles pas d'une grande intensité.

Etat général un peu faible. Perte d'appétit, ou du moins appétit capricieux, dégoût pour certains aliments. Sommeil bon. De temps en temps des cauchemars (chute dans des trous). Quelques pituites le matin, pas de tremblement. Il avoue avoir fait quelques excès alcooliques au début de sa maladie, lorsque, accablé d'une lassitude perpétuelle, il buvait de l'alcool pour se donner des forces. En dehors de cela pas d'excès de boissons.

Examen électrique des muscles, pratiqué par M. Vigouroux : *Côté droit* (29 juin 1890). Excitabilité faradique et galvanique complètement abolie pour le biceps, le brachial antérieur, le long supinateur, les radiaux externes. L'excitabilité galvanique intense du nerf radial, dans la gouttière, provoque une faible contraction dans le long extenseur du pouce, l'extenseur commun des doigts, le cubital postérieur et rien dans les autres. Grand pectoral : normal, mais faible. Deltoïde : excitabilité faradique et galvanique extrémement diminuée; se contracte mieux par l'excitation indirecte. Triceps : légère diminution d'excitabilité aux deux courants. Extenseur commun des doigts : très grande diminution d'excitabilité. Cubital postérieur : normal. Muscles abducteurs et extenseurs du pouce : néant, excepté pour le court extenseur, qui est faiblement excitable faradiquement. Interosseux dorsaux : contraction avec le maximum du courant faradique, plus faible pour les deux premiers. Mêmes réactions pour le courant galvanique. Thénar : inexcitable. Nerf cubital au poignet : faible adduction du pouce et du petit doigt. Hypothénar : pas de réaction galvanique (à cause de la grande résistance de la région) ; réaction faradique à peu près normale. Muscles abdominaux moins excitables aux deux courants. Muscles de l'épaule et du cou également très peu excitables (sous-épineux, trapèze, rhomboïde, grand dentelé). En somme, diminution de l'excitabilité faradique et galvanique, encore plus prononcée que ne l'est l'atrophie, mais sans inversion de la formule.

En septembre 1891, le malade, qui n'a pas quitté le service de la Salpêtrière, est toujours à peu près dans le même état, en ce qui concerne l'atrophie musculaire des membres supérieurs. Le mal s'est un peu aggravé au niveau des membres inférieurs. L'atrophie commence à se manifester à ce niveau, bien qu'elle soit encore fort peu accentuée et qu'elle n'atteigne que les cuisses. Mais les symptômes de paralysie labio-glosso-laryngée ont assez notablement augmenté. La voix est tout à fait nasonnée ; le voile du palais est flasque et tombant ; les aliments refluent souvent dans les fosses nasales pendant l'acte de la déglutition. On ne constate pas d'accélération du pouls ni de crises d'étouffement.

En ce qui concerne la paralysie bulbaire supérieure, aucun autre noyau ne paraît avoir été envahi. Les mouvements de la face s'exécutent toujours normalement. On ne constate d'ailleurs aucun changement dans l'ophthalmoplégie. Le ptosis est toujours le même, ainsi que l'immobilité des globes oculaires et le malade présente à un haut degré tous les caractères du *facies d'Hutchinson*.

Le second malade, qui présente les signes de la poliencéphalomyélite, le nommé Peyn .., est un homme de trente-sept ans, de taille et de corpulence athlétiques. En septembre 1889 il se fractura le péroné droit et s'aperçut, lorsqu'il voulut se lever et marcher, une soixantaine de jours après l'accident, que ses jambes étaient lourdes et le portaient difficilement. A la fin de décembre ses paupières gauche et droite tombèrent l'une après l'autre. Quinze jours après, ses mains n'avaient plus de force. Tout alla de mal en pis, si bien qu'après quatre mois de maladie, Peyn..., complètement infirme, demandait à entrer à la Salpêtrière. L'atrophie était prononcée au plus haut point au bras, à l'épaule, à la cuisse et à la jambe. Le ptosis était très accusé à gauche, et le malade y remédiait en partie en

contractant son frontal. Aujourd'hui la maladie est en
voie d'amélioration : la chute de la paupière gauche est
à peine perceptible, les globes oculaires sont beaucoup
moins fixes qu'auparavant, et le malade, qui ne pouvait
même pas se tenir debout, commence à marcher avec
des béquilles. Néanmoins, l'état des membres supérieurs est resté stationnaire. Les muscles sont flasques,
animés de secousses fibrillaires et peu excitables élec-
triquement, quel que soit le genre de courant employé;
la réaction de dégénérescence fait défaut. Les réflexes
sont absents aux membres supérieurs et il n'y a ni paralysie des sphincters ni modification de la sensibilité.

OBS. IV. — *Polioencéphalomyélite.* — Peyn..., trente-sept
ans, entré à la Salpêtrière le 15 avril 1890, salle Prus, n° 10.

Antécédents héréditaires. — Mère morte ictérique à
soixante-deux ans. Père en bonne santé, ni alcoolique ni nerveux. Pas d'affections nerveuses dans la famille du côté des
ascendants.

Antécédents personnels. — Il est le sixième et dernier
enfant; trois enfants sont morts du croup ou de convulsions.

Il est marbrier et travaille moitié debout, moitié à genoux,
(carrelage) et passe environ quarante jours par an dans les
caves, employé au dallage. Il boit en moyenne un litre et demi
de vin chaque jour, mais il fait de temps en temps des excès
et va jusqu'à boire alors cinq et six litres; il supporte bien la
boisson ; il ne s'enivre pas. Pas de syphilis.

A seize ans, il contracta la fièvre typhoïde. En 1868, il se
fractura le poignet gauche en glissant sur le trottoir. Il fut ré-
formé du service militaire pour une hernie. Au mois de
septembre dernier, il portait un marbre de 60 livres, lorsqu'en
marchant sur le rail d'un tramway il renversa en dedans la
plante du pied et se fractura le péroné droit en tombant. Il
resta couché pendant cinquante-sept jours. — Deux ans auparavant il avait eu le troisième orteil du pied droit écrasé par
la chute d'un marbre.

Lorsqu'après sa fracture du péroné, vers le milieu de décembre, il commença à se lever, il dut se servir de béquilles
pour marcher; mais bien vite il remarqua que les genoux flé-
chissaient, que les jambes le portaient difficilement, qu'elles
étaient lourdes; ce fut d'abord la jambe gauche qui lui parut
faible, puis ce fut le tour de la jambe droite. Une fois à genoux,

il ne pouvait se relever. Il était obligé de saisir la rampe de l'escalier pour monter chez lui.

A la fin de décembre, chute de la paupière gauche, assez complète pour cacher la vue du jour; une semaine environ après la chute de la paupière gauche, la paupière droite tomba à son tour; alors la paupière gauche se releva pour retomber bientôt après. Pendant ce temps les membres inférieurs continuaient à s'affaiblir et à s'atrophier.

A partir du 1er janvier, le malade cessa de sortir de chez lui. Il faisait quelques pas dans son appartement, appuyé sur une canne ou à l'aide de béquilles. A cette époque, il s'aperçut que la main gauche était plus faible qu'auparavant; bientôt il en fut de même de la main droite et du bras.

Depuis un mois, le malade ne peut regarder de côté; il est obligé de tourner la tête. De temps en temps il voit double : les deux objets sont écartés de 20 centimètres et ne sont pas à la même hauteur.

État actuel. — Homme vigoureux en apparence, de haute stature, qui ne présente aucun trouble des fonctions organiques. On l'apporte à la consultation assis sur une chaise : il ne peut se tenir debout. La chute partielle de la paupière gauche, le peu de mobilité du regard, donnent à la physionomie un aspect particulier sur lequel nous reviendrons plus loin. Les bras sont presque collés au corps, les mains reposent mollement sur les cuisses.

Membre supérieur gauche. — Dynamomètre = 0. La main ne serre pas du tout. La paume forme un creux que le malade ne peut faire disparaître. Le pouce et l'index seuls se relèvent assez bien; les autres doigts ne peuvent se relever complètement. L'annulaire et le médius ne peuvent ni se rapprocher ni s'écarter l'un de l'autre; le pouce se rapproche facilement de l'index, et le petit doigt de l'annulaire. Les doigts incomplètement étendus se laissent fléchir avec la plus grande facilité, même lorsqu'ils cherchent à résister. La flexion des doigts est pour ainsi dire nulle. Les muscles de l'éminence thénar et hypothénar sont fort atrophiés. Le poignet s'abaisse et se redresse avec difficulté; ces mouvements n'offrent aucune résistance. L'avant-bras (en supination ou en demi-pronation) se fléchit assez complètement sur le bras et s'étend même, sans résistance. Le bras s'écarte incomplètement du tronc, ne peut se porter ni en avant ni en arrière. L'élévation de l'épaule se fait assez bien.

Mensuration de la circonférence :

De l'avant-bras gauche à 7 cent. de l'olécrâne . . = 23 cent. 1/2
Du bras gauche à 12 cent. de l'olécrâne. . . . = 24 —

L'atrophie des muscles de l'avant-bras et du bras est manifeste.

Membre supérieur droit. — Dynamomètre= 10. Le médius ne se redresse pas ; il reste toujours à demi fléchi ; le petit doigt et l'annulaire se redressent imparfaitement. Les deux derniers doigts ne peuvent venir au contact de la paume de la main ; le pouce et l'index serrent mieux.

L'adduction et l'abduction du pouce s'exécutent assez bien, mais n'offrent que peu de résistance. Les doigts se rapprochent et s'écartent péniblement. Le poignet ne fléchit pas ; il se redresse incomplètement. Les fléchisseurs de l'avant-bras sur le bras sont relativement bien conservés. L'extension de l'avant-bras sur le bras n'offre aucune résistance. Les mouvements du bras : adduction, abduction, élévation, abaissement, se font bien et sont difficilement entravés.

Mensuration de la circonférence :

De l'avant-bras droit à 7 cent. de l'olécrâne. . . = 23 cent. 1/2
Du bras droit à 12 cent. de l'olécrâne. . . . . = 25 — 1/2
De chaque bras à l'insertion du grand pectoral. . = 27 — 1/2

Membres inférieurs. — Mensuration de la circonférence :

De la cuisse.		Côté droit.	Côté gauche.
	à 9 cent. de la rotule.	38 1/2	38 1/2
	à 23 — —	50	52
De la jambe à 20 cent. du bord supérieur de la rotule		33	33 1/2

Il existe à droite comme à gauche un méplat très apparent au niveau de la partie inférieure des cuisses ; on sent aisément le fémur à travers les muscles atrophiés. Enfin toutes les masses musculaires de la jambe et de la cuisse présentent une mollesse remarquable, sauf le groupe des adducteurs.

A gauche : les orteils s'étendent assez bien, mais ne se fléchissent pour ainsi dire pas. Le pied se redresse incomplètement et s'abaisse bien. Les péroniers ont peu d'action ; il faut que le talon repose sur le plan du lit. L'action du triceps est tout à fait nulle : étendue, la jambe retombe entraînée par son propre poids. La jambe se fléchit assez bien sur la cuisse, mais sans offrir de résistance. La flexion, l'extension, la rotation de la cuisse s'exécutent bien. Les adducteurs sont intacts.

A droite : les orteils s'étendent assez bien, mais se fléchissent à peine. Le redressement du pied est très faible ; l'abaissement s'exécute avec force. Action des péroniers très minime.

Action du triceps nulle, la jambe ne peut s'étendre sur la

cuisse; elle se fléchit incomplètement. Le malade ne peut croiser la cuisse droite sur la cuisse gauche, et réciproquement. La flexion, l'extension, la rotation de la cuisse se font avec une force assez considérable. L'adduction de la cuisse est parfaite. L'abduction est un peu affaiblie.

Tronc. — Le malade, couché sur le dos, peut redresser le tronc; il ne peut cambrer les reins. Les omoplates se rapprochent et s'écartent aisément et vigoureusement de la colonne vertébrale. Les pectoraux sont bien conservés.

Cou. — Les divers mouvements de la tête et du cou, flexion, extension, rotation, inclinaison latérale, s'exécutent avec leur force normale.

Réflexes. — Le réflexe patellaire est aboli des deux côtés. Le réflexe du poignet est très faible. Les réflexes abdominal et crémastérien sont conservés.

L'*atrophie* est extrêmement accusée au niveau des muscles des membres; à part les adducteurs de la cuisse, qui ont conservé leur puissance normale, il n'y a pour ainsi dire pas un seul groupe musculaire qui soit indemne. Elle est manifeste au niveau des éminences thénar et hypothénar, des avant-bras qui sont presque aussi volumineux à leur partie inférieure qu'à leur partie supérieure, des bras qui ont une forme cylindrique, des épaules qui ont perdu leur rondeur habituelle et laissent percevoir les détails du squelette à travers le deltoïde réduit à une lame musculaire insignifiante.

L'atrophie des membres inférieurs est très prononcée, particulièrement au niveau de la cuisse; pour bien la mettre en relief il faut maintenir le malade debout. L'amaigrissement du triceps est tel que le genou forme comme une forte saillie entre la cuisse et la partie supérieure de la jambe : on dirait un genou atteint d'hydarthrose; cet aspect tient à la saillie que fait la rotule ballante, insuffisamment maintenue par un appareil ligamenteux et surtout musculaire trop faible. L'atrophie des muscles du mollet est également considérable.

Il existe des secousses fibrillaires dans les muscles de la cuisse, du bras et de l'épaule; elles sont peu fréquentes, mais ont été néanmoins constatées à plusieurs reprises.

Il n'y a pas la moindre contracture ni le moindre phénomène spasmodique.

Les modifications électriques sont exactement parallèles aux phénomènes atrophiques. Il faut un courant d'autant plus fort pour obtenir la contraction, que le muscle est plus atrophié, aussi bien avec l'électricité galvanique qu'avec l'électricité faradique. En somme, on peut dire qu'il y a *diminution quan-*

litative et non qualitative de l'excitabilité musculaire; l'inversion de formule fait complètement défaut.

Exemple : Membre supérieur droit.

Nerf deltoïde   galvanisation   14 élém., 65° = KS néant.

M. Deltoïde.
- faradisation .
  - 60 millim.   = néant pour la partie moyenne.
  - 80 —   = contraction du faisceau claviculaire.
- galvanisation
  - 12 élém., 45° = KS néant.
  - 12 élém., 65° = AS néant.

Nerf radial. .   20 éléments, 45° KS = KS pour le 2e radial externe et les muscles du pouce.

Triceps . . .
- faradisation .   60 millim.   = néant pour les trois portions.
- galvanisation
  - 12 élém., 43° = KS contraction très faible.
  - 14 élém., 55° = AS contraction très légère.
  - — — = AO) néant.
  - — — = KO)

Le malade accuse une sensation de froid permanente dans le membre inférieur droit.

Pas d'adipose sous-cutanée, pas de troubles trophiques de la peau.

Le malade ne souffre en aucun point des membres.

La sensibilité est partout conservée, complètement intacte dans ses divers modes (frôlement, chatouillement, piqûre, froid, chaleur).

Le sens musculaire n'est pas altéré, non plus que la sensibilité articulaire.

Aucun trouble des sphincters (vessie, rectum).

Rien à noter du côté des sens spéciaux (ouïe, goût, odorat).

Pas d'anesthésie de la face.

Les muscles de la mâchoire (masséters, temporaux, ptérygoïdiens) fonctionnent normalement.

Les muscles de la face sont intacts. Rien à noter du côté du front, des joues, des lèvres, de la langue, au point de vue musculaire. Signalons seulement que par instants il existe une certaine difficulté dans l'articulation des mots.

Pas de secousses fibrillaires de la langue. Réflexe massétérin conservé.

Voici le résultat de l'examen laryngoscopique fait par M. Cartaz :

Anesthésie du voile et du pharynx, ainsi que de la base de

CHARCOT.

la langue. Réflexes très peu prononcés. Sensibilité du larynx
diminuée. Epiglotte normale. Cordes vocales normales, fonc-
tionnant régulièrement.

L'immobilité presque complète du regard donne à la physionomie un aspect particulier. Les deux paupières sont légèrement tombantes, particulièrement la paupière gauche. Le
ptosis est du reste variable, il est plus accusé le soir que le
matin, plus prononcé un jour que l'autre. Le malade y remédie
en contractant le frontal ; aussi le sourcil gauche est-il toujours légèrement arqué et plus élevé que celui de droite. Rappelons qu'il existe un mode de traitement chirurgical du ptosis
basé sur la suppléance du releveur de la paupière supérieure
par le frontal (Procédé de Dransart et de Pagenstecher).

Examen de M. Parinaud : O. D. — Paralysie de l'adduction
et de l'abduction assez complète ; paralysie moins complète de
l'élévation ; l'abaissement s'exécute assez bien. O. G. — L'état
est sensiblement le même. Pas de strabisme au repos.

Pupilles égales réagissant à la lumière et pour la convergence ; un peu de parésie de l'accommodation.

O. G. M $= -1$. V $= \frac{5}{50}$ pp. à 0,25 centim. avec $+$ 2 dioptr.

O. D. V $= \frac{5}{15}$ avec $-$ 1 dioptr.

Pas de dyschromatopsie.

Pas de lésion au fond de l'œil.

Rétrécissement du champ visuel, également prononcé des
deux côtés, à peu près concentrique, variant à 40° en haut, à
50° en bas et en dehors.

Ni albuminurie, ni polyurie, ni glycosurie.

Pas de vertiges. Pas de somnolence. Mémoire excellente.

Depuis l'âge de vingt ans (il en a aujourd'hui trente-sept),
il a été atteint plusieurs fois, à l'occasion d'un ennui, d'un
malheur, d'une perte d'argent, de céphalalgie frontale bilatérale avec nausées. Le bruit et la lumière lui font mal. Il ressent autour de l'orbite du côté gauche de petits picotements,
sans vision lumineuse, analogues à ceux qu'il éprouve lorsqu'on l'électrise sur le tabouret. Il a besoin de se coucher et
de dormir. En général, l'accès dure de douze à vingt-quatre
heures. Six accès en tout.

Depuis qu'il est dans le service, son état est à peu près stationnaire. Sans accès de migraine, il ressent de temps en temps
des picotements autour de l'orbite du côté gauche.

Il commence à marcher avec des béquilles. On est obligé de
le lever et de l'asseoir. Il serre la béquille avec l'index et le

pouce, les autres doigts ne pouvant se former. Les genoux se relèvent assez bien et les pieds se détachent du sol. Il marche, bien entendu, très lentement et ne peut monter une marche d'escalier. Néanmoins, le malade considère ce qu'il peut faire aujourd'hui comme un grand progrès.

Tel était son état lorsque nous avons pris cette note, c'est-à-dire au mois de juillet. L'amélioration s'est poursuivie, si bien qu'en août le malade pouvait se tenir debout seul et commençait à marcher sans béquilles, bien qu'il eût encore une atrophie considérable du triceps. Il écrivait assez facilement, ce qu'il avait cessé de faire depuis longtemps, mais était encore dans l'impossibilité de se boutonner lui-même. La sensation de refroidissement aux membres inférieurs était moins accusée, la coloration violacée moins intense; néanmoins, les malléoles étaient encore œdématiées à la fin de la journée.

Le 1er octobre, le malade marchait dans la salle dont le parquet venait d'être nouvellement ciré, lorsqu'il se fit en tombant une fracture de jambe au niveau du tiers inférieur. On lui appliqua un appareil plâtré pendant quarante-cinq jours. Au bout de ce temps, la consolidation était suffisamment effectuée pour qu'on pût enlever l'appareil. Pendant toute cette période d'immobilisation au lit, les membres supérieurs avaient fait quelques progrès, mais les membres inférieurs avaient perdu ce qu'ils avaient gagné au mois de juillet. Voici dans un même tableau les mensurations telles qu'elles ont été faites en juillet avant la fracture et telles qu'elles sont actuellement (23 novembre 1890):

		Juillet.	Novemb.
Avant-bras à 7 cent. de l'olécrâne	côté gauche.	19	22 1/2
	côté droit. .	21	25
Bras à 12 cent. de l'olécrâne. . .	côté gauche.	24 1/2	24 1/2
	côté droit. .	25 1/2	26
Cuisse. à 9 cent. de la rotule.	côté gauche.	44	41
	côté droit. .	41	41
à 23 cent. de la rotule.	côté gauche.	53	50
	côté droit. .	51	49

A ces deux cas observés longtemps à l'hôpital et sur lesquels nous avons pu recueillir tous les renseignements désirables nous en joindrons un autre non moins intéressant. Il a été recueilli à la consultation particulière de M. le professeur Charcot.

Obs. V. — *Polioencéphalomyélite.*

Homme de 60 ans, médecin.

Les *antécédents héréditaires* ne sont pas connus.

Dans les *antécédents personnels* on relève que le malade a dans sa jeunesse été atteint d'épilepsie. Cette maladie aurait cessé complètement depuis trente ans. Il' y quarante ans il eut un chancre mou, non suivi de symptômes secondaires. Il se maria dans la suite et eut plusieurs enfants biens portants.

Il y a dix ans il souffrait assez fréquemment de migraines. En 1889 il eut un catarrhe de la vessie.

Histoire de la maladie actuelle. — En janvier 1890 le malade fut atteint de l'influenza, qui guérit bien. Quelque temps après, il s'aperçut que, dans l'espace de quinze jours, sa paupière supérieure se paralysait peu à peu. Puis survint la diplopie, enfin la paupière supérieure droite se prit à son tour et à ce moment le malade était affecté d'un double ptosis. A ce moment il existait une ophthalmoplégie externe complète des deux côtés, constatée par un médecin de Varsovie qui fit dès ce moment le diagnostic de polioencéphalite supérieure de Wernicke.

Les choses restèrent en cet état pendant quelque temps. Il n'existait alors aucune atrophie des membres. Les membres inférieurs présentaient seulement un certain degré de faiblesse ou, pour mieux dire, le malade, par suite d'une sorte de sensation de tremblement des genoux, ne pouvait facilement rester debout. Mais il marchait bien et sans fatigue.

Bientôt le mal s'aggrava et on vit apparaître une parésie des extenseurs des doigts de la main gauche et plus tard de la main droite. En même temps les forces se perdaient et les muscles s'atrophiaient et devenaient mous et flasques dans les deux membres supérieurs.

Enfin dans les derniers temps apparut un certain degré de parésie du nerf facial gauche.

Tous ces renseignements sont rapportés d'après les notes prises par le premier médecin qui vit ce malade et fit le diagnostic de polioencéphalite supérieure. Le traitement consista surtout dans l'électrisation des muscles atrophiés, l'administration de l'iodure de potassium à l'intérieur. Un professeur de Vienne prescrivit des frictions mercurielles, qui furent suivies d'une salivation modérée et ne furent point poussées par le malade au delà de huit. Tout cela resta sans influence bien nette sur l'évolution de la maladie, qui était d'ailleurs sujette, presque d'un jour à l'autre, à des oscillations tout à fait remarquables. C'est ainsi que du jour au lendemain, quelquefois dans l'espace d'une même journée, ou pendant la nuit, le ptosis et l'immobilité des globes oculaires diminuait, pour reparaître ensuite avec la même intensité, diminuer encore et ainsi de suite. Il en était de même pour la parésie des membres supérieurs.

État actuel (juin 1890). — Le signe le plus frappant est le double ptosis, qui est très accentué des deux côtés, mais surtout à gauche. Le bord libre de la paupière supérieure couvre plus de la moitié de la cornée et le malade pour voir est obligé de relever la paupière avec son doigt. Il existe à droite et à gauche une ophthalmoplégie externe, non tout à fait complète, mais les quelques mouvements qui persistent (abaissement) sont extrêmement restreints. La diplopie est presque continue et force le malade à ne jamais regarder que d'un œil. Pour regarder devant lui il soulève la paupière avec le doigt et renverse la tête en arrière afin de relever le globe oculaire que le droit supérieur est impuissant à mettre en mouvement.

On ne constate pas de signes bien nets de paralysie faciale nucléaire. Le front présente à peu près ses plis transversaux normaux. L'œil se ferme entièrement par la volonté ; il n'existe ni à droite ni à gauche de paralysie de l'orbiculaire des paupières.

Mais on peut constater quelques signes, peu accentués à la vérité, de paralysie bulbaire inférieure. Il existe une certaine gêne et un certain degré de fatigue dans la mastication. A vrai dire l'orbiculaire des lèvres n'est pas nettement paralysé, le malade ne laisse pas écouler sa salive par les commissures labiales, mais il ne peut pas bien serrer ses lèvres « en cul de poule » et ne peut siffler. On n'observe aucun trouble de la déglutition, pas de nasonnement, pas d'atrophie de la langue.

La tête est légèrement penchée en avant, à cause de la faiblesse des muscles de la partie postérieure du cou. On ne constate cependant pas de déformation bien nette de cette région ni d'atrophie manifeste des muscles. Ceux-ci résistent peu au mouvement passif de flexion de la tête en avant.

Au niveau des membres supérieurs, la faiblesse va jusqu'à la paralysie. L'atrophie est très accentuée au niveau du deltoïde et des pectoraux des deux côtés, du biceps à gauche. Aux avant-bras, on constate, outre un certain degré d'amaigrissement et de faiblesse des fléchisseurs, une atrophie très considérable et une impotence des extenseurs de la main et des doigts. A gauche le deuxième, le troisième et le quatrième doigt, à droite le petit doigt sont complètement tombants et ne peuvent être relevés. Les éminences thénars et hypothénars des deux côtés sont relativement conservées ; l'atrophie n'est pas très manifeste au niveau des espaces interosseux des mains et il n'existe pas de déformation de la main en griffe. Des deux côtés les muscles longs supinateurs sont relativement conservés.

Les membres inférieurs sont affaiblis, mais on n'y peut constater aucune trace d'atrophie véritable. Les réflexes tendineux du genou sont normaux ; ceux des membres supérieurs sont complètement absents.

La sensibilité est intacte dans tous ses modes sur toute l'étendue de la surface cutanée. Le malade se plaint d'une sensation très vive de refroidissement au niveau des paupières, des mains et des genoux ; mais on ne constate pas en ces points, ni ailleurs, et le malade n'y a jamais observé de changement de coloration ni de troubles trophiques véritables.

Le malade dit avoir fréquemment constaté l'existence de secousses fibrillaires dans les muscles atrophiés de ses membres supérieurs.

Les réactions électriques des muscles n'ont pu être recherchées, le malade ne s'étant trouvé soumis à notre observation que pendant un temps fort court. Il retourna aussitôt dans son pays et nous avons appris plus tard qu'il était mort au mois de juillet sans connaitre la cause de cette terminaison. Il est possible que l'on ne doive pas l'attribuer au progrès de la maladie elle-même. En effet le malade était médecin, se rendait parfaitement compte de son état, s'exagérait même peut-être la gravité du pronostic et parlait de mettre fin à ses jours. Il se peut qu'il ait succombé de cette manière.

Bien que cette observation soit un peu incomplète à certains égards elle n'en est pas moins parfaitement caractéristique. La combinaison de l'ophthalmoplégie externe et de l'atrophie musculaire ne permet pas le doute un seul instant.

Les lignes qui précèdent étaient écrites au mois de juin 1890. Depuis cette époque et postérieurement à l'impression de notre mémoire cité plus haut de l'*Iconographie de la Salpêtrière*, l'histoire de ce même malade a été publiée par M. Goldflam (de Varsovie) (1) qui

---

(1) Goldflam. — *Ein Fall von Polioencephalitis superior, inferior und Poliomyelitis anterior nach Influenza mit tödtlicher Ausgang...* (*Neurol. Ctbl.* 1891, p. 162).

avait le premier porté chez lui le diagnostic de polioencéphalite supérieure et dont les notes nous avaient
servi, ainsi qu'il est mentionné dans l'observation ci-
dessus, à reconstituer l'évolution de la maladie. Cet
auteur donne avec quelques détails complémentaires la
marche des accidents jusqu'au mois de mai 1890 et l'état
actuel à cette époque, qui ne diffère pas sensiblement
de ce qui est noté dans l'observation précédente. Mais,
de plus, il nous fait connaître l'état du malade à son retour en Pologne. Les symptômes ophthalmoplégiques
étaient à peu près les mêmes, soumis toujours à ces
variations passagères qui sont notées dans l'observation.
Mais la lésion s'était accentuée du côté du bulbe : le réflexe pharyngien était diminué, les mouvements des
lèvres fort affaiblis, la parole difficile et un peu bredouillée. De plus, l'excitabilité électrique des muscles
de la partie inférieure de la face était notablement diminuée. Enfin, le pouls était devenu nettement irrégulier.
Ainsi que nous l'apprenons par le travail de M. Goldflam,
le malade était mort d'une pneumonie, l'issue fatale
ayant été sans doute favorisée par la présence des
troubles cardiaques et respiratoires dont il était atteint.

Dans ces trois cas de polioencéphalite, la maladie n'a
pas évolué de la même manière. Chez le premier malade,
le nommé Br..., elle est manifestement chronique et progressive. Chez le second, le nommé Peyn..., elle a plutôt
suivi une marche subaiguë avec rémissions. Enfin, dans
le troisième cas, la mort est arrivée en sept mois. On
trouve dans ces trois observations les trois modes suivant lesquels la polioencéphalomyélite peut accomplir
son évolution.

*
* *

La polioencéphalite avec ophthalmoplégie externe et
atrophie musculaire pourrait être confondue avec un

certain nombre d'autres affections, avec les maladies amyotrophiques en particulier. Pour la distinguer, ce qui doit être toujours possible, sinon facile, on s'appuiera sur quelques signes, qui, soit isolément, soit dans leur ensemble, présentent une valeur considérable à ce point de vue.

L'habitus extérieur constitue à lui seul un élément important de diagnostic. Nous disons l'habitus extérieur tout entier et non pas seulement le facies. On sait (v. plus haut n° X) quels caractères spéciaux donne à la physionomie la présence de l'ophthalmoplégie externe. Nous ne reviendrons donc pas ici sur le *facies d'Hutchinson*, qui dès l'abord, à lui seul, attire invinciblement l'attention.

En ce qui concerne la démarche, il n'y a rien de bien spécial à signaler ; c'est celle de tout individu atteint d'atrophie des membres inférieurs. Le trouble peut aller de la simple faiblesse, s'accusant par une fatigue rapide à la moindre marche, jusqu'à l'impotence complète et l'usage forcé des béquilles ainsi que cela existait chez un de nos malades (Obs. IV). Lorsque l'atrophie a envahi les extenseurs de la jambe, on observe la démarche de *stepper*, caractéristique de cette localisation, mais qui, dans l'espèce, n'acquiert pas une importance spéciale.

L'habitus de la partie supérieure du corps présente au contraire beaucoup plus d'intérêt, eu égard à la localisation la plus habituelle des lésions. Qu'il soit debout ou assis, le malade a toujours un certain port de tête, qui, joint à son facies si particulier, ne peut manquer d'attirer le regard. La tête est immobile, légèrement penchée en avant, elle tourne difficilement à droite et à gauche, mouvement que cependant le malade est obligé d'exécuter fréquemment, car c'est le seul moyen qu'il ait, à cause de l'immobilité de ses yeux, pour diriger ses regards autour de lui. Lorsque l'atrophie des muscles de la partie postérieure du cou est très avancée, on voit entre la nuque et les épaules une sorte de dépression en coup de hache, et dans ce cas la flexion en avant et l'immobilité de la tête sont encore bien plus accentuées. Cet aspect se remarquait chez l'un de nos malades (Obs. III).

Les bras sont « ballants », tombent de chaque côté du corps comme des masses inertes. Lorsque le malade veut s'en servir, il est obligé, pour les faire parvenir au but voulu, de les lancer, en quelque sorte, par un mouvement du tronc et des épaules. Si quelques mouvements sont encore conservés dans un segment du membre, il ne peut les exécuter qu'en calant le membre entier soit contre un objet voisin, soit contre son corps, ou contre ses cuisses. Il ne porte plus sa main à sa bouche, par exemple, mais bien plutôt sa bouche à sa main. L'un de nos deux hommes, ne pouvant, à cause de l'atrophie des fléchisseurs, empoigner comme il faut ses béquilles pour les soutenir, avait imaginé un petit système de ficelles qui, intriquées avec les doigts, maintenaient ceux-ci mécaniquement et leur donnait sinon la force du moins la possibilité de soutenir sa béquille. Lorsque l'atrophie est suffisamment prononcée, les malades ne peuvent plus s'habiller eux-mêmes. Passer les manches de la chemise, rentrer celle-ci dans le pantalon, boutonner un bouton sont autant de mouvements qu'ils ne peuvent pas faire ou qu'ils n'arrivent à exécuter qu'à l'aide d'artifices de mouvements que nous ne saurions décrire ici en détails, mais qu'il est bien instructif d'observer.

Ce sont d'ailleurs des troubles moteurs que l'on rencontre chez tous les amyotrophiques atteints dans le segment supérieur de leur corps. On les trouve aussi dans la *maladie de Duchenne-Aran*, dans laquelle les localisations médullaires supérieures sont exactement les mêmes. Là aussi les bras sont ballants et le malade est obligé de les lancer par un mouvement des épaules vers le but qu'il se propose d'atteindre. Le cou est également quelquefois immobile, mais cela est plus rare et

l'on remarque moins souvent la dépression sous-occipitale due à l'atrophie des muscles de la nuque. Mais il
suffit de jeter les yeux sur la face pour voir immédiatement qu'il ne s'agit point de polioencéphalite. Point de
facies spécial, en effet, dans la maladie de Duchenne-
Aran, pas de chute des paupières, pas d'immobilité des
globes oculaires. Cette constatation seule suffirait pour
lever tous les doutes, si l'hésitation était un instant per-
mise.

Il n'en est pas de même dans la *sclérose latérale
amyotrophique*, considérée dans son entier développement. Là en effet il existe un facies spécial, qui peut
même se rencontrer seul, en dehors de toute amyotrophie du côté des membres, lorsque la maladie débute
par le bulbe. Mais en n'envisageant que les cas com-
plets, nous trouvons dans la maladie de Charcot très
fréquemment le même port de tête que dans la polioencéphalite. La tête est plus ou moins immobile, penchée en avant, grâce à l'impotence des muscles du cou,
qui est creusé au niveau de la nuque d'une dépression
plus ou moins considérable due à la disparition des
masses musculaires. Les bras sont inertes, pendant le
long du corps, les mains atrophiées en griffes.

De plus le malade présente un facies bien particulier.
Il a un air d'hébétude remarquable. Ses lèvres demi-
ouvertes et d'où s'écoule continuellement la salive, sont
figées dans une sorte de rire bête, qui s'accentue notablement quand on lui parle; alors le malade n'en finit
plus de rire. Ou bien la déformation de la bouche, des
lèvres et du menton donne à sa physionomie un air
continuellement pleurard. Si on le fait parler, on s'aperçoit qu'il articule mal les mots et nasonne considérablement. D'ailleurs il est incapable d'avaler une gorgée
de liquide sans qu'il lui en repasse la moitié par les
fosses nasales ou qu'il lui en tombe quelques gouttes
dans le larynx. De tout cela résulte un habitus extérieur
frappant, mais bien différent aussi de celui qui existe

dans la polioencéphalite. Ce malade à l'air pleurard et hébété conserve encore son œil vif. On le voit promener son regard dans toutes les directions, et remédier pour ainsi dire à l'immobilité de sa tête par l'agilité de ses yeux. C'est qu'en effet son bulbe inférieur seul est pris ; son bulbe supérieur reste indemne. Le facies à lui seul pourrait donc permettre d'éviter toute erreur, si nous n'avions pas encore pour nous guider un autre symptôme capital de la sclérose latérale amyotrophique, l'exagération des réflexes tendineux et en particulier du réflexe massétérin.

Il existe des cas où ce dernier phénomène acquerra une importance décisive et pourra seul permettre d'établir le diagnostic. Ce sont ceux dans lesquels aux phénomènes de paralysie bulbaire inférieure sont venus s'adjoindre les signes qui caractérisent la lésion de la moitié supérieure du bulbe, l'ophthalmoplégie externe. Cette association paraît peu fréquente, il est vrai, mais elle n'est cependant pas si rare que nous n'ayons pu en observer un exemple, que nous avons relaté plus haut. On ne la connaît point dans la sclérose latérale amyotrophique, caractérisée, d'autre part, par l'exagération des réflexes et la contracture ; elle peut se rencontrer dans la polioencéphalite dans laquelle il n'existe au contraire aucun symptôme de la lésion des faisceaux pyramidaux. Il n'est pas besoin d'insister plus longuement sur l'expression de physionomie qui résulte de l'association du facies d'Hutchinson avec celui de la paralysie labio-glosso-laryngée. Qu'on veuille bien seulement ne pas oublier qu'en présence de cette dernière on devra toujours porter son attention du côté des yeux, afin de ne pas laisser inaperçue l'ophthalmoplégie externe qui peut s'y trouver combinée.

Arrivons maintenant à une autre catégorie d'amyotrophies avec lesquelles on pourrait peut-être confondre la polioencéphalite : la *myopathie progressive*, en particulier dans sa *forme facio-scapulo-humérale*. L'habitus extérieur est très frappant chez les sujets atteints de cette maladie. En ce qui concerne les épaules et le segment supérieur des membres thoraciques, ce sont toujours les mêmes bras « ballants », les mêmes épaules amaigries et tombantes. Mais, ici, l'examen le plus superficiel suffit pour démontrer que les avant-bras ne sont que peu ou pas atteints et que les mains sont absolument indemnes, tandis que l'atrophie prédomine énormément au niveau des muscles de la ceinture scapulaire, l'omoplate étant notablement détachée du tronc et renversée de façon que son angle supéro-interne vienne faire saillie en arrière et au-dessus de la clavicule. Cela constitue un caractère important, car nous avons vu que, dans la polioencéphalite, le début avait lieu ordinairement par les éminences de la paume de la main et par les avant-bras. Mais ce n'est pas tout. Si nous considérons l'aspect extérieur du tronc, nous voyons que, tandis que chez l'individu atteint de polioencéphalite, il n'existe guère de modifications bien nettes de l'état normal, chez le myopathique au contraire l'ensellure dorso-lombaire est absolument constante. Il en résulte une démarche particulière, un dandinement des hanches et des épaules qu'on n'oublie pas lorsqu'on les a observés une bonne fois, et qui permettent presque de faire à distance le diagnostic de la maladie myopathique.

On peut en dire autant du faciès si spécial de la forme facio-scapulo-humérale de la myopathie. La chose la plus saillante, ce sont les gros yeux des malades, largement découverts par les paupières dont l'occlusion complète est même impossible. Mais ils sont vifs, doués de mouvements dans tous les sens. Ils ressemblent bien peu aux yeux des sujets atteints de polioencéphalite. Tandis que chez les premiers les paupières ne peuvent pas se fermer entièrement, chez les seconds au contraire il est impossible de les ouvrir complètement. Ajoutons à cela les grosses lèvres des myopathiques, leur espèce de *museau* si spécial qui leur donne un rire particulier; nous sommes loin du facies d'Hutchinson. Enfin chez les myopathiques le front est lisse, exempt de toute ride, à cause de l'atrophie des muscles. Chez les autres, au contraire, la contraction constante du frontal qui tend à remédier à l'insuffisance du releveur de la paupière, ride le front en travers et ne contribue pas peu à donner aux malades cet air soucieux ou étonné si différent du facies myopathique.

Il peut se faire cependant que chez certains malades atteints de polioencéphalite le front soit lisse ou immobile. Ce fait se produira dans les cas, rares à la vérité, où la lésion bulbaire supérieure, se propageant à la moelle, a atteint au passage le noyau du facial. Nous avons cité chemin faisant des exemples de cette propagation. On est alors en présence d'une sorte d'association du facies d'Hutchinson et du facies myopathique. Ces cas paraissent rares, il est vrai, mais il convient néanmoins de les connaître. En tout cas l'absence, dans la myopathie, d'une paralysie labio-glosso-laryngée qui ne tarderait pas à se produire dans ces cas complexes de polioencéphalite, ne permettra pas longtemps le doute.

Nous avons relevé dans les observations publiées de polioencéphalite et nous avons constaté aussi chez nos malades, deux signes qui sont constants dans la myopathie et qui sont même considérés comme des signes diagnostiques de cette dernière affection. Nous voulons parler de l'absence d'anomalies des réactions électriques des muscles et en particulier de l'absence de la réaction de dégénérescence, ainsi que de la présence des rétractions tendineuses. Ces deux phénomènes ne sont point habituels dans les amyotrophies myélopathiques. Ce n'est pas une raison pour douter de l'origine centrale de la maladie.

Pour ne parler que des réactions électriques, que

voit-on en effet dans l'atrophie myopathique? une
absence d'anomalie des réactions, mais une simple
diminution de l'énergie des contractions, proportionnelle à la diminution supposable du nombre des fibres
musculaires saines. Chez nos malades on trouve une
diminution considérable de l'excitabilité pour les deux
courants dans les muscles atrophiés et, chose remarquable, cette diminution arrive à l'abolition complète
pour certains muscles qui sont peu atrophiés et qui
obéissent encore à la volonté. Ce n'est point du tout ce
que l'on observe dans l'atrophie myopathique où la
contractilité persiste tant qu'il y a une fibre musculaire saine. Donc l'assimilation absolue entre les deux
ne saurait être faite.

D'autre part dans les atrophies d'origine myélopa-
thique, si la réaction de dégénérescence se rencontre le
plus souvent, on sait cependant qu'elle peut manquer
quelquefois. Dans la sclérose latérale amyotrophique
en particulier, il y a presque toujours un mélange.
Parmi les muscles atrophiés, les uns réagissent normalement, les autres présentent la réaction de dégénérescence. On comprend d'après cela que les anomalies de
réactions puissent manquer complètement, bien que des
cas semblables paraissent devoir être extrêmement
rares. Pourquoi en est-il beaucoup plus souvent ainsi
dans la polioencéphalite ? Nous sommes obligés d'avouer
notre ignorance à cet égard. Mais quoi qu'il en soit, on
ne saurait tirer de cette absence d'anomalie des réactions
électriques (1) des conclusions légitimes contre l'origine
centrale de la maladie, démontrée, ainsi que cela
a été plusieurs fois constaté par des examens anatomo-
pathologiques.

_____

(1) Ces considérations au sujet des réactions électriques dans la
polioencéphalite ont été rédigées d'après des notes manuscrites
qui nous ont été obligeamment communiquées par M. le Dr Vigouroux, chef du service électrothérapique de la clinique des
maladies nerveuses à la Salpêtrière.

Nous en dirons autant au sujet des rétractions tendineuses.

Chez l'un de nos malades, qui avait été soumis à une époque de sa vie à l'intoxication plombique, on aurait pu penser un instant à une paralysie saturnine (Obs. III). Mais cette hypothèse ne pouvait tenir devant un examen un peu minutieux du malade. Tout d'abord cette absence de troubles dans les réactions électriques dont nous parlions plus haut ne plaide point en faveur de l'idée d'une *polynévrite*. De plus notre malade n'était plus, à l'époque où sa maladie a débuté, sous l'influence du poison plombique et il n'était plus possible de penser chez lui à un effet de l'intoxication saturnine. Enfin la marche de l'atrophie, la durée de son évolution, la présence des troubles oculaires, devaient faire écarter l'hypothèse de polynévrite saturnine. Il fallait cependant l'examiner et la discuter, car on connaît des cas de polynévrites dans lesquels l'œil a été touché.

Il est vrai que quelques-uns de ces cas ne sont nullement caractéristiques au point de vue de la névrite généralisée et qu'on pourrait aussi bien les ranger dans le cadre de la polioencéphalite que dans celui des polynévrites. Nous citerons en particulier une observation rapportée dans la thèse de Mme Déjerine-Klumpke, et où il nous paraît bien difficile d'établir un diagnostic positif (1).

Il s'agit dans ce cas d'un malade, dont l'âge n'est pas connu, mais chez qui la maladie semble, en raison des renseignements fournis dans l'observation, avoir débuté vers quarante ou quarante-cinq ans. Dans ses antécédents héréditaires personnels, il n'y avait rien à signaler : pas de syphilis, pas d'alcoolisme, pas de saturnisme.

(1) Déjerine-Klumpke (Mme). — *Des polynévrites en général et des paralysies et atrophies saturnines en particulier.* Th. Paris, 1889.

En 1880, il fut pris, sans cause connue, d'une paralysie des releveurs des paupières, étendue bientôt aux quatre membres, qui dura sept mois et se termina par la guérison. Après une période de santé de deux ans et demi, le malade fut repris en 1883. L'observation faite à cette époque montre qu'il existait un double ptosis avec ophthalmoplégie externe presque totale pour l'œil droit, moins complète pour l'œil gauche, et diplopie. On constatait en outre tous les signes d'une paralysie bulbaire inférieure qui s'était développée ensuite : atrophie légère de la langue, paralysie des muscles du voile du palais et du pharynx, de l'orbiculaire des lèvres, troubles de la parole. Enfin les quatre membres étaient paralysés et atrophiés en masse, sans prédominance de l'atrophie dans tel ou tel groupe musculaire et sans troubles de la sensibilité. La contractilité faradique était diminuée, mais non abolie. Cette seconde attaque de paralysie dura plus d'un an et guérit complètement. Le malade ne conserva qu'un certain degré de paralysie du droit externe de chaque œil, produisant un léger strabisme convergent.

En l'absence de réaction de dégénérescence dûment constatée, il est presque impossible de se prononcer dans un cas pareil. Cela ressemble à s'y méprendre aux cas que nous avons mentionnés et dans lesquels la lésion, ayant débuté dans le bulbe supérieur, s'étend ensuite plus ou moins rapidement au bulbe inférieur et à la moelle. On devra donc toujours, en présence de malades de ce genre, penser à la polynévrite généralisée. Mais dans certains cas, et le nôtre nous paraît être de ce nombre, bien que le malade ait été autrefois soumis à une cause importante de polynévrite, l'intoxication saturnine, ce sera pour l'exclure et porter le diagnostic de polioencéphalite. La guérison ultérieure du malade ne doit même pas être un obstacle à l'affirmation d'un pareil diagnostic. En effet on a vu que l'un de nos malades était en voie d'amélioration à la suite du traitement institué et rien ne dit qu'il ne guérira pas, sinon complètement, du moins en grande partie.

Existe-t-il d'autres maladies amyotrophiques avec lesquelles on pourrait confondre à un moment donné la polioencéphalomyélite ? Nous ne citerons que pour mémoire la *pachyméningite cervicale hypertrophique* dans laquelle l'amyotrophie pourrait peut-être prêter un instant à l'erreur. Mais là il existe en général une habitude particulière du cou et de la tête, due à ce que le cou est raide, mais non réellement paralysé. De plus, la face est indemne, ainsi que les yeux. Enfin on retrouvera, sinon dans l'état actuel, du moins dans l'histoire du malade, l'existence de ces douleurs violentes qui caractérisent l'une des périodes de la pachyméningite cervicale hypertrophique.

La *syringomyélie* mériterait qu'on s'y arrêtât un instant et qu'on en discutât le diagnostic avec quelques développements si l'on n'y trouvait un signe bien caractéristique qui est la dissociation particulière des troubles de la sensibilité. Chez les malades atteints de polioencéphalite, celle-ci est toujours normale ; c'est une règle presque absolue, à laquelle nous ne connaissons point encore d'exception. Au contraire dans la syringomyélie, à côté de la conservation des sensations de contact, on trouve l'analgésie et surtout la thermoanesthésie qui constitue un caractère presque pathognomonique de cette affection. Une fois ce signe constaté on ne sera plus embarrassé pour expliquer l'origine de l'amyotrophie qui l'accompagne ; la polioencéphalite sera d'emblée éliminée, surtout s'il existe en outre quelques-uns des troubles trophiques, bulles, panaris, arthropathies, scoliose, habituels dans la syringomyélie. Il n'est pas jusqu'aux signes oculaires qui ne permettent de différencier nettement les deux affections, l'œil étant immobile dans l'une et au contraire souvent atteint de nystagmus dans l'autre.

CHARCOT. 16

Nous nous bornerons là en ce qui concerne le diagnostic de la polioencéphalomyélite. C'est une affection
que l'on devra toujours reconnaitre assez facilement en
somme, grâce à l'ensemble de ces signes très particuliers et qu'on ne rencontre ainsi réunis dans aucune
autre maladie : facies d'Hutchinson et amyotrophies.

XII.

Sur un cas de syringomyélie avec panaris analgésiques (*Type Morvan*) (1).

SOMMAIRE. — Syringomyélie et maladie de Morvan. Travaux de M. Joffroy démontrant l'unicité des deux affections.

Anatomie et physiologie pathologiques de la syringomyélie : lésions cavitaires ; symptômes extrinsèques (leucomyéliques) et intrinsèques (poliomyéliques antérieurs, postérieurs et médians). Atrophie musculaire, troubles de la sensibilité, troubles trophiques. Formes frustes et atypiques.

Symptômes de la maladie de Morvan. Caractères des troubles de la sensibilité, qui ne sont point différents, en somme, de ceux de la syringomyélie, dans laquelle les panaris se rencontrent comme troubles trophiques non d'une très grande rareté.

Observation d'un cas de syringomyélie, type Morvan.

Messieurs,

Vous avez sans doute entendu parler fort souvent dans ces deux dernières années de la syringomyélie et de la maladie de Morvan, deux formes noso-graphiques récemment introduites dans la clinique neuropathologique, et vous n'ignorez certainement pas les discussions qui se sont élevées à propos de ces deux états morbides, sur la question de savoir s'ils doivent représenter deux maladies autonomes parfaitement sépa-rées l'une de l'autre, malgré les analogies extérieures qui peuvent les rapprocher, ou s'il s'agit là au contraire tout simplement d'une seule et même affection. Dans ce

---

1) Leçon du mois de mars 1891, recueillie par M. Blocq.

cas, le groupe morbide dit maladie de Morvan ne serait
plus qu'un épisode, une forme, une variété de la syringomyélie.

Il est devenu évident à un moment donné que seule
l'anatomie pathologique pouvait fournir au problème
une solution définitive. Elle a parlé, et, à mon avis, d'une
façon péremptoire, dans le sens de la doctrine unitaire.
C'est à mon collègue M. Joffroy qu'est dû cet important
résultat. Il a montré, en effet, dans deux autopsies successives, l'une publiée en juillet 1890 dans les *Archives
de médecine expérimentale*, l'autre le 5 mars 1891, à
la *Société médicale des hôpitaux*, que la symptomatologie assignée à la maladie de Morvan peut relever tout
entière des lésions spinales de la syringomyélie. Cela
me paraît être désormais une querelle vidée. Il n'y a
pas deux maladies distinctes : il n'y en a qu'une, et la
maladie de Morvan, comme je le disais tout à l'heure,
représente seulement, tout originale qu'elle puisse
paraître cliniquement, une forme atypique de la maladie syringomyélique (1).

Mais, peut-être se trouve-t-il encore des non-convain-
cus, des récalcitrants, des incrédules ; aussi ne sera-t-il
pas inutile d'insister sur l'étude des cas qui, en attendant
la consécration de nouvelles autopsies, conduisent à
coustater que cliniquement les symptômes syringomyéliques et ceux qu'on attribue à la maladie de Morvan
peuvent se trouver sur un même sujet, combinés de
façon à former un mélange inextricable.

Le cas que je me propose d'étudier aujourd'hui avec
vous est justement un exemple de ce genre. Il établit

---

(1) Voir à ce sujet (Nº I, p. 17) la leçon sur la Maladie de
Morvan, délivrée le 6 décembre 1889, c'est-à-dire quinze mois
avant la présente leçon et antérieurement aux travaux de
M. Joffroy, dans laquelle M. Charcot discutait l'hypothèse
contraire, qui n'avait pas encore été infirmée par les recherches
anatomo-pathologiques. (G. G.).

en quelque sorte la transition entre les deux maladies qu'on dit distinctes. Parmi les partisans de la dualité, les uns diront qu'ils y voient tous les caractères de la syringomyélie, les autres que les traits distinctifs de la maladie de Morvan y sont très accentués. Pour nous, il s'agit seulement d'un cas de syringomyélie anormale, atypique et remarquable par la prédominance de certains symptômes, et en particulier de troubles trophiques, qui n'entrent qu'à titre d'éléments relativement rares, exceptionnels, dans le tableau du type clinique : syringomyélie. Voilà ce que nous chercherons à établir.

Mais, pour bien mettre ce cas en lumière, il nous faut prendre un chemin détourné et vous rappeler, d'un côté ce qu'on entend par la syringomyélie, et de l'autre côté en quoi consiste le groupe symptomatique dit maladie de Morvan. Ainsi seulement vous pourrez apprécier les analogies, les points de rapprochement et aussi les différences, arguments de la discussion.

* *

Un mot d'abord relativement à l'anatomie pathologique de la syringomyélie (1). C'est une lésion fort originale, qu'on a autrefois considérée comme un pur objet de curiosité anatomique, mais qui aujourd'hui a acquis une grande importance clinique. Ce résultat est dû, vous le savez, aux travaux de deux collègues allemands, M. Schultze (de Bonn) et M. Kahler (de Vienne).

Le grand caractère de la lésion, son originalité réside surtout dans son siège. Elle affecte de se limiter tout d'abord à la substance grise, débutant en général en arrière du canal central, qui se trouve souvent respecté, envahissant ensuite de préférence les cornes

---

(1) Voir les *Leçons du Mardi*, t. II.

postérieures, tantôt des deux côtés, tantôt d'un seul,
puis les cornes antérieures, soit par propagation histologique, soit par compression. Enfin les cordons latéraux et postérieurs, ensemble ou séparément, ne tardent
pas à participer à la lésion.

Celle-ci, au point de vue histologique, n'est pas toujours la même. Le plus souvent, quant à présent, il
s'agit de gliomatose ; cependant il peut y avoir processus
myélitique déterminant la formation d'une cavité : myélite cavitaire, comme l'appelle M. Joffroy. En somme,
peu importe pour le moment; un trait commun aux diverses lésions, c'est la fonte du tissu malade et la formation consécutive d'altérations cavitaires qui détrui-
sent systématiquement, comme dans une expérience
analytique admirablement réussie, les diverses régions
de la substance grise. Soit dit en passant, la formation
d'une cavité n'est peut-être pas nécessaire; c'est la
destruction de l'élément nerveux dans telle ou telle région qui importe surtout; mais supposons qu'il y ait
destruction complète, et que l'expérience, si l'on peut
ainsi parler, ait été poussée à son terme ultime.

Peut-on, d'après la connaissance de telles lésions,
nettement localisées, prévoir, en se fondant sur nos
connaissances empruntées, tantôt à la physiologie expérimentale, tantôt à l'anatomie et à la clinique, ce que seront
ces symptômes? Oui incontestablement, cela se peut
faire jusqu'à un certain point. Les symptômes à prévoir seront de deux ordres : 1° intrinsèques, en tant
qu'ils relèveront de la substance grise; 2° extrinsèques
s'ils dépendent de l'extension des lésions aux faisceaux
blancs. Les symptômes intrinsèques peuvent être dits
poliomyéliques — antérieurs, postérieurs et médians.
Les poliomyéliques antérieurs sont ceux qui proviennent de l'altération des cornes antérieures. A cet égard
nous savons, par l'histoire de la paralysie spinale infantile et des atrophies musculaires progressives spinales, qu'ils consistent en de l'atrophie musculaire.

Pour ce qui concerne les symptômes poliomyéliques postérieurs, on n'ignorait pas que les cornes postérieures servent de conducteurs aux sensibilités à la douleur et à la température, tandis que la sensibilité au tact, d'après Schiff, passerait par les faisceaux postérieurs; or l'histoire anatomo-clinique de la syringomyélie tend précisément à démontrer que les choses sont à cet égard telles qu'on les avait supposées. Quant aux symptômes dits médians, il reste à leur actif les troubles trophiques si accusés dans la syringomyélie. Mais quel est le département exact de la substance grise qui en est le point de départ anatomique? On peut incriminer, par élimination, les régions commissurales, les colonnes de Clarke ou encore peut-être les cornes moyennes? Mais sur ce dernier point tout reste encore bien hypothétique.

Sans insister davantage sur ces préliminaires, j'esquisserai maintenant la symptomatologie du type clinique fondamental de la syringomyélie, telle qu'elle a été donnée par les initiateurs en la matière.

1° *Symptômes parétiques amyotrophiques.* Il s'agit d'atrophie musculaire analogue à celle du type Duchenne-Aran, avec secousses fibrillaires, sans exagération des réflexes, d'une évolution symétrique et lente.

2° *Troubles de la sensibilité.* C'est parmi ceux-ci que se range ce signe capital que j'ai proposé d'appeler la *dissociation syringomyélique.* Il n'est pas spécifique, car on le peut rencontrer par exemple dans l'hystérie et dans la lèpre; mais, combiné à l'atrophie musculaire progressive généralisée dans de certaines conditions, il forme un ensemble caractéristique, surtout s'il s'y joint des troubles trophiques. Les troubles de la sensibilité sont distribués par segments, et ils ne portent ni sur le sens musculaire ni sur les appareils sensoriels.

La syringomyélie, à l'instar de la sclérose en plaques et d'autres lésions centrales organiques du système nerveux, peut, il importe de le remarquer, se compliquer d'hystérie ; la névrose ajoute alors ses symptômes propres à ceux de la maladie organique et c'est probablement ainsi qu'il faut interpréter la présence quelquefois constatée du rétrécissement concentrique du champ visuel dans la syringomyélie (1).

3° *Troubles trophiques.* On sait qu'on range sous cette dénomination les lésions cutanées, sous-cutanées, ligamenteuses, osseuses, en tant qu'elles relèvent d'une altération dynamique ou organique des centres nerveux ou des nerfs périphériques. Ressortissent à cette catégorie pour ce qui concerne la peau et le tissu cellulaire sous-cutané, les éruptions bulleuses, la bouffissure et l'œdème blanc ou bleu des extrémités (Roth et Remak), le faux phlegmon, l'altération connue sous le nom de *glossy skin*, les escarres, et le panaris analgésique (semblable à celui décrit par Morvan).

Les fractures spontanées, les arthropathies (semblables à celles des tabétiques), la scoliose, enfin une

_____

(1) Les recherches entreprises à la clinique sur l'existence du rétrécissement du champ visuel dans la syringomyélie ont conduit aux résultats suivants : Le rétrécissement fait défaut : 1° dans 6 cas de service ; 2° dans le cas de Charcot-Brissaud ; 3° dans 5 cas de Roth ; 4° dans 2 cas d'Hoffmann, soit 15 cas. Le rétrécissement est signalé : 1° dans un cas de Roth ; 2° dans 7 cas de Déjerine et Tuilant ; 3° dans un cas d'Oppenheim, soit 9 cas dont il faut défalquer les deux cas de Roth et d'Oppenheim, où il y a association évidente d'hystérie et de syringomyélie. En résumé, on trouve 15 cas de syringomyélie sans rétrécissement, et 9 cas de syringomyélie avec rétrécissement, ainsi décomposés : 2 cas où le rétrécissement relève manifestement de l'hystérie, 7 cas de syringomyélie où la concomitance de l'hystérie n'est point mentionnée (Déjerine) ; parmi ces cas se trouve signalé le nommé Schw..., autrefois marchand de journaux à l'Odéon, ancien malade de la Salpêtrière, qui n'avait pas, à l'époque où il était à la clinique, le champ visuel rétréci, ainsi que cela est mentionné très explicitement sur les registres du service d'ophthalmologie (Voir *Progrès médical*, février 1891, articles de MM. G. Guinon et Raichline ; Charcot et Brissaud, *Progrès médical*, 24 janvier 1891 ; Hoffmann, *Innere Medicin*, n° 8, p. 166 et 189, 1891).

déformation spéciale des mains rappelant par quelques apparences l'acromégalie de Marie et qu'on pourrait appeler *chiromégalie* (1), tels sont les troubles trophiques osseux et ligamenteux qu'on rencontre le plus communément dans la syringomyélie. Pour ce qui est des symptômes extrinsèques ou leucomyéliques, selon qu'ils représentent l'altération des faisceaux latéraux ou postérieurs, ils se rattachent, ceux-là au type paraplégie spasmosdique, ceux-ci au groupe tabétique.

Telle est en raccourci la forme typique de la syringomyélie. Mais, de même que dans les autres grandes affections bulbo-spinales (le bulbe est envahi dans la syringomyélie par la voie de la racine ascendante de la 5ᵉ paire), il fallait s'attendre à voir intervenir ici les formes atypiques, anormales, frustes, par dégradation du type, ou par adjonction de symptômes extrinsèques.

Ces formes frustes et anormales n'ont pas encore, comme dans la sclérose en plaques, leur histoire régulière. On connaît cependant déjà des cas asymétriques, où la maladie se présente sous forme de monoplégie, d'autres où le début se fait par l'apparition de phénomènes extrinsèques : hémiplégie spasmodique, puis plus tard, 15 ans après seulement, se dévoilent les caractères propres à l'affection syringomyélique (Charcot et Brissaud) ; on peut citer des cas dans lesquels les troubles trophiques occupent le premier plan, l'amyotrophie et la parésie ne jouant qu'un rôle effacé. Ainsi les arthropathies, la chiromégalie, le panaris analgésique multiple enfin, comme cela se voit dans le cas actuel, pourront dans l'appareil symptomatique tenir le premier rang.

En somme, vous le voyez, les troubles spéciaux de la sensibilité sont seuls les symptômes vraiment fixes, c'est le point de repère qui marque la nature syringomyélique des accidents, et sans la présence de ce

_____

(1) Voir plus loin, nº XVII.

symptôme, qui cependant, ainsi que nous l'avions relevé, n'est pas absolument spécifique, toute la clinique de la syringomélie serait dans le désarroi.

*
* *

Rappelons maintenant en quelques mots en quoi consiste le syndrome de Morvan. La syringomyélie sortait à peine des limbes, lorsque M. Morvan, en 1883, découvrait une affection particulière qu'il désignait sous le nom de parésie analgésique avec panaris des extrémités supérieures. L'affection, d'abord unilatérale, mais pouvant avec le temps envahir l'autre côté du corps, occupe un des membres supérieurs, en commençant par l'extrémité. A la suite de douleurs rhumatoïdes prodromiques, il se produit une faiblesse et une atrophie plus ou moins prononcée du membre. Ces troubles moteurs sont toujours accompagnés de troubles de la sensibilité. Mais ceux-ci diffèrent de ce que l'on voit dans la syringomyélie en ce qu'il n'y a pas dissociation. Le tact serait toujours perdu dans la maladie de Morvan et ce serait là un caractère fondamental, dernier retranchement des partisans de la dualité.

On fait valoir en outre les faits suivants : rares dans la syringomyélie, les panaris analgésiques seraient la règle dans la maladie de Morvan. Dans l'un et l'autre cas d'ailleurs il s'agit de panaris indolores (1), multiples, graves en ce sens qu'ils aboutissent souvent à la mutilation.—Aux précédents symptômes se surajoutent assez fréquemment des arthropathies, la scoliose, qui figurent aussi, vous le savez, dans le cadre de la syringomyélie. Il est impossible, et M. Morvan le reconnaît lui-même, de ne pas constater les grandes analogies qui rappro-

---

(1) On sait que dans la description de Morvan les panaris sont souvent douloureux à l'origine.

chent le « panaris analgésique » de la syringomyélie.
Mais, malgré tout, soutient M. Morvan, il n'y a pas
identité, et dans la clinique les deux affections peuvent
être distinguées l'une de l'autre par l'existence de
l'anesthésie totale dans un cas et la dissociation dite
syringomyélique dans l'autre.

Quelques auteurs ont renchéri sur ce thème, M. Morvan reconnaît, lui, théoriquement, pour substratum
anatomique de la maladie par lui décrite, une lésion
spinale centrale occupant surtout la substance grise de
la moelle cervicale. Les névrites constatées plusieurs
fois ne seraient là que consécutives à la lésion centrale.
Mais sans tenir compte de la révélation d'une lésion
spinale cervicale nettement reconnue dans une autopsie
de M. Gombault (Société des hôpitaux, 8 mai 1889), les
auteurs auxquels je faisais allusion tout à l'heure ont
émis l'avis que la maladie de Morvan, marquée anatomiquement par des névrites périphériques primitives,
n'était autre qu'une affection de nature infectieuse ou
toxique, spéciale vraisemblablement à de certaines régions de la Bretagne, par exemple, où M. Morvan en a, à
lui seul, recueilli une vingtaine de cas. Mais on a fait
remarquer que le syndrome de Morvan, doué de tous
les caractères cliniques essentiels qu'on lui prête, s'est
rencontré un peu partout, en dehors de la Bretagne : à
Reims, par exemple, à Tubingue, à Moscou, etc.

L'hypothèse de la maladie de Morvan, névrite périphérique endémique, à l'exemple de la lèpre, se trouve
par là déjà ébranlée, mais on peut faire valoir bien
d'autres arguments encore qui tendent à établir que
maladie de Morvan et syringomyélie c'est tout un.

Et d'abord le grand argument tiré de la différence des
troubles de la sensibilité n'est pas aussi absolu qu'on
l'avait cru. D'un côté, en effet, il y a parfois, dans la
syringomyélie typique, des plaques où l'anesthésie se
montre totale, non dissociée, et, d'un autre côté, il est
avéré que certains cas reconnus comme des types de

panaris de Morvan ont présenté cependant la dissociation syringomyélique (cas de Broca, Dayot). Le malade que je vais étudier avec vous représente justement un type du panaris analgésique, bien que chez lui la dissociation soit des plus accusées. On ne saurait donc faire de la présence ou de l'absence d'anesthésie totale une marque caractéristique absolue.

Le caractère non symétrique des affections à l'origine dans le syndrome de Morvan n'est pas, lui non plus, significatif; car, il y a, comme nous l'avons dit, des syringomyélies unilatérales et monoplégiques.

Le panaris multiple analgésique, enfin, n'est pas extrêmement rare, comme accompagnement de la syringomyélie la plus classique : on pourrait aisément en citer plusieurs exemples où les panaris analgésiques multiples ont entraîné la perte d'une ou de plusieurs phalanges.

Voilà d'assez bonnes raisons, je pense, pour être conduit à penser que le syndrome de Morvan ne répond pas à une maladie autonome, mais représente seulement un épisode de la syringomyélie ; épisode très important sans aucun doute, très original, digne incontestablement en nosographie d'une mention particulière, et certes cette conclusion n'enlèvera rien, absolument rien, au grand mérite de M. le Dr Morvan.

Mais, ainsi que je l'ai fait pressentir, c'est l'anatomie pathologique qui devait porter le dernier coup à la doctrine de l'unité. Une première autopsie faite par M. Gombault dans un cas de M. Prouff diagnostiqué par M. Morvan n'a pas été décisive. Elle a montré cependant qu'en outre des névrites constatées dans ce cas, il existait une lésion centrale dans la moelle cervicale, conformément aux prévisions de M. Morvan. En raison du mauvais état des pièces, on n'a pas pu constater si, oui ou non, il existait une lésion cavitaire. Les deux autopsies que nous devons à M. Joffroy ont un tout autre caractère (1).

Dans son premier cas, la malade, que j'avais observée pendant longtemps dans mon service, avait présenté dans la vie une série de panaris mutilants, ayant déformé 3 doigts d'une des mains et 2 de l'autre. Chez elle l'anesthésie portait sur tous les modes, sans dissociation. L'examen microscopique fit reconnaître dans la moelle l'existence d'une syringomyélie gliomateuse typique. La seconde autopsie n'a pas été moins démonstrative. La malade présentait de son vivant, sur une main, un pouce amputé et une mutilation des 3 premiers doigts, à la suite des panaris; seul, l'auriculaire avait conservé les apparences de l'état normal. Cette fois encore, l'examen *post mortem* mit en évidence les lésions classiques de la syringomyélie.

Il ne paraît pas nécessaire, je pense, de pousser plus loin la discussion, après tout ce qui précède. Il est devenu clair que, de par la clinique comme de par l'anatomie pathologique, syringomyélie et maladie de Morvan ne font qu'un. Toutefois, en raison de leurs caractères spéciaux, certaines formes de la syringomyélie devront être vraisemblablement signalées à part, et parmi elles il en est une qui, entre toutes, méritera d'occuper le premier plan. Il ne sera que juste de la désigner du nom de l'observateur pénétrant et habile qui a su la faire sortir du chaos et lui donner la vie clinique. Je vous proposerai, en conséquence, d'appliquer à cette forme la dénomination de *syringomyélie, type Morvan* (2).

___

(1) Joffroy et Achard. — *Arch. de médecine expérimentale,* 1er juillet 1890 et *Société médicale des hôpitaux,* 27 février 1890.
(2) Voir aussi au sujet des rapports entre les syndromes de Morvan et la syringomyélie, outre la revue de M. Achard (*Gazette hebdomadaire,* 1890, n° 53, p. 504), un intéressant travail tout récemment paru de M. Bernhardt : *Ueber die sogennante Morvans'che Krankheit (Deutsche medicinische Wochenschrift,* 1891, n° 8.

Nous voici maintenant, par tout ce qui précède, placés en mesure de bien mettre en valeur le cas que nous avons sous les yeux.

C'est un nommé H..., âgé de 26 ans, dont l'histoire détaillée se trouve dans une leçon fort importante publiée par M. le D^r Le Fort (1) sous le titre de panaris syringomyélique avec un dessin représentant la main gauche du malade avant l'opération qu'il a dû subir et qui a consisté dans la désarticulation du médius.

Vous pouvez à première vue constater les mutilations qu'a subies le malade à la main gauche. Deux doigts seulement sont restés indemnes ; les 3 autres — dont l'un le médius, est absent par suite de l'intervention chirurgicale — ont été le siège de panaris graves, et ces panaris dans leur évolution, remarquez-le bien, n'ont produit aucune douleur.

Les incisions diverses qu'on a pratiquées, l'opération même de la désarticulation, n'ont pas été le moins du monde douloureuses. C'est bien par conséquent du panaris analgésique, suivant la description de Morvan, qu'il s'est agi ici.

Voici, au surplus, comment les choses se sont passées. A l'âge de 22 ans, apparait un panaris à l'index gauche, qu'on incise, et qui laisse à sa suite l'ankylose de la plupart des articulations, ainsi qu'une déformation du doigt. A 23 ans, il survient sur l'avant-bras une éruption furonculeuse (?) qui fut suivie de cicatrices blanchâtres. A 24 ans, se montre un panaris de l'auriculaire, entraînant la chute de l'ongle, et nécessitant une incision qui ne fut pas douloureuse. Enfin à 25 ans (en 1890) un panaris du médius fit perdre la phalangette ; la phalangine étant à son tour gravement menacée, le malade demande à être amputé. C'est alors qu'on pratiqua la désarticulation de la jointure métacarpo-phalangienne.

---

(1) *Mercredi médical*, 30 décembre 1890.

Tous ces panaris se sont produits sans cause occasionnelle appréciable, et sans douleur, je le répète. Il existe
d'ailleurs une paréso-analgésie du membre tout entier.

Cependant on peut noter quelques troubles trophiques qui dépassent un peu le cadre tracé à la maladie
de Morvan. Telles sont les trois escarres spontanées
qui ont évolué sur l'avant-bras et sur le bras, et dont
il porte encore les marques indélébiles. De plus, l'application du thermoesthésiomètre porté à une certaine
température laisse des plaques rouges assez persistantes ; ce qui n'a pas lieu dans les parties correspondantes du côté sain, enfin le tégument de l'avant-bras
et de la main gauche est violacé, et sa température est
abaissée.

Jusqu'ici tout ou à peu près est conforme à la description de M. Morvan. Mais si nous examinons de près les
troubles de la sensibilité, sur toute l'étendue de ce
membre parético-analgésique, nous relevons tous les
caractères qui appartiennent à la syringomyélie ; partout
en effet la sensibilité au contact est parfaitement conservée, tandis qu'il y a de la façon la plus nette analgésie,
et thermo-anesthésie (1). Donc, de par la nature des
troubles de la sensibilité et la limitation monoplégique
des symptômes, c'est d'un cas de syringomyélie monoplégique avec parésie et amyotrophie (2) très peu prononcée qu'il s'agirait ici ; tandis que la présence des
panaris multiples se rapporte, comme vous voyez, à la
description de Morvan.

Il ne me reste plus pour compléter l'observation qu'à
vous faire remarquer chez le sujet l'existence fort nette
d'une scoliose. Vous n'ignorez pas que la scoliose appartient aussi bien à la syringomyélie classique qu'au type
Morvan.

_____

(1) Il n'existe pas chez ce sujet de rétrécissement du champ
visuel.
(2) On a constaté sur les muscles de l'éminence thénar de la
main affectée les signes de la réaction de dégénérescence.

Quelle est, Messieurs, la conclusion à tirer de tout ceci? c'est qu'à mon sens, vous l'avez compris, nous sommes en présence d'un cas bien propre à démontrer cliniquement la légitimité de la doctrine de l'unité. En somme, il s'agit là d'un cas de syringomyélie présentant quelques phénomènes atypiques, mais restant douée cependant de ses attributs fondamentaux. La présence, la prédominance même dans le tableau clinique des panaris analgésiques ne change rien au fond des choses. Ce sera le cas ou jamais de désigner l'état morbide dont souffre notre malade sous le nom de *syringomyélie type Morvan*.

On peut jusqu'à un certain point se figurer le siège et l'étendue des lésions qui dans ce cas ont présidé à la production des phénomènes cliniques : lésions de la corne grise postérieure gauche dans une certaine étendue en hauteur à la région cervicale ; lésion légère et très limitée de la corne antérieure correspondante ; lésions enfin des régions encore mal connues qui dans la substance grise centrale président à l'évolution des troubles trophiques.

Mais d'autopsie, Messieurs, il n'est nullement question en ce moment ; la vie n'est point menacée. Que pouvons-nous faire en faveur de ce pauvre garçon? nous devons en son absence vous parler en toute sincérité. Le voilà, hélas! à l'âge de 26 ans, mutilé, infirme ; sans doute la maladie pourra s'arrêter dans son évolution et peut-être pourrons-nous contribuer à amener ce résultat. Mais en pareille matière, « ce qui est fait ne saurait se défaire » ; je crains que notre malheureux malade, désormais incapable de tout labeur régulier, ne se voie réduit, pour ne pas mourir de faim, à exercer quelque métier interlope, et à implorer, tôt ou tard, la protection de l'Assistance publique.

XIII.

Sur un cas de paraplégie diabétique [1].

Sommaire. — Accidents nerveux secondaires dans le diabète constitutionnel. — Névralgies diabétiques symétriques et unilatérales, douleurs à caractère fulgurant; absence des réflexes rotuliens. — Un mot d'historique : travaux de Raymond et Oulmont, de Worms, de Bernard et Féré, de Bouchard, etc... Le terme de pseudo-tabes est impropre, car dans la plupart des pseudo-tabes observés (alcool, diabète, béribéri, etc...) c'est la démarche de *stepper* que l'on observe et non l'ataxie vraie.

Observation de paraplégie diabétique : Douleurs à caractère fulgurant; démarche de *stepper*; paralysie double des extenseurs du pied avec atrophie musculaire dégénérative. — Glycosurie considérable.

Analogies avec la paraplégie alcoolique. — Diagnostic avec le tabes. — Diabète et tabes, tabes et glycosurie; rareté relative du second syndrome.

Messieurs,

La leçon d'aujourd'hui sera consacrée à l'étude d'un cas fort intéressant de paraplégie survenue chez un diabétique. Mais avant d'en venir à l'examen du malade lui-même, j'entrerai, si vous le voulez bien, dans quelques détails au sujet des relations qui existent entre certaines affections du système nerveux et le diabète. C'est un sujet très compliqué, sur lequel Marchal (de Calvi) a le premier attiré l'attention au

---

[1] Leçon du 13 décembre 1889.

point de vue clinique, et cela d'une façon tout à fait formelle, en 1864, dans son ouvrage intitulé : *Recherches sur les accidents diabétiques.* Il donne dans ce livre le signal d'une juste réaction contre la tendance que l'on a trop souvent à appliquer sans hésitation à la pathologie et à la clinique les données du laboratoire.

C'était en effet le moment où venaient d'être introduites dans la science les belles recherches de Claude Bernard sur la glycosurie par lésion expérimentale du plancher du quatrième ventricule. On pouvait supposer que la pathologie et surtout la physiologie du diabète allaient être de fond en comble renouvelées. Certes, il est rare qu'une découverte de laboratoire dans le domaine de la physiologie normale, n'ait pas son contre-coup dans celui de la physiologie pathologique. Mais il ne faut pas aller trop vite et inconsidérément dans les applications de ce genre; il ne faut pas dogmatiser immédiatement et légiférer du premier coup, par une déduction hâtive. Les données du laboratoire ne prennent véritablement force de loi, dans cet ordre d'idées, que lorsqu'elles ont été soumises à l'épreuve de la critique clinique, qui seule peut juger en dernier ressort si la notion expérimentale doit être ou non définitivement incorporée.

Dans la circonstance dont il s'agit, ce n'était pas sans quelque raison que Marchal (de Calvi) protestait contre la tendance du jour, qui était de voir dans toute glycosurie, même dans la glycosurie diabétique, une affection des centres nerveux et de chercher à démontrer dans ces cas l'existence d'une lésion du plancher du quatrième ventricule, que jamais un anatomopathologiste n'a pu régulièrement constater. Je cite ici textuellement Marchal (de Calvi) qui écrivait ceci en 1864 :

« La physiologie expérimentale ayant démontré que des lésions variées de l'axe cérébro-spinal peuvent occasionner le diabète, du moins la glycosurie, on a observé sous cette prévention, et toutes les fois que des lésions de ce genre se sont présentées chez des diabétiques, on les a regardées comme primitives, sans même se demander si, au contraire, elles ne pouvaient pas être consécutives et produites par la maladie sucrée, au lieu de lui avoir donné naissance. Tant il est vrai que la médecine ne s'appartient pas encore, et ne voit guère que par les yeux de l'expérimentalisme; il ouvre le chemin, et elle suit docilement. Ce n'est pas à dire que les résultats fournis par la physiologie expérimentale soient à dédaigner: il s'en faut ! Seulement, ces résultats ne doivent pas se superposer aux faits médicaux, ou, ce qui est encore pis, les confisquer, comme cela est arrivé pour les accidents dont il est question dans ce chapitre ; car il est bien évident que les lésions spinales *productrices* ont empêché les médecins de reconnaître les lésions cérébro-spinales *produites*. »

Marchal citait des faits à l'appui de sa thèse. C'étaient surtout des cas de ramollissement cérébral, lorsqu'il y avait eu une autopsie, et au point de vue clinique des hémiplégies transitoires, des monoplégies à début plus ou moins brusque, à durée plus ou moins passagère. J'ai vu moi-même des exemples de ce genre, plusieurs paralysies alternes en particulier, qui ont été consignés, en 1883, dans un travail de deux de mes élèves d'alors, MM. Bernard et Féré [1]. Ogle a également observé des cas de cet ordre et a attiré sur eux l'attention.

Dans les faits de ce genre, Messieurs, la lésion nerveuse est évidemment secondaire et n'est pas le point de départ du diabète. Remarquez qu'on ne prétend pas ici qu'une lésion des centres nerveux placée comme il faut, un foyer du plancher du quatrième ventricule, une tumeur comprimant cette même région, un coup sur la tête, ne puisse devenir le point de départ ou l'occasion de l'apparition, plus ou moins transitoire ou au contraire habituelle, du sucre dans les urines. Ces cas-là existent d'une façon parfaitement authentique ; j'en ai moi-même cité plusieurs. Mais là il ne s'agit que de glycosurie plus ou moins passagère ou permanente, et non pas de diabète sucré véritable.

On tentera peut-être d'objecter que certains troubles du système nerveux sont capables de provoquer l'apparition du diabète, les émotions vives, par exemple, l'anxiété, la peur. Mais on ne saurait prétendre qu'ils le créent, au même titre que la piqûre du plancher du quatrième ventricule crée la glycosurie expérimentale. Ils ne jouent là que le rôle d'agents provocateurs, agissant chez des gens prédisposés au diabète par leur tempérament, l'hérédité, souvent même déjà porteurs d'un diabète ignoré ou très léger. De même un accès de colère provoque chez le goutteux un accès de goutte. Tous ces faits sont bien connus aujourd'hui et parfaite-

---

[1] Bernard et Féré. — *Des troubles nerveux observés chez les diabétiques.* (*Arch. de Neurol.*, 1883, t. IV, p. 336.)

ment bien interprétés pour la plupart. L'interprétation qu'on leur donne ne détruit en rien l'autonomie de ceux où la *glycosurie* est consécutive à une lésion des centres nerveux. Mais ceux-ci doivent former une classe à part, bien distincte de celle où c'est le diabète vrai qui est le point de départ de la lésion des centres nerveux. Il ne s'agit plus ici de glycosurie, mais du diabète vrai, du *diabète maladie constitutionnelle*, par vice de la nutrition, soit que celle-ci soit retardée, suivant la théorie de M. le professeur Bouchard, soit qu'elle soit accélérée, ainsi que le prétendent d'autres auteurs.

On est en droit de se demander quel est le mécanisme de la production de ces lésions nerveuses secondaires dans le diabète. Sont-ce des altérations vasculaires? La fréquence des gangrènes, de la claudication intermittente chez les diabétiques pourraient faire penser à cette hypothèse. Il pourrait s'agir aussi d'une action toxique exercée par le sucre lui-même qui se trouve souvent en quantités considérables dans l'urine chez les malades atteints de ces complications, ou bien par un de ses dérivés, acide acétique, acétone ou autre. Enfin, l'anhydrie elle-même, résultant de la privation des liquides, pourrait aussi jouer le rôle d'une cause à l'égard du développement des accidents nerveux.

Il est difficile de faire un choix au milieu de tous ces facteurs étiologiques, mais il est possible aussi que le mécanisme ne soit pas le même dans tous les cas. D'une part, s'il est bien manifeste que le coma diabétique est l'expression d'une auto-intoxication, d'autre

part il paraît vraisemblable que ces monoplégies dont
nous parlions tout à l'heure et qui paraissent produites par des foyers de ramollissement multiples du
genre de ceux qui ont été décrits par M. Dickinson,
sont dues à des altérations vasculaires. On connaît les
gangrènes chez les diabétiques. J'affirme avoir constaté qu'elles sont au moins quelquefois d'origine vasculaire, et je vous rappelle ici en passant que j'ai
depuis longtemps reconnu chez ces malades l'existence
de la claudication intermittente, produite par une oblitération des vaisseaux.

Ce n'est pas, Messieurs, sur les lésions centrales
consécutives au diabète que je veux insister aujour-
d'hui, mais sur une affection organique ou dynamique,
c'est ce qu'il s'agira de distinguer, se traduisant pendant
la vie par des symptômes dépendant soit de la moelle,
suivant les uns, soit primitivement des nerfs périphériques suivant les autres, c'est ce qu'il s'agira encore
de distinguer, mais qui en tous cas, pratiquement, se
révèle par des troubles ou sensitifs ou moteurs, quelquefois les deux en même temps, occupant les membres inférieurs.

Ces troubles sensitifs et moteurs ont été tout d'abord
étudiés séparément et successivement par les auteurs,
au fur et à mesure qu'on les découvrait. Mais il me
paraît vraisemblable d'après ce que j'ai vu, qu'il s'agit
là en réalité de faits parfaitement coordonnés. Réunis
un à un et rapprochés les uns des autres, ces troubles divers me paraissent réaliser un type nosographique défini, dont le tableau clinique pourrait, si je
ne me trompe, être caractérisé par la dénomination de

paraplégie diabétique ou de cause diabétique, qui lui servirait d'étiquette.

Oui, Messieurs, j'ai l'idée qu'il existe une paraplégie diabétique ou de cause diabétique, comme il y a une paraplégie alcoolique, et que celle-là comme celle-ci a des caractères particuliers qui permettent de les distinguer des affections analogues. J'ajouterai enfin que ces deux ordres de paraplégies ont entre eux des ressemblances telles qu'on pourra peut-être souvent les confondre. Voilà quel est l'argument que je voudrais développer devant vous à propos de l'observation du malade que j'ai fait placer sous vos yeux.

Mais avant d'arriver à l'analyse clinique de ce cas, je désire entrer encore dans quelques détails. Il y a quelques années, en 1880, M. Jules Worms faisait connaître l'existence dans le diabète d'une forme de névralgie double et symétrique, tantôt sciatique, tantôt faciale, ou dentaire inférieure [1]. Les diabétiques dont il parlait étaient de véritables diabétiques et la névralgie symétrique apparaissait en pleine évolution de la maladie. L'observation de M. Worms a été maintes fois reproduite soit en Angleterre, soit en Allemagne, et rien n'est mieux établi aujourd'hui que les faits de cette catégorie. Je citerai à ce propos en Angleterre, M. Buzzard, qui indique le caractère fulgurant que peuvent parfois revêtir ces douleurs et mentionne l'action favorable du salicylate de soude employé contre elles; en Allemagne, les observations de Drasche

---

[1] J. Worms. — *Des névralgies symétriques dans le diabète.* (Acad. de méd., 1880.)

(1882) et surtout celle de Ziemssen (1885)[1]; cette dernière est particulièrement intéressante parce que la névralgie symétrique occupait le domaine du nerf cubital. Localisée d'abord au côté droit, elle envahit bientôt le côté gauche. Il existait de la tuméfaction du nerf qui était douloureux à son passage dans la gouttière épitrochléenne, de l'atrophie des muscles, des troubles trophiques du côté de la peau, qui était lisse, et des deux derniers doigts. Il s'agissait donc là bien vraisemblablement d'une névrite.

Il ne faudrait pas prendre au pied de la lettre le caractère symétrique de ces névralgies, car quelques-unes d'entre elles, dans le domaine du sciatique principalement, peuvent rester unilatérales. (Cas de Rosenstein.)

A côté de ces névralgies dans lesquelles la douleur est généralement continue, il faut placer, toujours dans le symptomatologie du diabète, d'autres douleurs localisées plus ou moins exactement sur le trajet des nerfs, mais qui, au lieu d'être permanentes, prennent le caractère de fulgurations revenant par accès, de façon à simuler assez bien les douleurs fulgurantes de l'ataxie locomotrice. Il y a longtemps que j'ai parlé de ce fait dans mes leçons. On en trouve des exemples dans le travail de MM. Bernard et Féré; deux autres de mes élèves, MM. Raymond et Oulmont, en ont cité également (1881). C'est donc aujourd'hui un fait bien établi.

Mais si l'on peut voir dans le diabète des douleurs fulgurantes analogues à celles de l'ataxie, on peut

---

[1] Von Ziemssen. — *Neuralgie und Neuritis bei Diabetes mellitus.* (*Aertz. Intellbl.*, 1885, n° 44.)

aussi y rencontrer, encore comme dans cette dernière, des fourmillements, des hypéresthésies, des dysesthésies de toute espèce.

Arrivons maintenant à un phénomène d'ordre moteur, sur lequel je crois devoir particulièrement insister. Je veux parler de l'absence des réflexes rotuliens, qui existe dans un assez grand nombre de cas de diabète, surtout de diabète grave, ainsi que l'a, le premier, montré M. le professeur Bouchard dans ses leçons de 1881 et dans une intéressante communication au Congrès de 1884 de l'*Association française pour l'avancement des sciences* [1]. J'insiste sur les dates, Messieurs, parce que beaucoup, en Allemagne surtout, semblent les avoir oubliées et rapporter à d'autres auteurs la découverte de ce fait important.

Il y a d'ailleurs parmi les médecins allemands, habituellement si scrupuleux dans leurs bibliographies et dans leurs historiques, une sorte de perturbation singulière, qui fait que dans l'histoire de ces accidents spinaux ou pseudo-spinaux du diabète, tout est bouleversé à notre détriment.

Je n'en veux pour exemple qu'un travail de Leyden, homme éminent fort au courant en général de la littérature française et fort équitable dans ses appréciations. Eh bien, Messieurs, il y a dans son livre sur les *névrites périphériques*, où on trouve accumulés tant de faits originaux et pleins d'intérêt, un malheureux paragraphe qui est complètement à remanier.

Quand il parle des paralysies dans le diabète (p. 35)

---

[1] Ch. Bouchard. — *De la perte des réflexes rotuliens dans le diabète sucré.* (*Associat. franç. pour l'avancement des sciences*, Congrès de Blois, septembre 1884.)

il en vient, dans l'historique, à signaler la fréquence des névralgies et cite Veil : c'est Worms qu'il aurait fallu dire. Traitant de l'étude des lésions du système nerveux en général, dans ses rapports avec le diabète et la glycosurie, il cite le travail d'Auerbach (1885) bon mémoire, sans doute ; mais déjà nous avions l'article de Féré et Bernard, dans les *Archives de Neurologie* de 1882. Suivant Leyden, Althaus aurait le premier signalé les troubles de la sensibilité qui font que, quelquefois, les diabétiques parétiques ou paraplégiques ressemblent aux tabétiques. Mais pourquoi ne pas dire que l'existence, chez les diabétiques, de douleurs fulgurantes analogues à celles que l'on rencontre chez les ataxiques a été signalée maintes fois en France et qu'une observation de ce genre a été publiée en 1881 par MM. Raymond et Oulmont ?

Enfin quand il s'agit de l'importante découverte de la perte du réflexe rotulien dans nombre de cas de diabète, M. Leyden cite le Dr Raven (1887)[1]. Mais les travaux de M. le professeur Bouchard datent de trois ans auparavant (1884).

Cette petite digression, Messieurs, n'est point inopportune. Quelques-uns diront peut-être que ces questions de priorité importent peu. Je ne suis pas tout à fait de cet avis. Pour bien faire, il faut que chaque chose en chaque genre soit mise à la place qui lui revient et il ne faut pas prendre la mauvaise habitude de ne pas rendre à César ce qui appartient à César. Mais j'en reviens à la question de l'absence des réflexes rotuliens chez les diabétiques.

---

[1] Raven. — *Brit. med. jour.*, 1887.

La découverte de Bouchard fut confirmée par Rosenstein[1], puis par deux de mes élèves, MM. Pierre Marie et Georges Guinon[2], par M. Landouzy, M. Leyden, etc... M. Nivière, un élève de M. Bouchard, consacrait récemment sa thèse inaugurale à l'étude de ce sujet[3]. Tout le monde en somme reconnaît aujourd'hui que, dans certains cas de diabète, les réflexes tendineux sont absents. Mais quelle est la signification clinique de ce fait? Quelle est sa signification physiologique? Sur ce dernier point, les autopsies ont toujours montré l'intégrité absolue de la moelle (Rosenstein, et deux cas de Nivière) et l'absence de lésions des cordons postérieurs. Mais qu'est-ce alors? Doit-on faire intervenir une névrite périphérique ou même une affection spinale dynamique? La première hypothèse, dans le courant actuel des idées, paraîtra naturellement plus vraisemblable.

En tous cas, cliniquement, l'absence des réflexes rotuliens caractérise des cas graves de diabète; non pas tant peut-être de ces cas où il existe une quantité considérable de sucre, ce qui n'est pas toujours un élément essentiel de gravité. On sait, et Bouchardat et moi-même en avons rapporté des exemples, que chez certains diabétiques le sucre peut momentanément faire défaut dans l'urine ou encore y être représenté par un taux peu élevé et cependant la maladie s'accompagner de symptômes graves. Peut-être, dans ces

---

[1] Rosenstein. — *Ueber das Verhalten des Kniephænomens beim Diabetes mellitus. (Berl. Klin. Wochschft*, 1885, n° 8.)

[2] Pierre Marie et Georges Guinon. — *Sur la perte du réflexe rotulien dans le diabète sucré. (Rev. de méd.,* 1886.)

[3] Nivière. — *De la perte du réflexe rotulien dans le diabète sucré.* Th. Paris, 1889.

cas-là, existe-t-il dans le sang, outre le sucre, certains produits particulièrement toxiques que l'analyse chimique n'a pas fait encore découvrir. Mais cela ne nous concerne pas pour l'instant. Ce que je vous prie de retenir de tout ce que je viens de dire, c'est que chez un diabétique, vous pouvez trouver : 1° des douleurs fulgurantes et diverses dysesthésies, 2° l'abolition des réflexes rotuliens. D'où une certaine analogie avec le tabes et une confusion possible avec cette maladie à sa période préataxique.

Mais quelques auteurs vont encore plus loin et admettent l'existence, dans le diabète, d'une forme paralytique ou mieux paraplégique et plus précisément ataxique. Voyez à ce sujet le travail de M. Leval-Picquechef sur les pseudo-tabes[1]. Ces phénomènes moteurs seraient caractérisés : 1° par le signe de Romberg, et 2° par un trouble de la démarche que quelques-uns désignent sous le nom d'ataxique, entendant sans doute par là qu'il simule la démarche tabétique. Dans ces conditions, la présence de douleurs fulgurantes et du signe de Romberg, l'absence des réflexes rotuliens, la démarche ataxique, devraient rendre impossible la distinction entre le tabes et le diabète à forme paraplégique. Il n'y aurait plus pour faire le diagnostic de l'ataxie liée à la maladie sucrée que l'absence des troubles oculaires tabétiques (ceux qui dépendent du diabète, hémiopie, rétinite, cataracte, troubles de l'accommodation, étant complètement différents), des crises laryngées ou gastriques et enfin la préexistence du diabète.

---

[1] Leval-Picquechef. — *Des pseudo-tabes.* Th. Paris, 1885.

Et tout cela ne serait pas encore décisif, car on peut supposer : 1° un tabes, vrai avec sclérose des cordons postérieurs, développé pendant le cours du diabète, et 2° un tabes également vrai, mais sans troubles oculaires, sans crises gastriques ni laryngées.

Je me demande, Messieurs, s'il ne s'est pas produit ici ce qui est arrivé pour la paraplégie alcoolique, qui présente, vous allez le voir, tant de ressemblance avec la paraplégie diabétique. Là aussi il existe des douleurs fulgurantes, des analgésies, l'abolition des réflexes patellaires. Là aussi, on a dit que lorsque la paralysie n'est pas complète, c'est-à-dire lorsque le malade marche encore, on trouve le signe de Romberg et la démarche ataxique, d'où l'apparence d'un faux tabes.

Mais en y regardant d'un peu plus près, on voit que dans la règle, il ne s'agissait pas réellement dans ces cas de la démarche tabétique, mais d'une démarche spéciale à laquelle j'ai proposé d'appliquer le nom de *démarche de stepper* et qui paraît tenir à ce que la paralysie musculaire dans les membres inférieurs prédomine sur les extenseurs du pied. Cette démarche est si fréquente chez les alcooliques paraplégiques marchant encore que j'ai observés, que je me demande si elle n'est pas la règle presque absolue. D'ailleurs, je ne vois pas généralement dans les observations publiées de pseudo-tabes alcooliques la preuve que cette démarche, dite ataxique, n'eût pas pris un autre nom dans la description qu'en font les auteurs, si leur attention eût été éveillée sur les caractères du steppage.

En résumé, Messieurs, voici ce que je pense dans l'état actuel des choses, tout prêt d'ailleurs à changer d'avis si les observations ultérieures me donnent tort : dans la paraplégie alcoolique, tout comme dans les prétendues ataxies saturnines, béribériques, arsenicales, dans la majorité des prétendus pseudo-tabes jusqu'ici observés, il n'y a pas à proprement parler de démarche ataxique; c'est le steppage que l'on observe. Dans tous ces pseudo-tabes, on rencontre l'absence des réflexes rotuliens, des douleurs plus ou moins fulgurantes, et enfin un syndrome moteur, la démarche de *stepper*, dû vraisemblablement surtout à une paralysie musculaire portant principalement sur les extenseurs du pied, de telle sorte que l'avant-pied est tombant, et s'accompagnant de modifications dans les réactions électriques des muscles paralysés qui sont le siège de la réaction de dégénérescence.

Ajoutons à cela que dans tous les cas, dans l'alcoolisme surtout, il n'existe pas de lésion spinale grossière, en particulier pas d'altération des cordons postérieurs de la moelle, mais qu'il s'agit principalement de névrites périphériques.

Eh bien, Messieurs, me fondant sur l'examen clinique du cas que je vais vous montrer, j'émets l'avis qu'il en est de même dans la paraplégie liée au diabète et probablement produite par un phénomène d'auto-intoxication. Voici tout d'abord l'observation de ce malade :

Il s'agit d'un nommé B... (Ferdinand), âgé de trente-sept ans, cuiseur de pains à cacheter, né à la Ferté-Gaucher, département de Seine-et-Marne.

Antécédents héréditaires. — *Père*, devenu aveugle à la suite d'ophthalmie traumatique suivie d'ophthalmie sympathique, s'est suicidé à 71 ans. Il buvait beaucoup et quand il avait bu, il était sujet à des crampes. — *Mère*, morte hydropique, pas nerveuse. — *5 frères* et *sœurs*, dont le premier n'a pas été connu du malade; le deuxième est fou; la troisième bien portante; le quatrième tué accidentellement; la cinquième est folle comme le deuxième, à la suite de fièvre typhoïde. Il connaît peu ses collatéraux et ses grands parents.

Antécédents personnels. — Il ne se rappelle aucune maladie pendant l'enfance. A partir de vingt-neuf ans, il a eu deux bronchites et une fluxion de poitrine; étant plus jeune il était déjà sujet aux rhumes; pas de syphilis; pas d'alcoolisme; rarement quelques cauchemars la nuit; pas de tremblement; pas de crampes autrefois, sauf depuis quelque temps.

Il y a environ trois ans, il s'est aperçu, en travaillant aux champs pendant la moisson, qu'il s'affaiblissait et il attribuait cette faiblesse à la dureté du travail. Puis il y a deux ans, (1er novembre 1887), il fut pris d'une fluxion de poitrine après laquelle on découvrit le diabète (24 février 1888). A cette époque, il buvait énormément et mangeait beaucoup sans que sa soif ni sa faim fussent calmées. — Egalement polyurie énorme.

On le met au régime pendant trois mois et comme ses moyens ne lui permettaient pas de continuer, il cessa et devint tel qu'il est aujourd'hui.

Pendant ces vingt mois, il eut de nouveau deux espèces de fluxions de poitrine (?) qu'il traita sans médecin et qui ne s'accompagnèrent que de peu de réaction générale. Il eut également de fréquentes débâcles, restant sans aller à la garde-robe pendant plusieurs jours et pris ensuite d'une diarrhée qui semblait être suivie d'une sorte de rémission dans la polydipsie. — Pendant cette période, il maigrit d'environ trente livres au minimum.

Etat actuel. — Homme petit, maigre (poids accusé par le malade, 50 kilos) à faciès ridé, vieillot, bien qu'il n'ait que trente-sept ans. — Soif exagérée, il boit au moins 5 à 6 litres par jour. Faim exagérée, jamais rassasiée. Polyurie considérable (10 litres constatés à l'hôpital en recueillant chaque jour l'urine dans des bocaux).

Urine très peu colorée, non trouble. D. 1040. Ne contient pas d'albumine, mais une quantité très considérable de sucre (1 goutte suffit pour précipiter 2 centimètres cubes de liqueur de Fehling).

Le malade se plaint en outre, depuis 18 mois, de douleurs à *caractère fulgurant* ne le réveillant jamais pendant la nuit, localisées dans les reins et dans le dos, quelques-unes en demi-ceinture. Il les dit comme des éclairs, cela revient 5 ou 6 fois par jour et n'est pas suivi d'hyperesthésie. Pas de douleurs dans les jambes, mais il se produit facilement dès que le malade reste quelque temps assis, des fourmillements qui lui enlèvent, mais seulement pendant qu'ils existent, la sensation nette de la nature du sol sur lequel il marche. En dehors de ces moments où les fourmillements existent, pas de sensation de caoutchouc, ni de tapis, etc... Il a toujours trop chaud ou trop froid aux pieds : dès qu'ils sont chauds, surtout la nuit sous les couvertures, ils lui brûlent et il est obligé, par suite de la douleur que cela lui fait éprouver, de les exposer de nouveau au froid.

Ces fourmillements existent aussi de temps en temps aux membres supérieurs. Pas de douleurs à ce niveau. Pas de maux de tête. Rien du côté de l'estomac. Troubles de la miction assez nets : quelques rares douleurs en urinant ; quelquefois s'il ne se présente pas assez vite à la garde-robe, il urine dans son pantalon ; quelquefois il pisse encore quelques gouttes après s'être rhabillé, mais tout cela n'est pas très accentué et il faut attirer l'attention du malade sur ces phénomènes, qu'il a à peine remarqués lui-même. — Il est obligé de tenir la verge très propre, sans quoi il est condamné à de fréquentes balanites ou à de la rougeur du prépuce.

Jamais aucun trouble rectal ni anal ; constipation habituelle interrompue par des débâcles. Point de phénomènes laryngés, absence complète des réflexes rotuliens qui ne reparaissent pas par le procédé de Jendrassik. Signe de Romberg très net.

Réflexe pupillaire absolument normal pour la lumière et l'accommodation. Le malade dit que sa vue a beaucoup baissé depuis le début de son diabète. Pas de trace de cataracte ni d'un côté ni de l'autre. Diplopie par instants non absolument complète se produisant seulement quelquefois par jour, pendant une quinzaine de jours et plutôt pour les objets rapprochés.

La *sensibilité* paraît normale au contact et à la douleur.

Faiblesse générale extrêmement prononcée. Amaigrissement considérable, portant surtout sur la graisse sous-cutanée. Les muscles sont encore à peu près conservés, quoique bien petits.

Cœur à battements éclatants, probablement athéromateux. Athérome très net à la radiale et la temporale droites, moins à gauche. Rien dans les poumons.

Trouble du sens musculaire (doigt mis sur le bout du nez) plus accentué les yeux fermés que les yeux ouverts.

Démarche hésitante, mal assurée, cependant pas réellement titubante. Quand le malade se lève de son siège, il a une certaine difficulté à se mettre en équilibre sur ses deux pieds. Quand il marche, ses mouvements ne sont pas incoordonnés du tout, mais il marche à la manière d'un paralytique alcoolique, *steppant* nettement surtout du pied droit. Lorsqu'on le fait marcher avec ses souliers, on s'aperçoit que le pied frappe le sol en deux fois, le talon d'abord et l'avant-pied ensuite. En effet, il existe une véritable paralysie des extenseurs du pied, principalement à droite. Le malade étant assis et les jambes élevées, si on veut lui faire redresser la pointe du pied, il ne peut exécuter ce mouvement et le pied est véritablement tombant. On ne constate cependant aucune atrophie musculaire nette aux membres inférieurs. Il y a un amaigrissement très notable de toutes les masses musculaires mais surtout du tissu cellulaire sous-cutané.

La force de la cuisse est à peu près bien conservée; celle des membres supérieurs est très diminuée.

D = Main droite.......... 13
— gauche......... 11

Examen électrique des muscles des membres inférieurs pratiqué par M. le Dr Vigouroux, le 7 décembre 1889. A droite, réaction complète de dégénérescence dans le jambier antérieur et l'extenseur commun des orteils; simple diminution d'excitabilité des autres muscles de la jambe et de la cuisse. A gauche réaction partielle de dégénérescence du jambier antérieur.

Pas de troubles cérébraux. Quelques sensations dysesthésiques dans les pieds (sensation que ses pieds sont collés l'un à l'autre dans le lit, comme avec quelque chose de visqueux).

Il y a environ un mois qu'il est devenu sourd des deux côtés.

Il n'a rien remarqué à droite; à gauche il a eu une période de huit jours environ pendant laqu··· il souffrait de douleurs violentes dans l'oreille. Puis cel··· cessèrent le jour où le malade remarqua qu'il coulait du pus par le conduit auditif externe gauche. Rien de semblable à droite.

Examen de l'oreille pratiqué par M. le Dr Gellé. Surdité, bourdonnements d'oreille, otites doubles suppurées avec perforation des deux tympans; perforation étroite à gauche avec rétention du pus.

Les courbes ci-jointes (V. PLANCHE I, *fig.* 1) montrent les variations du sucre par litre d'urine et par jour pendant les premiers jours du séjour du malade à l'hôpital. On voit que le glycose excrété en vingt-quatre heures a atteint le chiffre énorme de 1 kilog. 035 grammes. L'azoturie, même après la diminution du sucre, est toujours restée très considérable. Le chiffre de l'urée excrétée en vingt-quatre heures n'a jamais été inférieur à 100 grammes et a atteint une fois 191 grammes. La moyenne peut être évaluée à 130 grammes environ[1].

Ces quantités de sucre peuvent être considérées comme énormes. D'après Bouchardat en effet les proportions de 1000 grammes sont rares. Les chiffres de 700, 800 grammes sont déjà fort élevés dans l'espèce.

J'attire votre attention, messieurs, sur la démarche de cet homme. C'est la démarche de *stepper*. Quand vous voyez cela, vous devez penser naturellement tout d'abord à la paralysie alcoolique. Le signe de Romberg, l'absence des réflexes rotuliens ne vous détournent pas de cette idée. La seule chose qui vous surprenne, c'est l'absence de troubles de la sensibilité, presque toujours présents à un haut degré dans la paralysie alcoolique et qui consistent en sensations

---

[1] Les analyses d'urine complètes et pratiquées avec grand soin ont été exécutées par M. Grenouillet, interne en pharmacie du service de la clinique, qui a également dressé les courbes qui sont reproduites ici.

douloureuses tant spontanées que développées par le frôlement ou la pression profonde. Ici le malade n'accuse aucune de ces sensations douloureuses. Il se plaint seulement d'une sorte de brûlure aux pieds pendant la nuit et d'engourdissement léger pendant le jour.

Malgré cette différence, l'analogie avec la paralysie alcoolique se complète encore par la présence d'autres phénomènes. Explorez l'état des muscles des membres : vous voyez qu'assis, il résiste assez bien du genou et de l'hanche, bien qu'il y ait un certain degré de parésie. Mais les pieds sont tombants. Non seulement le malade ne peut pas résister aux mouvements passifs de flexion, mais même il est incapable de relever le pied en extension. Cela est encore bien analogue à ce qui se passe dans la paralysie alcoolique classique; et ceci aussi, à savoir qu'à l'examen électrique des muscles on note la réaction de dégénérescence dans le jambier antérieur et l'extenseur commun des orteils, et une diminution de l'excitabilité des autres muscles de la jambe et de la cuisse.

Ainsi dans ce cas, c'est à l'alcoolisme que vous êtes amené à penser, et non pas au tabes. L'examen des yeux, l'absence de parésie vésicale véritable vous confirme dans l'exclusion de ce dernier diagnostic.

Eh bien! Messieurs, notre malade n'est pas un alcoolique et ne l'a jamais été. C'est un diabétique au premier chef sans tare alcoolique aucune, cela est parfaitement établi par les renseignements pris, atteint depuis quatre ou cinq ans du grand diabète, du diabète constitutionnel, relevant d'un trouble de la nutrition et marqué par la présence dans l'urine, ainsi que je vous le faisais remarquer tout à l'heure, d'une quantité énorme de sucre, ne disparaissant pas entièrement sous l'influence du régime.

Je n'insiste pas sur l'habitude extérieure de cet homme, qui, bien qu'âgé de trente-sept ans seulement, a déjà l'aspect d'un petit vieillard, pas plus que sur sa soif insatiable, ni sur le mode de début et l'évolution ultérieure de la maladie dont il est atteint. Mais je veux relever dans son histoire un point particulièrement intéressant en neuropathologie. Son père, vous ai-je dit, était un ivrogne et s'est suicidé; sa mère atteinte de rhumatisme, était arthritique. De l'union de ces deux individus, sept enfants sont nés, dont le deuxième et le cinquième sont aliénés, et notre malade diabétique. Cela vous montre une fois de plus quels liens étroits de parenté réunissent les deux familles arthritique (rhumatisme, diabète) et neuropathologique (ivrognerie, suicide, aliénation mentale).

En résumé, Messieurs, je crois avoir mis sous vos yeux un bel exemple de *paraplégie diabétique*, probablement parvenue à un haut degré de développement. Vous voyez à quel point cela ressemble à la paraplégie alcoolique. Après ce parallèle entre les deux maladies, qui peut être suivi à peu près dans tous les termes, les analogies avec le tabes, l'ataxie par sclérose des cordons postérieurs, semblent perdre de leur importance. Elles s'effacent, si je puis ainsi dire, et se relèguent à l'arrière-plan. Il s'agira maintenant de savoir si toutes les paraplégies diabétiques rentrent dans ce cadre et si, outre cette forme-là, on n'en trouvera point d'autres dans lesquelles les ressemblances avec le tabes seront plus étroites.

Messieurs, quand je parle de paraplégie consécutive
au diabète, avec démarche de stepper, et quand je
critique la dénomination de démarche ataxique adoptée
pour les cas de ce genre, j'entends réserver, pour en
faire un groupe à part, ceux dans lesquels un véritable tabes par lésion des faisceaux postérieurs peut
s'associer à la glycosurie. Je pense qu'il y a lieu de les
diviser en deux groupes :

1° Dans le cours du tabes, le sucre peut apparaître
à une époque en général assez tardive, dans les urines
des malades. M. Oppenheim et d'autres auteurs ont
cité des cas de ce genre. Ici la glycosurie plus ou moins
permanente serait la conséquence de l'extension des
lésions de la moelle au plancher du quatrième ventricule. On notera souvent, dans ces observations de
tabes avec glycosurie, la présence de crises laryngées
ou gastriques, qui indiquent la participation du bulbe.
Mais ces cas doivent être assez rares. En 1885,
MM. Pierre Marie et Georges Guinon ont observé une
cinquantaine de cas, sans en trouver un seul, et l'an
passé, sur cent tabétiques qui venaient à la Salpêtrière,
pour s'y faire appliquer le traitement par la suspension,
M. Gilles de la Tourette n'en a rencontré que trois;

2° A côté de ce premier groupe, il convient d'en
placer un second. Dans celui-ci il s'agit encore du
tabes vrai; mais avec cette maladie coexiste le diabète
vrai, qui la suit ou la précède. Il y a là une simple
coïncidence, mais non pas tant s'en faut, une coïncidence tout à fait fortuite, ainsi que vous le remarquerez, si vous voulez bien vous rappeler ce que je
vous disais il n'y a qu'un instant au sujet des liens de
parenté étroite qui relient les familles arthritique et

névropathique. Cela pourrait se représenter par un fort simple tableau généalogique. Un individu, né d'un père goutteux et d'une mère aliénée, présente un beau jour, par suite d'une double hérédité de transformation, tous les signes du diabète et de l'ataxie locomotrice progressive. Les deux familles sont dans ce cas représentées chez le même sujet sans qu'il y ait combinaison véritable. Les deux maladies restent distinctes, autonomes, chez cet individu, rappelant au point de vue pathologique sa double origine. Je crois que des cas semblables doivent exister; reste à savoir si des recherches dirigées en ce sens dans l'avenir, viendront me donner raison[1].

---

[1] Voir plus loin, n° XXVII, mon travail sur ce sujet en collaboration avec M. Sorques, interne du service. (G. G.)

XIII *bis*.

Sur la Paraplégie diabétique [1].

Messieurs,

Vous vous rappelez sans doute un malade fort intéressant que je vous ai montré il y a trois mois, et à
propos duquel je suis entré dans quelques détails au
sujet de la *paraplégie diabétique* ou *de cause diabétique*. Depuis cette époque, le malade est resté dans le
service de la clinique pour y être soigné tant de son
diabète lui-même que de la complication assez grave
que celui-ci avait entraînée. Je remets aujourd'hui ce
malade sous vos yeux, parce qu'il est survenu chez
lui diverses modifications, en mieux, je vous le dis
tout de suite, qu'il est intéressant pour vous de constater.

Parlons tout d'abord de la maladie constitutionnelle
cause de tous les accidents, parlons du diabète. Je
dois vous dire que divers traitements médicamenteux
out été employés contre cette maladie et qu'aucun n'a
donné de résultats appréciables. L'antipyrine adminis-

---

[1] Extrait de la leçon du 18 mars 1890.

trée à l'intérieur, le bromure de potassium, continués assez de temps pour pouvoir juger de leur effet, n'ont amené aucune modification favorable dans la polyurie, la glycosurie, l'azoturie, non plus que dans la dénutrition intense et rapide qui était la conséquence de ces phénomènes morbides. Seul le régime antidiabétique, sur la réglementation duquel je n'insisterai pas, nous a donné des résultats favorables.

Quiconque a vu notre malade il y a trois mois et le revoit aujourd'hui ne peut qu'être frappé du changement notable qui s'est opéré chez lui. Il avait à cette époque, l'apparence d'un petit vieux aux traits tirés, maigre, ratatiné, bien qu'il n'ait que 37 ans. Aujourd'hui, je ne veux pas dire qu'il ne paraît pas plus que son âge, mais son teint est plus fleuri et moins terreux ; il a engraissé d'une façon assez notable et son poids a augmenté de près de 5 kilogr. Il se sent plus fort, plus alerte. Son état mental est tout différent de ce qu'il était à cette époque. Autrefois il était lent à répondre aux questions qu'on lui adressait, analysait mal ses sensations et n'en rendait compte que très imparfaitement. Aujourd'hui, il n'en est plus ainsi. Il est sorti pour ainsi dire de cet état d'abrutissement où il était plongé, il répond mieux, plus vivement, plus nettement, sans hésitation et rend mieux compte de son état.

De plus, phénomène connexe avec ce relèvement incontestable de l'état général, les symptômes capitaux du diabète ont notablement diminué d'intensité. La polyurie est beaucoup moins prononcée. Autrefois il pissait jusqu'à 12 litres par jour. Aujourd'hui la moyenne de la quantité des urines en vingt-quatre heures oscille entre 6 et 7 litres. Vous n'avez pas oublié les quantités énormes de sucre qu'il excrétait quotidiennement, 800, 1,000 et une fois près de 1,100 grammes. Dès le début de l'institution du régime antidiabétique, la quantité de sucre a notablement baissé. J'ai déjà pu vous montrer alors cet abaissement assez rapide, sur les courbes qu'a dressées à cet effet M. Grenouillet, interne en pharmacie du service de la clinique. Depuis lors il s'est encore notablement accentué. La dernière analyse donne 49 grammes de sucre par 1,000 grammes d'urine avec une excrétion urinaire de 7 litres, c'est-à-dire 343 grammes de glycose pour les vingt-quatre heures. (Voy. PL. II et III.)

Il en est de même de l'azoturie. Autrefois notre malade rendait jusqu'à 180 grammes d'urée par jour. Aujourd'hui il n'en excrète plus guère dans le même temps que 80 à 90 grammes. Toutes ces modifications favorables dans les symptômes capitaux du diabète se constatent facilement sur les courbes que je fais passer sous vos yeux et qui ont été dressées par M. Grenouillet (PL. IV, *fig.* 5 et 6).

Mais, Messieurs, ce ne sont pas seulement les symptômes du diabète lui-même qui ont subi des changements favorables chez notre homme. La complication paraplégique s'est également modifiée d'une façon heureuse. Cette modification est due évidemment au traitement général et à la diminution du diabète; mais elle est due aussi au traitement électrique que nous avons employé chez lui d'une façon suivie. Reprenons un par un les divers signes de cette paraplégie. La démarche est évidemment un des plus frappants. Vous reconnaissez encore cette démarche de *stepper* que j'ai décrite autrefois chez les paralytiques alcooliques, chez les sujets atteints de béribéri, de paraplégie arsenicale, etc. Le phénomène n'a guère changé depuis la précédente leçon. Mais cela tient sans doute à ce que la paralysie des extenseurs du pied, qui le tient immédiatement sous sa dépendance, n'est point encore guérie. Tant qu'elle ne sera pas disparue totalement, tant que le malade aura les avant-pieds tombants, il sera obligé de faire ce mouvement anormal du steppage, destiné à empêcher dans la marche la pointe du pied tombante de traîner sur le sol.

Si la paralysie n'est pas complètement guérie au point de vue fonctionnel, elle est du moins notablement améliorée. Cette amélioration considérable nous est dévoilée par l'examen électrique des muscles paralysés. Vous vous rappelez qu'autrefois on avait noté dans les muscles des extenseurs de la jambe droite, qui était et qui est encore la plus malade, une réaction de dégénérescence complète, et dans ceux de la jambe gauche, seulement une réaction de dégénérescence partielle. Il n'en est plus de même aujourd'hui, ainsi que le montrent les résultats du dernier examen pratiqué par M. Vigouroux le 15 mars 1890.

La réaction de dégénérescence n'existe plus et on constate seulement une diminution de l'excitabilité faradique et galvanique des muscles de la région antéro-externe des jambes, qui, bien qu'assez considérable, n'est cependant pas complète, et ne s'accompagne pas d'inversion de la formule normale. Il y a donc une amélioration aussi de ce côté.

De plus le signe de Romberg, qui était autrefois parfaitement caractérisé, n'existe plus du tout aujourd'hui. Le malade se tient debout les yeux fermés sans perdre le moins du monde l'équilibre.

Un phénomène a persisté, presque aussi intense qu'au début. Bien que les douleurs spontanées aient à peu près complètement disparu, et, à vrai dire, elles n'ont jamais été bien violentes et surtout ne se sont jamais présentées sous l'aspect si caractéristique des douleurs fulgurantes du tabes, le malade continue à souffrir de certaines sensations dysesthésiques subjectives que je vous ai mentionnées autrefois. La nuit, lorsqu'il est au lit, il éprouve toujours, au niveau des pieds et de la partie supérieure des jambes, une sensation de chaleur exagérée, de brûlure même, qui le force à sortir ses jambes hors du lit. En réalité, la température n'est nullement augmentée dans la région à ces moments et même bien souvent, il sent ses pieds découverts se refroidir. Mais dès qu'il tente de les remettre sous les couvertures, la même sensation de brûlure reparaît, et il préfère passer des nuits entières les pieds découverts et froids.

Ces sensations, vous le savez, Messieurs, se remarquent également dans la paralysie alcoolique, ce qui tend encore à accentuer les traits de ressemblance qui existent entre ces deux syndromes analogues : la paraplégie alcoolique et la paraplégie diabétique, aussi éloignées du tabes l'une que l'autre. Mais il existe encore d'autres phénomènes observés chez les alcooliques paralytiques et que notre maladie a présentés à un haut degré. Je veux parler d'abord de cet œdème des pieds et de la partie inférieure des jambes qui a existé autrefois chez notre homme, mais qui a complètement disparu aujourd'hui, et de la douleur à la pression des muscles du mollet, qui persiste encore aujourd'hui.

Vous le voyez, Messieurs, bien que ce malade ne soit certes pas encore complètement guéri, il est cependant notablement amélioré. En présence de ces modifications heureuses, je pense qu'il nous est permis d'espérer dans l'avenir la guérison définitive, sinon du diabète, du moins de la paraplégie qui en est la conséquence.

XIV.

A propos d'un cas d'hystérie masculine :

1° Paralysie dissociée du facial inférieur d'origine hystérique ; 2° Cumul de facteurs étiologiques : traumatisme, alcoolisme, hérédité nerveuse [1].

SOMMAIRE. — Progrès réalisés dans la connaissance de l'hystérie masculine en France et à l'étranger. — Description d'un cas de paralysie faciale d'origine hystérique portant seulement sur les muscles buccinateurs et grand zygomatique. — Superposition de l'anesthésie et de la paralysie. — Diversité des opinions concernant l'existence de la paralysie faciale dans l'hystérie. Sa rareté relativement au spasme glossolabié hystérique.

Dans notre cas, début de la névrose à l'occasion d'un traumatisme et de la paralysie faciale à la suite d'un autre traumatisme subi dans une attaque. — Symptômes d'alcoolisme. — Rôle de ces deux agents dans le développement et l'évolution des accidents nerveux : cumul des agents provocateurs.

MESSIEURS,

Le malade que je vais vous présenter aujourd'hui est tout simplement un hystérique mâle. C'est donc en somme un cas assez vulgaire. En effet, vous le savez, depuis quelques années, grâce aux efforts soutenus de l'école française, l'hystérie masculine, dont la grande fréquence devient chaque jour un motif d'étonnement, a pris une place importante dans la clinique des hôpitaux

___
[1] Leçon du mois de mai 1891.

de Paris, où l'on a appris à connaître ce genre de malades, et où l'on s'attache volontiers à eux. Ainsi, par l'introduction de ce nouvel hôte, le domaine neuropathologique s'est trouvé profondément transfiguré, et cela, on peut le dire, pour le plus grand bien des malades et des médecins : des malades, qui au lieu d'être repoussés comme des non-valeurs, des simulateurs le plus souvent, sont volontiers accueillis et soignés comme il convient; des médecins, qui ne sont plus exposés à commettre envers ces malheureux, en les malmenant ou en les méconnaissant, des injustices toujours regrettables, et qui, mieux instruits en la matière, ne risquent plus comme autrefois de tomber à chaque instant dans des diagnostics erronés en prenant pour une maladie à lésion organique une affection qui n'en comporte pas, et inversement.

Faut-il vous rappeler, à l'appui de ce que j'énonce, les nombreux travaux parus récemment sur ce sujet? Qu'il me suffise de vous en signaler quelques-uns. Je vous renverrai d'abord à l'article de mon ancien chef de clinique, M. P. Marie, aujourd'hui médecin des hôpitaux et agrégé de la Faculté [1]. Il a fait la statistique des cas d'hystérie qu'il a rencontrés pendant son exercice à la consultation du Bureau central et a pu voir que l'hystérie mâle est très fréquente dans les classes inférieures de la société; elle semble même y être plus fréquente que l'hystérie féminine. Nous parlons ici bien entendu de la grande hystérie, de l'hystérie massive comme l'appelle M. Marie, car pour

---

[1] P. Marie. — *L'hystérie à la consultation du Bureau central.* (*Progr. Méd.* 27 juillet 1889.)

l'hystérie légère, c'est plutôt l'inverse que l'on est appelé à constater.

Reportez-vous encore au travail de M. Souques, actuellement mon interne, qui a relevé, dans une des précédentes années, tous les cas d'hystérie mâle qui se sont succédé dans ses salles à l'hôpital Broussais, dans le service de M. Chauffard [1]. Il montre que dans une salle de 32 malades, on avait reçu en un an 26 hystériques mâles. Son travail aboutit aux mêmes conclusions que celui de M. P. Marie.

Vous citerai-je en outre les communications orales qui m'ont été faites maintes fois par beaucoup de mes collègues des hôpitaux et qui peuvent se résumer en ceci : autrefois nous ne voyions pas l'hystérie mâle; aujourd'hui, dans nos services, elle se présente constamment dans une forte proportion? Combien de fois n'ai-je pas entendu tenir ce langage par mes collègues?

Enfin d'autres documents nous montrent qu'en province les choses ne diffèrent pas à cet égard de ce qu'elles sont à Paris, pourvu que le matériel d'observations dont on dispose soit suffisant. Ainsi, M. Bitot, à Bordeaux, a observé plus de 20 cas d'hystérie mâle dans le seul service de clinique générale dirigé par M. le professeur Pitres [2], dans l'espace de deux ans.

Je ne parle pas de l'étranger où la conversion « à l'hystérie mâle considérée comme une maladie fréquente chez les travailleurs manuels », est en train de se produire. En Angleterre les travaux de l'école de Man-

---

[1] A. Souques. — *L'hystérie mâle dans un service hospitalier.* (*Arch. gén. de méd.*, août 1890.)

[2] Bitot. — *L'hystérie mâle dans le service de M. le professeur Pitres à l'hôpital Saint-André de Bordeaux,* Th. Bordeaux, 1890.

chester ont beaucoup contribué à faire avancer la question, grâce aux études de MM. Dreschfeld, Thornburn, Page, pour ne citer que ceux-là. En Allemagne, à Berlin du moins, il n'y a plus guère de divergence d'opinion essentielle entre nos confrères et nous. M. le professeur Mendel a montré la fréquence de l'hystérie chez l'homme dans les policliniques de cette ville. Les observations de M. Oppenheim sur la névrose traumatique ne diffèrent pas, je pense, foncièrement des nôtres propres et l'on est autorisé actuellement, si je ne me trompe, à inscrire à l'actif de l'hystérie bon nombre de cas désignés sous le nom de névrose traumatique. A l'emploi de cette dénomination je ne vois aucun inconvénient, s'il est bien convenu toutefois que par là on entend qu'il s'agit le plus souvent de l'hystérie mâle et que celle-ci ne diffère en rien d'essentiel, au point de vue des symptômes et du pronostic, de l'hystérie masculine déterminée par toute autre cause.

Dans les petits centres de l'Allemagne, la question semble moins avancée. Il faut être, cela se conçoit, en possession d'un grand matériel clinique, tant général que spécial pour observer journellement l'hystérie mâle.

Il lui faut, en effet des conditions particulières pour se développer et se répandre. Elle prend surtout pour victimes les prolétaires menant péniblement, au jour le jour, la lutte pour la vie, les misérables, les déshérités. L'alcoolisme, les professions toxiques, les traumatismes jouent ici un grand rôle, sans compter l'hérédité nerveuse. Dans les petits centres, sans aucun doute, cela ne se rencontre pas, tant s'en faut, au même degré, aussi s'y prend-on quelquefois, paraît-il, à douter de la légitimité cependant parfaitement indiscutable des observations recueillies ailleurs. Ce qu'on n'a pas vu, ce qu'on n'a pas touché du doigt, on n'y croit pas. C'est la doctrine sceptique dans toute sa rigueur. Elle présente un bon côté, sans doute, mais il ne faut pas pousser les choses dans cette voie jusqu'à l'incrédulité de parti pris. Croyons-nous, nous autres Parisiens, à l'existence de la lèpre, du béribéri, de la fièvre jaune et autres maladies exotiques, bien que ce soient là des affections que beaucoup d'entre nous n'ont jamais rencontrées? Nous y croyons très fermement cependant, forts de l'examen critique que nous avons pu faire, des documents sur lesquels se fonde la connaissance de ces maladies. Il devrait en être de même en matière d'hystérie mâle. Que ceux qui ne sont pas placés convenablement pour la voir, apprennent à la connaître de ceux qui journellement l'observent sur une grande échelle. Je n'entrevois rien de mieux à faire.

Aussi n'est-ce pas sans quelque étonnement que j'ai vu récemment un neuro-pathologiste des plus distingués, dans une leçon d'ailleurs très intéressante sur la névrose traumatique, écrire ce qui suit :

« Ne prenons pas trop au sérieux ces névroses (les névroses traumatiques), surtout la névrose hystérique. Le médecin peut contribuer souvent à répandre l'hystérie et à en faire une maladie épidémique. *Surtout ne dorlotons pas trop l'hystérie chez l'homme, laissons-la aux femmes et aux enfants*. Dans ces quelques propositions on trouve incontestablement beaucoup d' « humour »; mais ce qui nous y frappe surtout, c'est le reflet d'une attitude préalable, d'une résolution prise *a priori* qui pourra rendre difficile peut-être l'appréciation véritablement scientifique des faits cliniques. Attendons patiemment que de ce côté la lumière se fasse; elle se fera [1].

* *
* *

Mais je ne veux pas m'arrêter plus longuement sur ces préliminaires; j'en viens à notre malade. Encore une fois je ne le vous présente pas comme un événement. C'est à tout prendre, je vous l'ai dit, un cas banal; seulement, vous le savez, la clinique attentive trouve à peu près toujours à signaler, même dans les cas les plus simples, en apparence les plus vulgaires, quelque point nouveau, quelque combinaison inattendue. A ce point de vue notre cas prendra de l'intérêt.

En effet, il nous présente un exemple bien avéré, bien authentique de *paralysie faciale hystérique*, dont l'existence, jusque dans ces derniers temps, m'avait paru fort problématique. La paralysie, qui porte sur le domaine du facial inférieur, est légère sans doute, mais elle est parfaitement légitime. Pour éviter qu'il fasse, dans les annales scientifiques, double emploi, je m'empresse de vous avertir que ce cas de paralysie faciale hystérique est celui-là même qui a été présenté par M. Ballet à la *Société médicale des hôpitaux* dans la séance du 24 novembre 1890. C'est à l'obligeance de M. Ballet que je dois de le connaître et de pouvoir l'étudier avec vous.

---

[1] Sur ce sujet, consulter les importantes revues critiques de M. Mœbius et de M. L. Bruns, in *Schmidt's Jahrb.*, Bd. CCXXX. — Voir en particulier, Dr L. Bruns, *Neuere Arbeiten ueber die traumatischen Neurosen* (*Loc. cit.*, p. 81).

Je vous rappellerai tout à l'heure comment s'est constituée la question de la paralysie faciale chez les hystériques et comment, jusque dans ces derniers temps, cette affection qui paraît, quoi qu'il en soit, être un fait assez rare, a pu être mise en doute ou même niée formellement par un groupe d'observateurs dont j'ai eu l'honneur de faire partie, mais dont je suis obligé de me détacher actuellement, cependant non sans condition.

Le cas est encore intéressant à un autre point de vue. Il nous montre comment, dans la production de l'hystérie masculine, il peut y avoir pour ainsi dire « *cumul des agents provocateurs* », ainsi que l'a fait fort justement remarquer M. Georges Guinon, mon chef de clinique, dans son ouvrage sur les agents provocateurs de l'hystérie. L'hérédité est là, présente, sans doute, comme dans la majorité des cas, mais plusieurs agents provocateurs se disputent la prééminence. Les partisans de l'hystérie symptomatique auraient beau jeu à en faire un cas d'hystérie toxique : les habitudes alcooliques sont en effet parfaitement avérées chez notre malade. D'autres partisans des hystéries multiples viendront également réclamer et à bon droit, car ce n'est pas l'alcool qui a fait éclater la première attaque et a révélé l'hystérie, mais un traumatisme, ou mieux, car il n'y a eu ni plaie, ni ébranlement mécanique, le choc nerveux, la terreur; ils trouveraient là tous les caractères de l'hystérie traumatique, dont on a voulu faire bien à tort une maladie à part sous le nom de névrose traumatique.

En réalité rien n'est plus propre que ce concours de causes provocatrices diverses à démontrer que, ainsi

que je le soutiens depuis longtemps, l'hystérie est une
et indivisible, et que sa véritable cause n'est pas dans
les influences fortuites qui la révèlent, mais bien dans
la prédisposition que crée l'hérédité nerveuse.

Mais avant de traiter les différents points que je viens
d'énumérer, je veux étudier avec vous le malade cliniquement et vous faire connaître son état actuel.

. .

C'est un garçon de vingt-quatre ans, nommé Bar...
exerçant, hélas! c'est là ce qui a fortement contribué à
le perdre et c'est là encore qu'il a puisé les funestes
habitudes qui rendront sa guérison difficile, la profession de tonnelier. Nous l'avons reçu à la Salpêtrière
des mains de M. Proust en février 1891 par l'intermédiaire de M. Ballet. Tel il était à l'entrée, tel il est encore aujourd'hui. C'est un garçon d'apparence un peu
grêle, mais cependant bien bâti, bien portant du reste,
à part un certain degré d'anémie.

On nous l'a adressé comme hystérique et nous n'a-
vons pas été longs à reconnaître tout d'abord l'existence d'attaques convulsives typiques, ayant le caractère de la grande hystérie, avec arcs de cercle, grands
mouvements, etc. Ces attaques ne s'accompagnent jamais de morsure de la langue : elles durent jusqu'à
une demi-heure. Il les a tous les huit ou dix jours environ et, à peu près infailliblement, chaque fois qu'il sort
de l'hospice pour faire quelques commissions en ville,
à la suite des libations auxquelles il ne manque malheureusement presque jamais de se liver en ces occasions.

De plus la présence de stigmates hystériques bien accentués fournissait un appoint de plus au diagnostic. Tout d'abord il existe une anesthésie absolue pour le tact, la température et la douleur, dont la distribution est fort intéressante dans l'espèce. Elle est en effet localisée à droite dans cette portion du domaine du facial

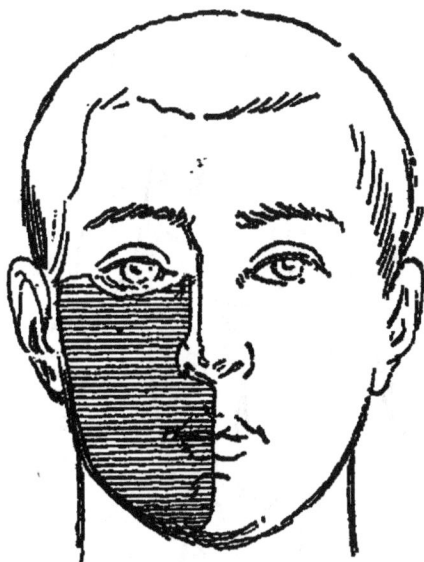

Fig. 36. — *Anesthésie dans le domaine du facial inférieur.*

inférieur que l'on peut appeler la joue, englobe le menton et s'étend à l'intérieur sur la moitié correspondante de la muqueuse de la cavité buccale. Nous verrons tout à l'heure la raison de cette distribution de l'anesthésie qui peut paraître singulière au premier abord.

Il n'existe point d'autre plaque d'anesthésie, mais dans l'hypocondre du côté gauche on note la présence d'une zone hystérogène parfaitement caractérisée.

Enfin nous constatons l'existence d'un double rétrécissement du champ visuel avec micromégalopsie dans

les deux yeux, sans scotome central. Le goût, l'ouïe,
l'odorat sont affaiblis à gauche. Le réflexe pharyngien

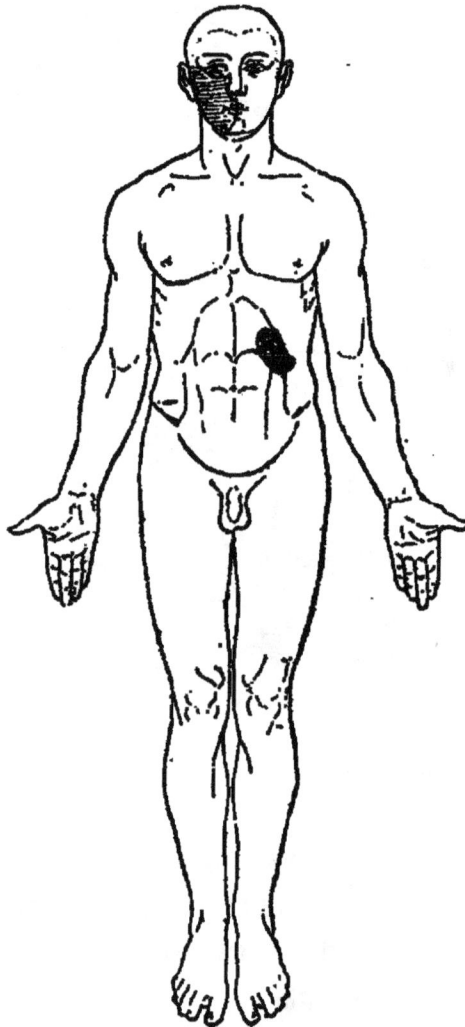

Fig. 37. — *Anesthésie de la face et zone hystérogène*
de l'hypocondre gauche.

est totalement aboli du même côté, Il n'existe pas de
trace d'hémiplégie dans les membres.

Le sommeil est agité, souvent interrompu par des
cauchemars consistant principalement en sensation de
chute dans des précipices. Il n'a jamais vu, assure-t-il,

de bêtes en rêve. De plus, pendant la nuit, il souffre souvent de violentes crampes dans les jambes et de fourmillements dans les pieds et les mains. Mais ceci dépasse

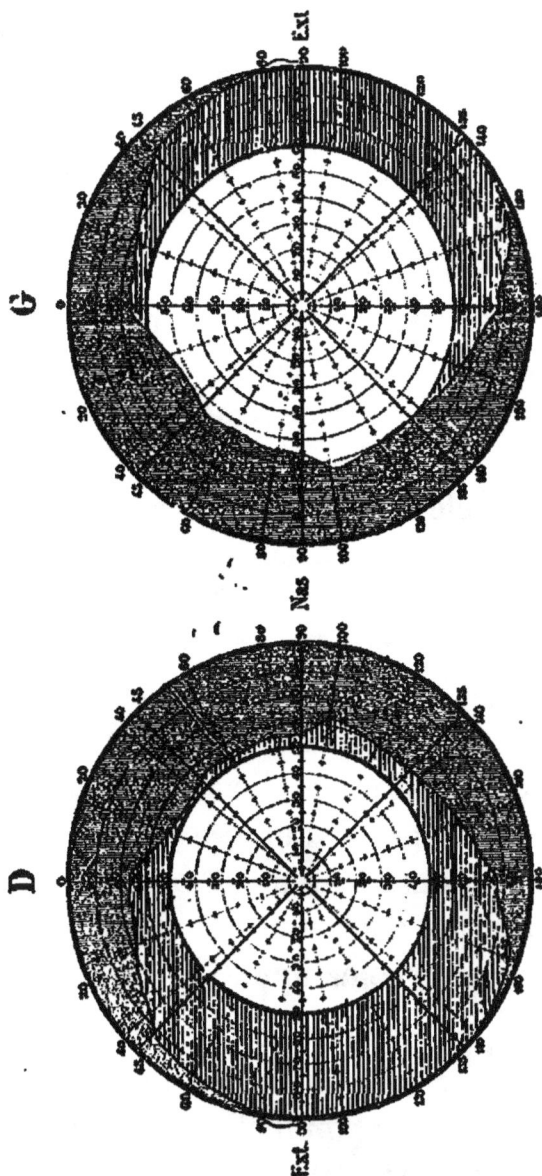

Fig. 38. — Double rétrécissement concentrique du champ visuel.

le domaine de l'hystérie et rentre plus vraisemblablement dans celui de l'alcoolisme.

Maintenant c'est sur les caractères de la paralysie faciale annoncée que je veux insister.

Au repos, on remarque déjà un certain degré d'asymétrie. La commissure labiale gauche paraît légèrement tirée en haut et en dehors, tandis que la droite est tombante. Il n'existe aucune déviation de la langue. Mais si l'on fait rire ou grimacer le malade, on voit la commissure gauche se relever notablement et s'entourer de plis en demi-cercle.

A droite, les muscles du menton, les abaisseurs de la lèvre inférieure, fonctionnent normalement. Il en est de même pour le mouvement d'écartement de la commissure dans le plan horizontal (risorius de Santorini), pour l'élévation de la lèvre supérieure (petit zygomatique) et pour l'occlusion des lèvres et le sifflement (orbiculaire des lèvres). Mais le mouvement d'élévation de la commissure en dehors et en haut (grand zygomatique) ne se fait pas, et nous savons en outre, par ce que le malade nous a raconté, à savoir qu'il était obligé autrefois de relever avec le doigt ses aliments qui tombaient dans la gouttière gingivale, que le buccinateur a été antérieurement paralysé. Il ne paraît donc y avoir que deux muscles atteints : le buccinateur et le grand zygomatique.

Ajoutons que les réactions électro-musculaires sont parfaitement normales, bien que la paralysie remonte environ à trois ans, et qu'il n'y a nulle trace de spasme ni de secousses musculaires.

Voilà donc une paralysie faciale bien constatée chez un hystérique et qui me paraît bien dépendre de l'hystérie. Il me faut maintenant faire ressortir tout l'intérêt de cette constatation et pour cela je dois prendre les choses d'un peu loin.

* * *

En 1856, dans une leçon sur la paralysie hystérique Todd écrivait les lignes suivantes [1] : « L'étendue de la paralysie des membres, alors qu'il n'y en a pas trace dans la face, est un argument en faveur de la nature hystérique de l'affection : car bien que la paralysie hystérique puisse occuper toutes les parties du tronc et des extrémités, très rarement, jamais peut-être, elle n'occupe la face. »

Ainsi l'hémiplégie hystérique n'attaque pas la face en général, elle ne l'attaque peut-être même jamais : telle est l'opinion de Todd, partagée par Hasse, Althaus et plus récemment par Weir Mitchell, d'après leurs observations personnelles. J'ai embrassé la même cause et adopté la même formule. Ainsi, dans une leçon publiée dans la *Semaine médicale*, le 2 février 1887, je disais : « Dans l'hémiplégie hystérique il n'existe jamais du côté paralysé de participation du facial inférieur, comparable à ce qui se passe dans l'hémiplégie vulgaire. »

Ce n'est pas qu'une déviation de la face appelée paralysie n'ait été notée dans diverses publications, en opposition avec la formule de Todd et des autres. Mais si on y regarde de près, on trouve le plus souvent, dans ces cas, les caractères d'une déviation spasmodique et non point paralytique. La langue est le plus

---

[1] Todd. — *Clinical lectures on paralysis*, etc. 2e édition. London, 1856, p. 20.

souvent tordue, enroulée sur elle-même et le malade
ne peut la sortir hors de la bouche. Il en est ainsi, par
exemple, dans le cas publié par M. Strassmann sous le
titre d'hémiplégie faciale dans l'hystérie[1]. Chez ce sujet
la langue est enroulée sur elle-même, la pointe fixée
contre la voûte palatine. Il existe en outre un certain
degré de trismus ; les dents sont serrées, la tête est
en rotation en gauche. Peut-on trouver là les caractères d'une paralysie faciale droite? J'en dirai autant
du cas plus ancien de Lebreton[2] où l'on dit qu'il y
avait hémiplégie des membres et paralysie totale de la
face d'un côté. Soumis à l'analyse, il ne se montre pas
plus probant.

Eh bien! Messieurs, notre opinion était que les déviations de la face qui se surajoutent à l'hémiplégie hystérique sont la conséquence d'un spasme glosso-labié
unilatéral, qui occupe tantôt le côté opposé à l'hémiplégie, tantôt le même côté qu'elle. Ce spasme que
nous venions de remarquer et qui nous fournissait l'explication de ces déviations faciales dans l'hémiplégie
hystérique, a été régulièrement décrit en 1888 par
MM. Brissaud et Marie[3]. Ils en ont parfaitement montré tous les caractères, la traction de la commissure,
la torsion de la langue, l'extension possible au domaine
du facial supérieur, les secousses musculaires qui l'accompagnent, etc., etc.

Tout récemment, en 1888, dans mes *Leçons du mardi*
(t. I, p. 299), j'écrivais : « Tant qu'on ne m'aura

---

[1] Strassmann. — *Deut. med. Wochsft.*, 1890.
[2] Lebreton. Th. Paris, 1868.
[3] Brissaud et Marie. — *De la déviation de la face dans l'hémiplégie hystérique* (*Prog. méd.*, 1888).

pas démontré que les paralysies faciales des hystériques ne sont pas des hémispasmes, je persisterai dans ma négation, prêt à me rendre toutefois pour le cas où la paralysie faciale, dont pour le moment je conteste l'existence dans l'hystérie, deviendrait bien et dûment démontrée. »

Aujourd'hui, vous voyez qu'il faut se rendre. Je le fais sans hésitation et sans amertume, car il me reste au moins la satisfaction d'avoir posé la question carrément et d'avoir, par mon attitude décidée, appelé des recherches précises sur ce point de pathologie nerveuse. Les résultats de ces recherches, sans être encore bien nombreux, viennent cependant tout récemment d'être mis au jour dans diverses publications, et en particulier dans d'importantes communications faites à la *Société médicale des Hôpitaux* en 1890 et 1891. Elles établissent que si, dans l'hystérie, la paralysie faciale est un fait exceptionnel, si elle est singulière dans ses allures, différente souvent par plusieurs caractères de ce qu'elle est dans l'hémiplégie organique, elle peut se présenter, cependant, de façon à rendre plus difficile à cet égard qu'on ne le pensait, le diagnostic entre l'hémiplégie capsulaire et l'hémiplégie hystérique[1].

Déjà M. Ballet, au commencement de 1890, abordait la question par la présentation d'un malade[2]. Quelque temps après, M. Chantemesse publiait trois cas de paralysie faciale hystérique[3] avec monoplégie brachiale,

---

[1] Voir à ce propos les observations de M. Feré démontrant que chez les hystériques présentant une hémiamyosthénie des membres, la langue offre souvent une diminution de la résistance à la pression du côté correspondant (*Revue philosophique*, juillet 1889).

[2] Ballet. — *Soc. méd. des hôp.*, 1890.

[3] Chantemesse. — *Soc. méd. des hôp.*, 1890.

chez l'homme. Il faisait remarquer que, dans tous
ces cas, la paralysie est peu accentuée et qu'il y a
toujours anesthésie marquée et quelquefois prédomi-
nante de la face et des membres paralysés. C'est là un
caractère important en opposition avec ce qui se passe
le plus habituellement dans l'hémiplégie organique.

A ce propos je vous rappellerai que M. Gilles de la
Tourette avait, alors qu'il était mon chef de clinique, publié déjà un travail sur la superposition des troubles de la
sensibilité et les spasmes de la face et du cou chez les
hystériques [1]. Il s'agit dans son travail de spasmes et
non de paralysies; mais les deux groupes de faits doivent
être évidemment considérés comme appartenant à la
même série. Ils ne sauraient être tout à fait séparés.

Vient enfin le cas de M. Ballet [2], qui a trait à ce
même malade que je vous présente aujourd'hui, suivi
bientôt d'un autre exemple de même nature dû à
M. Bonnet [3]. Cela fait donc en tout cinq cas émanant
d'auteurs tout à fait dignes de foi et compétents, bien
au courant de la question, et connaissant en particulier
les déviations que peut produire l'hémispasme glosso-
labié des hystériques.

Cinq cas bien constatés, il est vrai, c'est peu encore;
mais c'est déjà quelque chose et en tout cas nous sommes
forcés dès aujourd'hui, tout en maintenant que dans
la très grande majorité des cas, la paralysie faciale

---

[1] Gilles de la Tourette. — *De la superposition des troubles de la sensibilité et des spasmes de la face et du cou chez les hystériques.* (*Nouvelle
Iconographie de la Salpêtrière*, 1889.)

[2] Ballet. — *Soc. méd. des Hôp.*, 1890, 14 novembre.

[3] Bonnet. — *Soc. méd. des Hôp.*, 1890.

n'accompagne pas l'hémiplégie hystérique, de reconnaître qu'elle peut l'accompagner quelquefois.

Veuillez remarquer que, quant à présent, la paralysie du facial inférieur chez un hystérique, semble se distinguer par quelques caractères de celle que l'on rencontre dans l'hémiplégie organique correspondante. Tout d'abord elle est en général très peu accentuée. De plus elle paraît toujours s'accompagner d'anesthésie des parties paralysées, ainsi que M. Gilles de la Tourette l'avait déjà remarqué pour les spasmes. Enfin plusieurs fois on a pu l'observer, isolée en dehors de toute paralysie notoire des membres, circonstance peu fréquente dans l'histoire de l'hémiplégie faciale capsulaire, et qui, dans la catégorie des paralysies corticales, n'est représentée que par quelques cas assez rares.

Voilà donc les choses remises en place et désormais il s'agira de rechercher dans quelles circonstances se produisent soit les paralysies faciales hystériques, soit les déviations d'origine spasmodique.

Peut-être serait-ce ici le lieu de rappeler que dans les paralysies hystériques la face ne semble point placée sous le même régime que les membres et que la paralysie y est, comparativement au spasme, beaucoup moins accentuée et plus rare que dans ces derniers. Cela est à rapprocher de ce qui se voit dans l'hypnose telle qu'elle se montre chez les hystériques à stigmates, où les spasmes de la face sont faciles à réaliser par suggestion, tandis que les paralysies faciales, du moins dans ma propre expérience, ne se produisent jamais bien nettement.

Passons maintenant à l'autre point qu'il convient
de mettre en relief dans notre observation. Il nous faut
chez ce malade, dont nous ne connaissons encore que
l'état actuel, étudier l'évolution de la maladie, les
antécédents, et rechercher surtout les divers éléments
étiologiques qui ont pu entrer en jeu, afin de les
mettre, autant que possible, convenablement en valeur
et de noter ceux qui paraissent avoir eu une influence
prépondérante.

Tout d'abord il s'agit d'un sujet originairement nerveux. Pendant son enfance il était d'un caractère
difficile et sujet à des emportements violents. Pas de
maladies caractérisées pendant cette période. Nous
parlerons plus loin de ses antécédents héréditaires.

A seize ans, il embrasse la profession de tonnelier et
à dix-neuf ans, il avait déjà des habitudes alcooliques
parfaitement caractérisées. Cela est, paraît-il, inhérent
à la profession. Il buvait cinq à six litres de vin par
jour, quatre petits verres d'eau-de-vie en moyenne,
et de temps en temps, mais plutôt rarement, un peu
d'absinthe, du vermouth et du vulnéraire.

Bien qu'on l'ait autrefois accusé d'absinthisme, après
avoir avoué ingénument tous les excès possibles en
fait de vin et d'alcool, il nous a affirmé à plusieurs
reprises et avec une apparence de grande sincérité,
qu'il n'est point coutumier de l'absinthe, qu'il en a bu
rarement, qu'il ne l'aime pas et que, en particulier
jamais il n'en a bu cinq ou six verres par jour comme
on le lui a fait dire. Nous ne trouvons aucune bonne
raison pour ne pas nous rendre à ses affirmations plusieurs fois répétées, car nous ne voyons pas en somme
que l'abus du vin et de l'eau-de-vie puisse paraître

moins honteux à avouer que ne le seraient les excès
d'absinthe, de vermouth. Au contaire, car, si je ne me
trompe, l'absinthe, parmi les classes qui en abusent,
passe plutôt pour une boisson aristocratique[1]. Cela
est important à relever, parce que je crois reconnaître
l'histoire de notre malade dans une publication importante, et émanant de bonne source, où il est représenté comme un « absinthique ». Les accidents nerveux que nous avons décrits plus haut à savoir :
attaques convulsives épileptiformes avec projection du
tronc en avant; plaque hyperesthésique siégeant sur
l'hypocondre gauche dont la pression détermine la production de convulsions en arc de cercle, comme on le
voit chez les hystériques ovariennes, tous ces accidents
sont considérés là comme relevant directement de l'intoxication absinthique et comme pouvant contribuer à
la caractériser cliniquement. En ce qui me concerne,
vous l'avez compris par ce qui précède, je ne puis
voir chez notre malade qu'un cas d'hystérie « comme
un autre » dans lequel étiologiquement, l'alcoolisme
— non l'absinthisme — à titre d'agent provocateur,
joue un grand rôle, mais où le traumatisme, ainsi que
nous allons le voir, réclame, lui aussi, une part d'influence.

En 1885, à l'âge de dix-huit ans, il est victime d'un
premier accident traumatique. Mais les temps n'étaient
pas encore venus, paraît-il, et il put recevoir à la
nuque un violent coup de canne plombée, qui fit
plaie et dont il porte encore une profonde cicatrice,

---

[1] L'absinthe, c'est « la Muse aux yeux verts », comme l'appelle une
chanson de carrefour.

sans qu'il s'en suivît aucun trouble nerveux durable. Il fut soigné comme blessé à l'hôpital de la Pitié et au bout de trois semaines il était complètement guéri.

En 1887, deuxième accident : comme employé à l'Entrepôt des vins, il était occupé, un jour, dans une cave à empiler d'énormes tonneaux, lorsque tout à coup une pile entière de ces demi-muids, mal calée, s'ébranle; une avalanche de tonneaux se précipite sur lui et menace de l'écraser contre un mur qui lui coupe la retraite. Alors il tombe dans un état nerveux indicible et dont il ne peut parler aujourd'hui encore sans émotion. Ses jambes tremblent sous lui et menacent de se dérober; au lieu de fuir le danger, incapable de faire un mouvement, il reste en place comme fasciné. En vain il entend ses camarades qui l'appellent et lui indiquent le moyen de s'échapper : il ne bouge pas. Ceux-ci heureusement prennent le parti de venir à son aide et le retirent de là sain et sauf, sans plaie, sans contusion, parfaitement conscient d'ailleurs, mais tremblant de tout son corps. Au bout de quelques heures il était remis complètement et le jour même il pouvait reprendre son travail.

Il importe de relever qu'à la suite de cet accident les effets du shock nerveux n'ont pas cessé de se faire sentir pendant une période de trois mois. Toutes les nuits, pendant ce temps-là, le sommeil a été tourmenté par de terribles cauchemars dans lesquels il croyait tomber dans des précipices, ou assister de nouveau à la scène des tonneaux roulant sur lui.

C'est sur ces entrefaites, deux mois environ après l'accident, que se manifeste la première attaque hystéro-épileptique. Il était à l'Entrepôt occupé à son travail habituel, lorsque tout à coup après avoir ressenti les symptômes de l'aura céphalique : sifflements dans les oreilles, battements dans les tempes, vertiges, scotodinie, il tombe sans connaissance. Il paraît que cette première attaque a duré environ une heure. Il s'était heurté le menton contre un tonneau et lorsqu'il reprit ses sens, du sang lui sortait de la bouche. Il s'était, dans sa chute sur le menton, pincé fortement la face interne des lèvres entre les arcades dentaires. La langue n'avait pas été mordue.

Quatre mois plus tard il entrait au service militaire et ses camarades, en se moquant de lui, lui faisaient remarquer « que quand il rit, il a la bouche de travers ». Cela a été la première constatation de la paralysie faciale qui existe encore aujourd'hui et que nous venons d'étudier en détail.

Le rôle du traumatisme est donc ici facile à reconnaître : le grand ébranlement psychique (*nervous shock*) produit par l'accident du tonneau détermine un état nerveux permanent, qui aboutit au bout de quelques mois à la première attaque. Dans celle-ci, la chute sur le menton, suivant les lois qui président à la localisation des phénomènes d'hystérie traumatique sur les points frappés et dans leur voisinage, fait apparaître la paralysie faciale et l'anesthésie qui s'y superpose. Mais l'intoxication alcoolique ne perd pas pour cela ses droits : ils se manifestent clairement dans les circonstances que voici. La première attaque avait eu lieu, comme on l'a dit, quelques mois avant l'entrée du malade au service militaire. Au régiment, il s'abstient forcément de boire faute d'argent. Dès lors il n'a plus de grandes attaques, mais seulement de petits vertiges

qui le prennent quelquefois sur les rangs. Aussitôt sorti
du service, c'est-à-dire au bout d'un an, il reprend son
métier de tonnelier et en même temps ses habitudes
de boire et alors reparaissent les attaques convulsives
avec écume à la bouche, arc de cercle, etc., telles que
nous les observons aujourd'hui.

Il y a donc ici, comme l'a dit ingénieusement
M. Georges Guinon, dans son important travail, « cumul
de facteurs étiologiques » ; mais à tout prendre le traumatisme et l'alcoolisme ne sauraient être considérés
que comme des agents provocateurs ; la vraie cause
n'est point là, elle est dans la prédisposition, dans l'hérédité nerveuse qui, du reste, chez notre malade est
fortement accusée. En effet, son père ancien militaire,
employé d'octroi, était très nerveux, très coléreux et
s'adonnait à la boisson. Sa mère irascible, nerveuse à
l'excès, était sujette à des attaques de nerfs. Dans les
dernières années de sa vie, elle s'était mise à boire ;
elle a été internée à Sainte-Anne comme aliénée. Voilà
des faits qui, à l'heure qu'il est, étant donné nos connaissances actuelles sur la subordination des causes
dans l'hystérie, n'ont pas besoin de commentaires.

＊ ＊

Terminons par quelques mots relatifs à la thérapeutique et au pronostic. L'influence de l'hérédité nerveuse
est là, sans doute toujours présente, mais on peut
espérer cependant pouvoir en pallier les effets. D'ailleurs tout en proclamant l'infériorité des causes occa-
sionnelles, on ne peut cependant méconnaître, dans
l'espèce, l'importance pratique de l'une d'entre elles ;

je veux parler de l'alcoolisme dont l'action, chaque jour renforcée par un abus nouveau du poison, entretient le mal et en aggrave les effets. De fait, à chaque nouvel excès, il semble que l'incendie se rallume et nous assistons à une nouvelle explosion des accidents convulsifs un instant endormis. Au contraire, nous avons vu que pendant son service militaire, où faute d'argent il ne pouvait boire, le malade n'avait eu que des vertiges et non de grandes attaques. La première chose à faire sera, par conséquent, de lui prêcher l'abstinence. Il s'est depuis quelque temps conformé à nos prescriptions et pour toute boisson il prend du lait; nous avons pu déjà constater les bons effets de ce régime : les crises se sont notablement espacées. L'hydrothérapie et les toniques feront le reste, je l'espère. Il serait triste qu'un garçon de vingt-quatre ans, intelligent et assez bien doué, se vit condamné à mener désormais une existence malheureuse, devenu incapable de tenir vaillamment sa place dans la société. J'espère que nous pourrons le mettre en mesure de travailler pour gagner sa vie. Mais je crains bien qu'il ne soit obligé de changer de métier. Je pense qu'il ne saurait s'exposer de nouveau à retomber dans les écarts qui sont inhérents, paraît-il, à la profession de tonnelier.

XV.

Sur un cas d'hystérie simulatrice du syndrôme de Weber.

Sommaire. — Syndrôme de Weber : Paralysie de la troisième paire d'un côté et des membres du côté opposé. Il rentre dans la catégorie des hémiplégies alternes, dont fait partie le syndrôme de Millard-Gubler (paralysie faciale totale d'un côté, hémiplégie des membres du côté opposé). Il est produit par une lésion du pédoncule cérébral intéressant les fibres du moteur oculaire commun et celles du faisceau pyramidal.

L'hystérie peut simuler le syndrôme de Weber. — Importance des stigmates et en particulier de l'anesthésie superposée aux troubles du mouvement. — Dans le cas en question le ptosis est dû au spasme de l'orbiculaire et non à la paralysie du releveur.

Ptosis paralytique et ptosis spasmodique. — Importance de la situation du sourcil du côté malade : il est relevé dans le premier et abaissé dans le second.

Messieurs,

Avec la névrose hystérique, cette simulatrice toujours féconde des maladies organiques des centres nerveux, il faut s'attendre chaque jour aux surprises et aux révélations les plus inattendues. Cette assertion, je puis vous la prouver, séance tenante, en vous montrant une combinaison de manifestations morbides fort singulière, non encore signalée, si je ne me trompe, et faite en vérité pour égarer le diagnostic d'un observateur non prévenu.

---

[1] Leçon du 24 février 1801, recueillie par M. Sorgues, interne du service.

Il nous a été adressé à la consultation externe, mardi dernier, une jeune fille de dix-huit ans dont le cas m'a paru offrir un certain intérêt clinique. Vous vous souvenez sans doute que cette jeune fille se plaignait d'avoir, depuis quelques années, la *paupière gauche tombante*, et avait présenté simultanément une parésie d'abord, puis une *paralysie complète des membres du côté droit*. En présence de la coexistence de ces deux ordres de phénomènes : hémiplégie droite et ptosis gauche, l'impression naissait tout naturellement qu'il devait s'agir là d'*un genre de paralysie alterne* sur lequel je donnerai tout à l'heure quelques développements. Et s'il en était ainsi, vous disais-je, le cas serait probablement fort sérieux, car le syndrome en question dénote nécessairement une lésion organique de siège déterminé et toutes les vraisemblances seraient, en raison de la localisation elle-même, de l'âge du sujet et de certaines circonstances de famille, en faveur d'une néoplasie tuberculeuse.

Mais fallait-il s'arrêter à un diagnostic si mal sonnant et entraînant avec lui un pronostic très sombre ? Non, Messieurs, incontestablement non, il ne fallait pas s'y arrêter avant un examen méthodique et une discussion approfondie, et vous allez reconnaître dans un instant si nous avons eu raison de temporiser.

Mardi dernier déjà, j'avais le pressentiment que l'impression fâcheuse, qui semblait se dégager d'un premier interrogatoire forcément hâtif et incomplet, n'était peut-être pas l'expression de la vérité et que nous étions peut-être en présence d'accidents de meilleur augure. Or, il résulte de notre examen ultérieur qu'il n'existe chez cette malade aucune lésion

organique, que nous n'avons là qu'une apparence
d'un syndrome redoutable, la caricature de ce syndrome, passez-moi le mot, non ce syndrome lui-même
et qu'en fin de compte l'affection qui a donné lieu
à ce concours troublant de phénomènes morbides est
d'ordre dynamique et du genre de celles où la guérison est certaine et parfaite.

Je tiens, avant de passer à l'examen et à la discussion de ce cas, à vous exposer quelques considérations concernant ce que, pour plus de brièveté,
j'appelerai, si vous voulez bien, le *syndrome de
Weber*. Weber est un médecin allemand résidant en
Angleterre et auquel nous sommes redevables d'une
fort intéressante étude sur la pathologie du pédoncule
cérébral[1]. Si je vous propose cette dénomination,
c'est parce que l'observation qui sert de fondement
au travail de cet auteur est absolument typique. C'est
en effet la première fois que l'on publiait un cas, à
localisation unique et très nette, montrant qu'une
lésion de la partie inférieure et interne du pédoncule
cérébral produit un syndrome caractérisé par une
paralysie alterne de l'oculo-moteur commun d'un
côté et des membres du côté opposé. Quinze ans
plus tard, Mayor[2] rapportait une observation de tous
points comparable à la précédente. Avant ces deux
observateurs, Gubler[3] avait déjà, il est vrai, vu et
noté cette sorte de paralysie alterne, mais malheureusement, son cas était complexe. Il y avait en effet

---

[1] Weber. — *A contribution to the pathology of the crura cerebri.*
(*Med. chirurg. Transact.*, 1863.)

[2] Mayor. — *Bullet. de la Soc. anat.*, mars 1877.

[3] Gubler. — *Gazette hebdom.*, n° 6, 1859.

des lésions un peu dans toutes les parties de l'encéphale : non seulement le pédoncule mais encore la couche optique, le lobe temporal et le lobe occipital étaient touchés, de telle manière que, si en réalité l'observation de Gubler est la première en date, elle est, je le répète, beaucoup trop complexe pour servir de type aux paralysies pédonculo-protubérantielles. Dans le cas de Mayor, comme dans celui de Gubler, il est question d'un foyer de ramollissement ayant atteint le moteur oculaire commun dans son passage à travers le pédoncule. Le cas de Weber, au contraire, a trait à un foyer hémorrhagique siégeant dans la partie inférieure du pédoncule gauche et ayant intéressé le nerf de la troisième paire, soit dans son trajet intra-pédonculaire, soit peut-être par simple compression; les relations de l'autopsie permettent l'une ou l'autre interprétation. Durant la vie, on avait constaté une hémiplégie du côté droit et une paralysie de l'oculo-moteur commun du côté opposé.

Il est clair que le syndrome de Weber peut être reproduit par des altérations autres que celles de l'hémorrhagie et du ramollissement, et en particulier par des abcès et des tumeurs de même siège. Je pourrais, à ce propos, relever les faits de Mohr[1], Marotte[2], Paget[3], Freund[4], Rosenthal[5], Sutton[6],

---

[1] Mohr. — *Inaug. Dissert.*, Wurzbourg, 1833.

[2] Marotte. — *Union méd.*, 1853.

[3] Paget. — *Med. Times*, 1855.

[4] Freund. — *Wien. med. Woch.*, 1856.

[5] Rosenthal. — *Œstr. med. Jahrb.*, 1870.

[6] Sutton. — *Erit. med. Journ.*, 1870.

Fleichsmann [1], Hammond [2], Perroud [3], etc., mais la plupart de ces faits présentent certaines particularités qui leur enlèvent la netteté désirable. Il s'agit généralement de tumeurs tuberculeuses et, à cet égard, le cas de Mohr cité par Nothnagel est bien démonstratif : un tubercule isolé siégeant dans le pédoncule cérébral gauche avait amené le syndrome clinique en question. Il va sans dire qu'une lésion située à la base du crâne, une tumeur par exemple, qui agirait en comprimant à la fois le moteur oculaire commun et le pédoncule dans sa partie inférieure et interne, reproduirait aussi le même syndrome par un autre mécanisme, mais il faut que vous sachiez que certaines lésions du pédoncule, localisées dans un point donné, peuvent exister sans produire le syndrome de Weber. Je n'en veux pour preuve que le cas d'Andral [4], concernant une femme, atteinte d'une vieille hémiplégie vulgaire, à l'autopsie de laquelle on ne trouva pour toute altération encéphalique qu'une lésion ancienne du pédoncule cérébral. Dans ce cas très évidemment l'oculo-moteur commun n'avait pas dû être touché. Gintrac [5] et Duchenne [6] ont pareillement rapporté deux faits où l'autopsie fit voir un tubercule dans un pédoncule cérébral, alors que, du vivant des malades, on n'avait point constaté la paralysie alterne caractéristique. Inutile de vous dire que le diagnostic d'une lésion

[1] Fleichsmann. — *Wien. med. Woch.*, 1871.

[2] Hammond. — *Treatise of diseases of the nerv. syst.* New-York, 1873.

[3] Perroud. — *Lyon médical*, n° 22, 1874.

[4] Andral. — *Clinique méd.*, Paris, 1840, 4° édit., t. V, p. 326.

[5] Gintrac. — *Traité théorique et pratique des maladies de l'appareil nerveux*. Paris, 1869, t. IV, p. 860.

[6] Duchenne. — *Electrisation localisée*. Paris, 1861, 2° édit., p. 376.

pédonculaire est jusqu'à présent impossible dans ces conditions.

En somme, de toutes ces considérations vous retiendrez ceci, qu'il y a certaines lésions du pédoncule cérébral (partie inférieure et interne) qui sont caractérisées cliniquement par le syndrome de Weber, c'est-à-dire par une *paralysie alterne de l'oculo-moteur commun d'un côté* (côté de la lésion) *et des membres, du facial et de l'hypoglosse de l'autre* (côté opposé à la lésion).

Pour connaître, Messieurs, les raisons de ce syndrome clinique, il est nécessaire de faire intervenir l'anatomie et d'étudier sommairement les rapports des pédoncules cérébraux avec la protubérance et les organes adjacents. Vous savez que les deux pédoncules cérébraux émergent de la protubérance, s'écartent aussitôt à angle aigu pour se porter chacun dans l'hémisphère correspondant et que, dans l'angle formé par cet écartement, on trouve, en allant de la base au sommet du triangle : le chiasma des nerfs optiques, le tuber cinereum, les tubercules mamillaires, l'espace perforé postérieur et enfin, tout à fait au sommet, accolés intimement à la face interne du pédoncule correspondant, les deux nerfs de la troisième paire. Vous concevez déjà par ce simple rapport qu'une même lésion puisse atteindre simultanément le moteur oculaire commun et le pédoncule et produire en conséquence une paralysie alterne spéciale, et que les deux nerfs de la troisième paire puissent, à la rigueur, être intéressés à la fois, ainsi que cela s'est vu dans certains cas de compression.

Mais entrons plus avant dans l'étude de ces rapports,

c'est-à-dire dans l'étude des rapports intrinsèques du pédoncule avec l'oculo-moteur commun. Le pédoncule cérébral est, vous le savez, un tractus complexe dont l'étage inférieur se divise en trois bandelettes que l'on distingue d'après leur situation en interne, moyenne et externe. La bandelette externe qui livre peut-être passage aux fibres sensitives ne nous intéresse point ici. Quant aux deux bandelettes interne et moyenne, celle-ci renferme les fibres du faisceau pyramidal, celle-là les filets cortico-bulbaires de l'hypoglosse et du facial inférieur. Toute altération qui détruira ces deux bandelettes amènera fatalement une paralysie des membres, du facial inférieur et de l'hypoglosse, du côté opposé à la lésion, et produira ainsi l'un des deux éléments fondamentaux du syndrome de Weber. Si cette même lésion détruit ou comprime le nerf oculo-moteur, le second élément de ce syndrome, à savoir la paralysie directe de la troisième paire, sera réalisé. Il faut donc que les deux bandelettes interne et moyenne soient touchées en même temps que le moteur oculaire commun pour que le syndrome de Weber soit constitué. Déjà, l'étude superficielle des rapports de contiguïté qu'affectent entre eux le nerf de la troisième paire et le pédoncule vous avait fait concevoir la possibilité d'une altération simultanée de ces deux organes. L'étude de leurs rapports profonds, je veux dire des rapports intrapédonculaires des fibres de l'oculo-moteur commun avec celles des bandelettes interne et moyenne, vient nous en donner une seconde explication convaincante. J'ajouterai que la connaissance de ces rapports intrapédonculaires est indispensable pour l'interprétation des paralysies partielles de la troisième paire dans le syndrome de Weber, et qu'à ce titre elle présente pour nous un intérêt de premier ordre.

Il faut, pour bien comprendre l'existence de ces paralysies partielles, considérer, d'une part, le groupement des divers noyaux qui constituent l'origine réelle du moteur oculaire commun et dont chacun paraît animer un des muscles de l'œil, et, d'autre part, le trajet intrapédonculaire des fibres qui émanent de ces divers noyaux.

Les noyaux d'origine, échelonnés d'avant en arrière sous le troisième ventricule et sous l'aqueduc de Sylvius, donnent chacun naissance à un filet nerveux indépendant. Cette indépendance originelle, le filet nerveux la garde dans tout son trajet protubérantiel et pédonculaire, de telle sorte que la totalité de ces filets nerveux représente schématiquement autant de petits nerfs distincts qui se rendent isolément l'un à l'iris, l'autre au muscle ciliaire, le suivant au muscle releveur de la paupière et les derniers enfin, toujours séparément, aux muscles droit interne, droit supérieur, droit inférieur et petit oblique. C'est dans cet état de dissociation et d'indépendance, dis-je, que tous ces filets traversent la protubérance et le pédoncule, affectant ici des rapports très étroits avec les bandelettes interne et moyenne, puis sortent de l'épaisseur de ce dernier organe sous forme d'un tronc unique qui n'est autre chose que l'oculo-moteur commun. Ils se groupent donc bientôt, mais pas assez tôt pour que leur asssociation soit complète avant leur sortie.

Retenez bien, Messieurs, cette disposition intrapédonculaire des fibres de l'oculo-moteur; elle donne l'explication naturelle des paralysies incomplètes ou partielles de la troisième paire, et nous allons avoir tout à l'heure à l'invoquer.

Grâce à l'étude anatomique que nous venons de faire, il est aisé de concevoir que la lésion de l'oculo-moteur commun puisse être intra ou extrapédoncu-laire, dans le syndrome de Weber. Règle générale, dans l'un comme dans l'autre cas, le nerf de la troi-sième paire est paralysé dans toutes ses branches. Mais il est tout aussi facile de comprendre que, dans le pre-mier cas, c'est-à-dire quand le nerf est lésé dans l'in-térieur du pédoncule, quelques-unes de ses fibres, de ses filets non encore agrégés soient pris à l'exclusion des autres. Dans ces conditions, c'est une paralysie partielle que vous rencontrerez.

Quand elle est complète, l'altération du nerf com-porte : la chute de la paupière, le strabisme externe, la limitation des mouvements oculaires dans tous les sens, sauf en dehors, la paralysie de l'accommodation et la dilatation de la pupille. La paralysie incomplète varie suivant les cas; quoique plus rare, elle existe néanmoins, témoin l'exemple d'Oyon[1] où l'iris était respecté et la pupille même plus étroite que celle du côté opposé. De même vous concevez aisément que la paralysie, combinaison rare mais possible, en somme, puisse porter exclusivement sur le muscle releveur de la paupière. Je n'insiste sur l'existence de ces para-lysies incomplètes de l'oculo-moteur que parce que nous allons avoir à discuter tout à l'heure un cas de ce genre.

---

[1] Oyon. — *Hémiplégie gauche avec paralysie alterne de la troisième paire droite résultant d'un ramollissement du pédoncule cérébral droit.* (*Gazette méd.* de Paris, n° 47, p. 585, 1870.)

Telles sont, Messieurs, les conditions anatomiques qui régissent les paralysies alternes pédonculo-protubérantielles ou protubérantielles supérieures. En manière de contraste, je veux vous rappeler rapidement ce qu'est la paralysie protubérantielle inférieure ou bulbo-protubérantielle. Nous la désignerons, si vous voulez, sous le nom de *syndrome Millard-Gubler*, dénomination qui aura encore ici, comme dans le syndrome de Weber, le double mérite d'être brève et de rappeler en même temps les noms des deux auteurs qui l'ont décrite pour la première fois. Incontestablement, la communication ou plutôt le rapport de M. Millard[1] est antérieur de quelques mois au travail de Gubler[2], mais il faut reconnaître que Gubler a trouvé le nom de paralysie alterne qui devait désormais lui servir d'étiquette et fixé définitivement le syndrome par une accumulation d'observations appropriées.

Ce syndrome de Millard-Gubler est caractérisé par la coïncidence d'une *paralysie faciale totale d'un côté avec une paralysie des membres du côté opposé du corps*. Dans les cas de ce genre, la paralysie du facial se comporte comme une paralysie périphérique au point de vue de son étendue et de ses réactions électriques. Quelquefois cette hémiplégie faciale peut se compliquer d'une paralysie de l'abducens ou de la cinquième paire.

L'anatomie nous donnera encore ici la clef de ce syndrome et de ces complications. L'abducens et le facial

---

[1] Millard. — *Bulletin de la Soc. anat.* Mai et juin 1856, p. 206 et 217. Rapport à propos d'une observation de Sénac. Voir en outre un rapport précédent de M. Millard à propos d'une communication de Poisson (*loc. cit.*), 1855.

[2] Gubler. — *Gazette hebd.*, 24 octobre 1856.

prennent leur origine réelle dans deux noyaux presque
confondus et situés sous le plancher du quatrième ventricule. Parties de ce point leurs fibres s'agrègent aussitôt en deux nerfs distincts qui traversent la protubérance dans toute sa largeur en s'écartant l'un de l'autre,
mais constitués déjà, dans tout ce trajet, à l'état de
nerfs périphériques. Or, dans ce trajet intraprotubé-
rantiel, ces deux nerfs affectent, avec le faisceau pyramidal, d'étroits rapports de voisinage qui expliquent
la solidarité pathologique de ces divers organes dans
les lésions intraprotubérantielles de quelque étendue.
Supposez en effet une tumeur, un tubercule placé dans
cette région de la protubérance, vous comprendrez
aisément comment la lésion peut atteindre simultanément le nerf de la septième paire et le faisceau pyramidal, et vous aurez ainsi imaginé la paralysie alterne
vulgaire, autrement dit, le syndrome Millard-Gubler. Il
est tout aussi aisé de concevoir en même temps une
lésion de l'abducens et, par suite, une paralysie de la
sixième paire, du même côté que la paralysie faciale,
venant compliquer le tableau classique. Vous pouvez
supposer encore telle localisation qui atteindra les
deux nerfs précédents sans léser le faisceau pyramidal
et réalisera des accidents morbides analogues à ceux
que je vous faisais constater dans une de nos dernières
leçons. En réalité, qu'il s'agisse de paralysie pédonculo-protubérantielle ou de paralysie bulbo-protubérantielle, c'est toujours le siège et l'étendue de la lésion
qui déterminent la nature et le nombre des manifestations cliniques.

J'en ai fini, Messieurs, avec ces notions quelque peu
arides d'anatomie, mais elles me paraissaient indis-

pensables comme introduction à l'étude clinique qu'il nous reste à entreprendre. Elles m'ont du reste fourni l'occasion de vous esquisser deux des chapitres les plus importants de la pathologie de la protubérance. Sans aucun doute il est possible de rencontrer, en dehors des syndromes de Weber et de Millard-Gubler, d'autres variétés cliniques, mais ce ne sont en général que des variétés de ces deux types fondamentaux.

Nous voilà maintenant en mesure d'aborder ensemble l'examen de notre jeune malade. Elle se trouve, vous disais-je en commençant, placée dans la catégorie du syndrome de Weber. Mais ne vous hâtez pas de localiser la lésion qui a donné naissance à ce syndrome dans la région pédonculo-protubérantielle. Je vous ai déjà déclaré que nous n'étions point ici en présence de lésions organiques et que nous nous trouvions au contraire en face d'une affection toute dynamique. L'hystérie serait-elle donc en cause? Oui, très certainement, quelque invraisemblable que paraisse cette hypothèse. Je dis invraisemblable, parce que, si la simulation hystérique d'un certain groupe d'affections organiques cérébro-spinales nous est parfaitement connue aujourd'hui, j'avoue franchement que je n'avais encore ni vu, ni entendu signaler d'exemple d'hystérie simulatrice de l'hémiplégie alterne pédonculo-protubérantielle. Et, cependant, je crois pouvoir affirmer d'ores et déjà que l'hystérie est seule en jeu ici et vous en donner une démonstration péremptoire.

Veuillez remarquer tout d'abord que l'hémiplégie chez cette jeune fille a respecté la face. Or c'est là un signe négatif qui acquiert, dans l'espèce, une grosse

importance. Dans le syndrome de Weber, comme dans
l'hémiplégie d'origine capsulaire, le facial inférieur et
l'hypoglosse sont habituellement intéressés, et cette
lésion se traduit, comme vous le savez, par la paralysie
du facial inférieur et par la déviation de la langue du
même côté que l'hémiplégie des membres. Ajoutez à
ces caractères quelques légers troubles de la sensibilité et vous aurez l'image de l'hémiplégie dans le
syndrome en question. Voyons donc si nous retrouvons chez notre malade ces divers caractères. Chez
elle, le début de l'hémiplégie s'est fait, il y a quatre
ans, par une hémiparésie survenue sans cause appréciable, insensiblement. Un an après le début de cette
hémiparésie du côté droit, se produit un incident assez
significatif sur lequel j'appelle votre attention. A cette
époque, se produit, dis-je, une hyperesthésie exquise
localisée au côté droit du corps et spécialement au
niveau des jointures. Au bout de quelques jours, ces
arthralgies douloureuses s'amendèrent et firent place
à une impotence motrice complète, c'est-à-dire à une
hémiplégie droite qui condamna la malade au lit pendant dix mois. Est-il besoin de vous dire que ces
arthralgies furent attribuées à une attaque de rhumatisme et que, durant cette longue période hémiplégique,
une thérapeutique variée : électricité, pointes de feu,
etc., fut mise en œuvre, sans le moindre succès du
reste? Cette paralysie qui avait respecté la face disparut peu à peu, spontanément, après avoir duré plus
d'une année. Lorsque la malade put quitter le lit et
commencer à marcher, elle marchait d'une manière
« traînante » qu'elle n'a pas oubliée, et, dans cette
démarche traînante, lorsqu'elle nous l'a mimée très

naïvement, nous avons reconnu aisément la démarche de Todd qui est, comme vous le savez, le propre de l'hémiplégie hystérique flasque. Et, phénomène qui aurait pu donner à réfléchir à cette époque, la paralysie était, paraît-il, accompagnée d'une hémianesthésie tellement profonde que la malade ne sentait ni le courant électrique, ni les pointes de feu qu'on lui appliquait de ce côté. Cette hémiplégie droite, vous dis-je, a guéri complètement sans laisser aucune trace. Seule l'hémianesthésie a persisté et nous la retrouvons aujourd'hui complète, étendue à tout le côté droit du corps, coupée en haut en ligne droite du côté de la face qu'elle respecte. Messieurs, quand vous rencontrerez une anesthésie de ce genre, méfiez-vous, elle ne relève très probablement pas d'une lésion organique. Cette réserve me semble suffisamment justifiée par les divers caractères que je viens de relever devant vous.

Lorsque survint cette paralysie des membres, déjà, depuis deux ans, cette jeune fille se plaignait d'avoir la paupière gauche tombante. Or ce ptosis, qui s'était montré progressivement, sans cause connue, a persisté depuis lors, c'est-à-dire depuis six ans, sans modifications notables, et vous pouvez encore le constater aujourd'hui. Serait-il donc sous la dépendance d'une paralysie du moteur oculaire commun et réduirait-il à néant la série d'arguments que je viens de vous présenter? Mais remarquez, je vous prie, que les autres muscles de l'œil sont épargnés et que ce ptosis est à l'état d'isolement. Je sais bien que, quelque singulière que paraisse tout d'abord cette dissociation, la paralysie de la troisième paire peut en somme se borner au muscle releveur de la paupière et que, quelque rare que soit une pareille lésion, elle n'est pas impossible organiquement. Mais alors la tuberculose — il ne faut point songer ici à la syphilis — serait-elle donc en jeu? Eh bien, non. Pour échapper à ce verdict, le moment est venu de vous montrer d'abord que, en dépit des apparences contraires, cette jeune fille est hystérique et de vous prouver ensuite que, chez elle, tout relève de la névrose.

Assurément nous n'avons trouvé ici, ni dans le passé ni dans le présent, d'attaques convulsives d'hystérie mais la malade nous a fait le récit de certaines « syncopes » qui, envisagées de très près, ne sont autre chose que des attaques avortées. Ce n'est pas tout : elle présente encore des points douloureux, dans les régions des lombes et des mamelles, dont la pression réveille les phénomènes de l'aura; son champ visuel est rétréci des deux côtés, et elle a de la diplopie monoculaire. Voilà bien, ajoutés à l'hémianesthésie que je vous signalais, il y a un instant, assez de stigmates, je pense, pour affirmer que notre malade est hystérique et dûment hystérique.

Sans doute le problème n'est pas pour cela complètement résolu. Il se pourrait assurément que l'hystérie ne fût ici qu'un revêtement surajouté à une lésion organique; on peut être hystérique et avoir un tubercule dans la protubérance, d'où relèverait la paralysie de la paupière, les paralysies du moteur oculaire commun étant jusqu'ici inconnues dans la névrose(?). Un pareil raisonnement serait évidemment logique s'il y avait ici paralysie de la paupière. Mais, s'il n'y a pas paralysie, comment donc, m'objecterez-vous, expliquer cette paupière tombante? Eh bien, je crois qu'il s'agit ici, *non de paralysie, mais de spasme pur et simple*. Je sais bien que cette affirmation n'est pas sans réplique et je reconnais avec vous que dans le blépharospasme, qu'il soit tonique ou clonique, la paupière d'habitude vibre quand on essaie de l'ouvrir, qu'elle est fortement plissée par la contracture, animée de frémissements convulsifs spontanés s'accentuant lorsque le malade fait effort pour ouvrir son œil et que, quand on cherche à la relever de force, on trouve une résistance plus ou moins considérable. Or tous ces caractères du blépharospasme font ici défaut. Souvenez-vous cependant qu'ils sont inconstants et que leur absence n'autorise nullement à rejeter le diagnostic de spasme. Mais alors, me direz-vous, en l'absence de ces caractères habituels, comment savoir s'il s'agit d'un spasme ou d'une paralysie? Question délicate, s'il en fut, et difficile à résoudre. Interrogez à ce sujet les oculistes, vous n'obtiendrez le plus souvent qu'une réponse embarrassée et peu satisfaisante. Laissez-moi vous rappeler, à ce propos, un fait qui me revient à la mémoire. Il y a huit ans de cela, on m'amenait une jeune fille présentant depuis quelque temps de violents maux de tête et une chute de la paupière. Après avoir cherché sans pouvoir les découvrir les stigmates officiels de l'hystérie, l'idée d'une lésion organique pouvait venir à l'esprit. J'adressai cette malade à un oculiste très distingué qui me la renvoya avec la note suivante : « Paralysie de la troisième paire, un peu de décoloration de la papille. » Vous voyez l'embarras du médecin chargé d'annoncer à la famille un diagnostic et un pronostic de cet ordre. Fort heureusement que je n'en fis rien; cet examen ophtalmoscopique ne m'avait pas convaincu, et en me basant sur l'état général, les antécédents, etc., je gardai par devers moi cette idée que l'hystérie pouvait bien être en cause. Et l'événement vint me donner raison : quelque temps après cette jeune fille guérissait et de son ptosis et de sa céphalalgie.

Ce n'est point pour vous mettre en garde contre les défaillances possibles de l'oculistique que je vous rappelle ce souvenir, c'est uniquement pour vous montrer les difficultés du diagnostic entre le spasme et la paralysie de la paupière. Il serait vraiment utile, dans des cas de ce genre, lorsque la paupière tombante n'offre ni secousses ni résistance spéciale, de connaître un signe qui permit d'établir ce diagnostic. Je sais bien que le chloroforme serait décrétoire dans l'espèce, mais c'est là un procédé qui n'est pas exempt de dangers et auquel il n'est permis de recourir qu'en dernière ressource. D'autant que ce signe précieux et désirable, ce caractère différentiel, je crois en vérité que nous avons eu ces jours-ci l'heureuse fortune de le découvrir. Examinez attentivement le visage de cette jeune fille ; considérez le sourcil gauche, voyez comme il est abaissé comparativement à celui du côté sain qui occupe sa hauteur normale. Faites froncer les sourcils à cette malade, vous verrez que cette asymétrie ne disparaît point — elle s'accentue au contraire lorsqu'on lui commande d'ouvrir les yeux démesurément — et vous constaterez en même temps que les plis transversaux du front sont beaucoup plus marqués du côté sain que du côté intéressé. Et si maintenant vous y regardez d'un peu plus près, vous allez voir, au-dessus de ce sourcil abaissé et vers son extrémité nasale, deux ou trois plis verticaux dont l'un très apparent limite en dedans une petite fossette arrondie. L'ensemble de toutes ces contractions donne à la physionomie l'air triste et chagrin que vous voyez.

Cet abaissement du sourcil du côté malade, nous l'avons retrouvé, avec les mêmes caractères[1], sur un

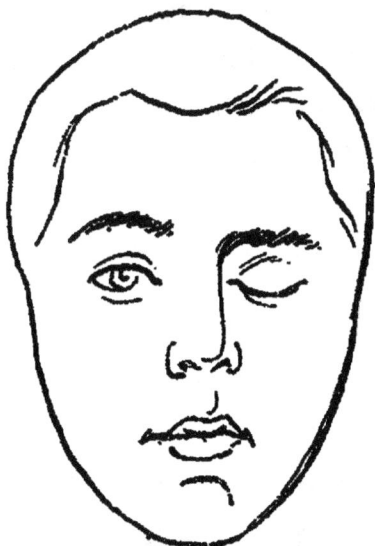 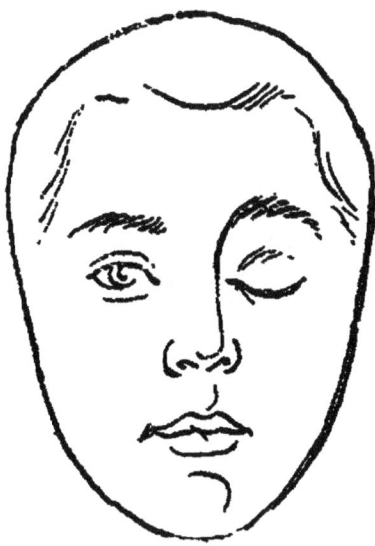

Fig. 39.   *Fig.* 40.

Ptosis palpébral.

Dans la figure 39 (*ptosis spasmodique*), le sourcil gauche est plus abaissé que celui du côté normal. Dans la figure 40 (*ptosis paralytique*), le sourcil gauche est plus élevé que le sourcil (droit) du côté sain.

certain nombre de photographies anciennes de blépharospasme hystérique où il n'avait passé inaperçu que parce que nous ne savions pas le voir. C'est là un signe que je crois appelé à rendre de réels services dans les cas où on hésite entre la nature spasmodique ou paralytique de la chute de la paupière[2].

---

[1] Voir : *Nouvelle Iconogr. de la Salpêtrière*, 1889, p. 110 et 118.

[2] Ces jours derniers, M. le professeur Charcot demandait à M. le Dr Landolt s'il connaissait quelque caractère qui pût permettre, en l'absence de signes habituels du blépharospasme, de diagnostiquer la nature spas-

Et, ce qui lui donne, Messieurs, une très grande valeur, c'est qu'on ne le retrouve pas dans le ptosis paralytique. Le hasard nous a amené, la semaine dernière, un tabétique avec chute complète de la paupière due à une paralysie totale de la troisième paire. Or, chez cet homme, non seulement le sourcil n'était pas abaissé du côté paralysé, mais il était encore notablement plus élevé que du côté sain. En outre, les plis verticaux du sourcilier, la petite fossette faisaient défaut et les rides du frontal étaient plus accusées du côté malade. Les deux schémas suivants vous donneront par contraste une idée de la situation du sourcil dans le spasme palpébral et dans la chute paralytique de la paupière (fig. 39 et 40).

En l'absence des signes ordinaires du blépharospasme, cet abaissement du sourcil accompagné des autres caractères que je viens de vous montrer permettra, je l'espère, d'établir l'origine véritable d'un ptosis.

Je ne parle pas ici des cas où il y a participation des autres muscles de l'œil; dans ces cas, l'origine paralytique est évidente. Mais n'oubliez pas cependant que le strabisme spasmodique peut se rencontrer dans l'hystérie. Supposez-le associé au blépharospasme précédent et voyez, dans ce cas supposé mais possible, quelle serait l'importance du caractère différentiel que nous venons d'étudier.

En définitive, nous pouvons, je crois, nous arrêter chez notre malade au diagnostic de *blépharospasme tonique d'origine hystérique*, A l'appui de cette affir-

---

modique ou paralytique d'un ptosis. M. Landolt lui répondait qu'il avait cru remarquer un certain abaissement du sourcil dans les cas de spasme palpébral.

mation, je puis encore vous faire valoir l'existence de
l'anesthésie de la cornée du côté intéressé. C'est là un
caractère que mon ancien chef de clinique, M. Gilles
de la Tourette[1], a parfaitement mis en évidence et qui
paraît particulier au blépharospasme hystérique[1]. Nous
sommes donc en possession de plus de signes qu'il
n'en faudrait pour asseoir notre diagnostic, mais il faut
avouer que de prime abord la coexistence de symptômes oculaires d'un côté, et de troubles moteurs des
membres du côté opposé, était si imprévue qu'elle faisait naître dans l'esprit des déductions fâcheuses. Actuellement tous les nuages sont dissipés et nous pouvons affirmer que la guérison sera parfaite. Pour la
hâter cette guérison, nous appellerons à notre secours
l'hydrothérapie, l'électricité statique, les toniques, le
traitement moral, l'hypnotisme peut-être....; la guérison se fera et ce sera la fin de cette longue histoire.

Vous voyez, Messieurs, quelle est en clinique générale l'importance d'une connaissance approfondie
de l'hystérie et des diverses manifestations qu'elle peut
présenter pour simuler les lésions organiques ; vous
voyez quelle serait la situation d'un médecin qui, sur
la foi d'un diagnostic anatomique, eût ici déclaré
l'existence d'une lésion incurable, tandis qu'un autre
mieux avisé eût promis la guérison et l'eût obtenue.

Il ne me reste plus maintenant[2] qu'à vous mentionner le *chapitre des antécédents héréditaires* que je n'ai

---

[1] Gilles de la Tourette. — *Superposition des troubles de la sensibilité
et des spasmes de la face et du cou chez les hystériques.* (*Nouvelle Iconogr. de la Salpêtr.*, 1889, p. 107.)

[2] La jeune fille venait de quitter la salle

pas voulu souligner en présence de cette malade. La demoiselle que vous venez de voir est fille d'un réfugié polonais, fort buveur et très alcoolique, paraît-il. L'alcoolisme du père constitue le seul facteur névropathique (du côté paternel) que nous ayons pu retrouver, cette malade n'ayant pu nous donner aucun renseignement sur la branche paternelle de sa famille qui vit en Pologne et qu'elle ne connaît pas. Cette tare du père nous suffirait à la rigueur, car vous n'ignorez pas que l'alcool est un agent hystérogène de premier ordre. Mais vous allez voir que, du côté maternel, nous sommes en pleine névropathie : accidents hystériformes chez la mère et chez une sœur de cette jeune fille, vésanie chez ses grands parents. Son grand-père en effet a été à deux reprises différentes enfermé à Bicêtre et à Charenton; il s'évada un beau jour, disparut et, depuis vingt ans, on ignore ce qu'il est devenu. Sa grand'mère enfin est atteinte déjà depuis longtemps de folie à double forme.

Voilà bien un tableau complet d'hérédité convergente, et certes, notre malade peut jusqu'ici s'estimer heureuse, avec des antécédents pareils, du lot relativement bénin qui lui a été réservé. Cette recherche des antécédents héréditaires vous a montré qu'une manifestation hystérique n'est d'ordinaire qu'un épisode, isolé en apparence, mais relié en vérité à d'autres accidents névropathiques par les liens de l'hérédité et que, en somme, dans l'hystérie on ne connaît rien où presque rien quand on ne connaît qu'un épisode. Dans le cas présent, ces données héréditaires constituent un argument de plus, qui viendrait, s'il en était besoin, plaider en faveur de notre diagnostic.

Voici les détails de l'observation qui a servi de thème à la leçon de M. le professeur Charcot :

Observation. — I... Nov...ka, âgée de dix-huit ans, fleuriste, vient à la consultation du mardi, le 18 février 1891.

Antécédents héréditaires.— La mère de la malade souffre depuis longtemps de « crises gastralgiques » qui s'accompagnent de sensation de strangulation et d'étouffement, durent deux heures environ et se calment sous l'influence d'un peu d'éther. Jadis très rapprochées (deux à trois par semaine), elles sont aujourd'hui beaucoup plus rares. Le père est un émigré polonais qui, paraît-il, n'a jamais été malade. C'est un grand buveur qui boit beaucoup d'absinthe, de cognac, etc., sans jamais se griser, et qui a des pituites matinales, des cauchemars nocturnes et des douleurs dans l'hypochondre droit. Notre malade appartient à une famille de quatre enfants dont l'un est mort en bas âge de rougeole; un autre âgé de onze ans a été amputé de la cuisse pour une tumeur blanche du genou ; l'aînée, jeune fille de dix-neuf ans, est chétive, délicate, elle a eu des convulsions dans son enfance, et reste aujourd'hui très émotionnable, très nerveuse.

Du côté des grands parents, dans la branche paternelle, les renseignements sont nuls, car ils vivent en Pologne et sont inconnus de la malade. Dans la branche maternelle, l'hérédité névropathique est très chargée : la grand'mère a été soignée autrefois pour de la mélancolie ; elle est aujourd'hui atteinte de folie circulaire (six mois d'excitation et six mois de dépression, dans le courant de l'année). Le grand-père a été enfermé à deux reprises différentes, la première fois à Charenton, la seconde à Bicêtre. Un jour de sortie, il s'est échappé et depuis vingt ans on ne sait pas ce qu'il est devenu. Quant aux collatéraux, oncles, tantes, cousins, etc., les renseignements sont encore nuls du côté paternel; du côté maternel, il n'y aurait rien de nerveux ou de mental.

Antécédents personnels. — N..... est née à Paris; elle a eu dans sa première enfance la rougeole et la variole sous une forme bénigne. A sept ans, elle a commencé à fréquenter l'école qu'elle a dû quitter plus tard vers douze ans. A dix ans, première menstruation; depuis lors, règles assez régulières quoique peu colorées et peu abondantes.

Début de la maladie actuelle. — Vers l'âge de douze ou treize ans, sa santé commence à s'altérer : épistaxis fréquentes et très abondantes; migraines caractérisées par une douleur frontale (sus-orbitaire), débutant à n'importe quelle heure de la journée, accompagnées de vomissements et durant une journée entière. Ces migraines sans visions colorées revenaient à des intervalles variables, de préférence à l'époque menstruelle. Outre ces migraines, la malade présentait encore des douleurs assez singulières de la face qui s'accusaient quand elle baissait la tête, dit-elle, et un œdème du visage très visible le matin au réveil et disparaissant dans la journée. Enfin elle avait ce qu'elle appelle des « *syncopes* ». Ces syncopes étaient très fréquentes (plusieurs fois dans le jour), duraient un quart d'heure, une demi-heure, sans aller d'ordinaire jusqu'à la perte de connaissance. Elles étaient précédées d'une sensation douloureuse à l'épigastre, de palpitations, de bourdonnements dans les oreilles, d'éblouissements devant les yeux, puis survenait très souvent une sensation de strangulation au cou et alors elle pâlissait et se « trouvait mal », sans convulsions d'aucune sorte. On la mettait immédiatement sur son lit, mais, dès qu'elle se levait, ces phénomènes avaient l'habitude de se reproduire avec des caractères identiques. Toutes ces diverses manifestations se sont répétées depuis le début, plus ou moins intenses, à des époques variables, et, actuellement encore, elles se montrent de temps à autre. Elles avaient amené une altération marquée de l'état général et l'empêchaient de se livrer à toute occupation suivie.

C'est au milieu de tous ces accidents, il y a cinq ou six ans, que se produisit la *chute de la paupière supérieure gauche*. Ce ptosis apparut sans cause connue et peu à peu ; depuis cette époque, il n'a jamais cessé, mais il est plus ou moins accusé suivant les jours.

Deux ans après, il y a par conséquent quatre ans, apparut sans raison appréciable et insensiblement une *hémiparésie du côté droit* accompagnée de phénomènes douloureux du même côté.

Un an après, en 1888, au mois de juillet, ces douleurs se transformèrent en *hyperesthésie* exquise, localisée surtout au niveau des articulations du coude, de l'épaule, du talon. Cette arthralgie dans les articulations du côté droit était excessivement vive et fut considérée comme de nature rhumatismale ; il y aurait eu fièvre (?) mais pas de gonflement ni de rougeur. Au bout de huit jours, la parésie fut transformée en *hémiplégie droite complète avec contracture*. Tout mouvement était impossible ; l'avant-bras était fléchi presque à angle droit sur le bras et ne pouvait être étendu ; la jambe était en extension sur la cuisse et ne pouvait être fléchie. *La face était respectée.* Cette hémiplégie motrice se serait accompagnée de perte de la sensibilité. On aurait piqué la malade du côté droit sans qu'elle le sentît ; sa mère et elle-même affirment que les courants électriques et les pointes de feu qu'on appliquait sur la face externe du membre inférieur (on y voit aujourd'hui de nombreuses cicatrices) ne réveillaient aucune espèce de douleur ; il y aurait donc eu hémianesthésie douloureuse, car les douleurs subjectives persistaient toujours.

Cette hémiplégie a duré pendant dix mois sans amélioration ;

durant dix mois la malade est restée au lit sans pouvoir faire aucun mouvement du côté droit, toujours tourmentée par son hémi-hyperesthésie. Elle avait en outre un point très douloureux dans la région sacro-lombaire, sur la ligne rachidienne. Au bout de ce temps, la motilité revint graduellement, d'abord dans le membre supérieur, mais très lentement, et deux mois après seulement elle put faire quelques pas hors de sa chambre. Elle « traînait » la jambe encore en octobre 1889. Lorsqu'on lui dit de montrer comment elle marchait à cette époque, elle mime assez bien la démarche des hémiplégiques hystériques (démarche de Todd).

Pendant cette longue période d'hémiplégie (deux ans), elle présentait toujours les malaises divers que nous avons signalés précédemment. Aussi dès qu'elle put marcher, l'envoya-t-on pour se refaire à la campagne, à la Celle-Saint-Cloud. Elle en revint en novembre 1889 un peu mieux portante. Mais les malaises reparurent dès son arrivée à Paris et elle fut renvoyée par son médecin à la campagne. C'était au mois de mai 1890. A cette époque, l'hémi plégie était complètement guérie, absolument comme aujourd'hui mais le ptosis n'avait pas bougé. Elle rentra dans sa famille, en novembre 1890, avec un état général satisfaisant. Cependant elle avait et a toujours encore quelque chose : un jour des migraines, le lendemain des douleurs dans les reins, etc. Elle a depuis consulté divers médecins et subi des traitements variés : électrisation, pointes de feu le long du rachis, iodure de potassium, etc., et tout cela sans amélioration.

Jamais elle n'aurait eu de crises convulsives.

ETAT ACTUEL. — Jeune fille de taille moyenne, d'apparence vigoureuse et forte. L'état général est bon, les digestions faciles, mais elle a peu d'appétit. Les divers viscères sont sains; les urines ne renferment ni sucre ni albumine. De temps en temps, elle se plaint de douleurs dans les membres du côté droit, de migraines, de « syncopes ».

La motilité dans le côté droit du corps est redevenue normale ainsi que la force musculaire; les réflexes sont normaux et égaux des deux côtés. Pas d'atrophie musculaire.

La sensibilité générale est abolie dans tout le côté droit. Cette hémianesthésie respecte la face et la tête; elle est complète et totale dans le reste du corps pour tous les modes de sensibilité (contact, douleur, température). Pas d'anesthésie pharyngée. La *sensibilité conjonctivale et cornéenne est abolie à gauche*, quoique les réflexes s'y produisent; à droite elle est normale. Les deux paupières et leurs bords sont également sensibles des deux côtés. Il existe en outre cinq *zones douloureuses* : deux ovariennes, deux sus-mammaires en des points symétriques et une médiane dans la région lombaire; la pression au niveau de ces zones réveille les phénomènes de l'aura sans provoquer d'attaque convulsive.

En ce qui concerne les sens spéciaux, le goût, l'odorat, l'ouïe, ne sont touchés d'aucun côté. L'*examen des yeux*, pratiqué le 17 février par M. Parinaud, donne les résultats suivants : « 1° Œil gauche. — Champ visuel rétréci à 55°; pas de dyschromatopsie. V = 1/2. Pas de lésions du fond de l'œil. Contracture de l'accommodation; un peu de diplopie monoculaire. 2° Œil droit. — Champ visuel légèrement rétréci à 80°; contracture de l'accommodation. — 3° Ptosis de l'œil gauche : la paupière couvre la moitié de la pupille. — 4° Les pupilles sont égales et réagissent normalement; les mouvements des yeux sont normaux; pas de diplopie, même avec l'emploi du verre coloré. »

Ce qui frappe tout d'abord chez cette jeune fille, c'est le ptosis de la paupière gauche et l'asymétrie des sourcils. Ce ptosis est, paraît-il, plus ou moins marqué suivant les jours; parfois l'ouverture palpébrale est réduite, suivant sa propre expression, « à une petite fente ». — La commissure labiale n'est pas déviée et la langue est tirée droite.— La paupière gauche n'est pas plus plissée que celle du côté sain; on n'y voit aucune secousse convulsive et la palpation n'y décèle aucune augmentation de résistance. Lorsqu'on ordonne à la malade de fermer les yeux, elle le fait facilement et avec énergie. Si on lui commande d'ouvrir ses paupières, elle relève normalement celle du côté droit; la gauche reste immobile ainsi que le sourcil correspondant, de telle sorte que l'asymétrie sourcilière s'accuse encore davantage. Dans ce mouvement d'élévation volontaire des paupières, le frontal du côté sain fonctionne plus énergiquement que son homonyme du côté malade, de telle manière que la peau du front se ride transversalement à droite, tandis qu'elle reste à peu près lisse et unie du côté gauche. A l'état de repos, la peau du front n'est ridée ni d'un côté ni de l'autre.

Le *sourcil gauche* est notablement *abaissé*; il est dans toute sa longueur situé à peu près sur une ligne droite transversale au lieu de décrire l'arc normal que décrit le sourcil droit. Au-dessus de ce sourcil gauche, se voit très nettement sous une certaine incidence une petite fossette située à huit millimètres environ au-dessus de a ligne sourcilière et limitée en dedans par un pli vertical. Ce pli vertical parallèle à deux ou trois autres plis moins saillants est situé à deux centimètres à gauche de la ligne médiane du front. Cet abaissement du sourcil, cette fossette sus-sourcilière et ces plis verticaux qui semblent dus à une contracture du muscle sourcilier, contrastent étrangement avec l'état normal du côté droit. Joints à la chute de la paupière, ils donnent à la physionomie une expression de tristesse et de souffrance. Le reste du visage est symétrique.

L'examen électrique pratiqué par M. Vigouroux n'a révélé aucune anomalie de réaction.

XVI.

Sur un cas de paralysie radiculaire de la première paire dorsale;

Avec lésion hémilatérale de la moelle, d'origine traumatique simulant la syringomyélie [1].

SOMMAIRE. — Cas frustes de syringomyélie, difficultés du diagnostic. — Observation d'un malade : lésion de la moelle, lésion des nerfs du plexus brachial, troubles du mouvement, troubles de la sensibilité suivant la disposition dite syndrôme de Brown-Séquard. — Dissociation de l'anesthésie (analgésie avec thermo-anesthésie et conservation du tact) dans ce cas de lésion d'un nerf périphérique et dans le domaine du nerf lésé.
Trépanation de la colonne vertébrale. — Insuccès du traitement chirurgical.

MESSIEURS,

La syringomyélie, cette nouvelle venue dans la pathologie nerveuse, a pris rang, vous le savez, parmi les maladies spinales. Elle a suscité déjà d'importants travaux; on a appris à la reconnaître, et chaque jour des observations nouvelles viennent témoigner de son importance. Rien de mieux. Mais, comme pouvaient le faire pressentir les lois qui régissent l'évolution nosographique, voici venir la période critique. Il s'agit maintenant de discerner les formes imparfaites, les formes frustes de la maladie, et l'histoire de ces

---

[1] Leçon du 5 mai 1891, recueillie par M. HALLION, interne du service.

formes, qui serait si intéressante pour éclairer le diagnostic dans les cas difficiles, n'est pas même commencée. Ces cas difficiles, auxquels je fais allusion, ne sont pas rares, ils réclament une étude fine et minutieuse, faute de laquelle on risquerait soit de méconnaître la syringomyélie, soit de lui attribuer des méfaits dont elle doit être innocentée. Le malade que je vais vous présenter est bien propre à fournir la démonstration de ce que j'avance; il m'a été adressé par un expert comme un exemple de syringomyélie : c'est une preuve que les plus habiles peuvent parfois s'y méprendre, car la maladie incriminée n'est en réalité aucunement en cause; j'espère vous en persuader tout à l'heure. Pour mieux vous convaincre du nombre et de l'importance que peuvent prendre en pareil cas les causes d'erreur, je me placerai tout d'abord dans l'hypothèse d'une syringomyélie, et, feignant de m'y rallier, je vous développerai les arguments qui l'appuient. Puis, faisant volte-face, j'examinerai le cas à un nouveau point de vue, et je vous démontrerai que ma première argumentation, pour spécieuse qu'elle pouvait paraître, n'avait abouti qu'à des conclusions erronées et que la vérité était tout autre. Si vous me voyez ainsi plaider successivement le pour et le contre, ce n'est pas, croyez-le bien, dans le puéril dessein d'étaler à plaisir mes facultés dialectiques; non assurément, je ne me le permettrais pas, et vous reconnaîtrez que je poursuis un but plus sérieux. C'est une question de diagnostic différentiel que je vais agiter devant vous, et précisément dans le cas actuel, le diagnostic n'est pas, tant s'en faut, chose indifférente.

Le malade que vous avez sous les yeux, le nommé

B...., est âgé de vingt-deux ans, il est ouvrier boulanger. Rien dans ses antécédents hériditaires ni personnels qui mérite de nous arrêter ; il mentionne seulement un de ses oncles, atteint d'hémiplégie dans l'extrême vieillesse.

A l'âge de dix-huit ans, il fut victime d'un accident sérieux. Ayant pénétré imprudemment dans une baraque de foire où était installé un tir à la carabine, il reçut à la partie postérieure du cou une balle de 5 à 6 millimètres : la dimension d'un gros pois. L'orifice d'entrée est marquée aujourd'hui par une petite cicatrice arrondie, située à un centimètre de la ligne médiane, à la hauteur de l'apophyse épineuse de la septième vertèbre cervicale. Au moment où il fut frappé, B.... tournait directement le dos au tireur, occupé qu'il était à décrocher un carton servant de cible. La balle ne fut pas extraite, la petite plaie suppura légèrement et ne tarda pas à se cicatriser. Comme effets immédiats, paralysie des membres supérieur et inférieur droits, de ce dernier surtout. Mais au bout de quatre ou cinq jours, le blessé commence à marcher, et deux mois et demi après, complètement guéri, il reprend son métier de boulanger.

Trois années se passent, sans que le moindre symptôme vienne lui rappeler l'accident ; puis, tout à coup le 16 avril 1890, il y a juste un an, de nouveaux phénomènes éclatent. En soulevant un sac de 125 kilogrammes, fardeau qu'il maniait journellement sans peine, il ressent dans le dos, entre les deux épaules, une violente douleur avec une sensation de suffocation qui l'oppresse pendant dix minutes. Il se couche, la douleur devient moins aiguë, et le lendemain matin, voulant se lever, il éprouve de la faiblesse dans la jambe droite ; il en résulte une claudication légère qui s'accentue trois semaines plus tard, quand survient de la raideur du membre. Bientôt la main droite s'affaiblit puis s'atrophie. Le quatrième mois, à l'occasion d'une blessure qu'il se fait accidentellement à la partie interne de l'avant-bras, toujours du côté droit, il constate avec étonnement l'insensibilité de cette région. Enfin, plus récemment, il apprend que la sensibilité cutanée s'est affaiblie dans le membre inférieur gauche.

Je vous ai dit tout à l'heure que l'examen du malade semble d'abord justifier le diagnostic de syringomyélie. Avant de procéder à cet examen, nous pouvons nous demander dès maintenant si les commémoratifs s'accommodent de cette hypothèse.

Le traumatisme que nous avons relevé à l'origine de la maladie présente, figure-t-il parmi les facteurs étiologiques de la syringomyélie? Eh bien, oui, plusieurs auteurs : Silcock [1], Harcken, Strümpell, Oppenheim, ont relevé cette cause ; ils ont noté que le malade fait parfois remonter le début à un traumatisme ; on a surtout signalé la chute d'un lieu élevé. C'est ainsi que le sujet mentionné dans l'observation XXIII de la thèse de Bruhl [2], empruntée à Bernhardt, était tombé d'un arbre, cinq ans auparavant. Un autre malade, dont Wichmann a rapporté l'histoire (observation XX de la thèse de Bruhl) [3] présente avec notre sujet des analogies frappantes. Les symptômes de la syringomyélie étaient apparus après un violent effort accom-

---

[1] *Transactions of the path. Soc. of London.* XXXIX.
[2] Thèse de Paris. 1890, p. 188.
[3] P. 184.

pli pour soulever un fardeau très lourd ; il en était résulté une vive douleur le long du rachis, et une parésie des membres inférieurs. Il peut se faire comme l'a montré Virchow, que le choc ait favorisé le développement d'un gliôme des centres nerveux. Vaut-il mieux admettre que la maladie, latente jusque-là, a été seulement accélérée dans son évolution et mise en évidence par le traumatisme? L'interprétation, pour le moment, ne nous importe guère : nous retenons simplement le fait, et nous concluons que l'intervention d'un traumatisme à l'origine de l'affection qui nous occupe, n'a rien de contraire à l'hypothèse que l'examen direct va peut-être nous rendre vraisemblable.

Au membre supérieur droit existent à la fois des troubles sensitifs et musculaires diversement répartis. Les premiers occupent la face interne du membre, et consistent en une anesthésie dissociée suivant le mode syringomyélique; le sens du tact est seul persistant. D'autre part la main, fortement atrophiée, présente une diminution de relief des éminences thénar et hypothénar, diminution légère pour celle-ci, très accusée pour celle-là; des dépressions intermétacarpiennes trahissent l'atrophie des interosseux.

Le volume de l'avant-bras est, lui aussi, légèrement réduit aux dépens des muscles fléchisseurs. Cette diminution de volume répond à une diminution fonctionnelle ; les mouvements de la main et des doigts sont affaiblis, sauf les mouvements que commandent les muscles postérieurs de l'avant-bras, les extenseurs. La physionomie des lésions rappelle l'atrophie musculaire du type Duchenne-Aran. Ajoutons que la peau, non plus que le squelette, ne sont altérés dans leur nutrition. L'exploration électrique décèle une réaction de dégénération de l'éminence thénar et de quelques autres petits muscles de la main; les contractions fibrillaires font défaut.

Le membre supérieur gauche est indemne.

Voilà bien quelques particularités qui nous gênent un peu, mais après tout, elles ne s'opposent pas d'une manière absolue à notre diagnostic de syringomyélie, L'absence de symétrie surtout ne saurait nous arrêter; on connaît la *syringomyélie asymétrique*. D'ailleurs, nous avons affaire à un cas récent qui pourra se développer ultérieurement.

Pour ce qui est des membres inférieurs, il nous faut distinguer ce qui appartient à chacun d'eux. A droite, existe une paralysie spasmodique très marquée; le membre est raidi en extension, vous voyez le malade marcher : l'extrémité du pied droit ne quitte pas le sol, le genou fléchit à peine, la démarche est lente et boiteuse. Le réflexe rotulien est fort exagéré et on provoque avec la plus grande facilité le phénomène du pied. A gauche, les mêmes modifications existent, mais elles y sont beaucoup moins marquées. Ces symptômes se rencontrent dans la syringomyélie; ils indiquent que la lésion atteint les cordons latéraux. Il s'agirait dans le cas présent d'une altération de ces faisceaux dans la région dorso-lombaire.

Le membre inférieur gauche et la moitié correspondante du tronc, au-dessous d'une ligne horizontale passant par les aisselles, sont atteints dans leur sensibilité. Ici, ce n'est plus la dissociation syringomyélique que nous rencontrons, mais la dysesthésie, symptôme qui est particulièrement fréquent dans la compression spinale[1] : C'est là, pour la syringomyélie, un trouble sensitif anormal, mais il faut compter avec les inconnues de cette affection et une semblable anomalie ne saurait suffire, si tout le reste concorde à faire fléchir le diagnostic.

D'ailleurs, voici un nouveau trait : c'est l'existence d'une scoliose qui s'est développée au cours de la maladie. J'ai fait marquer sur le dos du sujet la ligne des apophyses épineuses. Vous voyez à droite de la septième vertèbre cervicale rigoureusement médiane la cicatrice produite par la blessure ancienne. Au-dessus, l'apophyse de la première dorsale se dévie un peu à droite, puis l'apophyse de la deuxième dorsale se reporte sur le plan médian, ou du moins s'en écarte à peine vers la droite. Enfin, de la troisième à la neuvième vertèbre dorsale se développe une courbure scoliotique régulière à convexité droite. Vous pouvez observer aussi l'attitude vicieuse et la déformation du tronc : élévation de l'épaule droite, gibbosité assez marquée du même côté, répondant en avant à un aplatissement de la partie droite du thorax. Je n'insiste pas, vous connaissez l'influence de la scoliose sur la forme de la cage costale. J'ajoute qu'il n'existe dans les muscles du rachis et du tronc aucune anomalie appréciable sur laquelle puisse s'appuyer une théorie paralytique de cette scoliose; il semble s'agir d'une altération osseuse primitive. Voilà notre diagnostic singulièrement renforcé, la scoliose étant un des éléments les plus communs du syndrôme syringomyélique.

---

[1] Charcot. — *Leçons sur les Mal. du syst. nerveux*, t. II, p. 116 et 292.

Enfin l'examen oculaire n'est pas non plus pour y contredire. L'œil droit est petit, enfoncé dans l'orbite, la pupille en est plus petite, la face est aplatie du même côté. Ces symptômes ne sont pas exceptionnels dans la syringomyélie ; ils doivent être sans doute attribués à la lésion du centre cilio-spinal. M. Brühl les a rencontrés dix fois sur trente-six cas. Le nystagmus a été parfois signalé, en pareil cas ; notre sujet en est exempt. Il ne présente pas non plus le rétrécissement du champ visuel qui, du reste, vraisemblablement, n'appartient pas au complexus syringomyélique.

Notre diagnostic semble donc bien établi ; le pronostic en découle comme aussi le traitement. Il est vrai qu'à cet égard, nos ressources sont assez précaires, mais c'est déjà beaucoup que d'avoir éclairé la situation et d'avoir rendu au malade tous les services qu'il est en droit d'exiger de nous. Donc notre tâche est terminée et nous pouvons nous reposer de nos labeurs. — Cependant, quelques scrupules, quelques doutes nous obsèdent ; nous n'avons pas le sentiment de la parfaite quiétude.

Si, pensons-nous, notre échafaudage laborieusement construit manquait cependant de solidité, s'il arrivait que considérées à un autre point de vue, les choses nous parussent tout autres ? Cela n'est peut-être pas impossible ; il faut y regarder de plus près. Eh bien, Messieurs, ces scrupules vont être justifiés. En effet, sans nous mettre en quête d'éléments nouveaux, nous examinerons plus attentivement les matériaux dont nous disposons, nous verrons qu'il existe une autre combinaison où ils trouvent plus convenablement leur place, et, revenant alors sur notre inspiration première, nous construirons un nouvel édifice, beaucoup plus solide que le premier et, si nous ne nous trompons, satisfaisant dans tous ses détails.

Et d'abord, réexaminons cette zone d'anesthésie partielle avec dissociation syringomyélique qui est un des éléments principaux du diagnostic accepté. Nous n'avons rien à changer à ce qui a été dit. Mais la disposition de cette zone est bien singulière. Pourquoi cette forme de languette sur le bord interne du bras et de l'avant-bras ? Ce n'est pas ainsi, en général, que se disposent les troubles de la sensibilité dans la syringomyélie ; ils procèdent par segments que limitent des cercles perpendiculaires à l'axe du membre, ainsi qu'on le voit également dans les cas d'hystéro-traumatisme local. Ici, remarquez-le bien, il s'agit d'une localisation répondant au territoire cutané d'un nerf. Examinez, par exemple, une des figures de l'atlas de Flower, et vous reconnaîtrez que ce nerf n'est autre que le brachial cutané interne. Ce ne serait donc pas la moelle, d'après cela, qui serait lésée, mais bien un nerf périphérique. Mais, direz-vous, et la dissociation syringomyélique de la sensibilité ? Peut-elle être produite par la lésion d'un nerf périphérique ? Elle n'est donc pas spécifique pour la syringomyélie ? Eh bien, non, cette dissociation n'appartient pas en propre à cette dernière affection. Plusieurs observations en démontrent l'existence dans certaines névrites périphériques, notamment dans celles qui dépendent de la lèpre [1]. Je l'avais relevée déjà, pour ma part,

[1] Dans un cas de lèpre anesthésique par places la sensibilité tactile était à peine modifiée, la sensibilité thermique et la sensibilité à la douleur étant absolue. — (A. Sass. *Deux cas de lèpre nerveuse*, *Deutsch. arch. f. Klin. Med.* Vol. 47., fasc. 3 et 4.)

dans l'hystérie. C'est assez dire que ce symptôme ne
saurait caractériser à lui seul la syringomyélie, et

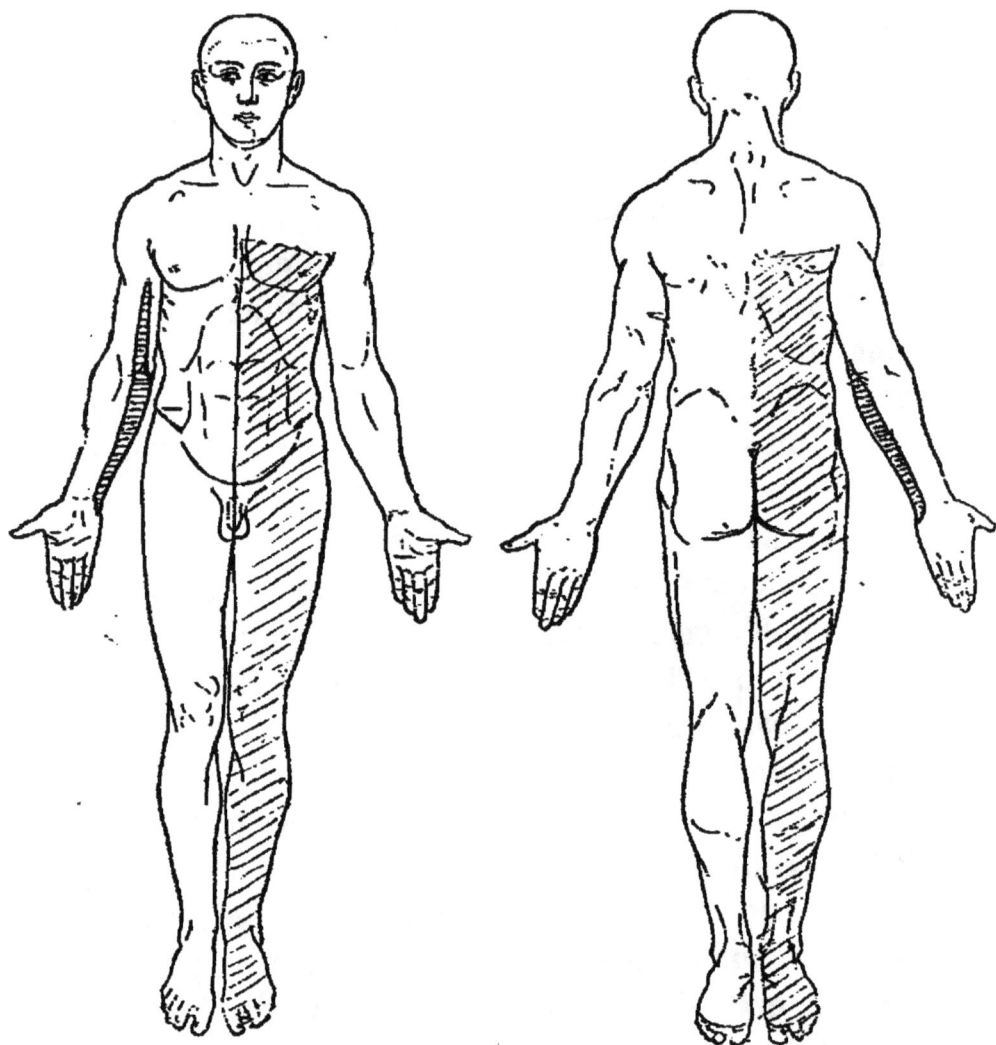

Fig. 41 et 42. — *Hachures obliques :* hémidysesthésie. — *Hachures hori-
zontales :* zone de dissociation syringomyélique de la sensibilité. Les
excitations thermiques et douloureuses provoquent des sensations tactiles. Les perceptions tactiles y sont conservées, et simplement un
peu émoussées.

qu'il peut se montrer en diverses circonstances. Con-
cédez-moi qu'ici la zone d'anesthésie partielle se rat-

tache à une altération du nerf brachial cutané interne,
et laissez-moi imaginer que la lésion originelle porte
sur la première paire dorsale, d'où ce nerf émane, et

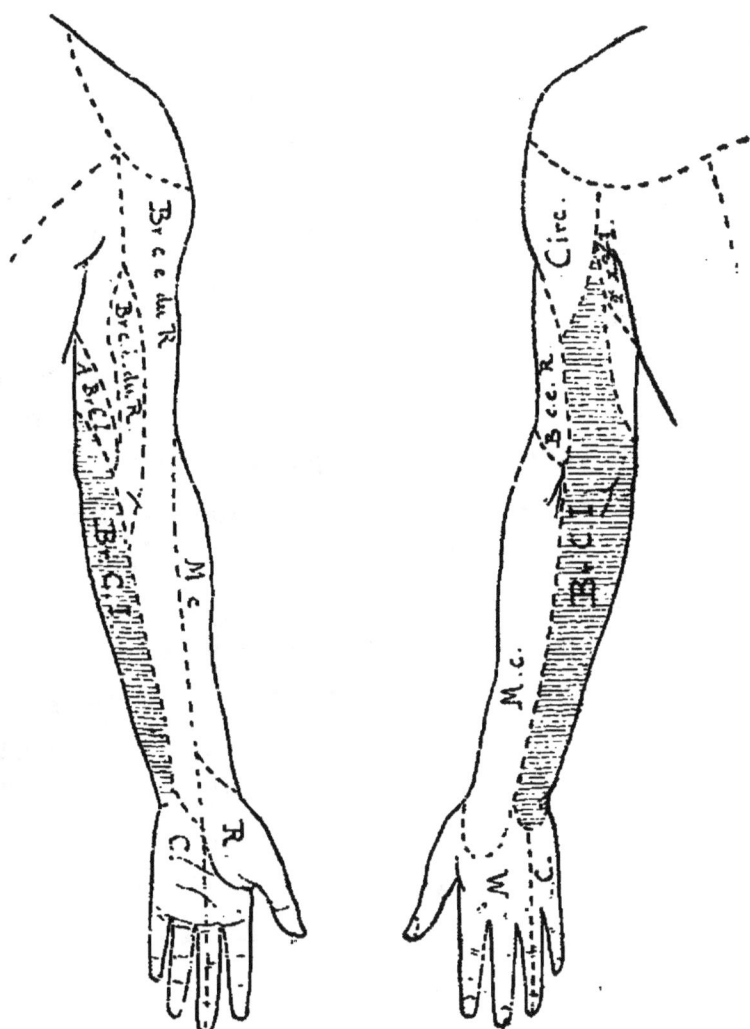

Fig. 43 et 44.

Br. C. I, brachial cutané interne. — A. Br. I, son accessoire. — R, radial. — Br. c.
e. du R, sa branche cutanée externe. — Br. c. i, du R, sa branche cutanée interne. —
Circ., circonflexe. — C, cubital.

vous allez voir notre diagnostic de tout à l'heure se
transformer comme par enchantement.

La première paire dorsale contient des fibres nerveuses qui sont destinées : 1° au brachial cutané interne, nerf sensitif ; 2° au cubital, nerf mixte, qui reçoit de cette paire, suivant toute probabilité, une innervation purement motrice ; 3° au médian qui donne lieu à la même observation[1]. Eh bien ! une même lésion peut expliquer tous les phénomènes que le bras du malade nous a présentés. Admettez que cette lésion porte sur le premier nerf dorsal, et vous vous expliquez à merveille non seulement les troubles sensitifs, mais encore la parésie et l'atrophie qui intéressent les muscles de l'éminence thénar, les interosseux, les fléchisseurs, tous tributaires soit du cubital, soit du médian ; vous comprenez, enfin, l'exclusion du radial, qui n'est pas représenté dans la première paire. Nous avions lieu tout à l'heure de nous étonner, quand nous trouvions, au bout d'une année à peine, une réaction de dégénérescence si profonde, et aussi quand nous cherchions en vain les secousses fibrillaires ; il n'en est pas ainsi quand les cornes antérieures sont lésées. Tout s'éclaire ; ce qui est lésé, c'est le nerf lui-même ; il est soumis à une compression qui équivaut pour les nerfs moteurs à une section et nous pouvons dire exactement le lieu où cette compression s'exerce : c'est au niveau du trou de conjugaison.

En effet, parmi les rameaux nerveux qui émanent de la première paire dorsale, il en est un qui appartient au grand sympathique : c'est le rameau communiquant. Il contient, comme l'a bien établi Mlle Klumpke[2] par

---

[1] Féré. — *Arch. de Neurol.*, 1883, p. 332 et Mlle Klumpke. *Loc. cit.*

[2] Mlle Klumpke. — *Paral. rad. du plexus brachial. Rev. de méd.*, 1885.

de remarquables expériences, les fibres irido-dilatatrices, à l'exclusion des éléments vaso-moteurs, qui suivent d'autres voies ; il fournit également l'innervation du muscle de Müller dont la paralysie détermine l'enfoncement du globe de l'œil. Or, ces filets nerveux n'accompagnent la première dorsale, en dehors du trou de conjugaison, que dans un très court trajet. Ainsi se trouve réalisé un syndrôme spécial et ce syndrôme est caractéristique non seulement d'une lésion radiculaire de la première paire dorsale, mais encore d'une lésion portant sur cette paire nerveuse au niveau du trou de conjugaison, entre la première vertèbre dorsale et la deuxième ou dans son immédiat voisinage. Seule, une telle localisation est en mesure d'expliquer cette association remarquable de symptômes, portant à la fois sur les fibres irido-dilatatrices, sur le brachial cutané interne, le médian et le cubital.

Mais ce n'est pas tout d'affirmer l'existence de la lésion et de la localiser, il faut en trouver la cause, une cause conforme à ce que nous apprend l'observation du malade. Rappelez-vous l'événement d'il y a quatre ans. Une balle pénètre à un centimètre en dehors de l'apophyse de la vertèbre cervicale proéminente. Cette apophyse est longue ; elle est, par rapport au corps vertébral, inclinée en bas et en arrière, surtout quand la tête est dans l'extension, attitude qui était vraisemblablement celle du malade au moment de l'accident.

C'est vous dire que si un projectile a pénétré à ce niveau, perpendiculairement au plan transversal du corps, il doit aller, après avoir traversé le canal rachidien en effleurant légèrement la moelle, frapper le corps de la première ou de la deuxième vertèbre dorsale. Là s'est produit par la suite un travail d'irritation latente, d'inflammation lente, d'où résulte la fragilité de ce côté du corps vertébral. Survienne un effort violent, et l'os affaibli s'écrase, une fracture plus ou moins comminative se produit. C'est ce qui est arrivé il y a un an, quand B... soulevant un poids a éprouvé une douleur vive au niveau du rachis. L'os s'était effondré, le trou de conjugaison s'était par là même effacé, écrasant le premier nerf dorsal. Il nous est facile d'expliquer aussi, dans cette hypothèse, les troubles observés aux membres inférieurs. Une esquille, une saillie osseuse, peut-être la balle elle-même, a lésé la moitié droite de la moelle ; de là une véritable hémilésion médullaire, suivie de dégénération descendante, de là cette répartition si particulière des symptômes : troubles sensitifs localisés à la moitié gauche du corps au-dessous du siège de la fracture et consistant dans de la dysesthésie, phénomène que j'ai observé dans plusieurs cas d'hémiparaplégie spinale, troubles moteurs et réflexes occupant surtout le membre inférieur du côté opposé. Ainsi se réalise d'une manière à peu près parfaite le syndrôme de Brown-Séquard.

Cette hypothèse d'une fracture vertébrale se trouve confirmée par ce qu'on observe parfois dans ces sortes d'accidents. En définitive, la balle pénétrant dans le corps vertébral avait déterminé une véritable fracture incomplète ; or, la récidive des fractures rachidiennes n'est pas chose tout à fait exceptionnelle. A la suite d'une cause occasionnelle légère, telle qu'un effort, on a vu cette récidive se produire parfois très tardivement, et engendrer des phénomènes nerveux beaucoup plus graves que n'avait fait l'accident primitif. Vous trouverez des renseignements à ce sujet dans un mémoire de MM. Tuffier et Hallion, publié dans la *Nouvelle Iconographie* de la Salpêtrière[1].

Reste à expliquer la scoliose : on peut admettre que l'affaissement d'une des deux premières vertèbres dorsales dans leur moitié droite a incliné le rachis de ce côté; pour rétablir l'équilibre, une scoliose de compensation tend à se produire au-dessous; de là, cette scoliose à convexité droite de la colonne dorsale.

Eh bien, Messieurs, la discussion n'a pas été oiseuse. C'est déjà pour nous une satisfaction de voir clair dans les choses qui nous occupent, au lieu de pêcher en eau trouble. Mais cette détermination d'un diagnostic rationnel n'offre pas seulemeut des avantages d'ordre spéculatif, elle entraîne, dans le cas présent, une conséquence pratique des plus importantes : la question du traitement apparaît maintenant sous un tout autre aspect. En présence de la syringomyélie, nous ne pourrions guère que déplorer notre impuissance; au contraire cette cause mécanique dont nous avons reconnu le rôle prépondérant est justiciable peut-être d'une intervention active. La trépanation rachidienne est entrée définitivement dans la pratique chirurgicale et elle a permis, un certain nombre de fois, d'apporter aux troubles médullaires d'origine mécanique un utile remède. Cette opération, que je conseille à notre ma-

---

[1] *Nouvelle iconographie de la Salpêtrière.* 1888-89.

lade d'accepter, pourra se faire chez lui dans des conditions de précision rarement réalisées, puisque nous avons déterminé nettement le siège de la lésion rachidienne.

J'espère vous avoir montré, par cette sorte de débat contradictoire, que le diagnostic de la syringomyélie est parfois chose délicate, et qu'il peut présenter, dans certains cas, un grand intérêt pratique. Je vous aurai fait toucher du doigt les chances d'erreur auxquelles on s'expose toutes les fois que, dans l'observation et l'interprétation des faits, l'on se laisse dominer à l'excès par son impression première, et aveugler par une opinion prématurément conçue.

M. Tuffier qui a opéré le malade a bien voulu nous communiquer la note suivante :

6 *mai* 1891. — Hôpital Beaujon, pavillon Dolbeau. — Anesthésie chloroformique, antisepsie par le sublimé et l'alcool. Incision sur le bord droit des apophyses épineuses, depuis la quatrième cervicale jusqu'à la deuxième dorsale. Désinsertion des muscles sur la partie latérale droite des vertèbres jusqu'à dénudation des lames. Hémorrhagie veineuse abondante par les deux lèvres de la plaie. Hémostase par la forcipressure facile pour la lèvre externe, impraticable dans la lèvre interne, fibreuse ; la compression prolongée met fin à l'écoulement sanguin. Exploration des lames dénudées, depuis la cinquième cervicale jusqu'à la deuxième dorsale. Au niveau de la septième cervicale et de la première dorsale, rugosités irrégulières contrastant avec le poli des surfaces adjacentes ; ces rugosités siègent en un point circonscrit, répondant à l'interstice séparant les deux lames vertébrales précédentes; elles sont marquées surtout sur la première dorsale. Tentatives de section de ces lames avec de fortes pinces de Liston ; ces tentatives échouent; les pinces ne peuvent mordre sur le tissu éburné. Trépanation de la lame vertébrale de la première dorsale et de la septième

cervicale. L'échancrure ainsi pratiquée laisse facilement passer la pulpe de l'index. Hémorrhagie notable par les plexus rachidiens. Tamponnement et arrêt de l'hémorrhagie. La vue et le toucher ne dénotent rien dans le canal rachidien. Suture des plans musculaires au catgut ; suture de la peau au crin de Florence. Pas de drainage.

Suites opératoires insignifiantes. Température maxima 37°,5. Au sixième jour, on enlève les crins et on collodionne la plaie. Au neuvième jour, on supprime le tout. Le malade (chose curieuse) n'accuse aucun trouble fonctionnel, aucune douleur, aucune limitation dans les mouvements du cou. Il regagne la Salpêtrière le onzième jour.

15 *juillet.* — Le malade est revenu à la Salpêtrière où on l'a soumis à nouveau au traitement par l'hydrothérapie et l'électrisation. Aucun changement ne s'est opéré ; ni amélioration, ni aggravation.

XVII.

Sur un cas de syringomyélie observé en 1875 et 1890 (1).

On accuse les médecins d'inventer chaque jour des maladies nouvelles. Ce reproche, s'il était formulé sérieusement, serait mal fondé. Sans doute, il n'y a guère de maladies nouvelles sous le soleil. La plupart des « espèces morbides » sont aussi vieilles que « l'espèce humaine » ; c'est à peine si l'on en voit une apparaître tous les cent ans. Mais nous appelons *maladies nouvelles* celles que nous parvenons à isoler dans un groupe plus ou moins artificiel, celles que nous arrivons à distinguer entre toutes par la connaissance plus exacte de leurs symptômes ou de leurs lésions, celles, en un mot, que nous savons diagnostiquer aujourd'hui alors que nous ne le savions pas hier. Il n'y a donc, en fait, rien de nouveau dans ces maladies, si ce n'est le nom dont on les baptise. Or si la science n'est, comme on l'a justement dit, autre chose qu'une langue bien faite, il s'en faut que les noms nouveaux soient toujours bien choisis et, partant, vraiment scientifiques. Tel est le cas pour la *syringomyélie*.

Bien que l'on connaisse de longue date les formations cavitaires spinales — inflammatoires ou gliomateuses — qui ont servi de prétexte à ce mot, il est incontestable que l'histoire nosographique de la syrin-

(1) Par J.-M. Charcot et E. Brissaud, médecin de l'hôpital Saint-Antoine.

gomyélie ne remonte pas à plus de huit ou dix ans.
Chaque fois qu'une maladie est tirée ainsi de l'obscu-
rité, on cherche à lui trouver des précédents. On con-
sulte les auteurs, on compare les faits, souvent même
on relève d'anciennes erreurs de diagnostic. Cette étude
rétrospective, toujours intéressante en soi, ne peut être
de quelque utilité que si les observations ont été bien
prises, et surtout si elles sont suffisamment complètes;
mais, il faut l'avouer, le nombre de celles-là n'est pas
grand.

Pour ce qui concerne la myélite cavitaire ou gliomateuse « il est très certain, ainsi que l'a bien relevé
M. Déjerine, que l'on a fort souvent rapporté à l'atrophie musculaire du type Aran-Duchenne des cas où
seule la syringomyélie était en jeu. L'erreur, à n'en pas
douter, a été commise par Duchenne lui-même (1). Il
admettait que parfois, par exception, une anesthésie
cutanée, plus ou moins prononcée, se montrait combinée aux symptômes classiques de l'atrophie musculaire progressive (2). »

Mais la confusion de la syringomyélie avec l'atrophie
musculaire n'est pas bien certainement la seule erreur
de diagnostic qui ait pu être commise. En raison de la
multiplicité de ses localisations, de ses formes et de ses
dimensions, la lésion lacunaire est capable de produire
les phénomènes les plus disparates. Assurément la
gliomatose affecte une prédilection marquée pour la
substance grise centrale et les parties blanches adjacentes et, de ce fait, il est permis d'admettre une forme
clinique en quelque sorte typique et caractérisée par
des symptômes assez constants pour mériter, dans leur
ensemble, le nom de syndrome syringomyélique.

Ce n'est pas à dire, cependant, que le syndrome en
question ait une valeur pathognomonique infaillible,

_____

(1) *Electrisation localisée*, 1872, p. 493.
(2) Charcot, *Leçons du Mardi*, 1889, p. 501.

puisque l'hystérie souvent et le tabes quelquefois peuvent le réaliser. D'autre part, il peut faire défaut, du moins pendant un certain nombre d'années, et n'apparaitre que fort tard, alors que la maladie existait déjà depuis fort longtemps, ne s'étant jusqu'alors révélée que par des signes très différents de ceux qui servent à la diagnostiquer d'ordinaire.

A ce titre, l'observation qu'on va lire nous semble présenter quelque intérêt. C'est une observation ancienne, puisque les premiers faits qu'elle relate remontent à plus de quinze ans, c'est-à-dire à une époque où la syringomyélie ne figurait pas encore dans la nosographie.

Mais le malade qui en est le héros s'étant représenté à nous, ces jours derniers, avec un ensemble de symptômes fort différent de celui qui avait été constaté à l'origine, c'est, dans sa seconde partie, une observation absolument contemporaine et, en même temps, toute d'actualité.

OBSERVATION. — M. X..., âgé de 25 ans, officier, vient consulter M. Charcot en 1875 pour une affection nerveuse consistant en une incoordination de la marche liée à une faiblesse de toute la moitié gauche du corps. On a dit à M. X... qu'il est ataxique, et il craint qu'on ait dit vrai. En effet, la façon anormale dont il marche n'est pas sans analogie avec celle du tabes : il lance la jambe gauche de côté et d'autre, à chaque pas qu'il fait, sans pouvoir la diriger.

Cependant, à première vue, M. Charcot déclare à M. X... que cette démarche n'a qu'une ressemblance grossière avec l'incoordination ataxique. Sans doute les mouvements ne sont plus subordonnés à la volonté ; ils ont une certaine incohérence, et le malade est obligé de regarder où il marche et de calculer tous les pas qu'il fait du pied gauche ; mais cela tient à un état spasmodique de la totalité du membre, qui se traduit, en dehors du défaut de coordination motrice, par l'exagération considérable du réflexe rotulien et la trépidation épileptoïde provoquée.

D'ailleurs, le trouble de la marche est accompagné de crampes douloureuses partant de la région lombaire, traversant l'abdomen dans la direction du muscle psoas et s'irradiant à la face interne de la cuisse et à la face antérieure de la jambe sur le trajet des muscles adducteurs de la cuisse et des extenseurs du pied. L'action de ces derniers muscles est tellement prépondérante que, lorsque le malade veut poser la plante du pied sur le sol, il n'y parvient pas ; il marche sur le bord externe de son pied, comme s'il avait une paralysie des péronés.

Le membre est absolument raide ou ne peut être fléchi qu'avec une grande difficulté ; au moment où il doit exécuter son mouvement de translation d'arrière en avant, il oscille dans son ensemble de côté et d'autre, tout d'une pièce, maladroitement, et n'atteint que péniblement son but. La hanche gauche est déjetée en arrière et en dehors, les orteils sont retroussés. Bref, la démarche de M. X... ne ressemble en rien à celle d'un ataxique, si ce n'est par la difficulté qu'il éprouve à placer le pied à l'endroit voulu. Elle ressemble beaucoup plus à celle de l'hémiplégie infantile compliquée d'un certain degré d'athétose.

D'autre part, les antécédents héréditaires ou personnels du malade ne plaident pas davantage en faveur du tabes. Il appartient à une famille où les hommes, soldats de père en fils, ont eu et ont encore une santé robuste; du côté maternel, il n'a eu connaissance d'aucune manifestation nerveuse, malgré l'interrogatoire scrupuleux auquel il s'est soumis de bonne grâce et auquel il a répondu en toute sincérité.

Pour ce qui le concerne, les renseignements sont également négatifs sous le rapport des accidents nerveux. Il n'a eu ni convulsions, ni évanouissements, ni vertiges, ni chorée; il affirme n'avoir jamais eu aucune maladie vénérienne; il est très sobre, boit très peu à ses repas et ne va jamais au café.

Il a cependant des antécédents pathologiques : à cinq ans une attaque de fièvres intermittentes, à 18 ans une fièvre pernicieuse suivie d'une forte rougeole; enfin, depuis l'âge de 12 ans, une longue série de « plaies et bosses », comme il en arrive, dit-il, à tous les jeunes gens passionnés pour le cheval. Ces nombreux accidents n'ont, du reste, aucun rapport avec le développement de sa maladie, comme on va le voir.

Celle-ci, en effet, semble avoir débuté dès l'âge de dix ans. M. X... raconte qu'à cette époque, montant à cheval à côté de son père, il se sentait pencher à gauche sur sa selle, comme s'il était plus lourd de ce côté; il se rappelle que son père lui faisait des remontrances sur cette mauvaise attitude et qu'il ne pouvait la corriger. Ce fait se reproduisit plusieurs fois, souvent, quoique de loin en loin. Mais en 1868 (il avait alors dix-huit ans), la sensation de pesanteur à gauche, qui, jusqu'à cette date, n'avait apporté que fort peu de troubles dans ses mouvements, se compliqua d'une faiblesse réelle, dont il s'aperçut en patinant. Il ne se tenait plus aussi bien que par le passé sur le patin gauche, et il était tout emprunté du bras gauche dans les mouvements qui servent à garder l'équilibre. C'est aussi en patinant qu'il se rendit compte que son pied gauche avait une tendance marquée à se tourner en dedans et que sa jambe gauche avait plus de peine à se fléchir sur la cuisse. Enfin, il éprouvait dans le flanc gauche une raideur persistante, limitant d'une façon notable les mouvements de flexion du tronc de ce côté.

Dans tout cela il n'y avait rien encore que de gênant, si bien que deux ans après, lorsque éclata la guerre avec l'Allemagne, M. X... n'hésita pas à faire campagne. Pendant quelque temps il ne ressentit rien de particulier et supporta vaillamment les fatigues communes. Mais un matin il se réveilla avec tout le côté gauche paralysé. Ce ne fut qu'une alerte ; des frictions énergiques ramenèrent le mouvement. « Depuis lors, dit M. X..., la contraction nerveuse dans le flanc gauche et à la partie interne de la cuisse n'a cessé de s'accentuer. Peu à peu, elle est devenue permanente ; l'extension du membre inférieur ne s'est plus jamais faite complètement. Cette jambe se porte plus difficilement en avant, elle peut à peine se plier ; quelquefois elle ne se plie pas du tout. »

C'est dans cet état que le malade vint consulter M. Charcot en 1875.

De ce qui précède, il résulte évidemment que l'affection dont il s'agit n'avait rien de commun avec le tabes ; cela résulte peut-être encore davantage de l'absence de tous les signes fondamentaux de la période præ-ataxique : ni les phénomènes visuels, ni les douleurs fulgurantes, ni le signe de Romberg, rien enfin. M. Charcot affirme donc à M. X... qu'il y a eu erreur de diagnostic, qu'il a une affection spinale spasmodique, sur l'origine de laquelle il ne peut se prononcer, mais que cette affection n'est certainement pas le tabes. Le traitement hydrothérapique est institué et suivi avec une certaine régularité pendant six mois chez M. Keller. Puis le malade rejoint son régiment en province et M. Charcot le perd de vue complètement.

Voilà la première partie de l'observation.

Voici maintenant la seconde, à laquelle on pourrait donner un titre analogue à celui d'un roman justement célèbre : *Quinze ans après.*

Au mois de septembre 1890, M. X... vient de nouveau à Paris pour consulter M. Charcot. Mais M. Charcot étant absent de Paris, il s'adresse à M. Brissaud, chargé, pendant les vacances, du service de clinique à la Salpêtrière. Il lui raconte tout d'abord que M. Charcot l'a soigné en 1875 pour une maladie extraordinaire « n'ayant pas encore de nom dans la science, » mais ne présentant, en tout cas, rien de commun avec l'ataxie. A l'hémiplégie spasmodique, qui constituait alors toute la maladie, se sont ajoutées des manifestations nerveuses diverses, formant un ensemble symptomatique fort complexe. Leur groupement est néanmoins si caractéristique que M. Brissaud engage le malade à se présenter chez M. Charcot un mois plus tard, lui affirmant que cette fois le diagnostic sera formel et que M. Charcot prononcera enfin le nom de la maladie extraordinaire qui n'avait pas encore « de nom dans la science il y a quinze ans. »

Etat du malade examiné par MM. Charcot et Brissaud, en octobre 1890 :

M. X... est atteint d'une hémiplégie gauche spasmodique. La contracture est très prononcée au bras et à la jambe, mais davantage à la jambe. Pendant la marche, l'avant-bras est à demi fléchi, la jambe est raide, se meut tout d'une pièce, oscille de divers côtés et le pied ne s'appuie sur le sol que par son bord externe. Les orteils sont relevés, la face plantaire regarde en dedans. Le tronc est incliné à gauche ; l'intervalle costo-iliaque de ce côté est rétréci ; il existe une légère scoliose lombaire à concavité tournée à gauche. Les réflexes rotulien et olécrânien sont très exagérés. L'épilepsie spinale provoquée persiste indéfinément ; la jambe trépide spontanément, dans certaines positions, surtout dans la position assise, lorsque la pointe du pied appuie sur le sol. Les réflexes plantaires sont exagérés.

Les mouvements du bras et de l'épaule gauche sont très limités. Le membre dans sa totalité — moins la main — est réduit à une impotence presque complète. Mais grâce à la conservation des fonctions du poignet et des doigts, le malade peut encore exécuter certains mouvements, dont il s'acquitte, d'ailleurs, sinon avec adresse, du moins avec beaucoup d'ingéniosité.

Tout le côté droit est parfaitement sain.

Ni à gauche, ni à droite, il n'existe d'atrophie musculaire proprement dite, mais les muscles du côté gauche sont certainement moins développés que ceux du côté droit. On ne constate pas de tremblements fibrillaires.

La sensibilité cutanée est intacte à gauche comme à droite.

En revanche, la sensibilité thermique est presque totalement abolie (pour le chaud et pour le froid) sur *toute la moitié gauche du corps, y compris la face, la langue et le pharynx.* Le malade déclare qu'il ne perçoit que les températures très élevées ou très basses. Il porte sur la région lombaire gauche les cicatrices de brûlures étendues produites par un fer chaud appliqué sur cette région à l'occasion de crampes, il y a cinq ou six ans environ. Cette application d'un fer chaud n'a pas produit de douleur vive, tandis que les pointes de feu prescrites, il y a quinze ans, par M. Charcot, provoquaient une douleur véritable.

La sensibilité à la douleur, sans être complètement abolie, ne subsiste qu'à peine. La piqûre, le pincement de la peau ne donnent à peu près que des sensations de contact. Sur quelques points très limités, l'analgésie est complète. Les sensibilités sensorielles sont intactes. Le champ visuel, mesuré par M. le Dr Gosselin (de Caen), n'est rétréci dans aucun sens. Il n'existe d'ailleurs nul trouble visuel, si ce n'est une légère diplopie « lorsque le malade regarde à gauche, derrière lui, en portant fortement la tête à gauche. »

L'analgésie et la thermo-anesthésie datent de 1882. Elles ont donc actuellement huit ans seulement d'existence.

Les cicatrices de brûlures constatées à la région lombaire gauche sont d'un blanc nacré, déprimées par place et saillantes en d'autres points. Elles ont toutes les apparences de formations chéloïdiennes commençantes. Il n'est pas inutile de faire remarquer que ce trouble trophique accidentel occupe une région qui depuis assez longtemps était le siège de crampes plus ou moins intenses, rapportées par le malade à la contracture de muscles profondément situés, vraisemblablement le carré lombaire et le psoas ; or, les cicatrices dont il s'agit correspondent à la sphère de distribution cutanée des branches lombaires qui président à l'innervation de ces muscles.

Là ne se bornent pas les troubles trophiques.

La main gauche, dans son ensemble, est beaucoup plus volumineuse que la droite ; elle est large, épaisse, camarde, sans avoir augmenté de longueur ; les doigts sont volumineux, comme boursouflés ; la peau est plus rugueuse ; les plis de la surface palmaire sont plus profonds ; bref l'aspect général rappelle, à s'y méprendre, le type acromégalique si bien décrit par M. Marie.

Toutefois, certaines particularités méritent d'être relevées. Les articulations métacarpo-phalangiennes et les articulations des phalanges avec les phalangines sont sensiblement hypertrophiées ; les doigts ne sont donc pas uniformément cylin-

driques. Les petites jointures sont le siège d'un gonflement
épiphysaire, survenu progressivement, sans fluxions douloureuses, sans craquements ; on n'observe rien de semblable de
l'autre côté. Ces arthropathies multiples, unilatérales, limitées
à la main gauche sont donc — il n'est pas besoin d'y insister
— d'origine trophique. Il existe, d'ailleurs, en dehors des articulations proprement dites, deux autres régions de la main où
l'on remarque un gonflement considérable et permanent des
tissus ; c'est d'abord, au-dessus de l'articulation métacarpo-
phalangienne du médius, une bosse arrondie, régulière, visible
surtout dans l'extension du doigt, et qui paraît être formée
soit par un cul-de-sac de la synoviale articulaire, soit par un
empâtement de la séreuse du tendon extenseur. En second
lieu, il existe à la partie interne et supérieure de la première
articulation carpo-métacarpienne une large convexité mollasse,
pâteuse, nettement limitée, présentant exactement les caractères extérieurs de ce qu'on a appelé la *tumeur dorsale* du carpe.

Enfin deux doigts portent les cicatrices de panaris survenus
il y a huit ans environ, l'un au médius, l'autre à l'index, successivement, sans cause connue et sans les phénomènes douloureux ou fébriles des panaris ordinaires. Le panaris de l'index a été relativement grave puisqu'il a entraîné la perte d'une
partie de la phalangette.

En résumé, l'état actuel de notre malade diffère singulièrement de ce qu'il était il y a quinze ans. En 1875,
tout se bornait à une paraplégie spasmodique du côté
gauche, avec faiblesse et tendance à la contracture dans
le bras gauche.

Aujourd'hui cet état spasmodique persiste, il s'est
même exagéré. Toutefois, loin de rester le phénomène
unique d'une maladie spinale indéterminée, il s'est
compliqué de symptômes divers, apparaissant les uns
après les autres, à de longs intervalles, mais s'instal-
lant en permanence, de façon à constituer, trente ans
après le début de la maladie, un ensemble symptomatique dont la signification ne peut pas être douteuse ;
en effet, à l'hémiplégie spasmodique, survenue insidieusement dès l'adolescence, se sont ajoutés les troubles
de la sensibilité et les troubles trophiques que nous
venons de passer en revue et dont le seul énoncé suffit

pour caractériser la syringomyélie. En somme, à part l'absence d'atrophie musculaire, rien ne manque au tableau. Et même, si l'on voulait pousser plus loin le diagnostic topographique de la lésion spinale, rien n'empêcherait d'admettre que la gliomatose, localisée d'abord et pendant très longtemps sur le trajet du faisceau pyramidal du côté gauche, sans toucher à la corne antérieure, s'est étendue ultérieurement dans la direction de la commissure grise. La lésion du faisceau pyramidal a produit la contracture ; l'intégrité de la corne antérieure a préservé la nutrition et le fonctionnement des muscles ; l'envahissement de la substance grise au voisinage du canal épendymaire et à gauche a dissocié la sensibilité et provoqué les troubles trophiques.

Voilà donc un nouvel aspect sous lequel peut se présenter la syringomyélie pendant de longues années : *l'hémiplégie spasmodique pure et simple.*

Il n'est pas à notre connaissance que cette forme clinique ait encore été signalée.

En dehors de ce fait qui se passe de commentaires, l'observation qu'on vient de lire renferme deux particularités sur lesquelles il n'est pas superflu, du moins à l'heure actuelle, d'attirer l'attention.

En premier lieu, nous rappellerons l'analogie singulière que présentait la main gauche de notre malade avec une main d'acromégalique. La ressemblance est si frappante (on en peut juger par la photographie, qu'on serait tout d'abord tenté d'assimiler ce trouble trophique, limité à l'extrémité du membre malade, à une variété de la maladie de Marie. Il s'agirait, en d'autres termes, d'une *acromégalie partielle* (V.*Fig.*45). Ce serait là une erreur, et nous ne serions pas les premiers à la commettre.

On a déjà signalé, en effet, dans la syringomyélie, cette hypertrophie totale des extrémités supérieures. Mais, pour beaucoup de raisons, il est inadmissible de songer à l'identifier avec l'acromégalie proprement dite.

L'acromégalie est une maladie dont le type est à peu près invariable ; elle se développe, elle évolue toujours de la même façon ; elle ne consiste pas seulement dans l'augmentation de volume de telle ou telle extrémité ; ce qui la caractérise, au contraire, c'est l'hypertrophie de *toutes* les extrémités. D'autre part, elle se complique nécessairement de symptômes généraux qui font totalement défaut dans les prétendues acromégalies partielles. Enfin elle a un substratum anatomique constant, lequel n'a rien de commun avec les lésions syringomyéliques.

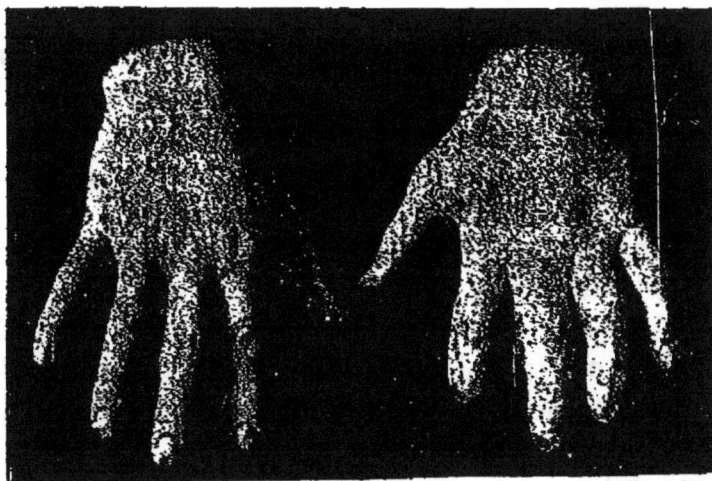

Fig. 45.

Sans doute, on peut objecter que dans l'acromégalie, comme dans la syringomyélie, les localisations symptomatiques sont sujettes à varier ; que le type idéal de la maladie n'est pas réalisé dans tous les cas ; que l'hypertrophie, circonscrite à une seule main, par exemple, pourrait, à la rigueur, ne dépendre que du degré de la lésion centrale, etc. A cela il est facile de répondre que rien ne démontre que la lésion du corps pituitaire soit la cause de l'acromégalie ; et ensuite que, si l'on y regarde de près, il sera toujours aisé de reconnaître des différences notables entre l'hypertrophie acromégalique et l'hypertrophie syringomyélique. Pour ne parler que de notre malade, il est certain que l'augmentation de volume de la main n'est pas le trouble trophique fondamental : les doigts sont déformés ; les jointures sont le siège d'arthropathies évidentes ; la phalange de l'auriculaire est subluxée sur le métacarpien correspondant ; les gaines tendineuses sont épaissies ; le poignet lui-même est gonflé et la synoviale des extenseurs est envahie par ce processus de sclérose bien spécial qui répond à ce que l'on désigne en clinique sous le nom de *tumeur dorsale du carpe*. Il n'y a rien de tout cela dans l'acromégalie.

Récemment M. Holschewnikoff a signalé des épaississements nodulaires du tissu conjonctif sur quelques filets nerveux, dans un cas de syringomyélie compliquée d'hypertrophie du membre supérieur. Il est possible que notre malade soit porteur de lésions analogues. En tout cas, l'acromégalie vraie en est exempte, jusqu'à plus ample informé, et l'observation de Holschewnikoff (1), de l'avis de M. Marie, serait simplement un exemple de ces troubles trophiques qui se montrent au cours de certaines maladies de la moelle ou des racines et des nerfs périphériques (2).

Le second point qui mérite encore qu'on s'y arrête est relatif à l'apparition des deux panaris dont le sujet porte les cicatrices indélébiles. Faut-il considérer cette complication comme un incident fortuit ou la rattacher à l'évolution de l'affection spinale ?

Les récentes discussions soulevées à la Société médicale des Hôpitaux et dans la presse, au sujet de l'identité de la syringomyélie et de la maladie de Morvan,

---

(1) *Ein Fall von Syringomyelie und eigenthümlicher Degeneration der peripherischen Nerven, verbunden mit trophischen Störungen.* (Arch. f. path. Anat., CXIX, p. 18.)
(2) Souza-Leite. — *De l'Acromégalie*, p. 301, Paris, 1890.

menaçaient de rester stériles, tant que les arguments invoqués de part et d'autre, empruntés exclusivement à l'observation clinique, seraient dépourvus de sanction anatomique.

Il existe évidemment de grandes analogies symptomatiques entre la maladie de Morvan et la syringomyélie. Toute la question est de savoir si les analogies l'emportent sur les différences, et, mieux encore, si les différences sont fondamentales ou si elles ne se réduisent pas à une question de degré ; en d'autres termes, si la maladie de Morvan n'est pas une simple variété de la gliomatose médullaire, — variété incomplète si l'on veut, — produite par une localisation spéciale, avec une prépondérance corrélative des troubles trophiques périphériques sur les autres symptômes de la maladie complète.

Dans cette dernière hypothèse, la maladie de Morvan reconnaîtrait, cela va sans dire, pour cause anatomique, une gliomatose spinale, identique par sa nature à celle de la syringomyélie, et elle ne différerait de celle-ci que par le siège et l'étendue de la lésion gliomateuse.

Deux observations, suivies d'examen microscopique, publiées il y a quelques mois, l'une par M. Gombault, l'autre par MM. Joffroy et Achard, ont fait faire un grand pas à la question. L'observation de M. Gombault est relative à un bas-breton atteint de maladie de Morvan. Celle de M. Joffroy concerne une femme de la Salpêtrière atteinte de syringomyélie. Or, dans ces deux cas, fort différents en apparence, du moins au seul point de vue clinique, la nécropsie et l'examen histologique du système nerveux ont mis en évidence des altérations d'une similitude indéniable.

Il va sans dire que deux observations sont insuffisantes pour fixer unanimement et définitivement l'opinion ; mais il n'en est pas moins vrai que c'est là un début encourageant pour les partisans de la doctrine unitaire. Nous disons doctrine, quoique ce mot soit bien gros pour un si petit sujet, parce qu'il s'applique en général assez bien aux opinions que les faits concrets et positifs ne confirment pas d'une façon péremptoire et indiscutable.

C'est donc à l'anatomie pathologique de prononcer en dernier ressort. Mais la clinique ne doit pas pour cela abdiquer. En admettant même comme démontrée dès aujourd'hui l'identité de nature de la syringomyélie et de la maladie de Morvan, il resterait à envisager, au point de vue nosographique, bien des côtés encore obscurs et dont la connaissance pourrait à son tour éclairer, sous un nouveau jour, les constatations anatomiques. La découverte de la sclérose fasciculée postérieure n'a pas enrayé, tant s'en faut, l'étude clinique de l'ataxie locomotrice. Il en serait de même dans le cas actuel, quoi que l'avenir nous réserve; et si de nouvelles observations confirment la manière de voir nettement affirmée par M. Joffroy, il y aura lieu d'examiner les faits de plus près encore et de chercher, par une analyse plus serrée, à lui donner place, comme on l'a fait pour les cas frustes du tabes, dans le cadre élargi du type clinique fondamental. D'ailleurs si le syndrome de Morvan répond à une forme fruste de syringomyélie, nous savons, à n'en pas douter, que la gliomatose médullaire se traduit quelquefois par des symptômes bien différents de ceux qui permettent le plus souvent de la reconnaître. Le fait qu'on vient de lire en est une preuve, parmi tant d'autres qui ne nous laissent que l'embarras du choix.

XVIII.

De la démarche chez les hémiplégiques (1).

SOMMAIRE. — L'hémiplégique organique vulgaire par lésion cérébrale marche « en fauchant. » Observations de Todd. Explication
de cette démarche. — L'hémiplégique hystérique marche en trai-
nant le pied paralysé, qui derrière lui balaie le sol. Remarques
de Todd. Spasme glosso-labié et paralysie faciale. Le nom de
démarche *hélipode* (de Ώιοσω, tourner) sera employé chez le premier ; celui de *helxipode* (de ἕλκω, trainer) chez le second.

Messieurs,

Je vais vous montrer aujourd'hui un caractère clinique qui, pour simple qu'il soit, n'en a pas moins une
réelle importance et permet à un médecin exercé de
porter un diagnostic précis sur-le-champ. Nous avons,
en effet, en neuropathologie, des points de repère
précieux : l'attitude en fait partie et vous savez avec
quelle complaisance je m'arrête sur l'habitus extérieur
des malades qui viennent à notre consultation. Lorsque,
par exemple, vous voyez un individu se présenter, pour
ainsi dire, « tout d'une pièce », la démarche précipitée,
le corps penché en avant, le regard fixe, les mains
agitées d'un menu tremblement, vous n'hésitez pas à
dire qu'il est atteint de paralysie agitante. Eh bien ! chez
les hémiplégiques, la démarche est telle qu'elle suffit
souvent seule à faire le diagnostic étiologique de
l'affection.

---

(1) Leçon recueillie par le docteur PARMENTIER, interne (médaille d'or) des hôpitaux.

Voici, tout d'abord, une femme de soixante-cinq ans, hémiplégique du côté gauche. L'apoplexie dont elle fut frappée, il y a huit ans, a, sans aucun doute, été causée par une hémorrhagie capsulaire, et, comme il arrive en pareil cas, une dégénérescence secondaire s'en est suivie. Le côté gauche est, en effet, atteint de contracture, le bras est serré contre la poitrine, l'avant-bras est fléchi et en supination, la main fermée. Voyez comme cette malade marche « *en fauchant* » de la jambe gauche. Aussi bien, je vais vous lire un passage d'un livre trop oublié de Todd, intitulé : *Leçons cliniques sur la paralysie et sur certaines maladies du cerveau*. Il y a là une description très exacte de la démarche dans les hémiplégies vulgaires : « Si vous examinez, dit-il, une personne atteinte d'hémiplégie par suite de lésion organique du cerveau, vous remarquerez que, lorsqu'elle marche, elle offre une allure particulière qui a pour but de porter la jambe paralysée en avant. Elle porte son tronc sur le côté opposé à la paralysie et repose le poids du corps sur la jambe saine ; puis elle jette en avant la jambe paralysée et lui fait décrire un mouvement de circumduction, d'arc de cercle. »

C'est bien ce que vous avez vu chez cette femme. Je l'ai fait venir ici pour servir de contraste : car, si sa démarche est bien connue, il n'en est pas de même de celle des deux malades que je dois vous présenter maintenant.

Le premier est atteint d'hémiplégie gauche, depuis six ans. Il marche le corps penché en avant, traînant la jambe derrière lui, raclant le sol. Le second a la même allure, quoique moins accusée. Mais reprenons la clinique de Todd. « L'autre malade, ajoute-t-il, ne marche pas de la même façon. Elle traîne le membre paralysé après elle comme un corps inanimé, sans décrire aucun mouvement de circumduction, sans faire aucun effort pour lever le pied. Dans cette forme « on balaie le sol en marchant. »

Ce signe est suffisant pour rejeter l'hypothèse d'une lésion de la capsule interne. L'hémiplégie, dont nous parlons, reconnaît une tout autre origine. Les noms étant très utiles pour caractériser les choses, nous avons appelé cette démarche, la *démarche de Todd;* malheureusement, nous ne pouvons caractériser l'autre de la même façon. Voici les noms qui m'ont été proposés par un de mes élèves, Hellène, un jour où je me plaignais de n'avoir pas à ma disposition de désignation appropriée. Le mot *hélipode* pourrait être, suivant lui, appliqué à la démarche de l'hémiplégique organique (de ἑλισσω, tourner, rouler et πους, ποδός, pied ; Homère appelle les bœufs ἑλίποδας) et le mot *helxipode* à celle de l'hémiplégie hystérique [de ἕλκω, traîner, ἕλξις attraction (1).]

Pour remonter à la cause de l'hémiplégie, chez nos deux malades, et par là même pour en déterminer la véritable nature, il va nous suffire de connaître leur histoire.

L'un d'eux, âgé de trente-quatre ans, a les antécédents héréditaires les plus chargés. Son père est alcoolique et vous savez quel grand générateur de lésions nerveuses est l'alcool; son cousin germain est mort aliéné. Du côté maternel, sa grand'mère avait des attaques convulsives, ainsi que son oncle et ses deux cousins, sa mère est hystérique. Lui-même, à l'âge de trois ans, a eu des convulsions ; jusqu'à treize ans, il urina au lit; enfin, pendant son service militaire, il a présenté quelques crises nerveuses sur lesquelles nous n'avons pas de renseignement. En quittant l'armée, il devint garçon de café dans des lieux interlopes et contracta la syphilis. C'est alors qu'il fut témoin d'une tentative d'assassinat et reçut, en voulant s'interposer, un coup

---

(1) Un éminent professeur de lettres, que nous avons consulté, croit qu'il vaut mieux former les mots autrement et dire *hélicopode,* pied qui tourne en hélice (de ἕλκω, tourner), et *helcopode,* pied qui traîne (de ἕλκω, traîner.)

de couteau. Quelques heures après, il fut pris d'une attaque avec perte de connaissance. A-t-il eu des convulsions ? Nous ne pouvons le dire ; tout ce qu'il a pu nous apprendre, c'est qu'il s'est réveillé au bout de quelques jours paralysé du côté gauche et qu'il a uriné au lit. A l'Hôtel-Dieu, où il entra, on le soumit à l'iodure de potassium et aux frictions mercurielles. Ce traitement, en apparence justifié, fut sans doute institué pour la raison suivante. Le malade se plaignait à cette époque et encore aujourd'hui, quoique plus faiblement, de douleurs siégeant au niveau de la région temporale, douleurs presque permanentes, s'exaspérant vers cinq ou six heures du soir et se prolongeant même fort avant dans la nuit au point de l'empêcher de dormir. Naturellement, on attribua cette céphalée à la syphilis. Mais toute céphalée vespérale n'est pas forcément syphilitique ; il en existe au moins une autre qui relève de l'hystérie : ne savons-nous pas, en effet, que les accidents hystériques prennent volontiers le caractère vespéral ? Chez lui, les céphalées sont, le plus souvent, accompagnées de sensation vertigineuse ; une fois même il est tombé à terre avec une petite obnubilation de conscience. Entendez-le raconter comment vient la céphalée : « Ça me serre le cou, j'étouffe. » Il s'agit, en somme, d'un point hystérogène et une esquisse d'attaque.

Arrivons à l'hémiplégie. Todd dit, à propos du malade qui balaie le sol en marchant, qu'il n'a généralement pas de paralysie faciale ; c'est également mon avis. Examinez la face, il n'y a pas de paralysie, mais un état spasmodique des muscles du côté gauche, autre phénomène hystérique. A un certain moment même les paupières, la joue, la lèvre supérieure étaient constamment agitées de petits mouvements vibratoires ; sa langue, enfin, était tordue en crochet, incapable de sortir de la bouche. Aujourd'hui ces phénomènes ont en partie disparu ; toutefois, l'asymétrie faciale est encore évidente. En ce qui concerne la sensibilité, il existe ici une anomalie : l'hémianesthésie est à droite et non à gauche comme elle devrait être ; elle est donc croisée avec l'hémiplégie. Enfin, le goût est perdu à gauche et le champ visuel rétréci.

Maintenant que vous connaissez tous les symptômes que présente ce malade, cherchez, si vous le pouvez, à les expliquer par des lésions organiques. J'y renonce pour ma part, convaincu que tous les phénomènes sont de nature hystérique. En résumé, c'est un nerveux par hérédité qu'un traumatisme plus mental que physique a fait entrer dans l'hystérie, et qu'une hémiplégie, accompagnée de céphalée incontestablement hystérique, a fait considérer comme atteint de syphilis cérébrale.

Chez notre second malade, l'hémiplégie, bien que de même nature, est un peu différente ; c'est, en un mot, une variété dans l'espèce.

Notre homme, âgé de quarante-trois ans, grand, vigoureux, a de qui tenir comme vous allez en juger. Sa mère est migraineuse, son cousin germain est mort épileptique, sa cousine germaine est aliénée. Sa sœur a des migraines, son neveu a la tête dérangée ; enfin, son frère est mort de rhumatisme articulaire aigu. Il est donc de souche arthritico-nerveuse.

Voici ses antécédents personnels : jusqu'à treize ans, il a de l'incontinence d'urine, de sept à treize ans plusieurs attaques probablement hystériques. Il vient alors à Paris et sert comme valet de pied dans plusieurs grandes maisons. Grâce au régime qu'il suit pendant plus de dix ans (nourriture excellente, vin de première marque, exercice plus que modéré), il se réveille au milieu de la nuit avec la sensation d'un grand coup de bâton qu'on lui donnerait sur le gros orteil gauche : cet orteil est tuméfié, violacé. Au matin la douleur s'apaise pour reparaitre la nuit suivante avec la même violence. Aucun doute n'est possible, c'est la goutte. Depuis lors, chaque année au printemps, en février ou en avril, il est repris des mêmes accès avec cette différence que d'année en année l'accès se prolonge et, au lieu de durer huit jours, comme autrefois, ne se termine pas avant deux et trois semaines. Voilà les manifestations arthritiques, voici les accidents nerveux.

Chagrin de ne pouvoir faire son service comme auparavant et d'être ainsi, de par la goutte, exposé tous les ans à perdre sa place, profondément attristé par la mort de sa mère et découragé par la perte d'une petite fortune longuement amassée, le malade était une proie facile pour l'hystérie. Aussi bien, la goutte et la névropathie sont faites pour s'entendre et se rencontrent souvent sur le même terrain ; je devrais plutôt dire qu'elles alternent et se succèdent volontiers. Sans faire intervenir les métastases du temps passé, il est constant que l'épilepsie, par exemple, fait d'ordinaire rétrocéder la goutte : elle remplace l'asthme ou inversement, c'est là un fait d'observation.

Comme il arrive souvent chez les individus d'un certain âge, l'hystérie a été précédée d'une période de neurasthénie préparatoire : tristesse, abattement, incapacité de travail, céphalée frontale et sous-occipitale. Un accident la fit éclater : « Pris entre deux voitures venant en sens inverse, dit-il, je me suis cru atteint. J'étais tellement émotionné qu'on a dû m'accompagner chez un marchand de vin. Les jours suivants j'ai souffert de grands maux de tête, de tremblement nerveux ; la nuit, j'ai eu des cauchemars relatifs à l'accident, je me voyais écrasé. » Remarquez qu'il n'a pas même été touché par la voiture, qu'il n'a pas subi le moindre traumatisme. Peu à peu — car sa marche a été progressive — l'hémiplégie se développa, plus marquée au membre inférieur qu'au membre supérieur du côté gauche. Il traine aujourd'hui la jambe et balaie le sol en marchant. Regardez la face, vous y verrez le spasme glosso-labié : le sillon naso-labial est plus creusé, les paupières battent légèrement, les muscles de la joue et de la lèvre sont le siège de petites secousses ; enfin, la langue est tordue en crochet dans l'intérieur de la bouche et la pointe peut à peine dépasser les arcades dentaires. Les autres stigmates hystériques ne manquent point. Il existe une abolition du goût et de l'ouïe, un rétrécissement du champ visuel, de l'hypoesthésie à gauche et un point hystérogène dans le flanc gauche. La compression de ce point détermine de la douleur, un serrement du cou, un sifflement dans les oreilles et des battements dans les tempes.

Et voilà des hommes désemparés. Sortiront-ils jamais de l'hystérie qui les accable aujourd'hui ? C'est peu probable. Je ne connais guère l'hystérie mâle des artisans que depuis six ans, et je dois vous dire que si j'ai vu souvent des améliorations, je n'ai que bien rarement encore observé des guérisons absolues. Ces malades, incapables de travailler, sont les hôtes inévitables des dépôts de mendicité, de l'asile de Nanterre. Encore ceux qui ont une hémiplégie ou des accidents de cet ordre sont-ils les plus favorisés, en ce sens qu'ils ont chance d'être reçus dans un hôpital. Que n'emploie-t-on la suggestion pour les guérir ! Ils ne sont que bien rarement hypnotisables. Aux fanatiques de la thérapeutique suggestive, je les lègue volontiers. Pour nous, qui savons ce qu'il faut en penser, nous n'hésitons pas à dire que ce serait, dans ces cas particuliers, peine perdue. Le repos, les toniques, l'hydrothérapie, l'électrisation statique, sont nos seuls et trop souvent impuissants moyens de traitement.

XIX.

Un cas de syphilis cérébrale héréditaire tardive (1).

SOMMAIRE. — Rôle de la syphilis dans l'étiologie de l'hémiplégie. Importance du syndrome « épilepsie partielle » dans le diagnostic de l'hémiplégie syphilitique.

Lésions de la syphilis cérébrale. Historique. Plaques gommeuses des méninges; pachyméningite gommeuse syphilitique.

Épilepsie partielle. Sa description. Parésie transitoire.

Grande importance diagnostique de la céphalée nocturne syphilitique. Ses localisations. Névrite optique.

Autres lésions syphilitiques : œil, oreille, nez. Syphilis héréditaire. Influence souvent décisive de la thérapeutique. Pronostic.

Messieurs,

A la consultation de mardi dernier, nous avons recueilli une malade qui, quelques jours auparavant, avait éprouvé une série d'attaques convulsives débutant par l'index de la main droite. L'examen un peu sommaire que nous avons fait, séance tenante, nous a conduits à supposer qu'il s'agissait chez cette femme d'un cas d'*épilepsie partielle syphilitique*, se présentant dans de telles conditions que la guérison pouvait être obtenue à l'aide d'un traitement approprié. Les investigations auxquelles nous nous sommes livrés, depuis dix jours qu'elle est dans nos salles, n'ont fait que confirmer, sur tous les points, ce jugement hâtif et provisoire. Oui, c'est bien la syphilis qui est en jeu dans ce cas ; oui,

---

(1) Leçon recueillie par M. A. Souques, interne (médaille d'or) du service.

suivant toute vraisemblance, la guérison des accidents nerveux sera parfaite.

J'ajouterai que le cas offre dans l'espèce un intérêt particulier. Tout porte à croire, en effet, qu'il ne s'agit pas ici de la syphilis acquise, mais bien d'un de ces cas de syphilis héréditaire tardive que nous avons appris à connaître, surtout par les fort belles études de M. Fournier. Les cas de ce genre forment déjà un groupe noso-graphique solidement établi, cela est incontestable, mais ils ne sont pas tellement nombreux encore qu'il n'y ait pas quelque intérêt à y ajouter un fait de plus, très instructif au reste par lui-même.

Voici d'ailleurs l'histoire de cette malade, que j'ai fait de nouveau placer sous vos yeux. Chemin faisant, j'aurai l'occasion de relever les divers caractères qui nous ont amenés à reconnaitre que, chez elle, tout relève de la syphilis et qu'il convient d'instituer sans tarder un traite-ment spécifique, non sans espoir de succès.

Il s'agit d'une femme de trente ans, de bonne santé habituelle, quoique d'apparence grêle et chétive. Les différents stigmates de l'affection qu'elle porte ne sautent pas aux yeux tout d'abord; il est nécessaire pour les trouver de chercher dans une certaine direction.

La première révélation frappante s'est faite tout ré-cemment, six jours avant son entrée dans le service, par une crise convulsive du type brachial. En six jours, elle a présenté quatre attaques épileptoïdes ou épilepti-formes, comme vous voudrez les appeler, accompagnées de miction involontaire, de morsure de la langue et de perte de connaissance. Depuis son admission, c'est-à-dire depuis dix jours, elle n'a éprouvé qu'une seule attaque avortée, uniquement caractérisée par de l'en-gourdissement et de la faiblesse de la main. Il est vrai de dire qu'elle a été soumise, dès sa rentrée, au traite-ment antisyphilitique.

Les convulsions que présente cette malade sont celles

de l'épilepsie partielle ; elles débutent par l'index droit, gagnent ensuite les autres doigts, l'avant-bras et le bras. Elles s'accompagnent d'une sensation douloureuse indéfinissable : « Mes os se brisent, » dit-elle, puis elle perd connaissance et tombe sur le côté droit. L'épilepsie partielle serait ici anormale, d'après le récit du mari, puisqu'elle respecterait la face et le membre inférieur, mais n'oubliez pas que dans ces crises la malade se mord la langue et perd involontairement ses urines.

Il est un principe en clinique neuropathologique, un principe qu'il ne faut jamais perdre de vue, c'est que, toutes les fois qu'on se trouve en présence d'un cas d'épilepsie partielle chez un adulte, il y a lieu de songer que la syphilis est possible. Il y a lieu d'espérer, de désirer même qu'elle existe, car, si cela était, si la syphilis était en jeu, si les convulsions épileptiformes qu'elle produit se présentaient cliniquement avec tels caractères que je vais préciser dans un instant, vous pourriez espérer, presque à coup sûr, vous rendre maître des accidents.

Quels sont donc ces caractères qui permettent d'affirmer que l'épilepsie est d'ordre syphilitique ? Quelles sont les circonstances qui permettent d'affirmer que la guérison sera complète ?

Avant d'aborder cette recherche, je crois utile de vous rappeler ici ce que l'anatomie pathologique de la syphilis cérébrale enseigne en pareil cas.

Règle générale, les lésions de la syphilis cérébrale sont des lésions méningées, et, dans la majorité des cas, ce sont avant tout des lésions de la base. Déjà Morgagni signale « *tria gummata candida quæ inhærebant duræ membranæ* » dans l'épilepsie syphilitique. Voici, d'après Virchow, Rumpff et Oppenheim (1), ce que sont

---

(1) *Die Syphilitisch. Erkrank. des Nervensystems.* Wiesbaden, 1887.

ces lésions basales qui peuvent être les seules observées dans la syphilis du cerveau, et qui, d'autre part, ne manqueraient presque jamais lorsque des altérations de même nature existent dans les régions pariéto-temporales. Une substance gélatineuse, transparente, s'infiltre dans l'hexagone de Willis, autour du chiasma des nerfs optiques. C'est un tissu composé de très petites cellules embryonnaires, très vasculaire, dans lequel les vaisseaux s'oblitèrent sur certains points et produisent cette dégénération caséeuse qui caractérise les gommes à un certain stade de leur évolution, tandis qu'à la périphérie la plaque gommeuse a subi la transformation fibreuse.

Ce sont, en effet, des plaques gommeuses plutôt que des tumeurs arrondies et circonscrites, des lésions en nappe, des lésions superficielles en tout cas qui n'affectent d'abord la substance corticale cérébrale et les organes voisins que par irritation de voisinage. Mais, à un degré plus avancé, se produisent des altérations plus graves : l'artérite oblitérante étudiée par Heubner, qui peut conduire soit à la production d'anévrysmes dont la rupture sera la cause d'hémorrhagies plus ou moins redoutables, soit à un ramollissement plus ou moins profond de la pulpe cérébrale elle-même. Mais laissons pour aujourd'hui ces lésions graves au premier chef, pour ne parler que des plus superficielles qui sont en réalité les plus communes. Au milieu de cette infiltration gommeuse, les nerfs optiques, les nerfs moteurs de l'œil, etc., se trouvent englobés ; ils subissent des lésions de compression ou d'infiltration qui se traduisent cliniquement, soit par la paralysie des muscles de l'œil, soit par la névrite optique.

Ces lésions basales, que je ne fais qu'esquisser devant vous, ne sont pas celles qui nous intéressent directement. Ce ne sont pas elles, en effet, qui produisent l'épilepsie syphilitique partielle. Celle-ci ressortit aux lésions de la convexité, de la région fronto-pariétale. Il est vrai d'ajouter que ces lésions de la convexité sont

généralement surajoutées à celles de la base, de telle
manière que les lésions pariétales seraient précédées de
lésions basales.

Les lésions pariétales sont aussi des altérations méningées, des altérations gommeuses en nappe (lésions
pachyméningitiques) qui ont été bien figurées dans
l'atlas de Lancereaux, dans l'ouvrage d'Echeverria (1),
ainsi que dans une communication faite à la Société
médicale des Hôpitaux par M. Fournier, le 28 mars 1880.
Les plaques gommeuses pachyméningées envahissent
la pie-mère qui se montre au voisinage très vascularisée
comme la dure-mère elle-même, et quelquefois il y a
adhérence de la méninge à la substance corticale encéphalique.

Telles sont les conditions anatomiques de l'épilepsie
partielle syphilitique, mais pour que cette épilepsie se
produise, faut-il encore que la lésion méningée affecte
une certaine localisation. Il faut qu'elle siège au niveau
et à la surface des zones motrices. Si elle siège à la
surface des circonvolutions fronto-pariétales ascendantes et dans la région supérieure, le début des secousses épileptoïdes se fera par le membre inférieur,
par la face si elle siège dans la région inférieure et si
elle occupe la région moyenne, par la main et le membre
supérieur, comme chez cette malade. La lésion méningitique siège-t-elle en dehors de cette zone motrice,
vous pourrez avoir non pas l'épilepsie, mais l'aphasie
dans ses différents modes, une hémiopie peut-être,
divers troubles intellectuels, l'amnésie par exemple. Et
la théorie des localisations cérébrales trouve ici sa
pleine application.

Donc nous supposons, nous admettons même — et
nous pourrons fournir tout à l'heure une démonstration
plus solide du fait — que, chez cette femme, une lé-

_____

(1) Echeverria. *Epilepsy*. New-York, 1870.

sion syphilitique pachyméningée siège dans la région
pariétale, au niveau de la partie moyenne des circonvolutions frontale et pariétale ascendantes.

Voilà de quoi expliquer l'épilepsie partielle brachiale,
incontestablement. Mais comment pourrez-vous prévoir que cette épilepsie partielle, si elle est démontrée
syphilitique, sera entièrement curable? Parce qu'elle
n'est jusqu'ici accompagnée d'aucun trouble permanent
du mouvement dans les membres mis en jeu par les
convulsions épileptiformes. Il y a peut-être bien une
légère parésie transitoire, une faible diminution de la
force dynamométrique dans la main droite. Mais, en
réalité, ces phénomènes s'expliquent par un symptôme
qui devra être étudié à part, par une hémihypoesthésie
droite qui semble indiquer que, dans la syphilis, l'hystérie peut se mettre de la partie sous l'influence de
l'agent provocateur. Si, au contraire, une hémiplégie
permanente compliquait l'épilepsie partielle, le cas serait beaucoup plus grave. On trouverait alors, dans le
côté paralysé, de la rigidité, de la contracture, une
exaltation des réflexes avec trépidation spinale, peut-
être quelques troubles de sensibilité, légers et limités,
mais jamais de l'hémianesthésie totale qui semble ap-
partenir aux lésions de la capsule interne, lésions qui
doivent être éliminées ici. Donc, dans le cas supposé
d'hémiplégie permanente, il serait trop tard pour espérer une guérison complète, car, je le répète, on ver-
rait apparaître la dégénération secondaire, succédant
au ramollissement inflammatoire ou ischémique de
l'écorce, tout aussi bien que si la capsule interne était
primitivement intéressée.

Je dis donc que nous sommes dans les conditions de
curabilité, car, en somme, il n'y a rien jusqu'ici de permanent dans les membres du côté où ont lieu les secousses épileptiques. Mais, m'objecterez-vous, vous
avez supposé assez gratuitement la syphilis cérébrale,
la pachyméningite gommeuse. Tout cela est fort bien,

mais n'est nullement démontré. Il pourrait bien s'agir
d'autre chose; il y a d'autres lésions que la pachyméningite gommeuse qui peuvent produire l'épilepsie
partielle sans hémiplégie concomitante. Ainsi sont certaines tumeurs sarcomateuses des méninges dans les
premières phases de leur développement, certaines lésions très circonscrites de l'écorce des circonvolutions
motrices dans la paralysie générale, etc., etc. L'objec-
tion est fondée et je reconnais que nous n'avons pas
encore démontré l'existence des lésions syphilitiques.
Je passe donc à la démonstration.

Déjà, mardi à la consultation, nous n'avons pas man-
qué de poser à la malade quelques questions destinées
à vérifier l'hypothèse qui s'était formée dans notre esprit; et nous avons appris — remarquez bien cet épisode — que six mois avant le début des attaques épileptiformes, il avait existé une *céphalée* d'un genre spécial, très remarquable, bien caractéristique, céphalée
qui depuis deux mois s'était atténuée, non sans laisser
cependant quelques traces. Voici du reste la description
de cette céphalée telle qu'elle nous a été très intelli-
gemment racontée par la malade, qui en a gardé le
souvenir poignant et très précis à la fois.

Je l'emprunte à l'observation très explicite qui m'a
été remise par mon interne, M. Souques. Vers la fin de
novembre dernier, la malade fut prise un jour, sans
cause apparente, de maux de tête affreux. La douleur,
localisée à l'origine dans la région pariétale gauche,
survenait le soir vers quatre ou cinq heures, persistait
violente toute la nuit et ne s'amendait que le matin.
Elle était si horrible qu'elle arrachait des cris à la malade et la privait complètement de sommeil, la forçant
à sortir du lit et à se promener dans sa chambre pour
chercher un soulagement qu'elle ne parvenait du reste
pas à trouver. Deux heures après le début de cette céphalée, c'est-à-dire vers les six ou sept heures, appa-
raissaient des vomissements aqueux, très amers, qui se

répétaient quatre ou cinq fois dans la nuit. Au bout d'une huitaine de jours, cette douleur vespéro-nocturne ne resta pas localisée à la région pariétale gauche. Partie de ce point, qui restait toujours le foyer maximum, elle irradiait dans la moitié gauche du crâne d'abord, en avant vers la tempe et le globe oculaire, en arrière vers l'occiput et enfin se généralisait en envahissant le côté droit de la tempe. Ainsi généralisée et toujours entre-coupée de vomissements paroxystiques, cette céphalée était réellement atroce et intolérable, à tel point, ra-conte la malade, qu'elle poussait des cris comme un enfant et qu'elle croyait avoir une plaie vive au niveau de la région pariétale du côté gauche. Après une nuit d'agitation extrême, le matin, vers sept heures, les douleurs se calmaient et la journée se passait dans un endolorissement sourd et très tolérable. Cette céphalée s'est ainsi reproduite tous les soirs et toutes les nuits durant quatre mois consécutifs.

Ainsi, voilà pendant quatre mois une céphalée très spéciale, essentiellement caractérisée par une douleur vespérale et nocturne, atroce, locale d'abord, siégeant dans la région pariétale gauche, s'irradiant ensuite dans tout le crâne, accompagnée de vomissements.

Et cette céphalée si caractéristique, méconnue dans sa nature, après être restée rebelle à la thérapeutique la plus variée, disparaît un beau jour spontanément. Eh bien ! cette disparition spontanée ne doit pas vous étonner. J'ai vu plusieurs fois la céphalée syphilitique tertiaire guérir de la sorte; mais, sachez-le bien, cette guérison n'est le plus souvent que le prélude de dé-sordres plus ou moins graves.

Dans tous les cas, lorsque vous rencontrerez une cé-phalée de ce genre, vous pourrez dire : la syphilis est en cause; il y a pachyméningite gommeuse, et nous sommes menacés d'accidents cérébraux plus graves dont l'apparence clinique : aphasie, épilepsie, variera naturellement suivant la localisation de la méningite.

Je ne veux pas dire que cette céphalée, douée de tous ses attributs caractéristiques, se présente avec ces caractères dans toutes les céphalées tertiaires, et que toutes les pachyméningites gommeuses la font naitre.

Il y a, en effet, des exemples du contraire, et M. Fournier (*Syphilis du cerveau*, p. 87) en a cité plusieurs. Mais, ce que je veux dire, c'est que toutes les fois que vous rencontrerez en clinique une telle céphalée, vous pourrez affirmer à coup sûr que la syphilis est en jeu. Je sais bien que dans la névrose hystérique on peut rencontrer une céphalalgie présentant, avec la céphalée syphilitique, des analogies frappantes. Vous en trouverez un exemple bien typique dans mes *Leçons du Mardi* (voir plus haut, page 366). Mais, en somme, quand on y regarde de très près, on constate des différences dans l'exposé desquelles il m'est impossible d'entrer aujourd'hui.

Durant les deux mois qui ont précédé le début de l'épilepsie partielle, la céphalée était fort atténuée chez notre malade ; elle n'existait plus que sous forme d'ébauche, de vestiges qui ne sont pas encore effacés aujourd'hui. Mais aujourd'hui il faut, pour la bien mettre en évidence, la provoquer à l'aide de la pression et de la percussion. On obtient, par ces procédés, un renseignement de premier ordre, ainsi que vous allez le reconnaitre. La palpation méthodique ne permet de reconnaitre aucune saillie, aucune exostose, contrairement à ce qui arrive quelquefois. Mais une pression un peu forte, et surtout la percussion, révèlent l'existence d'une *zone en rondelle douloureuse*, de la largeur d'une pièce de cinq francs, zone qui siège à gauche dans la région pariétale, sur un point qui, d'après nos recherches topographiques, correspond exactement à la partie moyenne des circonvolutions frontale et pariétale ascendantes, autrement dit au centre moteur de la main et du bras.

Peut-on vraiment demander plus de précision ? D'un

côté, le caractère syphilitique de la céphalée est établi
par sa description clinique ; de l'autre, en étudiant la
question de plus près, on est conduit à localiser la
lésion, et cette localisation est précisément celle qu'on
est amené physiologiquement à invoquer pour expliquer l'épilepsie partielle. En fait de précision, on ne
peut guère, il me semble, aller plus loin.

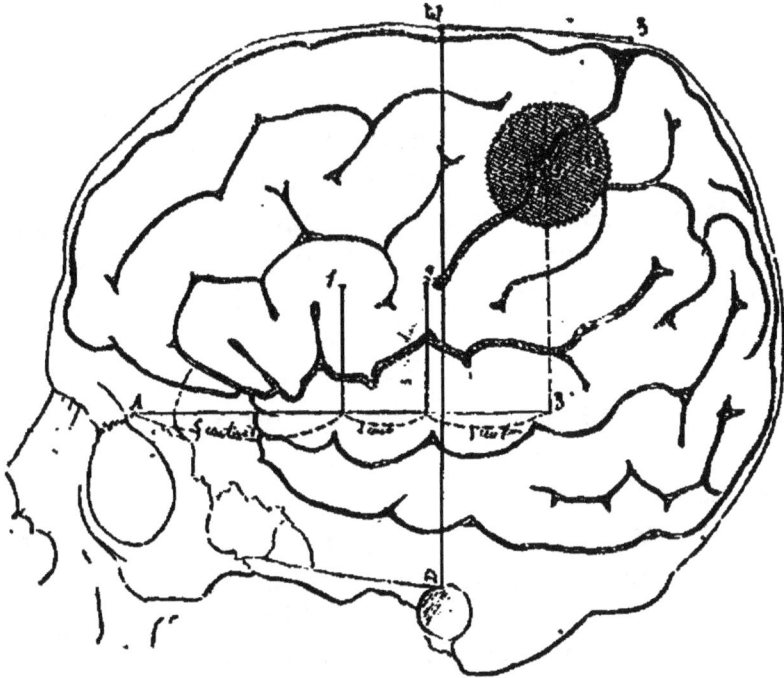

Fig. 46. — A B. Ligne horizontale de 10 centimètres à partir de l'apophyse orbitaire externe. — B C. Ligne perpendiculaire élevée à l'extrémité de la précédente, longue de 8 centimètres. — C. Centre de la zone
douloureuse situé à 8 centimètres au-dessus du point B et à 3 centimètres en arrière de la ligne bi-auriculaire D E. — D E. Ligne bi-auriculaire. — E. Bregma. — 1. Centre de Broca. — 2. Extrémité inférieure
du sillon de Rolando. — 3. Extrémité supérieure du sillon de Rolando.

Mais peut-être pourrait-on encore rester sceptique à
quelques égards, et demander un supplément de preuves. On ne saurait trop en fournir dans l'espèce.

Il importait, en tout cas, de rechercher attentivement
l'origine de la syphilis supposée. Or, de ce côté, les
recherches les plus minutieuses, l'enquête la plus

méthodique ne nous ont rien appris. Les téguments ne présentent aucune trace de lésion spécifique ; les souvenirs de la femme et du mari restent muets. Je sais bien qu'on pourrait supposer ce qu'on ne veut peut-être pas avouer, et ce qui peut-être a pu rester ignoré.

Mais l'étude des antécédents de la malade ne devait pas nous laisser dans cette incertitude. Avant de vous les faire connaître, voici ce que nous a appris l'examen méthodique de l'œil droit dont, je dois vous l'avouer, nous attendions quelques révélations. Nos prévisions, vous allez le voir, n'ont pas été trompées, tant s'en faut.

Dans l'œil gauche, l'acuité visuelle est réduite des deux tiers. L'examen ophthalmoscopique montre, avec un rétrécissement presque concentrique du champ visuel, une *névrite optique* caractérisée par l'infiltration sans étranglement de la papille. C'est là une lésion qui est dans la logique des choses ; elle représente la méningite basale qui doit se trouver à peu près régulièrement dans toute syphilis cérébrale. Voilà donc encore, en outre de la céphalée, un nouveau stigmate.

L'œil droit présente lui aussi une lésion spécifique, un stigmate qui serait à peu près caractéristique, même à l'état d'isolement. Cette malade est depuis fort longtemps tourmentée par une obnubilation de la vue, du côté droit, laquelle s'accompagne de la vision de mouches, de filaments volants qui se meuvent avec l'œil un peu dans tous les sens. L'ophthalmoscope donne l'explication de ces phénomènes, en montrant d'une part des flocons, des granulations dans le corps vitré, et d'autre part des plaques choroïdiennes couvertes de dépôts pigmentaires. C'est l'*atrophie choroïdienne* syphilitique.

Vous n'ignorez pas que les auteurs considèrent cette lésion comme un stigmate syphilitique à peu près univoque. J'ajouterai que cette atrophie paraît être un des attributs de la syphilis héréditaire tardive (Hutchinson, Fournier.)

Mais nous pouvons aller encore plus loin dans notre

recherche et accumuler les preuves. Nous apprendrons de cette femme, qui ne présente actuellement ni déformation physique, ni dents de Hutchinson, nous apprendrons, dis-je, que, vers l'âge de sept ans, elle a eu des croûtes à la tête, des ganglions au cou, le tout sans chute de cheveux et attribué à la scrofule sans doute. Mais voici quelque chose de plus significatif. Vers l'âge de quinze ans surviennent du jetage et des hémorragies nasales avec expulsion en plusieurs fragments d'un des cornets du nez, qu'elle désigne sous l'expression pittoresque de « croquant ».

Devant un tel récit l'*examen du nez* devenait nécessaire. Il a été pratiqué par M. Gellé qui a constaté dans la narine gauche l'absence du cornet inférieur et noté, du même côté, une hypertrophie considérable, indolente, violacée du cornet moyen.

Voilà encore un stigmate syphilitique et un stigmate de première valeur dans l'histoire de la syphilis héréditaire tardive, un de ceux que l'on y rencontre le plus fréquemment, d'après les statistiques de M. Fournier.

Donc la syphilis est bien établie, péremptoirement établie par l'ensemble des caractères suivants : lésions nasales spéciales, névrite optique relevant de la méningite syphilitique basale, choroïdite également spécifique, céphalée vraiment caractéristique liée à la pachyméningite gommeuse qui, en raison de sa localisation particulière, a produit les accidents épileptoïdes, lesquels ont enfin appelé sérieusement l'attention de la malade et du médecin. En outre, l'étude des antécédents permet de faire remonter probablement à sept ans (croûtes du cuir chevelu et ganglions du cou), en tout cas sûrement à l'âge de quatorze ans (chute des cornets), les premières atteintes de la syphilis.

Il y a tout lieu de croire, par conséquent, et d'après la chronologie des accidents et d'après leur nature même (rhinite, choroïdite), que c'est d'un cas de syphilis héréditaire tardive qu'il s'agit.

Il ne me reste plus qu'un point à vous signaler pour terminer cette intéressante histoire : il est relatif aux antécédents héréditaires.

Eh bien ! ces antécédents ne nous éclairent nullement sur l'origine de la syphilis ; de ce côté, nous n'avons rien appris. Mais nous avons trouvé l'hérédité nerveuse vulgaire. Notre malade est la fille d'une hystérique ; deux de ses cousins germains présentent une tare névropathique : l'un est atteint de paralysie infantile, l'autre est mort aliéné à l'asile Sainte-Anne. Ces faits d'hérédité m'ont paru intéressants à souligner. En effet, n'a pas la syphilis cérébrale qui veut. Quelques auteurs ont remarqué déjà que, parmi les sujets atteints de syphilis du cerveau, il en est un certain nombre qui sont par hérédité prédisposés aux affections cérébrales vulgaires. Notre cas vient évidemment à l'appui de cette manière de voir. De plus, il explique qu'avec une prédisposition de ce genre une hémianesthésie hystérique soit survenue provoquée par les accidents syphilitiques, les lésions superficielles, comme sont ici les nôtres, étant absolument incapables de produire une telle hémianesthésie que seule pourrait expliquer, en dehors de l'hypothèse d'hystérie, une lésion de la capsule interne.

Et maintenant je n'ai plus qu'à vous parler thérapeutique. Trop souvent, dans cet hospice, en face des nombreuses maladies cérébro-spinales qui se présentent à nous, nous déplorons très franchement et très sincèrement notre impuissance. Mais aujourd'hui nous sommes dans une catégorie spéciale. Guidés par l'expérience des auteurs et par la nôtre, nous sommes remplis d'espérance. Puisque les vents sont favorables, sachons en profiter, mais n'oublions pas que, d'après les principes émis par mon collègue, M. Fournier, et moi, il y a près de quinze ans, à une époque où la syphilis cérébrale était encore dans les limbes, n'oublions jamais qu'il faut ici, plus que partout ailleurs, *frapper vite et fort*. Frapper vite, car, étant donné que l'épi-

lepsie partielle est le résultat d'une lésion en nappe,
vous avez à redouter que cette lésion s'étende dans la
profondeur, dans la substance cérébrale elle-même, et
y détermine des hémiplégies désormais indélébiles. Il
faut frapper fort, l'expérience le démontre et elle me
l'a bien souvent démontré. Il faut, passez-moi cette
comparaison, rassembler toutes les forces de l'armée
et frapper un grand coup, comme s'il s'agissait d'un
assaut, sans perdre un jour, sans perdre une heure.

Vous donnerez donc l'iodure de potassium à la dose
que vous pourrez : trois, quatre, cinq grammes par
jour. Mais n'oubliez pas que, dans ces syphilis tertiaires
du système nerveux, l'intervention du mercure est
nécessaire, et joignez à l'iodure les frictions mercurielles.

Quand on parle de syphilis cérébrale en général, il
ne faut pas thérapeutiquement se montrer très fier.
Vous n'aurez souvent, même en faisant pour le mieux,
que des résultats partiels et quelquefois nuls. Nuls
quand il s'agira par exemple de lésions vulgaires — je
me propose de vous en montrer, vendredi prochain, un
cas très frappant — compromettant sérieusement la nutrition de l'encéphale : ramollissement en foyer comme
cela se voit dans l'artérite syphilitique, ramollissement
inflammatoire comme cela se voit dans les méningo-
myélites. Ne chantez pas victoire à l'avance dans un cas
d'épilepsie partielle où déjà il existe un certain degré
d'hémiplégie permanente.

Mais dans les cas d'épilepsie partielle pure qui, dans
l'intervalle des accès, ne sont pas suivis de lésion permanente des membres, alors même que coexisteraient
des altérations basilaires : névrite optique, paralysie du
moteur oculaire commun, etc..., dans ce cas-là, la guérison est non seulement très probable mais à peu près
certaine, si vous vous conduisez suivant les règles.

Il me serait facile, d'une part, de vous rappeler plusieurs exemples dans lesquels, après la cessation des

convulsions facilement obtenue, il resta un état de déchéance mentale indélébile. Mais, d'autre part, la guérison, je le répète, peut être complète, absolue. Et je
pourrais, à ce propos, vous citer un professeur distingué dans la catégorie du droit que nous avons soigné
dans le temps — il y a dix ans de cela — avec
M. Fournier, et qui n'a cessé de professer depuis avec
la plus grande distinction.

Nous avons mis, depuis que cette malade est entrée
ici, le traitement en œuvre et j'espère qu'il sera couronné de succès (1). Mais nous ne devons pas oublier
qu'il s'agit de syphilis héréditaire, plus tenace certainement que la syphilis acquise, et que, l'épilepsie disparue, tout ne sera pas dit. La névrite optique, la rhinite, la choroïdite ne disparaissent pas aussi facilement
et le traitement devra donc être poursuivi pendant un
temps suffisamment long. Telle est, en résumé, la morale de ce cas.

---

(1) La malade est restée deux mois dans le service sans présenter une seule attaque d'épilepsie partielle. Elle est sortie guérie,
sinon de tous les accidents spécifiques, du moins des crises épileptiformes pour lesquelles elle était entrée à l'hôpital.

XX.

Encore deux cas de syphilis cérébrale (1).

SOMMAIRE. — Variétés de la syphilis cérébrale. Artérite syphilitique ; le ramollissement cérébral vulgaire qui en est le résultat ; les lésions ainsi produites sont irréparables et le traitement spécifique est alors sans action sur l'hémiplégie qui reste incurable.

Présentation d'un malade de ce genre. Cécité verbale avec hémiopie et agraphie.

Syphilis cérébrale par pachyméningite gommeuse. Epilepsie Jacksonnienne. Céphalée spéciale, nocturne. Curabilité par le traitement antisyphilitique intensif lorsque le médecin l'applique à temps.

Présentation d'un malade de cette seconde catégorie.

Messieurs,

Dans la précédente leçon, nous avons étudié ensemble un cas de syphilis cérébrale (2) qui vous a montré cette affection sous un aspect favorable. Vous n'avez certainement pas oublié qu'il s'agissait, dans l'espèce, d'épilepsie partielle isolée, libre de tout symptôme paralytique permanent et occasionnée par une plaque gommeuse superficielle des méninges, siégeant au niveau des centres moteurs du membre supérieur droit et n'ayant pas encore déterminé de lésion organique de l'écorce cérébrale de ces régions. En pareil cas, on

---

(1) Leçon recueillie par M. A. Souques, interne (médaille d'or) du service.

(2) Nous rappellerons à ce sujet que, il y a un peu moins d'un an, M. Lemoine a publié, dans le *Mercredi Médical*, une paralysie des muscles de l'œil chez une femme atteinte de syphilis héréditaire.

peut espérer, vous disais-je, la guérison complète des accidents, pourvu que la médication instituée se montre, par l'énergie et la rapi(' é avec laquelle on l'a conduite, à la hauteur des circonstances.

Aujourd'hui, les deux malades que je vais examiner avec vous sont également, à mon avis, des exemples de syphilis cérébrale, mais le tableau est si différent dans les deux cas que le contraste vous paraitra frappant. Chez l'un deux, c'est encore l'épilepsie partielle curable qui est en cause. Chez l'autre, au contraire, il s'agit de troubles moteurs et intellectuels de la plus haute gravité, indélébiles, incurables pour la majeure partie, et ces phénomènes graves relèvent d'une altération profonde et étendue survenue dans la nutrition de certaines parties de l'encéphale.

C'est que, dans l'anatomie pathologique de la syphilis cérébrale que j'ai esquissée devant vous, mardi dernier, en outre de la méningite gommeuse, c'est-à-dire d'une lésion superficielle par rapport à l'encéphale, il faut considérer aussi les lésions gommeuses qui pénètrent dans la substance même des centres nerveux et s'y incorporent en quelque sorte, sous forme de foyers, ainsi que vous pouvez le voir sur cette figure que j'ai fait placer sous vos yeux (Charcot et Gombault). Ici, les conséquences sont des plus graves, car, pour ne parler que de ce qui concerne la moelle épinière, on assiste à une dégénération secondaire descendante, qui entrainera avec elle une paraplégie spasmodique peut-être incurable.

Mais ce n'est pas de ce genre d'altération qu'il s'agit chez le premier de nos deux malades. Chez lui, c'est l'ar-térite syphilitique qui est en jeu.

Nous savons par les travaux de quelques auteurs, par ceux d'Heubner en particulier, que les artères de calibre, dans la méningite basilaire syphilitique, prennent part, à un certain degré, au processus morbide. Il se développe alors une véritable artérite qui, dans quelques circonstances, pourra s'étendre aux ramifications d'un tronc vasculaire ; et, comme il s'agit d'une artérite végétante tendant à l'oblitération du calibre des vaisseaux, on conçoit les conséquences graves qui peuvent en résulter pour la nutrition des parties de l'encéphale qui reçoivent le sang par ces artères. Dans ce cas, le processus ne diffère pas, ainsi qu'on devait s'y attendre, de celui qui survient, dans des circonstances analogues, chez les sujets atteints d'artériosclérose. L'unique différence est que la lésion artérielle syphilitique pourrait probablement être arrêtée dans son évolution, si on la pouvait reconnaître à son origine. Mais il n'en est malheureusement pas ainsi. L'artérite syphilitique s'installe sournoisement, progresse insidieusement jusqu'au moment où elle produit dans le vaisseau soit une dilatation anévrysmale, soit une oblitération complète de sa lumière.

Détermine-t-elle des anévrysmes? Les conséquences sont faciles à prévoir et l'on connait des exemples d'hémorrhagie intra ou extra-encéphalique. Ces cas-là ne doivent pas nous occuper aujourd'hui. Considérons, si vous voulez, le second processus. L'artère est oblitérée : il se produit en aval une ischémie de la substance cérébrale dans les territoires irrigués par le vaisseau. Et si l'ischémie se prolonge, si une irrigation supplémentaire par l'établissement d'une circulation collatérale ne se fait point, alors les territoires de l'encéphale privés de sang subissent la fonte nécrobiotique, c'est-à-dire une destruction irréparable. En d'autres termes, il se forme un foyer de ramollissement. Et si l'artérite qui lui a donné naissance est bien une lésion de nature syphilitique, la lésion qui se produit dans le tissu encéphalique, en conséquence de l'oblitération vasculaire, ne mérite plus de porter ce nom. Ce n'est qu'une pure lésion de canalisation, mécanique, devant laquelle bien entendu le traitement spécifique le plus énergique restera impuissant.

Eh bien ! c'est dans ces conditions que nous nous trouvons, à mon avis, chez ce malade. Il s'agit d'un homme de quarante-cinq ans, intelligent jadis, et peintre de céramique ; il est marié et père de famille. L'accident dont nous avons à étudier les suites fâcheuses remonte seulement à cinq mois, au 26 janvier de cette année. C'est à cette date que l'*hémiplégie droite* dont il est porteur a fait son apparition. Mais nous allons voir que cette hémiplégie a été précédée de prodrômes, prodrômes très intéressants et qu'il importe de bien mettre en relief, car c'est sur eux surtout que nous comptons pour établir l'origine syphilitique de tout le mal. En effet, vous allez le reconnaître, du reste, ces accidents d'aujourd'hui n'ont, dans leur apparence clinique, rien qui les distingue de ceux qui pourraient résulter d'un foyer de ramollissement banal, de ramollissement d'origine athéromateuse par exemple.

L'attitude des membres supérieur et inférieur du côté paralysé, la participation de la face, l'exaltation des réflexes, la trépidation spinale, tout en somme justifie cette similitude.

Pouvons-nous localiser ce foyer de ramollissement — je dis de ramollissement et non d'*hémorrhagie*, à cause du mode de début — et en préciser le siège ? Très certainement. La lésion est incontestablement profonde, ineffaçable ; elle a, pour ainsi dire, sectionné le faisceau moteur et entraîné la dégénération secondaire. Et c'est là, vous le savez, une lésion permanente, en grande partie irréparable. Et, pour un artiste, être privé de l'usage de la main droite constitue un irrémédiable malheur.

Mais, je le répète, peut-on localiser le foyer ? Est-ce une altération des masses centrales ? N'est-ce pas plutôt une altération des méninges et de l'écorce encéphalique ? Rappelez-vous la distribution de l'artère sylvienne, et vous vous rendrez compte qu'une lésion des artères du corps strié puisse produire une telle hémiplégie. Je suis cependant porté à croire qu'il s'agit ici d'une lésion des branches terminales de la sylvienne, et que le territoire cortical des zones motrices, dans une grande étendue, a été intéressé de manière à produire une sorte de monoplégie associée se présentant sous l'aspect de l'hémiplégie complète capsulaire. Et si vous me demandez la raison de cette opinion, j'invoquerai la concomitance intéressante de phénomènes que nous ne rencontrons pas d'ordinaire dans les lésions des masses centrales et que nous sommes au contraire habitués à trouver dans les lésions corticales en foyer.

Dès les premiers temps de son hémiplégie, notre malade s'est aperçu que, bien que sa vision fût parfaite, il lui était impossible de lire les caractères imprimés ou écrits. Dans ce phénomène vous avez reconnu la *cécité verbale*. A l'origine, cette cécité verbale s'est accompagnée d'aphasie motrice ; celle-ci a bientôt disparu et la cécité a persisté à l'état d'isolement. Aujourd'hui, cet homme lit à peu près toutes les lettres séparément, mais il ne peut les assembler ; il devine, sans pouvoir la lire, sa propre écriture.

Voilà certes un symptôme cortical au premier chef. La cécité verbale reconnue, nous devions naturellement rechercher si le langage n'était pas affecté dans un autre de ses modes. Notre enquête est restée en grande partie négative. En général, du reste, la cécité verbale est isolée. Notre malade n'a donc pas de surdité verbale. Est-il agraphique ? Oui, à un certain degré. Il écrit pourtant de la main gauche, mais souvent, en outre de la lenteur dépendant du manque d'exercice de la main, il ne sait plus écrire certaines lettres, certains mots. La faculté graphique est affaiblie chez lui. Ainsi, il est dessinateur, vous ai-je dit, et il ne sait plus dessiner de mémoire. Nous devons donc admettre que, en outre de la zone motrice des membres, le lobule pariétal inférieur a été lésé.

Logiquement, nous devions rechercher le trouble

visuel qui est le compagnon habituel de la cécité verbale, je veux parler de l'*hémiopie*. Eh bien! ce trouble existe et de la façon la plus nette : la ligne de démarcation passe exactement par le point de fixation.

Ainsi donc, ce sont l'écorce et le manteau cérébral qui ont souffert. D'abord, à un moment, toutes les branches terminales de l'artère sylvienne ont été touchées; l'ischémie a été générale. Mais, par le mécanisme des circulations collatérales, certains territoires de ce département artériel ont échappé à la nécrobiose. Les régions irrémédiablement affectées sont en résumé : les centres moteurs dans presque toute leur étendue, le lobule pariétal inférieur et le pli courbe. Veuillez remarquer, je vous prie, que la sensibilité est restée complètement indemne.

Mais ce n'est pas tout. Ce qui marque encore les régions corticales comme étant le siège des lésions, c'est la *déchéance intellectuelle* vraiment profonde qui s'est accomplie chez notre pauvre malade, et, en particulier, une amnésie vraiment troublante. Il doute de tout; il ignore son âge, le nom de sa femme et de ses enfants, la rue qu'il habite, les divers événements de sa maladie, etc., etc. Je vous ferai remarquer en passant qu'il est d'ailleurs d'une bonne santé, que le cœur et les viscères sont sains.

Vous nous présentez tous ces accidents, allez-vous me dire, comme la conséquence de la syphilis cérébrale. Nous ne voyons-là que des méfaits vulgaires que l'on pourrait rencontrer dans le ramollissement ischémique ordinaire. Soit, mais ne vous ai-je pas dit que nous trouverions dans les antécédents du sujet, dans les prodromes de l'accident actuel, des caractères décisifs?

Tout d'abord, cet homme a-t-il eu la syphilis? Oui, incontestablement. Il a eu vers l'âge de dix-huit ans — il y a vingt-sept ans de cela — un chancre induré avec double pléiade ganglionnaire de l'aine, la roséole, des plaques muqueuses, etc., toutes manifestations qui ont été soignées à l'hôpital du Midi durant quatre mois. Il a donc eu la vérole, et c'est, par conséquent, de syphilis acquise qu'il s'agit, contrairement au cas de l'autre jour, où la syphilis héréditaire était en cause. Mais vingt-sept ans, direz-vous, c'est bien long ! C'est possible, je puis cependant vous répondre par les statistiques de MM. Fournier, Mauriac, Rumpf et autres auteurs où on voit l'éclosion de la syphilis du cerveau la mieux avérée se faire vingt-cinq, trente ans et plus après l'apparition du chancre.

La syphilis, chez cet homme, est donc bien authentique ; c'est déjà quelque chose, mais ce n'est pas tout. L'artériosclérose, le diabète, l'albuminurie, une affection cardiaque ne seraient-ils pas en jeu ici ? Non, certainement, car, dans le cas présent, aucune de ces causes ne peut être incriminée. Et voilà déjà une exclusion qui rend plus vraisemblable l'origine syphilitique.

Abordons maintenant la question des prodrômes. L'hémiplégie, chez ce malade, ne s'est pas déclarée tout à coup, soudainement ; elle a eu des signes précurseurs. Le 8 janvier, il est pris dans la rue d'un grand vertige et il a juste le temps de rentrer et de s'asseoir dans la boutique la plus proche. Les quinze jours qui suivirent, ces vertiges se reproduisirent fréquemment et lui rendirent tout travail impossible. Le 25 janvier, en se couchant, il ressent une sorte d'engourdissement passager dans l'épaule et le membre supérieur du côté droit : vers les trois heures du matin il se réveille en proie à un malaise vague et se lève du lit pour essayer de le dissiper. Sa femme remarqua alors qu'il traînait la jambe droite et qu'il s'exprimait avec quelque difficulté. A la suite d'une application de sangsues, ces troubles disparurent rapidement. La journée du 26 fut normale ; mais le soir, vers sept heures, ces troubles de la motilité et du langage reparurent plus accusés et pour ne plus disparaître cette fois. Le malade n'avait pas perdu connaissance ; il avait assisté conscient au développement de tous ces phénomènes.

Ainsi pas d'ictus, pas de coma, pas de grand choc. Ceci ne vous rappelle-t-il pas les caractères assignés à l'hémiplégie syphilitique par un maître qui jouit d'une grande et légitime autorité ?

1° « L'hémiplégie syphilitique a pour habitude, sinon pour caractère constant, de se produire *sans ictus apoplectique, avec conservation de la connaissance.* »

2° « Assez souvent, elle se produit d'une *façon lente, progressive* ou *successive.* » (Fournier, in : *La syphilis du cerveau,* p. 463.)

Mais sachez bien que tout cela encore n'est pas spécifique. M. Fournier, lui-même, le fait remarquer. Cela peut se voir, en somme, dans le ramollissement vulgaire par athérome. Alors où sont donc, ajouterez-vous, vos caractères décisifs ? Avez-vous en concomitance avec l'hémiplégie quelque lésion basale qui, dans l'espèce, serait à peu près décisive : une névrite optique, une paralysie du moteur oculaire commun, par exemple ? Absolument pas. De ce côté, un examen attentivement pratiqué par M. Parinaud est resté négatif.

Dans ce cas, que nous reste-t-il donc ? Eh bien ? tout simplement un épisode prémonitoire, un seul épisode, mais tellement significatif, à mon sens, que l'on ne peut s'y méprendre. Et cet épisode, c'est précisément cette *céphalée* si originale dans son type de parfait développement qu'elle éclaire d'une vive lumière la nature des accidents ultérieurs. Oui, cette même céphalée que nous relevions l'autre jour avec tant d'insistance, parce qu'elle est, dans la majorité des cas, un signe révélateur de la plus haute importance. Oui, j'ai l'intime conviction que si, frappé des caractères qu'elle a présentés, on fût intervenu, — et l'on a eu certes le temps de se retourner, puisque ces maux de tête ont duré trois mois, qu'ils existaient encore le 8 janvier, au moment même où ont éclaté les vertiges, qu'ils existaient encore le 25, la veille du jour où est survenue l'hémiplégie,— j'ai la conviction, dis-je, qu'à ce délai extrême une intervention énergique et appropriée eût encore conjuré les malheurs qui ont suivi.

Voici, du reste, une description très abrégée de cette céphalée, qui a débuté en novembre 1889, pour ne cesser de sévir, je le répète, qu'au bout de quatre mois, au moment même où s'est développée l'hémiplégie. Elle était continue, — c'est la femme même du malade qui nous a donné ces détails, — mais elle grossissait le soir et devenait si vive pendant la nuit qu'elle privait cet infortuné de sommeil et le forçait à sortir du lit et à se promener dans la chambre en gémissant. Elle semblait avoir son maximum sur le sommet de la tête, car c'est sous son béret qu'il portait une compresse d'eau sédative en permanence. Quelles étaient les irradiations de cette douleur, quel en était le siège précis? C'est ce qu'il nous a été impossible de savoir par l'interrogatoire de la femme. Quant au malade lui-même, en raison de sa profonde amnésie, il ne sait pas, dit-il, s'il a eu autrefois mal à la tête; sa femme le lui a dit, mais il ne se rappelle plus rien. Et, d'autre part, la palpation et la percussion du crâne ne nous ont rien appris à ce sujet.

Voilà, certes, un épisode qui n'est pas banal, un épisode qui ne se rencontre pas dans le ramollissement cérébral vulgaire. Évidemment, la syphilis était là présente, et c'est au cours de cette céphalée que se sont préparées les terribles lésions artérielles qui ont abouti à la production des accidents que vous savez.

Laissez-moi vous dire cependant que toutes les hémiplégies cérébrales dans la syphilis n'ont ni cette signification ni ce caractère de gravité. Toutes, en effet, ne dépendent pas d'un foyer de ramollissement. Sans entrer dans de grands détails, je tiens à vous rappeler qu'il y a des hémiplégies transitoires corticales accompagnant l'attaque d'épilepsie partielle, qu'il y a encore des hémiplégies transitoires sans attaque résultant d'une altération pachyméningitique qui agit par compression au lieu d'agir par irritation. Toutes ces paralysies se peuvent guérir, si l'on procède avec énergie et rapidité. Je n'en veux pour garant que le cas du second malade que j'ai fait placer sous vos yeux.

C'est un homme qui s'est présenté à la policlinique, il y a trois semaines, et que vous reconnaîtrez sans peine, si je vous rappelle un détail tragique de son premier interrogatoire. C'est ce même homme qui, ici-même, vous a rendu témoins d'une attaque typique d'*épilepsie partielle*. Vous avez vu les secousses débuter par la face, et d'une façon plus précise par l'oreille gauche qui tressautait, puis le globe oculaire, la commissure labiale du même côté, le bras gauche se prendre à leur tour, et enfin le malade perdre connaissance. Le mal datait de trois mois environ, disait-il, et était survenu sans signes prodrômiques.

Espérons, vous disais-je, que la syphilis est en jeu. Il nia d'abord tout accident spécifique, mais il nous fit un récit qui devait lever, vous allez en juger, tout espèce de doute. Il nous raconta que, deux ans auparavant, il avait eu pendant deux mois des rapports avec une femme plus que suspecte. Cette femme, nous dit-il, avait des plaques muqueuses et des éruptions cutanées « entre cuir et chair », qu'il avait remarquées à l'origine, et dont la nature syphilitique lui fut révélée plus tard par un médecin qui la soignait. En outre de cet aveu, il nous parla d'une *céphalée* sur laquelle je me propose de revenir plus loin.

Nous l'admîmes dans nos salles. Un examen méthodique et attentif ne nous a rien appris d'autre, ne nous a révélé nul stigmate spécifique, excepté cependant une *choroïdo-rétinite* constatée par M. Parinaud.

J'allais oublier de vous dire que, l'an dernier, durant

deux mois environ, ce malade a éprouvé dans les mollets des douleurs atroces, à caractère nocturne. J'ignore quelle est leur signification exacte. Ce n'est pas là assurément le lieu d'élection des douleurs ostéocopes, mais ce caractère nocturne n'en est pas moins très saisissant.

En groupant cet ensemble de phénomènes, il n'est pas téméraire, je pense, d'affirmer que la syphilis est en cause. D'ailleurs, ce diagnostic se trouve confirmé, dès à présent, *par le succès du traitement spécifique*, qui a montré déjà par des résultats non équivoques sa toute puissante influence, et cela dans l'espace restreint cependant de quinze à vingt jours. C'est assurément le cas de répéter l'axiome : *Naturam morborum ostendunt curationes.*

Je tiens maintenant à faire ressortir devant vous certains détails de cette observation que mon chef de clinique, M. Georges Guinon, a recueillis avec soin, depuis l'entrée du malade à l'hôpital.

Il s'agit d'un adulte de trente-deux ans, très vigoureux, dont les antécédents héréditaires et personnels n'offrent aucun intérêt, au point de vue spécial qui nous occupe. Il y a trois mois seulement, un soir qu'il lisait dans son lit, il ressentit des secousses dans la face du côté gauche, puis le bras du même côté s'agita ; enfin, notre malade perdit connaissance.

Depuis cette époque, il a eu deux crises analogues. Chacune de ces crises épileptiformes s'est accompagnée, comme la première d'ailleurs, de *monoplégie brachiale*, et dans l'une d'elles les convulsions ont envahi le membre inférieur. Dans ce laps de temps, il a présenté en outre deux attaques avortées, où tout s'est borné à quelques secousses dans l'oreille gauche.

Enfin, toujours à la même époque, et pendant un séjour qu'il fit dans un service hospitalier pour sa paralysie brachiale, il fut pris d'une céphalée violente, qui dura une quinzaine de jours. C'était une douleur continue, beaucoup plus vive cependant de six heures du soir à minuit, sans localisation bien précise, généralisée plutôt à tout le crâne. Elle avait revêtu un caractère si atroce que le malade en avait complètement perdu l'appétit et le sommeil. Je crois que la véritable nature de cette céphalée fut méconnue et que l'on songea à un début de méningite. Avec ou sans le secours de la thérapeutique employée, cette céphalée disparut et la parésie brachiale s'amenda.

Quelques jours après survenait la troisième attaque d'épilepsie partielle, qui amenait cet homme à notre consultation, dans l'état où vous l'avez vu, c'est-à-dire avec une *paralysie de la face* du côté gauche, avec une *monoplégie brachiale* incomplète du même côté, plus accusée au niveau de la main, sans troubles de la sensibilité, mais accompagnée d'une diminution très sensible de la *force dynamométrique* et compliquée d'exagération des réflexes tendineux et d'*atrophie musculaire* en masse. Cette atrophie très notable — les chiffres que je vais vous citer dans un instant en sont la preuve — a évolué très rapidement. Circonstance favorable, elle ne présente jusqu'ici aucune réaction de dégénérescence. Mais son existence seule est un fait exceptionnel et fort intéressant que je tiens à vous signaler expressément.

Étions-nous donc en présence d'une lésion organique ? Oui, peut-être, mais bien légère, vraisemblablement. Il était permis d'espérer, à la seule condition d'agir vite par les frictions et l'iodure à dose élevée. C'est la conduite que nous avons suivie, dès le premier jour, et notre thérapeutique a déjà été couronnée de succès. Et aujourd'hui nous pouvons même espérer une guérison complète, sans reliquat aucun, car il ne s'agit probablement que d'un simple état congestif ou d'une simple compression. Mais il n'était que temps, je crois, et ceci vous montre combien il faut être attentif et versé dans la connaissance approfondie des moindres indices de la syphilis cérébrale, si on veut épargner aux malades, qui viennent nous consulter, les conséquences terribles et irréparables dont je vous ai montré tout à l'heure un exemple.

Voici, en résumé, les résultats que nous avons obtenus en trois semaines : plus d'accès d'épilepsie partielle, plus de parésie brachiale. La force dynamométrique de la main gauche se rapproche aujourd'hui de celle du côté sain. Les réflexes sont devenus normaux, les troubles vaso-moteurs de la main, qui était froide et violacée, ont disparu. Enfin, nous avons gagné un centimètre sur l'amyotrophie brachiale.

Voici, du reste, les mensurations et les chiffres exacts :

Force dynamométrique. . . M. D.   50 k.
— — . . . M. G. 17, 30, 43 k.

(Examen des 11 et 26 décembre et du 8 janvier).

Circonférence (aux mêmes dates) :

De *l'avant-bras* droit. . . .   28 cent.
— gauche. . . 26, 26 1/2, 27 —
Du *bras* droit. . . . . . .   26 cent.
— gauche. . . . . . 24, 25, 25 —

Ces résultats sont assez significatifs et assez éloquents par eux-mêmes. Tout commentaire serait superflu.

Nous voilà donc maîtres de la situation, mais n'allons pas oublier le chapitre des récidives. Elles sont fréquentes dans ces conditions, et, pendant quelques mois, il sera nécessaire de reprendre, de temps à autre, le traitement spécifique et de le corser aux moindres indices d'un retour agressif.

Quant au premier malade, en face de son hémiplégie permanente, nous sommes désarmés. La médication spécifique reste impuissante contre le ramollissement. Il est trop tard. Tout ce qu'on peut faire, c'est d'empêcher, d'enrayer l'évolution d'accidents ultimes qui pourraient venir assombrir encore une situation déjà si profondément triste.

XXI.

Des formes frustes de la sclérose en plaques (l) ;

Sommaire. — Formes classiques, spinale, cérébrale et cérébro-spinale de la sclérose en plaques. Quelques symptômes rares ou anormaux de cette maladie. Lésions de la papille du nerf optique; diagnostic avec la papille tabétique. Autres symptômes oculaires. Vertiges, attaques apoplectiformes. Mobilité des symptômes.

Formes frustes par effacement. Formes atypiques abortives ou frustes primitives. Formes atypiques par intervention de phénomènes insolites : hémiplégique, tabétique, latérale amyotrophique.

Présentation d'un exemple de forme fruste par effacement.

Messieurs,

La sclérose en plaques cérébro-spinale, cette affection que caractérisent anatomiquement des lésions singulières dont je vous rappelais, il y a quelque temps, les principaux traits, ne se présente pas toujours cliniquement avec le cortège à peu près spécifique des symptômes que je vous faisais constater chez deux de nos malades. Ces symptômes, vous disais-je, sont à la fois d'ordre céphalique et d'ordre spinal. Parmi ces derniers, je ne vous rappellerai que la paraplégie spasmodique et le tremblement intentionnel. Quant aux symptômes bulbaires et cérébraux, quelque complexes qu'ils soient en apparence, n'allez pas croire qu'ils puissent apparaître au hasard, sans règle ni système, qu'on puisse « tout voir » en un mot dans la sclérose en plaques. Cette affection est régie, comme les autres maladies

---

(l) Leçon recueillie par A. Souques, interne (médaille d'or) des hôpitaux.

chroniques du système nerveux, par des lois d'une
fixité remarquable. Dans sa symptomatologie céphalique, vous ne rencontrerez que certains signes déter-
minés, comme l'embarras de la parole, le nystagmus,
un regard vague et fuyant, des vertiges, des attaques
apoplectiformes ou épileptiformes, etc.

Tel est, dans ses grandes lignes, le tableau classique
de la sclérose en plaques cérébro-spinale.

Je veux appeler votre attention aujourd'hui — et ceci
nous servira d'introduction à l'étude des formes anormales — sur certaines manifestations moins bien connues, et avant tout sur quelques *troubles oculaires*
tels que l'amblyopie et la cécité. Ne vous attendez pas à
rencontrer ici cette papille atrophique blanche et nacrée
qui se voit dans le tabes. Dans la sclérose disséminée —
les planches que je mets sous vos yeux et que nous
devons à l'obligeance d'un oculiste très distingué de
Moscou, le Dr Maklakoff, me serviront de témoignage
— dans la sclérose disséminée, dis-je, la papille quand
elle est lésée est tantôt, et le plus souvent, simplement
décolorée surtout sur le côté interne, tantôt jaunâtre,
terne, comme voilée par un nuage à contours vagues
et mal dessinés. Le contraste entre ces images ophtal-
moscopiques est tellement frappant que toute espèce de
confusion serait impossible.

Ce même contraste vous le retrouverez dans la symptomatologie oculaire des deux affections. Dans le tabes,
même si le sujet est un syphilitique, la médication restera impuissante contre une cécité à évolution fatalement progressive. Dans la sclérose multiloculaire, au
contraire, l'amblyopie et l'amaurose sont d'habitude
éphémères, transitoires. Ici vous pourrez, presque à
coup sûr, prédire la guérison ou l'amendement possible
et l'avenir viendra confirmer vos prévisions dans l'im-
mense majorité des cas. J'excepte, en effet, car il faut
toujours en clinique faire quelques réserves, certains
cas très exceptionnels où la cécité peut s'installer à de-

meure et devenir permanente. La raison de cet état amaurotique transitoire et passager c'est, à n'en pas douter, l'intégrité relative du cylindraxe qui persiste, au sein des ilots scléreux, jusqu'à la dernière limite.

Autre caractère non moins important à connaitre, c'est que la sclérose en plaques n'appartient pas à la catégorie des maladies fatalement progressives et incurables. Sa marche, en effet, est souvent entrecoupée par des *rémissions et des arrêts, même par des rétrocessions* possibles. Si je vous rappelle ce caractère de son évolution, c'est parce qu'il va tout à l'heure nous servir de guide dans le diagnostic des formes atypiques que nous allons aborder ensemble.

Laissez-moi encore, pour vous préparer à cette étude, vous mentionner quelques manifestations anormales. Les ilots de sclérose peuvent dans quelques cas frapper les cornes antérieures de la moelle. Les cellules de ces cornes, à l'instar des cylindraxes, pourront bien continuer à fonctionner plus ou moins longtemps, mais il y a une limite à toute résistance et elles finiront peut-être à la longue par disparaitre. Et, en conséquence de cette destruction, vous verrez survenir une *amyotrophie* plus ou moins prononcée. D'autre part, les troubles vésicaux, les douleurs, les anesthésies qui n'appartiennent pas davantage au cadre vulgaire de la sclérose en plaques, peuvent également survenir dans quelques cas exceptionnels et reproduire alors les *apparences de l'ataxie locomotrice progressive*.

Ce sont là des complications qui doivent vous faire entrevoir les difficultés de certains problèmes diagnostiques. Sans doute, lorsque le tremblement et la dysarthrie existent, que le tableau est complet, en un mot, ou à peu près, le diagnostic est écrit en gros caractères. Mais, comme je le disais déjà en 1877 : « Il n'est pas une seule des pièces de l'appareil symptomatique qui ne puisse faire défaut. Ainsi, pour ne citer qu'un exemple, le tableau clinique de la sclérose en plaques se trouve

CHARCOT. 26

dans certains cas réduit, à peu de chose près, à la seule contracture des membres inférieurs, avec ou sans rigidité concomitante des membres supérieurs. En pareil cas, *la coexistence actuelle ou passée de quelqu'un des symptômes dits céphaliques, tels que : nystagmus, diplopie, embarras particulier de la parole, vertiges, attaques apoplectiformes, troubles spéciaux de l'intelligence, cette coexistence, dis-je, fournirait déjà cependant un document d'une portée en quelque sorte décisive* (1) .»

Au surplus, ces formes atypiques ont déjà une histoire que je dois vous esquisser rapidement. Elle date du jour où une autopsie à surprise vint donner au diagnostic formulé durant la vie un démenti anatomique. C'était en 1877. A cette époque, deux exemples convaincants de ce désaccord anatomo-clinique furent publiés par M. Pitres (2), aujourd'hui doyen de la Faculté de médecine de Bordeaux, alors mon interne. Dans l'un d'eux, il s'agissait de paraplégie spasmodique; au lieu de rencontrer la myélite transverse que nous avions diagnostiquée durant la vie, non sans quelques réserves cependant, M. Pitres trouva des îlots de sclérose disséminés dans la moelle et dans le bulbe. Il trouva pareillement, dans le second cas, des foyers scléreux épars dans le système nerveux cérébro-spinal, alors que, du vivant du malade, nous nous étions rattachés au diagnostic de sclérose latérale amyotrophique.

Ces résultats imprévus nous mirent sur une voie nouvelle et devinrent pour nous un sujet de méditations et de recherches. Il arrivait sans doute à la sclérose multiloculaire ce qui, quelques années auparavant, était arrivé à l'ataxie locomotrice progressive. Duchenne, qui en avait tracé la première description fondamentale,

---

(1) Charcot. *Leçons sur les mal. du syst. nerv.*, t. II, p. 293.
(2) Pitres. *Contribut. à l'étude des anomalies de la sclérose en plaques. (Revue mensuelle*, 1877, p. 902.)

n'avait vu et voulu voir que le type complet et classique. Mais on n'avait pas tardé à rencontrer des sujets — et j'en avais vu plusieurs pour ma part — qui ne répondaient pas au type de Duchenne, à qui il manquait tel ou tel signe vulgaire, l'incoordination motrice par exemple... De ce jour l'étude des formes anormales du tabes était inaugurée. En raisonnant par analogie nous fûmes donc amenés à soupçonner que la sclérose en plaques était appelée à subir le même sort.

Il fallait, pour résoudre le problème d'une manière péremptoire et irréfragable, trouver le moyen de reconnaître sur le vivant ces anomalies cliniques et contrôler le diagnostic à l'autopsie. L'occasion ne se fit pas longtemps attendre. En effet, le 23 décembre 1877, je pouvais montrer à mes auditeurs une malade chez laquelle la paraplégie spasmodique occupait à peu près seule la scène. Ayant déjà remarqué antérieurement que le tremblement est le signe qui disparait de préférence, lorsque la sclérose multiple se dégrade, je n'hésitais pas à présenter cette malade comme un exemple de sclérose en plaques anormale (1). Je puisais mes principaux arguments dans l'évolution de la maladie. On trouvait en effet, dans son histoire passée, des vertiges, de la *diplopie* (2), de l'amaurose transitoire et peut-être

---

(1) *Gazette médicale de Paris*, 8 janvier 1878.
(2) Charcot. *Diagnostic des formes frustes de la sclérose en plaques, Progrès médical*, 1879, p. 97. Cette diplopie, notée dans l'observation comme un phénomène de début, avait apparu après la guérison de l'amblyopie transitoire et persisté presque constamment pendant plusieurs années. Ainsi que le remarque M. Uhthoff, M. Charcot et son école ont montré que les paralysies des muscles de l'œil s'expliquent par les lésions scléreuses de l'abducens et du moteur oculaire commun, et que, dans la sclérose en plaques comme dans le tabes, les symptômes oculaires peuvent être initiaux. A ce propos, M. Uhthoff publie une très intéressante statistique. Sur 100 examens de sclérose multiloculaire envisagés au point de vue des paralysies des muscles des yeux, il a trouvé :
a). Parésie de l'abducens, 6 (2 fois double et 4 fois unilatérale).

un léger tremblement des mains, le tout ayant évolué en une série discontinue d'actes et d'entr'actes terminés depuis lors. Trois mois après, cette malade succomba et l'autopsie vint confirmer pleinement mon diagnostic. La planche que voici, dessinée à l'époque, vous représente fidèlement le siège de plusieurs plaques de sclérose éparses sur le cerveau, la moelle, le bulbe, les nerfs optiques, etc. *(Fig.* 47 à 52).

C'est par un procédé que je vais vous indiquer que nous étions parvenu à reconnaître une sclérose en plaques dépouillée de ses attributs les plus caractéris-

---

b). Parésie de l'oculomoteur commun, 3 (toujours unilatérale et partielle).

c). Parésie des mouvements associés, 3.

d). Parésie de la convergence. 3.

e). Ophthalmoplégie externe. 2.

Soit au total, 17 cas de paralysie. Il est à remarquer que, contrairement à ce qui a lieu dans le tabes, la paralysie de l'abducens serait ici plus fréquente que celle du moteur oculaire commun, quoique considérées en bloc les paralysies des muscles de l'œil soient un peu plus fréquentes dans le tabes que dans la sclérose en plaques (20 au lieu de 17 0/0).

Il y a actuellement dans le service de la Clinique deux malades atteints de sclérose en plaques anormale (forme paraplégie spasmodique avec nystagmus). Tous les deux présentent de l'amblyopie et une paralysie unilatérale de l'abducens.

Chez l'un, on trouve une paralysie de la sixième paire gauche et de la diplopie avec images homonymes, dans le champ visuel à gauche, d'un écartement de un mètre et se fusionnant sur la ligne médiane. En outre, la papille droite est décolorée comparativement à celle du côté gauche, et l'acuité visuelle qui est normale de ce côté est au contraire très réduite dans l'œil droit où $V = \dfrac{5}{35}$.

Chez l'autre, il n'y a aucune altération du fond de l'œil, quoique la vision soit réduite dans l'œil gauche où $V = \dfrac{5}{20}$. Il est vrai d'ajouter que cette réduction de l'acuité visuelle est imputable à un strabisme congénital qui a duré jusqu'à l'âge de douze ans. Cette malade présente, en plus, une paralysie conjuguée de la sixième paire gauche sans diplopie actuelle. La diplopie aurait existé autrefois durant trois semaines environ. Aucun de ces deux malades n'offre de troubles pupillaires ni de rétrécissement du champ visuel.

tiques, et, pour la première fois, le diagnostic avait été, je le répète, consacré par les résultats de l'autopsie.

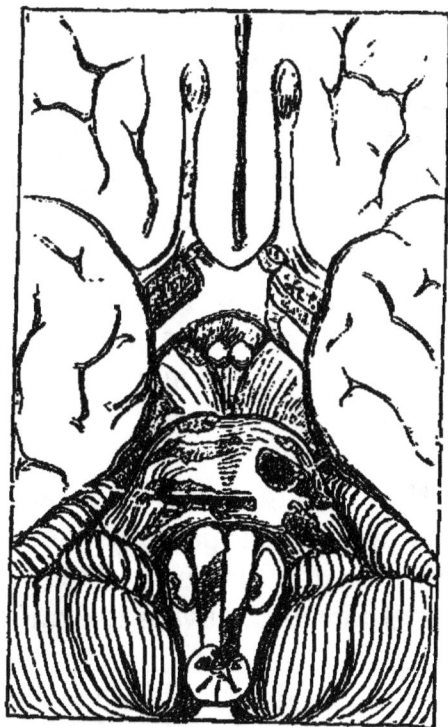

Fig. 48. — Coupe à la région cervicale supérieure.

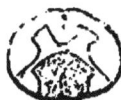

Fig. 49. — Coupe au niveau du renflement cervical.

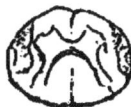

Fig. 50. — Coupe à la région cervicale inférieure.

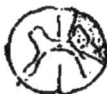

Fig. 51. — Coupe à la région dorsale.

Fig. 52. — Coupe à la région lombaire supérieure.

Fig. 47.

En établissant, à cette époque, les éléments de ce diagnostic, en montrant que, sous le masque de la paraplégie spasmodique, syndrome banal, se pouvait cacher la sclérose multiloculaire, je disais que, afin de la démasquer, il fallait interroger les trois facteurs suivants :

1° *Les anamnestiques* : l'existence antérieure de vertiges, d'ictus apoplectiques, de cécité passagère, de tremblement.....

2° *Les signes concomitants*, que l'on constate souvent sous forme d'embarras de la parole, de diplopie, de nystagmus.....

3° *L'évolution* avec ses rémissions et ses rétrocessions si particulières.

C'est ainsi, Messieurs, que fut ouvert le chapitre de la sclérose en plaques anormale. Depuis cette époque, un certain nombre d'auteurs, entre autres M. Bouicli (1), un élève de M. le professeur Debove, et M. Babinski (2), sont entrés dans cette voie et j'y suis revenu moi-même à plusieurs reprises dans mes leçons. En Allemagn᷐, dans ces dernières années, cette question a été remise à l'ordre du jour. M. Strümpell, aujourd'hui professeur à Erlangen, consacrait en 1887, dans son livre, un remarquable article à *la sclérose multiloculaire et à ses anomalies*. M. Oppenheim (3), la même année, relevait sur ce même sujet quelques points intéressants.

1° La *mobilité des symptômes*.

2° Les *attaques apoplectiformes et les grands vertiges*. Ce sont là, pour vous le dire en passant, deux caractères déjà signalés par nous depuis très longtemps et que MM. Bourneville et Guérard (4) avaient également mentionnés.

3° La *recherche*, même en dehors des troubles visuels accusés par le malade, *des lésions du fond de l'œil*.

Il s'agit là d'un point de vue intéressant pour la pratique et sur lequel je veux insister tout particulièrement. Vous n'ignorez pas que parfois les lésions les plus nettes de la névrite optique ne produisent aucun trouble appréciable et qu'elles peuvent rester ignorées si on néglige de pratiquer l'examen ophtalmoscopique.

---

(1) Bouicli. *Anomalies et formes frustes de la sclérose en plaques*. Th. de Paris, 1883.

(2) Babinski. *Etude anatomique et clinique de la sclérose en plaques*. Th. de Paris, 1885.

(3) Oppenheim. *Zur Pathologie der disseminirten Sclerose*. (*Berl. Klin. Woch.*, 1887, p. 904). — Voir aussi sur le même sujet Bruns de Hannover. *Berl. Klin. Woch.*, 1888.

(4) Bourneville et Guérard. *De la sclérose en plaques disseminées*. Paris, 1869.

Le fait n'est pas rare dans les tumeurs cérébrales. Eh bien, d'après M. Oppenheim, il en serait de même dans la sclérose disséminée; ici, pareillement, le secours de l'ophthalmoscope serait nécessaire pour découvrir des altérations de la papille dont aucun trouble visuel ne trahit l'existence. Et l'auteur fait remarquer à ce sujet que la paraplégie spasmodique, combinée à une lésion du nerf optique, peut être quelquefois l'unique indice de la sclérose multiloculaire. Sur vingt examens il a noté onze fois des altérations du nerf optique et retrouvé dans cinq autopsies cinq fois des plaques de sclérose dans le nerf optique, le chiasma ou la bandelette.

Il est clair que la constatation, dans certaines formes anormales de sclérose en plaques, de lésions ophthalmoscopiques prendrait une importance diagnostique de premier ordre. C'est ici le lieu de signaler les importantes recherches de M. Uhthoff (1), lesquelles confirment d'ailleurs les résultats depuis longtemps annoncés sur cette même question par M. Parinaud et moi. (*Société de Biologie*, 22 juillet 1882. *Archives de Neurologie*, mars 1883. *Progrès médical*, 9 août 1884.)

Cet auteur a examiné, sous le rapport des troubles visuels, cent malades atteints de sclérose en plaques. Chez quarante-cinq d'entre eux il a trouvé des lésions ophthalmoscopiques en rapport avec la sclérose multiloculaire : quarante présentaient une décoloration atrophique de la papille et les cinq autres de la névrite optique. Or, au point de vue subjectif, quelques-uns d'entre eux accusaient des troubles visuels divers et l'un d'eux — un seul, unique exception à la règle générale que je vous rappelais tout à l'heure — était frappé de cécité permanente, et encore celle-ci ne datait·

---

(1) *Unters. über die beider multiplen Herdsclerose vorkomm. Augenstörungen.* (*Arch. für Psych. und Nervenkr.* Bd XXI, Heft I).—Voir aussi : *Ueber die bei multiplen Herdsclerose vorkommenden Amblyopie.* (*Berl. Klin. Woch.*, 1889, p. 514).

elle que de six mois. Par contre, plusieurs de ces malades, porteurs de lésions ophthalmoscopiques, ne se plaignaient d'aucun trouble de la vision.

Autre détail bien conforme à nos connaissances sur l'évolution singulière de la sclérose en plaques: M. Uhthoff, ayant pu avoir des renseignements sur le mode de début et la marche des troubles visuels chez vingt-quatre de ses malades, constata que dans un tiers des cas l'amblyopie avait débuté brusquement, que onze fois la vision s'était considérablement améliorée au bout de quelque temps, que dans deux cas elle était redevenue tout à fait normale, qu'enfin plusieurs d'entre eux avaient présenté des alternatives d'aggravation et d'amélioration.

J'ajouterai que l'autopsie fut pratiquée dans six cas et que cinq fois les nerfs optiques furent trouvés lésés. Or dans un de ces cinq cas on n'avait constaté durant la vie aucun trouble visuel. Il est vrai de dire que les lésions trouvées à l'autopsie occupaient le segment postérieur des nerfs. Du reste, la portion intra-oculaire des nerfs optiques n'offre d'habitude que des lésions insignifiantes qui ne permettent pas plus de préjuger de l'étendue et de l'intensité des altérations rétro-bulbaires que des troubles visuels eux-mêmes.

Je n'ai pas besoin de souligner l'importance de l'examen ophthalmoscopique au point de vue du diagnostic des formes atypiques de la sclérose en plaques. Vous devrez désormais, de parti pris, aller à la recherche de ces lésions papillaires, que les malades accusent ou n'accusent point des troubles de la vision.

J'arrive maintenant à l'étude diagnostique des formes anormales ou *frustes* de la sclérose en plaques. Je dis frustes en appliquant cette épithète indifféremment aux formes effacées et aux formes incomplètes, en dépit des critiques de certains puristes. Fruste, nous disent-ils, si gnifie simplement effacé et ne peut par suite s'appli-

quer qu'à des choses ayant déjà existé et nullement à
des choses inachevées, abortives, incomplètes. Eh bien,
c'est là, à mon avis, un sens restreint et que je ne puis
accepter. D'après Littré, fruste est un terme d'antiquaire
qui s'emploie particulièrement pour les inscriptions et
pour les médailles. Or, je lisais précisément, l'été dernier, un ouvrage d'un antiquaire très érudit, M. Diehl,
ayant pour titre : *Excursions archéologiques en Grèce*,
Paris, 1890, et j'y trouvais ces mots assez significatifs :
« figure de pierre inachevée, fruste » et ailleurs :
« marbre laissé fruste. » D'autre part, Trousseau, et
Trousseau c'est un maître, employait ce mot dans ce
même sens. Et c'est là, en vérité, sa signification véritable, car, en définitive, fruste vient du latin et frustum
en latin veut dire fragment. « Frustum pueri », dit
Plaute, pour dire avorton. Fruste signifie donc, en
résumé, chose imparfaite, avortée, qui n'est pas arrivée
à complet développement, non moins que chose usée,
effacée. Une chose est fruste aussi bien par arrêt de
développement que par effacement. Je dis donc et je
répète fruste en parfaite connaissance de la valeur et de
l'étymologie de ce terme et en parfait accord, n'en
déplaise aux puristes, avec la grammaire et la vérité.

Mais laissons de côté ces considérations de linguis-
tique où je me suis laissé entraîner et poursuivons notre
étude.

Le tableau général des formes frustes de la sclérose
en plaques peut se diviser en trois parties :

A). *Les formes atypiques ou frustes par effacement.*
— Il s'agit ici de formes effacées, frustes dans le sens
restreint des puristes. Ces formes sont le plus souvent
représentées en clinique par une *paraplégie spasmodique* simple ou compliquée de paralysie des réservoirs,
d'eschares, etc., et revêtant dans ce dernier cas les apparences de la myélite transverse.

Lire alors l'inscription n'est pas toujours chose facile.

Pour y parvenir, il vous faudra rechercher les accidents concomitants, tels que l'embarras de la parole, l'hébétude du facies, le nystagmus, les paralysies oculaires, les lésions de la papille....., qui peuvent compliquer la paraplégie. Il vous faudra ensuite vous enquérir avec soin du passé, du mode de début, savoir s'il n'a pas existé jadis des vertiges, de la diplopie, des ictus apoplectiformes, de la cécité passagère, du tremblement intentionnel des mains....., bref, un ou plusieurs des nombreux symptômes de la sclérose en plaques qui se seraient effacés depuis lors en partie ou en totalité. Cette enquête faite méthodiquement, il ne vous restera plus qu'à interroger l'évolution de la maladie avec ses arrêts et ses rémissions si caractéristiques. Je me propose de vous montrer tout à l'heure un exemple très remarquable de sclérose en plaques fruste appartenant à cette catégorie.

B). *Les formes atypiques abortives ou frustes primitives.* — Ici la maladie a subi un arrêt de développement et n'est jamais arrivée au type parfait. Cette forme anormale est également représentée d'ordinaire par la paraplégie spasmodique. Vous baserez donc votre diagnostic sur les mêmes principes et procéderez de la même façon. Rarement l'anamnèse restera entièrement stérile ; vous relèverez le plus souvent dans l'interrogatoire l'existence passée de vertiges, d'attaques apoplectiformes ; vous trouverez dans votre examen quelques phénomènes actuels qui vous mettront sur la voie et finalement vous ferez appel à la marche si originale de l'affection. Une investigation ainsi conduite doit mener presque infailliblement au diagnostic. Je vais dans quelques instants vous en donner la preuve.

C). *Les formes atypiques ou frustes par intervention de phénomènes insolites.* — Ce qui caractérise les faits de ce genre et ce qui vient encore compliquer la situation, c'est l'intervention de quelques signes surajoutés qui n'appartiennent pas à la symptomatologie habituelle de la sclérose multiloculaire ou qui ne s'y montrent qu'exceptionnellement. La sclérose en plaques se présente ici sous trois variétés principales :

1° *La variété hémiplégique*. — L'hémiplégie, sous forme d'hémiplégie cérébrale, n'est pas absolument étrangère à la sclérose multiple, mais elle n'y est d'ordinaire que transitoire. Quelquefois elle peut pourtant s'installer d'une manière définitive et devenir le signe prédominant. Vous avez alors devant vous la forme hémiplégique, cette variété si curieuse déjà indiquée par M. Bouioli, dont M. Babinski a fait une très bonne étude dans sa thèse inaugurale et dont je vous montrerai, dans une prochaine leçon, un exemple démonstratif.

2° *La variété « tabétique »*. — L'anomalie dépend ici de l'adjonction de phénomènes tabétiques. Ici vous verrez figurer au tableau les douleurs fulgurantes, le signe de Romberg....., l'incoordination motrice peut-être. C'est que, dans l'espèce, la lésion prédomine dans les faisceaux postérieurs de la moelle, car on n'a pas signalé, que je sache, de combinaison de sclérose en plaques et de tabes proprement dit. Nous éliminons ici, cela va sans dire, la maladie juvénile que l'on appelle ataxie héréditaire ou de famille, dans laquelle on constate des signes de tabes et des signes de sclérose disséminée. La maladie de Friedreich constitue, en effet, une entité morbide autonome et très spéciale.

Dans ces cas insolites qui simulent le tabes, pour asseoir votre diagnostic, vous rechercherez encore les vertiges, les ictus, la dysarthrie, le nystagmus, les rémissions.., tous symptômes qui n'appartiennent point à l'ataxie locomotrice. Si toutefois dans vos recherches vous trouviez de l'amaurose, n'allez pas conclure au tabes sans plus ample informé. L'ophtalmoscope vous montrera ici que cet accident relève d'une atrophie papillaire à bords diffus et nuageux.

3° *La variété « latérale amyotrophique »*. — Voici certes une combinaison de symptômes bien singulière et bien inattendue. Son existence n'est pourtant pas douteuse. M. Pitres, dans le travail que je vous citais tout à l'heure, en a rapporté un exemple convaincant, et MM. Déjerine et Skolosubow en ont constaté un cas chacun de leur côté. Quelque singulière que puisse vous paraître cette variété, il est cependant aisé de la concevoir et d'en fournir une juste interprétation. Vous savez que la paraplégie spasmodique généralisée aux quatre membres est chose possible dans la sclérose multiloculaire. Or, c'est là précisément un des signes fondamentaux de la sclérose latérale. D'autre part, certaines manifestations bulbaires, autres que la dysarthrie, comme la difficulté de la déglutition, ne sont pas tout à fait exceptionnelles dans la sclérose en plaques et je vous en montrerai un exemple frappant. Ne sont-ce pas là aussi des signes de sclérose latérale ? Enfin les cellules des cornes antérieures, comme je vous l'ai déjà dit, peuvent être frappées de destruction irrémédiable par des îlots scléreux, et cette destruction peut produire une atrophie musculaire avec secousses fibrillaires et, au dernier terme, réaction dégénérative, absolument comme dans la sclérose amyotrophique.

L'interprétation pathogénique de cette simulation est donc facile ; il n'en est pas de même du diagnostic. Il faut avant tout, pour éviter les méprises, être prévenu de ce fait que la sclérose en plaques peut simuler la sclérose latérale. Prévenus de cette simulation possible, vous invoquerez, pour la dépister, les principes que je vous rappelais en commençant et auxquels je n'ai rien à ajouter, c'est-à-dire que vous interrogerez le passé, le présent et l'évolution morbide. Et si le malheur veut que vous ne découvriez dans cette triple investigation aucun des symptômes qui appartiennent exclusivement à la sclérose multiloculaire, eh bien, vous commettrez presque fatalement une erreur de diagnostic. Mais commettre une erreur après avoir mis en œuvre tous les moyens de l'éviter, c'est au moins sauver l'honneur, ce qui est bien quelque chose.

Nous allons maintenant examiner ensemble quelques malades qui vont nous permettre de constater *de visu* la réalité de ces formes frustes et d'appliquer les principes nécessaires à leur diagnostic.

Voici d'abord une femme du nom de B...y. C'est un exemple très suggestif de sclérose atypique *par effacecement, fruste* dans le sens étroit du mot. Chez elle, toute la symptomatologie classique a existé autrefois et s'est en grande partie effacée avec le temps. Assurément la maladie peut encore être reconnue aujourd'hui, mais, à coup sûr, seulement par celui qui possède la formule, je veux dire les notions fondamentales pour le diagnostic de ces formes frustes. Vous voyez que ses mains ne tremblent plus, que sa démarche est facile quoique un peu titubante. Les réflexes rotuliens sont encore exagérés, mais la trépidation spinale fait défaut. Vous pourriez peut-être songer à une myélite transverse, à une lésion cérébelleuse, à la maladie de Friedreich. Détrompez-vous ; ces diverses affections ne sont point en cause.

Rappelez-vous seulement que, de par l'étude que nous avons déjà faite, la sclérose en plaques est possible avec une pareille symptomatologie. Nous allons, du reste, pour être fidèles à nos principes, interroger le passé et rechercher les phénomènes concomitants, et vous allez voir que, à ce double point de vue, nous allons obtenir toute satisfaction. Écoutez cette parole lente et saccadée, voyez ce nystagmus latéral. Nous arrivons donc, rien que par cette simple constatation, à de grandes probabilités. Pour faire revivre le passé, il va vous suffire d'écouter le récit de la malade ; elle

va vous apprendre qu'elle a eu autrefois des vertiges et
du tremblement intentionnel. Elle tremblait, dit-elle,
« comme M. R... bes ». Or, R... bes c'est cet infortuné
que je vous montrais mardi dernier et qui vous a
présenté le type parfait du tremblement de la sclérose
en plaques. Dans la station assise, dans le décubitus,
dans l'immobilité, elle ne tremblait point, mais dès
qu'elle voulait se lever, prendre un objet pour le porter
à sa bouche, par exemple, aussitôt son corps, ses mains
étaient agités de secousses progressivement croissantes.
Ajoutez à ce tremblement les grands vertiges qu'elle
éprouvait et vous aurez l'explication de ces chutes fréquentes qu'elle nous a racontées et qui, à deux reprises
différentes, ont occasionné une fracture de jambe.

Aux renseignements fournis par l'anamnèse, si vous
joignez les accidents actuels: paraplégie spasmodique,
embarras particulier de la parole, nystagmus, vous serez,
je pense, entièrement fixés sur la nature de la maladie
présente. Mais il y a encore, dans l'histoire de cette
femme, des faits très importants à relever, parce qu'ils
jettent un certain jour sur l'étiologie, sur le mode de
développement de la sclérose multiloculaire, et fournissent en même temps des arguments décisifs pour le
diagnostic.

Déjà, mardi dernier, à propos de R...bes, chez qui le
mal avait débuté au cours d'une pneumonie, je vous
faisais remarquer que la sclérose en plaques se dé-
veloppait souvent à la suite d'une maladie infectieuse
ou d'une maladie aiguë. C'est là, vous disais-je, un point
sur lequel M. Marie, dans un très intéressant mémoire (1),
a insisté avec beaucoup de raison. Le cas actuel vient
incontestablement à l'appui de cette manière de voir.
C'est en effet dans le cours d'un rhumatisme articulaire
aigu, vers le douzième jour, que l'affection a débuté

_____

(1) P. Marie. *Sclérose en plaques et maladies infectieuses.*
(*Progrès méd.*, 1884, p. 287.)

chez cette malade. Ce début s'est fait au milieu d'accidents comateux rapportés au rhumatisme cérébral et à juste titre, je crois. Il se pourrait cependant que les attaques apoplectiformes de la sclérose en plaques se fussent, à l'origine, entremêlées avec les manifestations comateuses du rhumatisme cérébral, de façon à constituer une espèce d'état mixte. Cette supposition me semble légitimée par certains détails. Vous allez, au reste, pouvoir en juger vous-mêmes en écoutant certains passages de l'observation que je vais vous lire et que j'emprunte à une note lue par M. Féréol à la Société médicale des hôpitaux en 1877 (1).

Le 24 juillet 1876 — il y a donc quinze ans de cela — M. Féréol fut appelé dans un service voisin pour voir une malade « atteinte, dit-il, de rhumatisme articulaire aigu depuis douze jours, et chez laquelle des accidents cérébraux graves s'étaient déclarés depuis quelques heures. »..... « Je trouvai, continue-t-il, une femme agonisante, d'une pâleur cadavérique, les lèvres violettes, les ongles bleus, dans une résolution complète et absolument insensible à toute excitation....., le pouls radial était imperceptible, les extrémités froides, la température vaginale donnait près de 42°. En un mot, c'était une mourante dont les instants ne se chiffraient plus même par heures mais par minutes. »

On lui donne un bain froid vers onze heures du matin. Lorsqu'elle fut replacée dans son lit, « bientôt il parut évident — c'est toujours M. Féréol qui parle — qu'une nouvelle phase commençait; la malade eut quelques tremblements fibrillaires dans les muscles de la face, puis il se produisit de la raideur tétanique des membres, de l'opistothonos..... Peu à peu, cette phase convulsive augmenta....., la vie revenait, mais avec elle se manifestaient des *phénomènes d'excitation bulbo-spinale*

---

(1) Féréol. *Note sur l'efficacité des bains froids dans le rhumatisme cérébral.* (Soc. méd. des hôp., 8 juin 1877.)

qui tenaient à la fois du tétanos, de la chorée et de l'épilepsie. »

On lui donna successivement sept bains en dix-huit heures de temps. Elle était toujours dans une agitation extrême : « La tête en opistothonos, la face grimaçante, poussant des vociférations énergiques, elle avait tout le corps secoué par une véritable folie musculaire..... La nuit se passa dans une agitation convulsive, avec quelques moments de répit..... A la visite du matin, je trouvai une amélioration réelle. La malade parlait, répondait juste et sans délire..... Dans la journée du 25 juillet, les douleurs rhumatismales reparurent aux articulations des deux poignets et du genou droit, avec un peu de fièvre....., le lendemain il n'y avait plus qu'un peu de douleur au poignet gauche, et, le surlendemain, toute douleur avait disparu. »

Ecoutez attentivement, je vous prie, la suite du récit : « Cependant l'amélioration se maintenait. Il était évident que la malade allait guérir. La convalescence fut fort longue et *l'agitation choréiforme persista ; toutes les fois que la malade voulait remuer un membre, le mouvement se faisait par saccades ; la parole était lente, scandée, comme dans certaines scléroses en plaques. L'intelligence* était nette, mais avec une *nuance marquée d'enfantillage.* Le 30 juillet, il y eut retour très accentué de douleurs rhumatismales qui se généralisèrent les jours suivants ; cette fluxion articulaire dura une huitaine de jours. Pendant cette crise, les *mouvements choréiformes* augmentèrent encore et ils *persistèrent jusqu'à la sortie* de la malade, qui eut lieu le 2 septembre. A ce moment, la *marche* était encore impossible ; il y avait une *incoordination motrice très accusée, et tous les mouvements étaient irréguliers, exagérés, choréiques.* Cet état a persisté fort longtemps et persiste peut-être encore aujourd'hui. L'interne du service, M. Avezou, a été visiter la malade chez elle en novembre dernier, et il l'a trouvée à peu près dans le même état : elle marchait cependant en se tenant à une corde tendue au travers de la chambre, mais les *mouvements des jambes étaient toujours très irréguliers, la parole toujours saccadée, un peu hésitante et bredouillée ; il est bon de dire que ses muscles au repos ne sont pas agités de secousses involontaires ; c'est seulement dans les mouvements actifs que l'agitation choréiforme apparaît. »*

Vous avez reconnu dans ces lignes la description très précise et très transparente de l'embarras particulier de la parole et du tremblement intentionnel. Rien, pas même le moindre détail, n'a échappé à la finesse de l'observateur qui a, pour ainsi dire, touché le diagnostic du doigt.

Le passage suivant est bien fait, il me semble, pour donner une haute idée de la justesse de vue et de la perspicacité du clinicien. « Par malheur, poursuit M. Féréol, la guérison n'a pas été aussi complète que nous l'aurions désiré ; *la persistance de cette singulière chorée fait craindre qu'il n'y ait là dans l'axe cérébro-spinal quelques lésions inflammatoires persistantes du genre des scléroses ; cependant le sujet est jeune et il n'est pas impossible qu'avec le temps les traces de l'inflammation se résorbent, au moins en grande partie. C'est déjà quelque chose d'avoir la vie sauve. »*

J'ai tenu à vous donner lecture de tous ces détails ; ils ont été écrits par un des observateurs les plus fins et les plus distingués parmi nos collègues des hôpitaux. Tout y est, peut-on dire, et avec toute la précision désirable. Un pas de plus et le diagnostic était formulé.

La malade, âgée de 41 ans, que vous avez aujourd'hui sous les yeux, c'est, vieillie de quinze ans, celle qui fait le sujet de cette remarquable observation. Ainsi donc, sa maladie s'est développée dans le cours d'un rhumatisme articulaire aigu ; elle a progressé insensiblement et a fini par atteindre la forme complète

CHARCOT.   27

et typique de la sclérose cérébro-spinale. Pendant les quatre premières années qui suivirent son rhumatisme, B... resta confinée au lit, incapable, à cause du tremblement, de boire et de manger seule. En 1880, elle entra dans le service de Lasègue où elle resta deux ans environ ; c'est durant ce séjour à l'hôpital qu'une rémission se produisit : le tremblement s'atténua et la marche devint possible. Depuis lors, cette amélioration s'est accentuée peu à peu, à tel point qu'aujourd'hui l'inscription est effacée et difficile à lire. En effet, le tremblement a disparu, la marche n'est plus profondément troublée, l'intelligence et la mémoire ne sont pas sensiblement affaiblies. Il ne lui reste que l'embarras de la parole, le nystagmus et la démarche à la fois titubante et spasmodique ; en un mot, la sclérose multiple est, pour ainsi dire, réduite à sa plus simple expression.

Cet exemple vous montre avec évidence que le tableau complet peut se dégrader, s'user, s'effacer et la maladie s'acheminer vers la guérison. Il n'y a, du reste, aucune raison pour que l'amélioration reste en route. On a cité des exemples de guérison totale et complète ; mais je crois qu'on est autorisé à rester aujourd'hui quelque peu sceptique sur ce point. Dans ces deux dernières années, nous avons appris à connaître le tremblement hystérique qui, sous une de ses formes (type Rendu), simule à s'y méprendre celui de la sclérose en plaques. Il est très probable que cette simulation n'a pas toujours été démasquée et que, vraisemblablement, un certain nombre de ces cures radicales de la sclérose multiloculaire doivent être reportées à l'actif de l'hystérie.

A côté de cette sclérose fruste par effacement, il me reste à vous montrer un exemple de sclérose fruste primitive, abortive. Vous allez voir qu'elle est néanmoins parfaitement reconnaissable. Héloïse R... est âgée de trente ans ; elle a eu dans sa jeunesse des ennuis et des malheurs que e passerai sous silence. Le début de sa maladie date déjà de neuf ans; il a été marqué par de la gêne dans la marche qui est vite devenue titubante et fortement troublée. La parole lente et scandée, des vertiges se sont montrés à une époque très voisine du début. Durant un court séjour qu'elle fit, il y a cinq ans, à l'hôpital de Troyes, elle fut prise d'une amaurose complète qui disparut au bout de trois semaines sans laisser aucun reliquat, aucun trouble visuel.

Telle est, Messieurs, son histoire passée. Actuellement, la symptomatologie est représentée par une paraplégie spasmodique avec exagération des réflexes rotuliens et trépidation spinale, par du nystagmus, par la dysarthrie typique et par une diplopie due à l'existence de paralysies associées. Il s'agit là d'un cas fruste, fruste parce qu'il n'y a pas trace de tremblement intentionnel et qu'il n'y en a jamais eu, fruste parce qu'il s'y est adjoint des phénomènes bulbaires, tels que nasonnement, difficulté de la déglutition avec retour des liquides par le nez, tous phénomènes étrangers au tableau vulgaire de la sclérose disséminée.

Depuis cinq ans que je connais cette malade, son affection est restée stationnaire, et la grippe qui l'a fortement éprouvée, l'hiver dernier, n'a amené aucune aggravation appréciable dans son état.

J'en ai fini pour aujourd'hui avec cette étude générale sur les formes frustes de la sclérose en plaques. Vous connaissez maintenant les principes et la méthode qu'il faut appliquer pour arriver à un diagnostic ferme. J'ai l'intime conviction que, si vous les mettez en pratique, vous trouverez le plus souvent, même dans les cas difficiles, la véritable solution du problème.

XXII.

Note sur un cas de Paralysie du Moteur oculaire externe et du Facial, avec atteinte de l'Orbiculaire des paupières compliqué d'Hémiplégie du même côté (1).

Dem... Berthe, vingt-quatre ans, fleuriste, née dans le département de la Meuse.

Ses *antécédents héréditaires* ne sont point chargés au point de vue nerveux. Son père est mort d'une hydropisie probablement cardiaque, avec crachements de sang. Sa mère est morte d'une peur survenue pendant le sac de Bazeilles par les Allemands en 1870. Ni l'un ni l'autre n'avaient eu de maladies nerveuses. Une sœur de la malade est morte de la poitrine à vingt-sept ans ; une petite fille de cette sœur est morte quelque temps avant sa mère d'une méningite. Point d'oncles ni de tantes dans aucune ligne. Les grands-parents maternels sont peu connus ; ceux du côté du père ne le sont point du tout.

La recherche des *antécédents personnels* ne dénote rien de particulier dans l'enfance. Pas de convulsions ; pas de coqueluche. Rougeole en 1871. Elle n'a fait aucune autre maladie jusqu'en 1875, à l'âge de 9 ans, où elle fut atteinte d'un phlegmon de la main qu'on opéra et qui laissa après lui des traces indélébiles et des déformations considérables (raccourcissement du médius gauche, atrophie ou peut-être adhérences des interosseux...) que l'on constate encore aujourd'hui.

Au mois d'août 1889, c'est-à-dire il y a huit mois, la malade fut prise d'un affaiblissement graduel des membres supérieur et inférieur du côté droit. Cette faiblesse survint graduellement et si insidieusement que la malade est incapable de préciser exactement la date du début. C'est surtout par la lourdeur et l'impotence du membre inférieur que les phénomènes

---

(1) Par MM. Parinaud et Georges Guinon. Ce travail a été publié dans la *Nouvelle Iconographie de la Salpêtrière*, 1890, n° 5. (G. G.).

ont débuté. Puis des fourmillements apparurent dans la jambe et dans le bras. Les troubles parétiques augmentèrent graduellement jusqu'au mois d'octobre environ, date à laquelle de nouveaux phénomènes survinrent.

Des douleurs de tête apparurent, assez nettement localisées au côté gauche du crâne, à la moitié gauche du front et au-dessus de l'œil du même côté. Les douleurs de tête ne se manifestèrent pas particulièrement la nuit. Elles survenaient par crises durant sept à huit heures environ, quelquefois douze heures. De plus, à ce moment, arrivèrent des vomissements qui avaient lieu à peu près sans efforts et ne coïncidaient pas spécialement à cette époque avec les maux de tête. Il n'en est plus de même aujourd'hui. Ils survenaient spontanément et aussi dès que la malade ingérait quelque nourriture. En même temps, léger degré de diplopie.

Environ une semaine après l'apparition de ces nouveaux phénomènes, tout à coup survint la paralysie faciale droite. Un matin, en se réveillant, la malade s'en aperçut. Pas d'attaque pendant la nuit précédente. A ce moment la paralysie était plus accentuée qu'elle n'est aujourd'hui, la commissure labiale gauche était tirée « jusqu'à l'oreille ». Cet état persista pendant quatre ou cinq jours, puis diminua peu à peu pour devenir ce qu'il est aujourd'hui. Dès cette époque la malade s'aperçut que l'œil n'accomplissait pas les mouvements vers l'angle externe.

Depuis lors, jusqu'à aujourd'hui, la malade souffrit de temps en temps de ses maux de tête, lesquels se terminèrent dès lors presque régulièrement par une crise de vomissements (les vomissements isolés avaient à peu près disparu).

L'*état actuel* de cette jeune fille est le suivant : les signes d'une *hémiplégie droite* pour les membres sont aujourd'hui peu accentués, mais existent encore néanmoins. Il n'y a pas de troubles nets de la démarche, mais une diminution assez notable de la force dans les membres de ce côté. Le dynamomètre ne donne pas de renseignements comparatifs d'une grande valeur. La force est moindre du côté sain (15 kilogrammes) que du côté malade (25 kilogrammes), mais cela est dû aux déformations persistantes de la main droite, dont nous avons parlé plus haut. Le réflexe rotulien, à peu près normal à gauche, est très fortement exagéré à droite, et il existe de ce côté quelques secousses de trépidation spinale.

La *paralysie faciale droite* a tous les caractères de la paralysie périphérique, c'est-à-dire que le muscle orbiculaire des paupières est paralysé. Les autres muscles de la face sont également complètement pris. La face est dépourvue de rides et de plis, l'air expiré soulève la joue, les lèvres du côté droit restent immobiles, et tandis que la commissure de ce côté est tombante, celle du côté opposé est fortement relevée et tirée à gauche. L'aile du nez est affaissée. La langue est déviée, mais non en crochet, du côté paralysé. Le peaucier du cou est également pris à droite. Quand on dit à la malade de le contracter, on voit les fibres se dessiner sous la peau du côté gauche seulement, le côté droit restant absolument immobile.

L'examen électrique des muscles a été pratiqué par M. le Dr Vigouroux, le 8 mars 1890. Il montre qu'il existe une réaction de dégénérescence complète pour les muscles faciaux paralysés et pour le peaucier du cou, innervé par les rameaux cervicaux de la branche cervico-faciale du nerf facial. Les autres muscles du corps sont sains.

La sensibilité est intacte sur tout le corps, dans tous ses modes. Le sens musculaire est parfaitement conservé.

La malade n'a jamais souffert des oreilles. Pas d'écoulement. L'examen de l'oreille, pratiqué par M. le Dr Gellé, le 15 mars 1890, montre qu'il n'existe aucune lésion organique ni aucun trouble de l'accommodation, ni d'un côté ni de l'autre. Par conséquent, intégrité parfaite de l'appareil auditif périphérique et nerveux.

L'examen de l'œil a été pratiqué par l'un de nous le 12 mars 1890 et a donné les résultats suivants : Paralysie complète de de la 6e paire droite avec spasme associé du droit interne gauche. Paralysie de l'orbiculaire droit liée à la paralysie faciale de même côté. Début de la diplopie il y a quatre mois, huit jours avant la paralysie faciale. Pupilles normales. Pas de lésions du fond de l'œil.

L'odorat est parfaitement conservé des deux côtés. Il existe un certain degré de sécheresse de la fosse nasale droite, due à ce que les larmes de l'œil malade n'y tombent plus, mais s'écoulent sur la joue. Le goût est complètement conservé des deux côtés.

Il existe un certain degré de paralysie du voile du palais, qui est flasque à la vue, bien qu'il n'y ait pas de reflux des boissons par le nez. Très légère constipation habituelle. La malade est réglée depuis l'âge de dix-neuf ans régulièrement. Pertes blanches dans l'intervalle des époques. Jamais d'attaques de nerfs.

Elle a eu, il y a deux ans, un fort rhume qui a duré tout l'hiver. Mais cela ne s'est pas reproduit depuis. Pas d'hémoptysie, pas de sueurs nocturnes ; un peu d'amaigrissement depuis les derniers accidents. A la percussion un peu de submatité avec résistance sous le doigt dans la fosse sus-épineuse gauche. A ce niveau l'auscultation laisse percevoir une respiration un peu rude, mais sans râles, ni souffle. En somme, il n'existe pas là de lésions bien accentuées pour l'instant.

Si l'on examine avec plus de détails les yeux de cette malade, on voit qu'il existe :

1° Une paralysie de l'orbiculaire de l'œil droit, liée à la paralysie faciale. C'est cette paralysie de l'orbiculaire qui détermine l'inégalité des fentes palpébrales que l'on constate et qu'il ne faudrait pas attribuer à un ptosis de l'œil gauche.

2° Une paralysie de la 6e paire du même côté présentant les particularités suivantes.

Au repos pas de strabisme, bien que la paralysie du droit externe de l'œil droit soit à peu près complète.

Examen des mouvements dans chaque œil séparément, l'autre étant fermé :

Œil gauche. — Tous les mouvements s'exécutent normalement.

Œil droit. — L'adduction, l'élévation et l'abaissement n'offrent rien de particulier à signaler, si ce n'est que l'adduction est un peu exagérée.

Quand on sollicite l'abduction, c'est-à-dire la contraction du muscle droit externe, l'œil n'exécute qu'un très léger mouvement, sans s'écarter de la ligne médiane, puis, si l'on insiste, il se porte brusquement en dedans.

Examen des mouvements, les deux yeux étant découverts. L'objet fixé est tenu à la distance de trois mètres de manière à ne pas solliciter le mouvement de convergence.

Quand l'objet est porté à la gauche de la malade, rien de particulier à signaler. Rien à signaler encore quand on porte l'objet en haut et en bas.

Quand on déplace l'objet vers la droite de la malade, ce qui frappe tout d'abord, c'est que l'œil gauche, qui est sain, se déplace brusquement en dedans de manière à être exclu de la fixation. Si l'on continue à solliciter la fixation dans cette direction, l'œil droit ne tarde pas à se porter en dedans, également par un mouvement brusque. La malade est alors en strabisme convergent prononcé des deux yeux, comme si l'objet fixé était sur la ligne médiane, près du dos du nez, alors qu'il est à droite de la malade et à la distance de trois mètres.

Diplopie homonyme avec de grandes variations dans l'écartement des images.

Les pupilles, égales, réagissent bien à la lumière et à l'accommodation, qui a son amplitude normale. Pas de lésion du fond de l'œil. Champ visuel normal. O. D. V. $= \frac{1}{7}$ O. G. V. $= \frac{1}{5}$.

M. le Pr Charcot, qui a présenté cette malade dans une de ses leçons cliniques, a insisté sur ces déviations particulières de l'œil dans la paralysie du droit externe. Déjà l'un de nous, dans un mémoire publié autrefois dans la *Gazette hebdomadaire* (1), avait attiré l'attention sur les spasmes qui compliquent certaines paralysies des muscles de l'œil. Ces spasmes, qui intéressent, sur l'œil sain, les muscles associés des muscles paralysés, donnent assez souvent lieu à des erreurs de diagnostic ; tantôt on croit à la contracture primitive, tantôt on prend l'œil sain pour l'œil malade, car une paralysie peu accusée peut développer sur l'autre œil un strabisme beaucoup plus prononcé que celui de l'œil paralysé.

D'autre part, de Græfe avait remarqué que, dans le strabisme paralytique, la déviation secondaire était plus considérable que la déviation primitive et il fit de ce caractère un signe distinctif du strabisme paralytique et du strabisme concomitant où la déviation secondaire égale la déviation primitive. On sait que la déviation primitive est celle de l'œil qui louche, de l'œil malade. La déviation secondaire est celle que présente l'œil sain quand on le couvre de manière à forcer le mauvais œil à fixer. On se sert dans cette épreuve d'un verre dépoli qui tout en excluant l'œil sain de la fixation permet de voir la position qu'il occupe. De Græfe expliquait l'excès de déviation secondaire par un excès d'innervation de l'œil sain résultant de l'association fonctionnelle des deux yeux et de leur innervation commune pour un même mouvement.

Chez notre malade, il s'agit d'un trouble du même

---

(1) Parinaud. *Spasme et Paralysie des muscles de l'œil* (Gaz. hebd. de méd. et de chir.*, 1877, n° 46, p. 727).

ordre, mais qui détermine une symptomatologie différente. Nous voyons d'abord qu'au repos la malade ne
louche pas. Il n'y a donc pas de déviation primitive. Si
l'on fait fixer un objet placé devant la malade en cou-
vrant alternativement l'œil paralysé et l'œil sain, comme
on le fait habituellement, on constate qu'il n'y a pas non
plus de déviation secondaire appréciable.

Pour déterminer l'état particulier des yeux que nous
venons de décrire, il faut solliciter plus ou moins fortement la contraction du droit externe paralysé en forçant
la malade à regarder à droite ; c'est alors que l'œil sain,
sans qu'il soit besoin de le couvrir, se porte brusquement en dedans. C'est ce qui constitue le spasme du
muscle associé. Le muscle droit interne de l'œil gauche,
innervé par le même centre que le droit externe de l'œil
droit pour les déplacements latéraux (noyau de la
6e paire), est le siège d'un excès d'innervation, soit que la
quantité d'innervation destinée aux deux muscles dérive
sur lui seul, soit que cet excès d'innervation résulte
d'un effort pour lutter contre l'obstacle au mouvement
de l'œil droit.

Mais là ne s'arrête pas le trouble fonctionnel. Si l'on
continue à solliciter le déplacement de l'œil droit en
dehors, on voit qu'à un moment donné il se porte
comme l'œil sain brusquement en dedans. On détermine
alors un état singulier dans lequel la malade ne fixe plus
avec aucun œil l'objet qu'on l'invite à regarder, bien
que l'œil gauche puisse parfaitement le suivre dans
toutes les directions quand l'œil droit est couvert.

La déviation en dedans de l'œil paralysé peut s'expliquer par la prédominance d'action du droit interne
privé de son antagoniste. Cependant nous ferons remarquer qu'au repos les mêmes causes de rupture d'é-
quilibre existent et que cependant il n'y a pas de strabisme, que ce déplacement se produit sans que l'on
provoque directement la contraction du droit interne,
et que, cependant, à la brusquerie de ce mouvement,

il semble que la contraction de ce muscle droit interne
intervienne. Ce déplacement actif de l'œil droit en dedans peut s'expliquer par la mise en jeu du centre d'innervation des deux droits internes pour la convergence.
Il arrive, en effet, comme l'un de nous l'a démontré dans
le mémoire cité, que ces phénomènes spasmodiques sont
susceptibles de certaines irradiations qui résultent des
connexions'assez complexes du centre d'innervation de
l'œil.

Les spasmes qui compliquent certaines paralysies de
l'œil semblent être le propre des paralysies périphériques.

Est-il possible chez cette jeune fille de porter un diagnostic positif basé sur la connaissance des troubles
dont elle est atteinte ? Au premier abord on est assez
aisément dérouté. Il paraît évident qu'il existe un foyer
quelconque dans la moitié inférieure de la protubérance.
Cette paralysie totale du facial et de l'abducens ne peut
guère s'expliquer autrement que par une lésion de ces
deux nerfs au niveau de la partie inférieure de la protubérance. S'agit-il là d'une lésion nucléaire, portant
sur les noyaux d'origine ? Cette hypothèse ne paraît pas
vraisemblable. On sait en effet que la destruction du
noyau de l'abducens s'accompagne généralement, outre
la paralysie du droit externe, d'une paralysie du droit
interne du côté opposé et se caractérise cliniquement
par la déviation conjuguée des yeux. Ce phénomène est
d'ailleurs parfaitement conforme aux résultats de l'investigation expérimentale. M. Duval a trouvé en effet
chez le singe et le chat que le noyau de l'abducens d'un
côté est relié au noyau de l'oculo-moteur commun de
l'autre côté par des fibres communicantes.

Il ne s'agit donc pas ici d'une véritable paralysie nucléaire. La lésion, qu'on ne saurait cependant, en raison
de la combinaison de la paralysie du facial et de l'abducens, localiser ailleurs que dans la protubérance,

porte bien plus vraisemblablement sur le trajet intra-
protubérantiel des fibres de ces nerfs, entre leur noyau
d'origine et leur point d'émergence.

Quelle est la nature de cette lésion protubérantielle
dont la présence nous explique les troubles présentés
par notre malade ? Les symptômes relatés dans l'observation, la céphalée, les vomissements, font penser tout
de suite à une tumeur, et c'est en effet cette hypothèse
qui paraît la plus plausible. Nous voyons, d'autre part,
que la malade présente quelques signes, peu accentués
il est vrai, mais indéniables cependant, de tuberculose
pulmonaire. Il est donc tout à fait rationnel de songer
à la présence d'une tumeur de cette nature dans la protubérance. Les tubercules ne sont pas extrêmement
rares dans cette région, et ce sont même les plus fréquents relativement aux autres néoplasmes qui s'y rencontrent. Des 30 cas de tumeurs de la protubérance,
Bernhardt a relevé 11 tubercules, contre 5 sarcomes,
5 gliomes, 3 syphilômes, 2 kystes et 4 néoplasmes de
nature inconnue. Les observations de Nothnagel montrent également la prédominance des tubercules. On
peut donc très justement dire qu'il s'agit ici d'un tubercule intra-protubérantiel, situé sur le trajet des fibres
d'origine du facial et du moteur oculaire externe, du
côté droit.

Mais cette lésion est loin d'expliquer tous les phénomènes présentés par notre malade. Elle est atteinte,
outre la paralysie du facial et de l'abducens du côté
droit, d'une hémiplégie du même côté, laquelle ne saurait reconnaître comme cause le tubercule situé dans la
moitié droite de la protubérance. En effet, les lésions de
la protubérance, lorsqu'elles s'accompagnent de paralysies du côté des membres, ce qui n'est d'ailleurs pas
absolument nécessaire, se manifestent toujours par une
hémiplégie alterne, ainsi que Gübler l'a depuis longtemps démontré. Nous devrions donc avoir ici une hémiplégie du côté gauche, tandis que nous constatons une

hémiplégie du même côté que la paralysie faciale. Si
notre malade était gauchère, — et elle ne l'est pas, —
nous pourrions admettre peut-être qu'il n'existe point
chez elle de décussation des pyramides. Mais rien n'autorise une pareille hypothèse, et c'est peut-être aller
chercher bien loin que de s'appuyer sur l'existence problématique d'une anomalie relativement aussi rare.

Cette hémiplégie droite nous paraît justiciable d'une
explication beaucoup plus simple. Nous admettons tout
d'abord que le tubercule protubérantiel n'a donné lieu à
aucun phénomène paralytique du côté des membres ;
rien de plus plausible, car on connaît des cas de ce genre
(Nothnagel). Outre ce tubercule, il en existe vraisemblablement un autre, situé non plus dans la protubérance, mais dans la région motrice de l'écorce du cerveau, du côté gauche. Ce dernier rend compte de
l'hémiplégie droite. Cette double localisation, parfaitement compatible avec l'idée de tuberculose, a déjà
d'ailleurs été signalée. Nothnagel en rapporte deux
exemples. Dans l'un il y avait un tubercule dans la protubérance du côté droit, et un autre au-dessous de l'é-
corce. Dans le second il existait un nodule tuberculeux
dans le lobe occipital droit avec un autre petit tubercule
dans la protubérance, sur la ligne médiane.

Tout concorde donc en faveur de l'hypothèse d'un
double tubercule, l'un dans la moitié droite de la protubérance, l'autre dans la région motrice corticale ou
sous-corticale du côté gauche. Nous ajouterons que c'est
le diagnostic qui a été porté par M. le Pr Charcot dans
la leçon clinique qu'il a consacrée à l'examen de cette
malade et à laquelle nous avons fait de nombreux
emprunts.

XXIII.

Contribution à l'étude des bâillements hystériques (1).

I.

L'étude des bâillements hystériques est de date récente, car nous ne connaissons aucun travail sur ce sujet avant la *Leçon du mardi*, 23 octobre 1888, dans laquelle M. le professeur Charcot présenta aux auditeurs de la *Clinique* la malade qui fait l'objet de notre première observation (2).

Avant cette date, les recherches bibliographiques que nous avons faites sont restées muettes sur cette manifestation dont nous pouvons aujourd'hui rapporter cinq observations, y compris celle qui sert de base à la leçon de M. Charcot. Trois d'entre elles ont été recueillies dans le service de la Clinique. Nous pouvons en conclure, en nous basant surtout sur le grand nombre d'hystériques qui fréquentent la Salpêtrière, que c'est là une manifestation assez rare de la névrose. A ce titre, ces phénomènes méritaient d'être le sujet d'un travail d'ensemble dans lequel nous rapporterons les opinions de notre éminent maître, les corroborant par les nouveaux faits que nous avons recueillis.

---

(1) Par MM. Gilles de la Tourette, Georges Guinon et Huet. Ce travail a été publié dans la *Nouvelle Iconographie de la Salpêtrière*, 1890, n° 3. (G. G.).

(2) J.-M. Charcot. *Leçons du Mardi à la Salpêtrière*, 1885-1889, p. 1 et suiv.

Nous ne pouvons cependant passer sous silence un travail de M. Ch. Féré, publié ici même (1), sur les *Bâillements chez un épileptique*, dans lequel cet auteur distingué parle également du bâillement chez les hystériques. « Ce phénomène, dit-il, est fréquent dans les psychoses à forme dépressive, dans l'hypocondrie, la mélancolie ; on le voit aussi dans l'hystérie. Dans cette dernière névrose, il peut tenir au ralentissement général des phénomènes nutritifs ou constituer une sorte de spasme. »

Le passage est trop court pour nous fournir des matériaux à utiliser dans une description ; nous emprunterons toutefois à ce travail les éléments d'un diagnostic différentiel. Aussi bien, du reste, n'est-ce pas presque toujours avec l'épilepsie que le diagnostic s'impose lorsqu'il s'agit de manifestations hystériques ?

Nous ajouterons qu'il ne s'agira pas dans notre description des bâillements qui peuvent survenir dans l'hystérie comme dans tout autre état pathologique ou même physiologique, mais bien de phénomènes relevant directement de la névrose au même titre que la toux, la dyspnée, la chorée rythmée qui, du reste, comme l'a montré M. le professeur Charcot, s'entremêlent parfois avec la manifestation pathologique dont nous allons parler.

II.

On peut concevoir que les bâillements soient la première révélation de l'hystérie, mais cela ne ressort pas de nos quatre observations où toujours ils ont été précédés d'autres phénomènes ne laissant aucun doute sur l'état pathologique du sujet. Ces manifestations anté-

---

(1) *Nouvelle Iconographie de la Salpêtrière*, 1888, t. I, p. 163.

rieures peuvent être fort variées ; on s'en fera, du reste, une idée par la lecture des quatre cas suivants, particulièrement du premier et du troisième qui furent pendant longtemps l'objet d'une observation attentive.

Ler..., Augustine, dix-sept ans, domestique, est entrée le 7 août 1888 à la Salpêtrière, service de la Clinique des maladies du système nerveux.

Antécédents héréditaires. — Père inconnu. — Mère, trente-cinq ans, domestique, est nerveuse, vive et emportée, mais n'a jamais eu d'attaques de nerfs. Les grands-parents maternels ne paraissent pas avoir eu d'antécédents nerveux. Une tante, âgée actuellement de vingt-quatre ans, a eu, à dix-huit ans, « une maladie de nerfs » caractérisée par un hoquet persistant qui a duré trois mois ; elle n'a jamais eu d'attaques convulsives. Une autre tante (trente et un ans) et deux oncles (dix-neuf et sept ans) sont bien portants.

Antécédents personnels. — La malade a été élevée à la campagne, chez sa grand'mère, jusqu'à l'âge de quatorze ans. Son développement, pendant la première enfance, paraît avoir été régulier jusqu'à l'âge de trois ans. Depuis cet âge jusqu'à huit ans, elle a eu fréquemment des attaques convulsives revenant par moments presque tous les jours et même plusieurs fois par jour ; elle tombait, perdait connaissance, mais, d'après ce qu'elle a entendu raconter, elle se débattait peu, tout son corps se raidissait et la face était violacée ; pas de morsures de la langue, pas de mictions involontaires. A huit ans, elle eut une série d'attaques plus longues, ayant duré plus de vingt-quatre heures. — Un peu plus tard, elle fut atteinte d'une chorée qui dura trois mois. A cette époque, les personnes qui la soignaient essayèrent à plusieurs reprises d'arrêter les mouvements choréiques en lui attachant les bras, mais ces manœuvres n'eurent d'autre résultat que de déterminer des attaques convulsives avec perte de connaissance. Un an après, elle fut reprise de chorée, pendant le même temps environ.

De neuf à dix-sept ans, Ler... n'a pas eu d'attaques et est restée indemne de manifestations morbides. Elle n'a jamais eu de rhumatismes.

Elle était, depuis l'âge de quatorze ans, domestique chez une vieille dame aux environs de Paris, lorsque, vers le commencement du mois de mai de cette année, elle fut prise, sans cause appréciable, d'enrouement en même temps que d'une toux quinteuse et continuelle. L'enrouement était très prononcé et la voix se trouvait presque entièrement voilée. La toux sèche et quinteuse persistait pendant toute la journée, puis disparaissait pendant la nuit pour reparaître le matin au réveil. Néanmoins la malade avait un sommeil très agité et tombait souvent de son lit, mais elle ne saurait dire si, à ce moment, elle avait des attaques convulsives. Comme ces troubles persistaient, elle se décida, au bout d'une quinzaine de jours, à consulter un médecin. Parmi diverses médications employées, des injections sous-cutanées d'éther, dit-elle, pratiquées tous les deux jours, ont réussi seules à calmer sa toux, mais seulement pour quelques heures, ou un jour entier au plus. L'enrouement disparut bientôt et, quelque temps après, la toux se calma ; mais, vers le commencement de juin, apparut un bâillement continuel, entrecoupé par moments de quintes de toux, semblable à celui qui persiste encore aujourd'hui.

En outre, dans le courant de juillet, elle fut prise d'anorexie s'accompagnant de vomissements dès qu'elle essayait de prendre quelque nourriture. Toutefois, l'intolérance de l'estomac pour les aliments n'était pas complète ; si, après avoir vomi ce qu'elle venait de prendre, elle persistait à manger, l'estomac conservait alors les aliments. (On la nourrissait presque exclusivement, à ce moment, avec du lait et de la poudre de viande.

Cette anorexie et ces vomissements cessèrent bientôt, au bout d'une quinzaine de jours ; mais comme les bâillements persistaient et ne se trouvaient modifiés par aucune médication, pas même par les injections sous-cutanées, qui précédemment avait arrêté pour un instant les quintes de toux, la malade se présenta au commencement du mois d'août à la consultation de la Salpêtrière et fut admise dans le service de la *Clinique*.

Actuellement, le phénomène prédominant est le bâillement, qui se continue sans trêve pendant la journée entière et ne cesse que pendant le sommeil. Par moments, les bâillements sont entrecoupés de quintes de toux. Le rythme respiratoire se trouve complètement modifié et la respiration ne s'effectue pendant plusieurs minutes consécutives que par bâillements seuls ou par bâillements entrecoupés de secousses de toux. Les tracés suivants, recueillis avec le pneumographe de Marey, permettent de se rendre compte de ces modifications.

Sur la *figure* 53, le mode respiratoire a été inscrit pendant quatre minutes consécutives. Pendant les deux premières minutes, représentées par les deux lignes inférieures (la figure représente 32 secondes de chacune de ces minutes), la respiration normale est remplacée par des bâillements.

Pendant les deux autres minutes (voir les deux lignes supérieures), des secousses de toux apparaissent entre les bâillements.

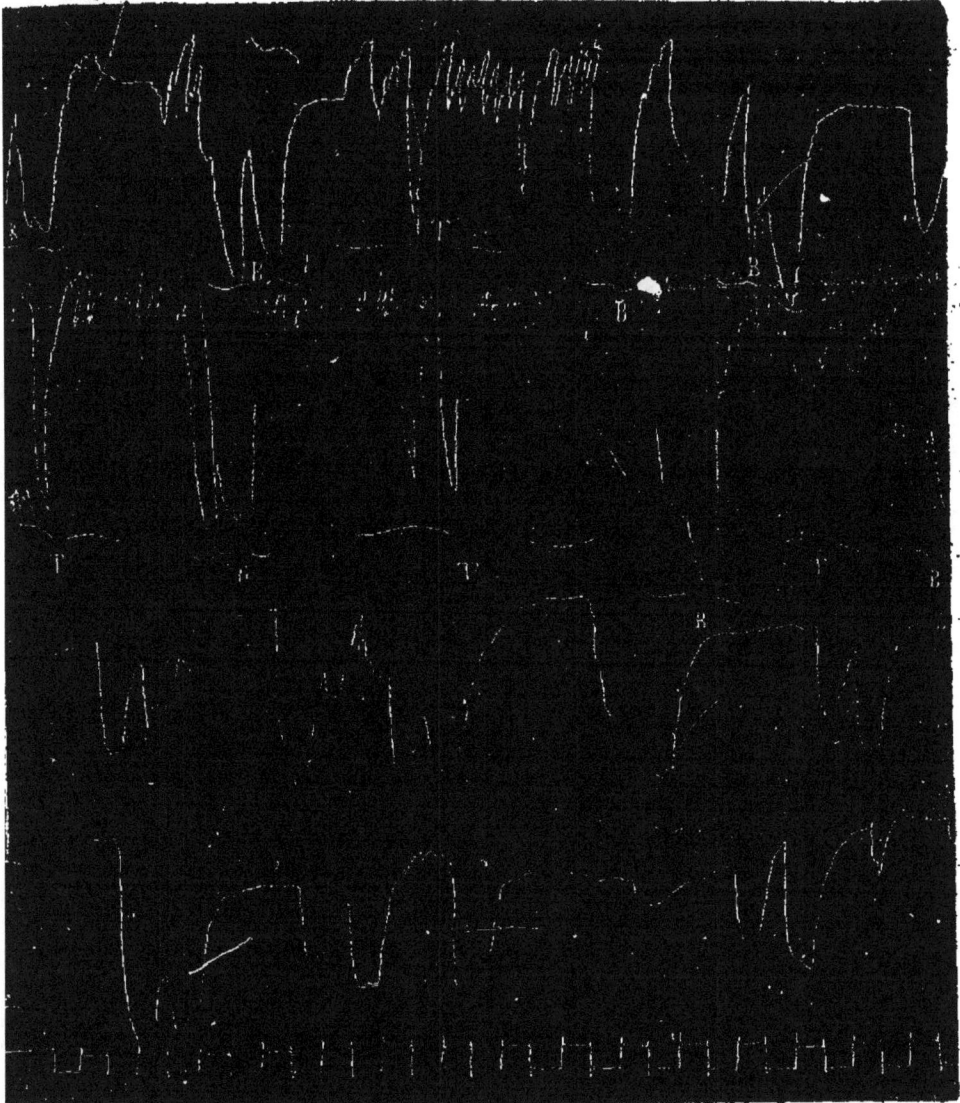

Fig. 53. — Respiration costale supérieure de Ler... Augustine, inscrite avec le pneumographe de Marey pendant 4 minutes consécutives (11 août 1888). — Amplitude du levier au maximum. — Chaque ligne représente une fraction de minute de 32 secondes (une demi-grandeur naturelle). T = toux; B = bâillements.

Sur la *figure* 54, les secousses de toux sont encore bien plus marquées.

Les bâillements, comme on peut le voir sur les tracés qui précèdent ou sur ceux qui suivent, sont parfois simples, c'est-à-dire figurés par une seule inspiration suivie bientôt d'une expiration brusque, mais le plus souvent ils sont composés par deux ou plusieurs mouvements] inspiratoires successifs, séparés par une expiration incomplète.

Ils s'accompagnent rarement de pandiculations; seulement la malade porte fréquemment l'une ou l'autre main devant sa bouche pour masquer son bâillement.

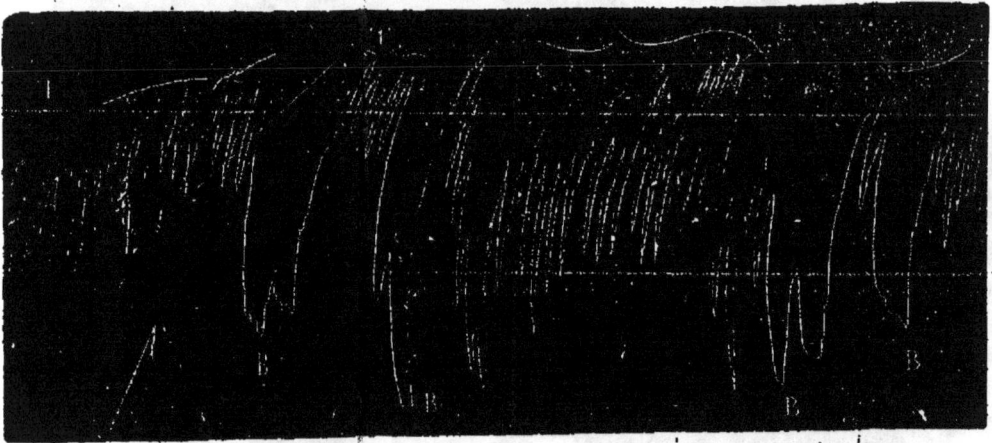

Fig. 54. — Respiration costale supérieure de L... (11 août 1888). Toux (T) et bâillements (B). — Mêmes conditions que pour la figure 53.

Il existe des stigmates permanents de l'hystérie : anesthésie totale du bras droit ; anesthésie de la moitié droite du tronc, en arrière seulement ; rétrécissement concentrique du champ visuel à 40°, des deux côtés ; dyschromatopsie pour l'œil droit: le rouge et le jaune sont seuls nettement perçus ; abolition presque absolue du goût et de l'odorat des deux côtés ; diminution de la sensibilité pharyngée ; diminution de l'ouïe du côté droit; douleur provoquée par la pression de la région ovarienne gauche.

La malade a été réglée pour la première fois à l'âge de treize ans; depuis cette époque, les règles ont été régulières jusqu'au début des accidents actuels, mais elles n'ont pas paru depuis le mois d'avril. Il n'existe cependant aucun signe de grossesse.

De taille moyenne, elle conserve cependant un embonpoint modéré et un bon état de la santé générale malgré les troubles anorexiques et les vomissements dont elle a souffert pendant quelques semaines avant son entrée.

1er *septembre*. — Les bâillements persistent à peu près aussi fréquents et conservent les mêmes caractères ; toutefois les secousses de toux nerveuse qui les accompagnaient souvent sont devenus beaucoup plus rares.

Le tracé suivant (*Fig.* 55) représente la respiration de la malade pendant 8 minutes consécutives (chaque ligne correspond à 32 secondes de chacune de ces 8 minutes). Il montre que la respiration s'effectue uniquement par bâillements ; les intervalles séparant les bâillements sont marqués presque tous par une apnée complète en expiration, durant de 2 à 7 et 9 secondes. Il existe en moyenne de sept à huit bâillements par minute. — Le pouls est régulier mais peu fréquent, cinquante-six pulsations par minute, aussi bien avant qu'après l'inscription du tracé.

Dès les premiers jours de sa présence à la Salpêtrière, on à remarqué des crises un peu spéciales, revenant irrégulièrement à deux ou trois jours d'intervalle, et se montrant principalement après les quintes de toux : la malade s'endort tout à coup, le corps et les membres sont raides et contracturés, et elle reste inconsciente pendant un temps variable, de un quart d'heure à une ou deux heures. Elle présente souvent du délire, pendant quelques minutes, au moment où elle se réveille.

Depuis quelques jours les crises sont plus complètes et se rapprochent davantage de l'attaque d'hystérie ordinaire. Elles sont annoncées actuellement par un sentiment d'étouffement ou par la sensation d'une boule montant de l'épigastre à la gorge ; en même temps, la malade entend des bourdonnements dans les oreilles, puis elle perd connaissance.

Des convulsions cloniques assez étendues apparaissent alors, puis l'attaque se termine habituellement par un sommeil analogue à celui des crises précédentes. D'autres fois, les bâillements représentent de véritables crises précédées des phénomènes d'aura que nous venons d'indiquer. Pendant ces crises, on observe presque toujours un mélange de quelques autres phénomènes appartenant à l'attaque ordinaire : raideur des bras avec contracture, secousses cloniques des quatre membres, demi-inconscience au réveil avec léger délire.

Les mêmes stigmates que ceux qu'elle présentait à son entrée existent toujours.

15 *octobre*. — Les troubles précédents se sont notablement amendés. La malade reste de plus en plus longtemps sans être prise de ses bâillements ; lorsque ceux-ci reviennent, ils sont moins fréquents et surtout il existe entre chaque bâillement des mouvements respiratoires ordinaires se rapprochant plus

ou moins de la respiration normale. Les deux tracés suivants en fournissent la preuve.

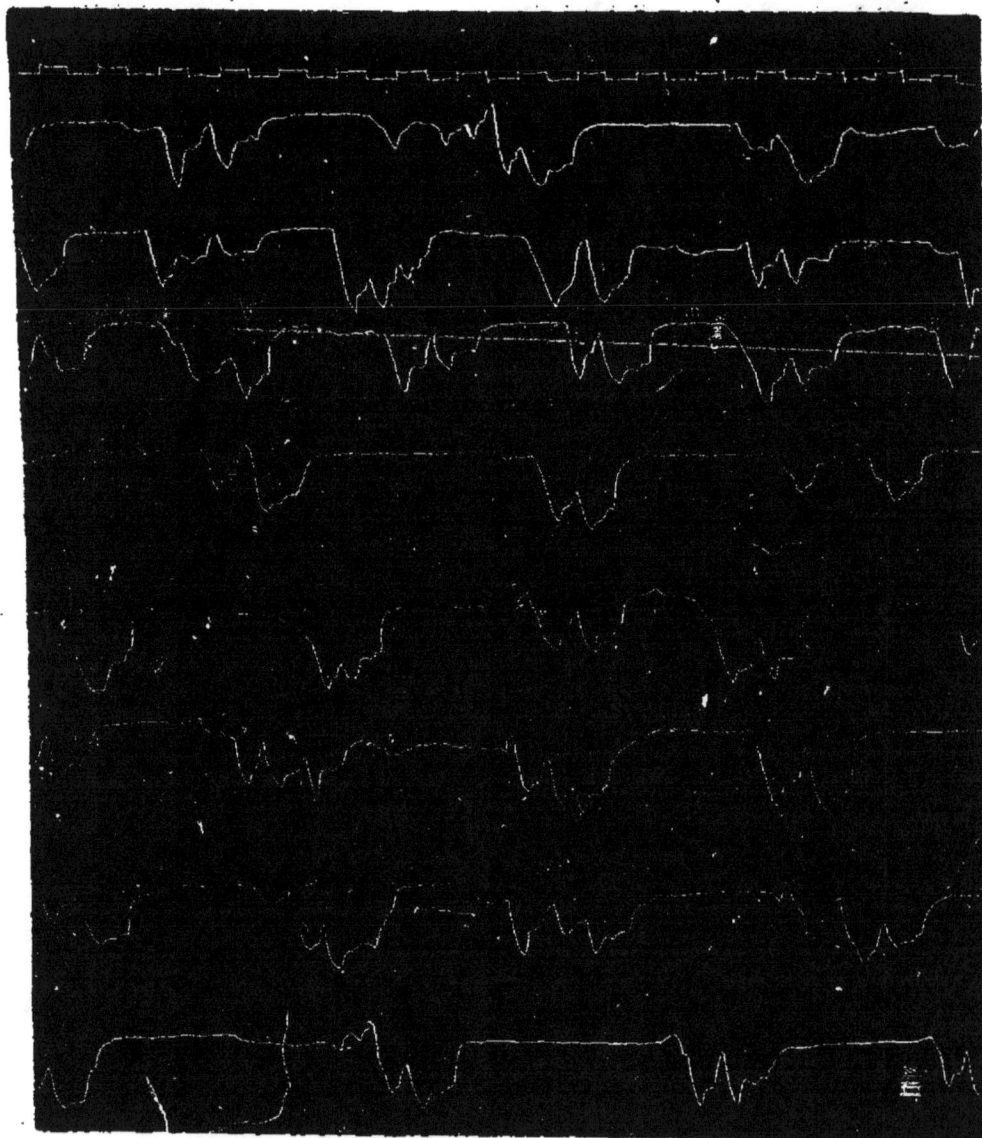

Fig. 55. — Respiration costale supérieure de Ler... inscrite pendant 8 minutes consécutives (1ᵉʳ septembre 1888). — Amplitude du levier au minimum. — Chaque ligne représente une fraction de minutes de 32 secondes (une demi-grandeur naturelle).

Le figure 56 représente la respiration de la malade inscrite pendant 5 minutes consécutives (chaque ligne reproduite ici

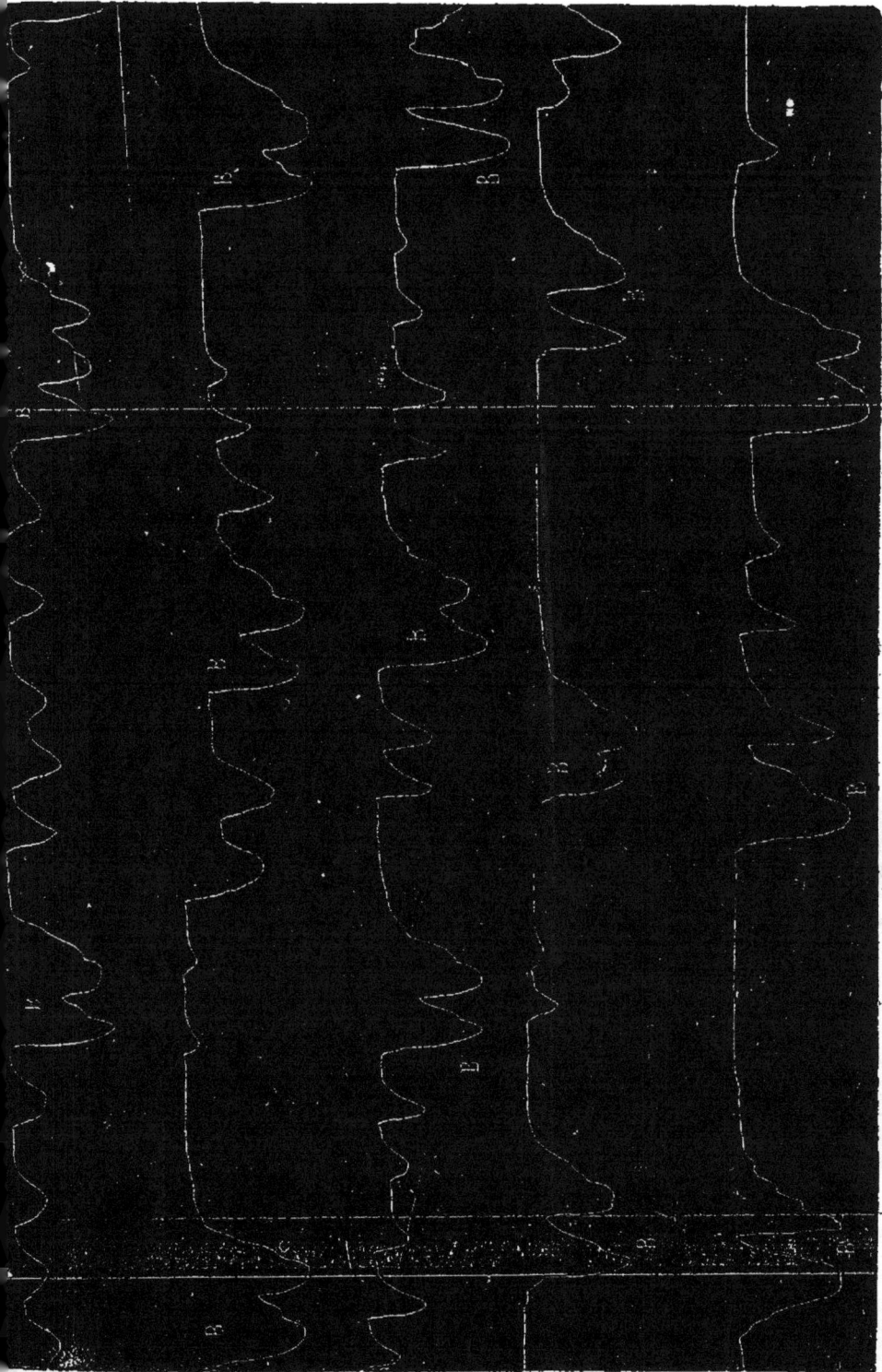

Fig. 56. — Respiration costale supérieure de Ler... inscrite pendant 5 minutes consécutives (15 octobre 1888). — Amplitude du levier au minimum. — Chaque ligne représente une fraction de minute de 49 secondes (une demi-grandeur naturelle).

TRACÉ.

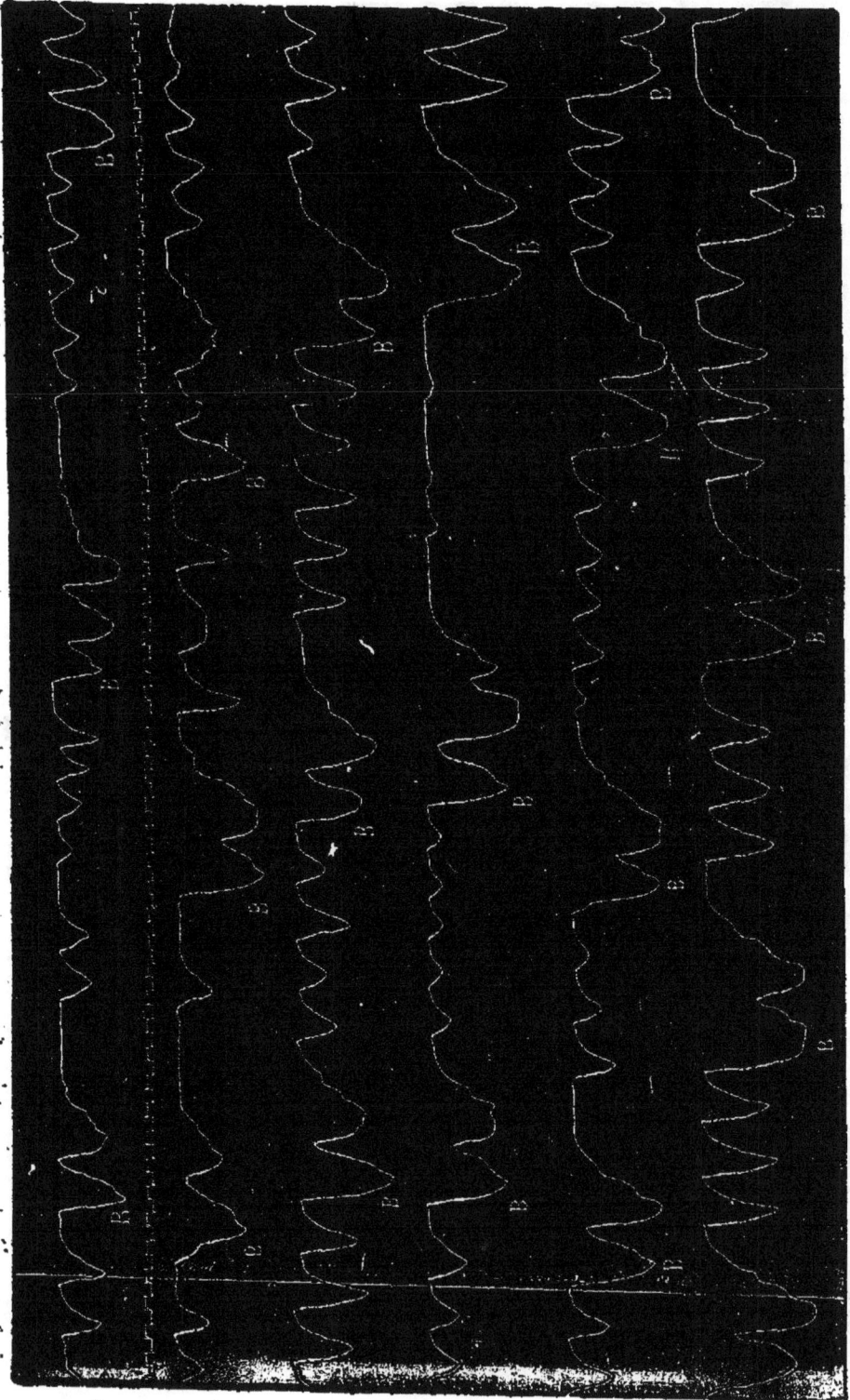

Fig. 57. — Respiration costale supérieure de Ler... inscrite pendant 6 minutes consécutives (15 octobre 1888). — Amplitude du levier au minimum. — La ligne des temps est divisée en demi-secondes (une demi-grandeur naturelle).

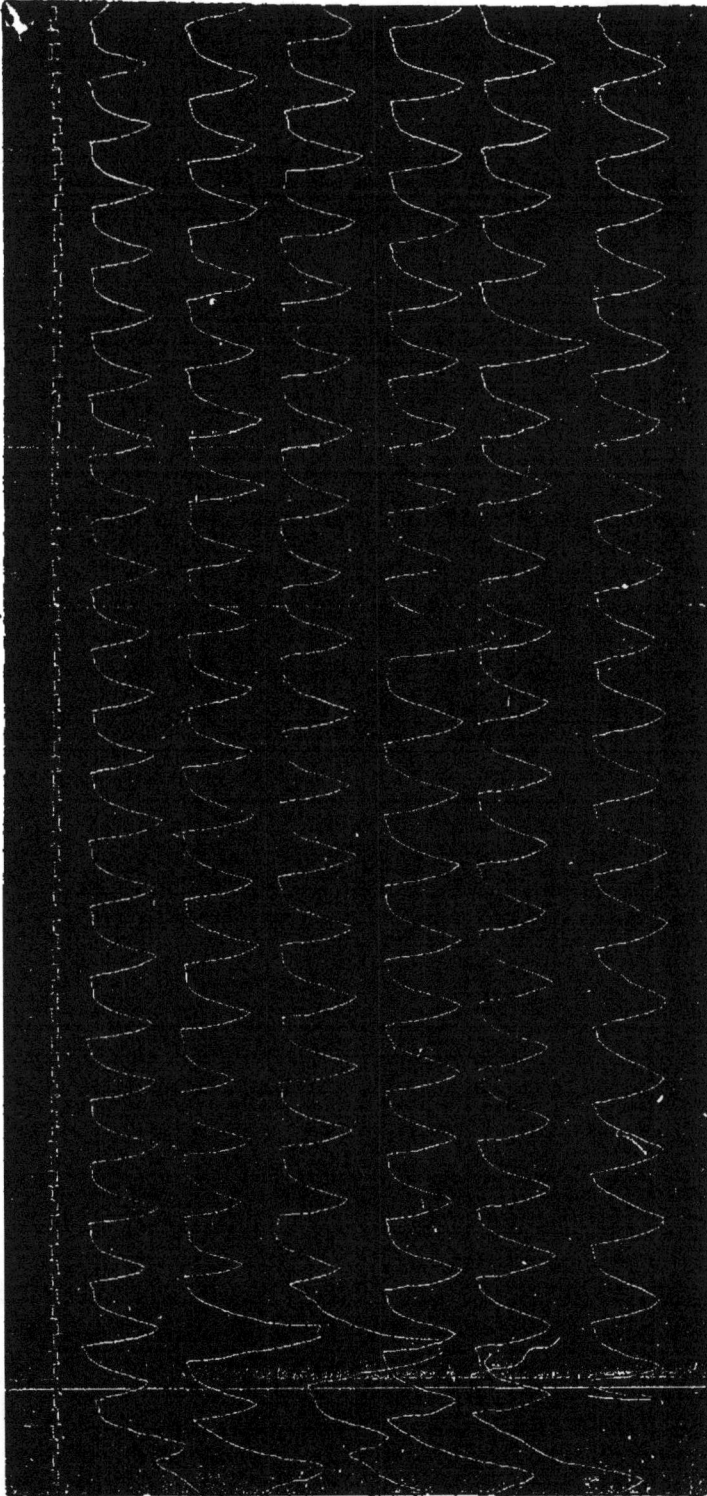

Fig. 58. — Respiration costale supérieure d'une hystérique très émotive, inscrite pendant 6 minutes consécutives. — Amplitude du levier au minimum (une demi-grandeur naturelle).

TRACÉ.

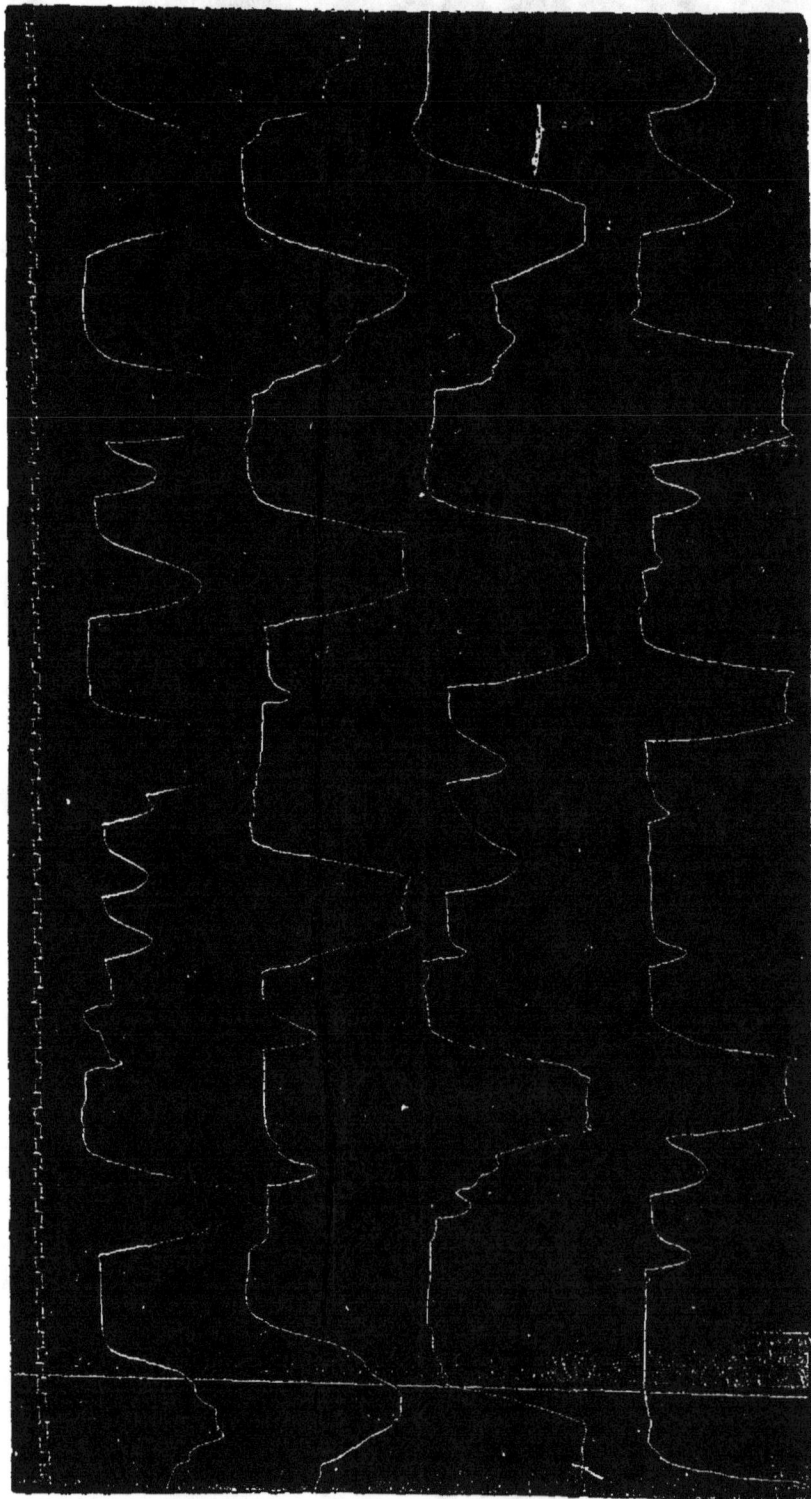

Fig. 59. — Bâillements par imitation chez une hystérique en état de somnambulisme provoqué (5 octobre 1888). — Amplitude du levier au minimum (une demi-grandeur naturelle).

corespond à 49 secondes de chacune de ces minutes). Il existe encore quelques bâillements séparés par une apnée complète en expiration; mais entre la plupart des autres les mouvements respiratoires reparaissent; peu nombreux et superficiels par moments, ils sont, par d'autres, plus fréquents et plus amples bien que encore assez irréguliers.

La *figure* 57 présente les mêmes caractères, avec cette différence toutefois, qu'en plusieurs endroits, les mouvements respiratoires sont plus réguliers et se rapprochent davantage des mouvements respiratoires normaux, comme on peut s'en assurer en jetant les yeux sur la *figure* 58. Celle-ci représente la respiration d'une autre hystérique du service. Ici les mouvements respiratoires sont normaux, plus fréquents cependant que d'ordinaire, en raison de l'émotivité très grande de cette malade; ils présentent aussi, par intervalles assez longs, des inspirations plus profondes et supplémentaires (soupirs).

Nous reproduisons encore ici (*Fig.* 59), à titre de comparaison, le tracé de bâillements produits chez une hystérique, mise en présence de la malade qui fait l'objet de cette observation, après avoir été placée en état de somnambulisme provoqué. Bien que ces bâillements produits par imitation représentent assez bien, à première vue, les bâillements de la malade, le tracé y décèle des différences notables : les bâillements y sont presque tous uniques, composés d'un seul temps et non de deux ou trois bâillements secondaires, comme chez la malade; de plus, l'inspiration et l'expiration sont séparées par un plateau inspiratoire assez prolongé.

La malade a quitté la Salpêtrière, le 31 octobre 1888, à peu près guérie de ses bâillements. Ceux-ci ne reviennent plus qu'à de longs intervalles et par accès assez courts. En dehors de ces accès, la respiration est redevenue normale. Les quintes de toux ont disparu depuis longtemps. Les crises convulsives sont aussi devenues très rares, mais les stigmates hystériques, que nous avons signalés plus haut, persistent.

Le traitement suivi a consisté en électrisation statique, hydrothérapie, et, à l'intérieur, préparations ferrugineuses.

OBS. II. — M^mo X..., vingt-cinq ans, vient à Paris consulter
le Dr Auvard, pour des troubles utérins (octobre 1888).

La mère de la malade a des crises d'hystérie. — A partir du
moment où elle a commencé à être réglée, Mme X... a souffert
de douleurs très vives dans le bas-ventre à chaque période
menstruelle. De plus, elle riait et pleurait sans motifs d'une
façon excessive.

Elle s'est mariée il y a deux ans, et est accouchée il y a huit
mois d'un enfant bien portant. Pendant sa grossesse sont survenus chez elle des accidents nerveux variés. Elle avait parfois
la sensation d'une boule qui lui remontait jusqu'à la gorge ;
elle avait alors des sifflements d'oreille, des battements dans
les tempes ; il lui semblait qu'elle allait défaillir. Parfois alors
survenait une attaque véritable avec cris, contorsions, etc.

Quelque temps après l'accouchement, survint un gonflement
du ventre avec douleur dans le flanc gauche. Ce gonflement
d'abord intermittent devint ensuite permanent et la malade, se
croyant atteinte d'une péritonite ou d'une affection des organes
génitaux, vint consulter le Dr Auvard qui, ne trouvant aucune
altération de ces organes et pensant à des troubles purement
nerveux, voulut bien demander à M. Gilles de la Tourette
d'examiner la malade avec lui.

Nous constatons chez Mme X... une hémianesthésie gauche
incomplète avec perte du sens musculaire de ce côté, sensation de pesanteur des membres gauches qui sont *faibles* ; la
main gauche laisse parfois échapper l'objet qu'elle tient. Ovarie gauche.

Mais, ce qui frappe le plus vivement notre attention, ce sont
les bâillements réitérés qui affectent la malade pendant la
durée de notre examen. A des intervalles très rapprochés,
elle porte la main à sa bouche, essayant de retenir un bâillement qu'elle ne peut vaincre. Interrogée par nous au sujet de
ces bâillements, elle nous dit que depuis trois mois environ
elle est obligée de bâiller sans cesse toute la journée.

Ces bâillements sont régulièrement espacés, au nombre de
douze par minute, tout au moins pendant la durée de notre
examen ; quelquefois ils sont incomplets, ce qui, dit la malade,
la fatigue beaucoup. Elle semble éprouver une sorte de soulagement lorsque le bâillement est franc et large. Ces bâillements ne sont pas accompagnés de pandiculations.

OBS. III. — La nommée Rosalie Gag... est entrée à la Salpêtrière au mois d'avril 1890. Elle est âgée de vingt-trois ans
et exerce le métier de couturière.

Antécédents héréditaires. — 1° *Côté paternel.* — Son père est atteint d'une maladie de cœur. Il est sujet à de violentes colères. Son grand-père est mort fou et sa grand'mère avait des attaques de nerfs.

2° *Côté maternel.* — La mère est emportée, coléreuse, elle n'a jamais eu d'attaques de nerfs. La grand'mère est peu connue. Le grand-père est mort d'accident.

La malade a une sœur qui est bien portante.

Antécédents personnels. — Elle a eu la rougeole étant enfant. Vers douze ans, elle eut une bronchite et, depuis cette époque, elle fut sujette à des crises nerveuses précédées d'étourdissements et accompagnées de perte de connaissance. Ces attaques ne duraient que peu de temps. La malade poussait des cris aigus, se plaignait d'une violente douleur au cœur et à l'estomac. De plus, les membres supérieurs étaient agités de mouvements convulsifs d'une certaine violence. Les crises revenaient périodiquement deux ou trois fois par mois.

Plus tard, elles augmentèrent de fréquence et d'intensité et en février 1886, elle fut soignée à la Salpêtrière dans le service de M. le Dr Joffroy qui la soumit à un traitement hydrothérapique. Elle sort de l'hôpital en juillet de la même année : les crises nerveuses n'étaient point guéries. Elles persistèrent ainsi jusqu'au commencement de 1889.

A cette époque, la malade voyant que tous les traitements employés restaient sans résultat, eut l'idée d'aller consulter le zouave Jacob. Elle se rendit chez cet individu quatre fois. A la quatrième fois, il parvint, dit-elle, à l'endormir ; mais, à la suite de cette séance, elle eut une grande crise de nerfs pendant laquelle se manifestèrent, pour la première fois, des bâillements incoercibles tels qu'on les remarque aujourd'hui. Pendant cette première attaque, il y eut une courte période de convulsions avec perte de connaissance, puis les bâillements succédèrent et durèrent environ une demi-heure.

Depuis lors, les attaques se sont succédé très fréquentes et très violentes. La malade dit en avoir de deux espèces différentes, les unes simples, les autres avec bâillements.

Les premières, en réalité les mêmes que celles dont elle souffrait depuis l'âge de douze ans, reviennent toujours deux ou trois fois par mois. La malade peut les prévoir près de douze heures à l'avance, car elles sont précédées, pendant tout ce temps, de vives douleurs dans la tête. Elle ne tombe pas par terre, mais reste dans la position où elle se trouve, se cache la figure avec ses mains et pousse des cris aigus. En même temps des mouvements choréiformes rythmiques agitent les membres, en particulier les membres inférieurs. Le pied frappe violemment le sol. De temps en temps interviennent des mouvements de salutation rythmée, assez lents, d'une violence modérée.

Les attaques n° 2, au contraire des précédentes, qui ne se reproduisent guère que de temps en temps, surviennent avec une très grande fréquence, sous l'influence de la moindre contrariété.

Elle ressent, avant ces crises, au niveau de l'estomac, une sensation de boule qui remonte vers la gorge, l'étouffe et l'empêche de respirer.

Puis elle se met à bâiller d'une façon convulsive et incoercible pendant un temps qui peut dépasser une demi-heure.

Pendant ce temps, la connaissance est absolument conservée. La malade entend ce qu'on dit, mais ne peut répondre, car elle ne cesse de bâiller et ses muscles abaisseurs et élévateurs de la mâchoire sont alternativement dans un véritable état de contracture.

Puis surviennent quelques mouvements rythmiques des membres supérieurs et inférieurs, ainsi que des mouvements lents de salutation. Le malade se penche en avant et finit par se trouver complètement pliée en deux, la poitrine contre les genoux.

Enfin les bâillements reviennent, mais moins violents, quoique tout aussi incessants qu'au début de l'attaque. Ils permettent cependant à la malade de marcher et même de vaquer à ses occupations tout en bâillant ainsi pendant un temps qui peut être assez long.

Etat actuel. — Les stigmates hystériques ne sont pas très développés, mais suffisants néanmoins pour confirmer le diagnostic.

La sensibilité est conservée dans tous ses modes à droite. Elle est légèrement diminuée à gauche. Il existe une légère hyperesthésie pour la chaleur au niveau de la cuisse gauche.

L'odorat, normal à l'examen, est, dit-elle, obnubilé certains jours lorsqu'elle doit avoir sa crise n° 1. — L'ouïe est normale.

La perception des sensations gustatives est notablement moins vive sur la moitié droite de la langue que sur l'autre moitié.

Il existe un rétrécissement concentrique un peu irrégulier du champ visuel dans les deux yeux.

Le malade porte plusieurs points hystérogènes caractéristiques, l'un dans la fosse iliaque droite, l'autre dans la même région à gauche. Il existe aussi un point sous-mammaire du côté gauche. Les points ovariens arrêtent assez facilement l'attaque. Ils la produisent aussi quelquefois, mais non toujours. De plus, une simple émotion, par exemple le fait d'entrer dans l'amphithéâtre des leçons à la Salpêtrière, pour y être présentée par M. le Pr Charcot à ses auditeurs, suffit pour provoquer une attaque.

Il est bon de dire que les attaques ne sont pas toujours aussi nettement séparées que leur description, telle que nous l'avons donnée, pourrait le laisser croire. Les deux se mélangent souvent. Cela est même arrivé pour la plupart des attaques que nous avons observées. L'attaque simple se manifeste seule quelquefois ; mais, le plus souvent, actuellement du moins, elle est suivie ou précédée de l'attaque de bâillements.

Ce ne sont point des bâillements ressemblant exactement à ceux que l'on a l'habitude d'observer chez les personnes normales. Il y a chez cette jeune fille une exagération de l'acte physiologique telle qu'on a pu, sans la moindre difficulté, prendre, à l'aide de procédés qui n'ont rien d'instantané, les photographies de son bâillement. L'exagération, en effet, n'est pas seulement dans la répétition fréquente des bâillements, mais dans l'intensité extraordinaire et la durée de chacun d'eux. C'est véritablement dans un cas semblable que l'expression « bâiller à se décrocher la mâchoire » paraîtrait justifiée.

Ce bâillement convulsif diffère encore du bâillement physiologique par un autre point : il n'est point accompagné de cette inspiration profonde, proportionnelle en général, dans l'état normal, à l'intensité du bâillement. Quand elle a la bouche ouverte, la malade est en inspiration et elle ne fait point d'expiration pendant tout le temps qu'elle reste ainsi. Mais il s'agit là d'une inspiration ordinaire, ne soulevant pas le thorax outre mesure. D'ailleurs, quand la malade ouvre la bouche, commençant un bâillement, on n'entend point le bruit, si caractéristique et si difficile à masquer dans l'état physiologique, qui accompagne l'entrée brusque d'une grande quantité d'air dans la poitrine. A la fin du bâillement, l'expiration qui le termine est en proportion de l'expiration qui en a marqué le commencement, c'est-à-dire forte et souvent un peu bruyante à l'état normal. Chez notre malade, on note aussi une expiration forcée, souvent accompagnée d'un « Ah ! », comme bâillerait un individu mal élevé. Mais cela ne se remarque point toujours et la plupart du temps le bâillement de la malade n'est point sonore.

Obs. IV. — Mlle Léontine M..., dix-neuf ans, se présente à la consultation externe de la Clinique des maladies du système nerveux, avril 1890.

Antécédents héréditaires. — *Père* cinquante-deux ans, rhumatisant. *Mère* quarante-huit ans, rhumatisante, aurait eu des attaques étant jeune. *Sœur* morte à dix-neuf ans de la fièvre typhoïde. Elle a eu des attaques. *Une autre sœur* nerveuse, rit et pleure sans motifs. *Frère* apathique, inintelligent.

Antécédents personnels. Histoire de la maladie. — La malade a été réglée avant douze ans, assez régulièrement, si ce n'est que depuis quelque temps elle perd beaucoup plus. Elle n'a jamais eu de maladies antérieures, notamment jamais de danse de Saint-Guy.

Depuis environ un an elle s'est surmenée beaucoup. Elle est modiste et elle a dû veiller tard. Le soir, quand elle rentrait très fatiguée, elle bâillait. Mais à ce moment ces bâillements n'avaient rien de morbide. Elle avait très sommeil, en même temps elle était très fatiguée : son bâillement s'expliquait.

Ce n'est que plus tard que ces bâillements sont devenus une véritable infirmité. Ils prennent la malade parfois le matin, mais plus généralement le soir vers 8 heures. Ils sont très longs et la malade ne peut les arrêter. Ils sont précédés d'une aura qui l'avertit que la crise va la prendre.

Elle sent sa poitrine se serrer, une boule qui remonte à la gorge et l'étouffe. Elle a en même temps des bourdonnements et des sifflements dans les oreilles, les tempes battent avec force.

A ce moment, elle éprouve à l'épigastre une douleur plus ou moins violente, avec sensation d'une poche énorme, faisant glou-glou et lui semblant remplie de liquide.

Le bâillement arrive, répété, impossible à arrêter et durant parfois une demi-heure et plus. En même temps, elle est très altérée.

Ces crises la prennent régulièrement deux à trois fois par

semaine, de 6 à 8 heures du soir. Elles rompent néanmoins parfois leur régularité et sont matinales.

A la suite du bâillement [survient une attaque convulsive caractéristique ; elle étend ses bras, les tourne en pronation, sa mâchoire inférieure tremble au point de l'empêcher de parler correctement. Ce tremblement s'étend jusqu'aux mains et aux membres inférieurs. La malade dit même avoir perdu connaissance plusieurs fois pendant ces crises ; on n'a pas pu avoir de détails sur ces pertes de connaissance, savoir si elle s'est étendue en arc de cercle, etc. La malade a de fréquents cauchemars la nuit. Elle tombe dans la Seine, elle descend plusieurs marches et tombe soudain dans un trou, etc. Il a été impossible d'assister à une de ses crises de bâillement.

A l'examen, la malade se présente assez intelligente ; elle accuse une habitude assez bizarre pour son sexe, elle s'exerce à soulever des poids ; son sternum est couvert de pytiriasis versicolor. — Pas de réflexe pharyngien, pas de troubles de la sensibilité générale.

Champ visuel normal à droite, à gauche 60.

Un peu de micromégalopsie du *côté droit*.

La malade voit nettement les couleurs.

Goût aboli à droite. Ouïe très légèrement diminuée à droite. Sens musculaire intact.

Obs. V. — La nommée Marguerite Mon..., âgée de trente ans, employée, se présente à la consultation de la Clinique des maladies du système nerveux, au mois de mai 1890.

Antécédents héréditaires. — Son père est mort de la rupture d'un anévrysme. Il était rhumatisant. La malade assure qu'il n'avait jamais souffert d'aucune maladie nerveuse ou mentale. Il était parfaitement sobre et n'avait jamais exercé de métier où il pût être soumis à aucune intoxication. Sa mère est morte à l'âge de cinquante-cinq ans, à la suite d'un accident. Elle était nerveuse, sujette à des colères violentes. La grand'mère maternelle est morte paralysée ; mais on ne peut avoir de renseignements précis sur la nature de cette paralysie.

Antécédents personnels. — Rien de bien remarquable pendant l'enfance. La malade a eu la coqueluche, la rougeole deux ou trois fois (?) et un zona (?). Elle a eu de la gourme étant petite. Elle est d'un tempérament lymphatique.

Réglée à douze ou treize ans, elle l'est assez régulièrement depuis cette époque.

Elle est d'un caractère violent et emporté. La moindre remontrance la met en colère. Elle est aussi très émotive et très impressionnable.

Il y a cinq ou six ans elle eut les jambes enflées pendant quelques jours. En même temps, elle souffrait de douleurs vagues qui changeaient continuellement de place, siégeant tantôt dans le ventre, tantôt dans la poitrine, d'autres fois dans la tête ou dans les reins. On ne peut guère être renseigné par elle sur la nature de ces douleurs.

Elle a toujours été sujette à des flueurs blanches très abondantes.

Depuis longtemps déjà, elle ne peut préciser exactement l'époque où ces troubles ont débuté, elle éprouve de petites pertes de connaissance, soit spontanées, soit provoquées par une contrariété ou une émotion. A peu près au même moment où ont commencé ces pertes de connaissance, elle s'est mise à bâiller d'une façon anormale, convulsivement et sans raison. Ces bâillements, dont la répétition, en dehors de toute cause, constituait déjà un symptôme morbide, se produisaient tantôt spontanément, la malade bâillait alors toute la journée sans savoir pourquoi et sans pouvoir s'en empêcher ; d'autres fois les bâillements étaient provoqués par une émotion ou une contrariété, ils étaient dans ce cas beaucoup plus intenses et beaucoup plus fréquents.

Etat actuel. — La malade a l'apparence d'une femme faible, anémique. Son teint est pâle, ses conjonctives décolorées légèrement ainsi que ses lèvres et ses gencives. Elle est très impressionnable.

Pendant que nous l'examinons, nous la voyons bâiller trente ou quarante fois devant nous. Elle bâille, dit-elle, parce qu'elle éprouve une sensation d'étouffement qui la force à faire de grandes inspirations en ouvrant la bouche. Elle sent comme une boule qui lui remonte de l'estomac dans la gorge et l'étouffe. Il ne s'agit pas ici d'une véritable attaque d'hystérie caractérisée par un phénomène inusité, le bâillement, mais d'un mouvement involontaire presque continuel, dû à une sensation identique à l'aura ordinaire de l'attaque hystérique. Il est impossible d'obtenir de renseignements détaillés sur ces pertes de connaissance dont souffre la malade et de savoir si elles sont ou non accompagnées de convulsions ou de bâillements. On apprend cependant qu'elles sont précédées d'une aura analogue à l'aura de l'attaque vulgaire : contraction de la gorge, battements dans les tempes, sifflements dans les oreilles. Il est donc certain qu'il s'agit là véritablement de petites attaques d'hystérie.

La malade se plaint en outre de phénomènes dyspeptiques

assez accentués. Son ventre est ballonné après les repas, et, à ce moment, elle souffre de battements de cœur assez violents. La digestion est lente, laborieuse. Elle s'accompagne souvent de crampes d'estomac violentes, quelquefois d'une espèce de vertige, n'allant jamais, il est vrai, jusqu'à la chute sur le sol. Elle mange très peu et éprouve du dégoût pour les aliments.

Les stigmates de l'hystérie sont très peu accentués chez cette malade. Il existe néanmoins un léger trouble de la sensibilité, dont la présence acquiert ici une grande importance, en l'absence de tout phénomène morbide autre que les petites pertes de connaissance et les bâillements que nous avons déjà mentionnés. La sensibilité au contact est conservée sur toute la surface cutanée, ainsi que la sensibilité au chaud et au froid. Mais il n'en est pas de même pour la sensibilité à la douleur, et il existe, sinon une analgésie, du moins une diminution notable de la sensibilité à la face et dans toute la moitié droite du corps.

De plus, on constate la présence de deux points hyperesthésiques, l'un dans la région ovarienne droite, l'autre sous le sein gauche. La pression en ces points, si elle ne provoque pas d'attaque proprement dite, donne lieu néanmoins à la production de l'aura hystérique : douleur au cœur épigastrique, constriction du pharynx, sensation de boule remontant de l'estomac à la gorge.

Pas de troubles sensoriels. La vue est parfaitement conservée et on ne note pas le plus léger rétrécissement du champ visuel ni à droite ni à gauche. Pas non plus de dyschromatopsie ni de micromégalopsie, ni de polyopie monoculaire.

Le goût, l'ouïe et l'odorat sont absolument normaux.

Les poumons sont entièrement sains. On note, à l'auscultation du cœur, la présence d'un très léger souffle anémique.

III.

Les bâillements hystériques peuvent se présenter à l'observateur, en dehors ou concurremment avec d'autres phénomènes hystériques, sous deux aspects différents.

Dans le premier, la malade, — car nos cas se rapportent uniquement à des femmes, — se met tout à coup à bâiller, et les bâillements sont surtout remarquables, à l'investigation superficielle tout au moins, par leur persistance même. La malade de l'observation I, avant de présenter des *crises* véritables de bâillements, deuxième forme de cette manifestation, bâillait pour ainsi dire constamment : « A l'origine, dit M. Charcot, elle bâillait environ huit fois par minute, 480 bâillements par heure, soit 7,200 en quinze heures de veille. »

Dans ces cas, le sommeil seul interrompt les bâillements qui reprennent au réveil et peuvent ainsi persister pendant des semaines et des mois sans que la santé générale semble en souffrir.

A cette période, ou même lorsque les bâillements revêtent cette allure, il est, croyons-nous, assez facile de les différencier des bâillements physiologiques et aussi de ceux qui, physiologiquement pour ainsi dire, peuvent survenir dans l'hystérie comme au cours de tout autre état normal ou pathologique.

Nous avons noté la fréquence, nous noterons encore et surtout « le *rythme* et la *cadence*, caractères propres à nombre de phénomènes hystériques. » (Charcot.)

De plus, le bâillement physiologique consiste en une inspiration profonde : le thorax est alors à son *summum* d'ampliation, les mâchoires sont écartées au maximum ; il se termine par une expiration bruyante qui s'accompagne souvent de flux de salive et de sécrétion de larmes. Souvent aussi, on note des pandiculations qui ne sont autres que des mouvements d'élévation et de rétraction en arrière des épaules.

Or, on peut voir sur nos tracés, particulièrement sur la *figure* 56, que l'inspiration dans le bâillement hystérique n'est guère plus profonde qu'une inspiration normale. Peut-être cela tient-il à ce que les bâillements sont tellement répétés que la malade n'a pas besoin de subvenir à l'hématose insuffisante que provoquerait — à ce que l'on croit — le bâillement physiologique. Parfois, en effet, ils se rapprochent tellement qu'il semble que ce soit le mode habituel de respirer des sujets (*Fig.*55). Nous noterons aussi que les bâillements s'accompagnent

ou même s'entrecoupent de quintes de toux (*Fig.* 54),
phénomènes de même ordre.

Ce qui est exagéré, par exemple, ainsi qu'on peut
s'en convaincre par la vue des malades, c'est l'amplitude
de l'écartement des mâchoires porté à son maximum.

Le bâillement considéré en soi peut être simple,
unique, mais aussi il peut être double, se faire en deux
fois, c'est-à-dire être formé de deux inspirations assez
rapprochées pour constituer un seul et même bâillement (*Fig.* 56).

Il peut être avorté; dans ce cas la malade de l'observation III accusait une sensation de malaise; il fallait
que le bâillement fût complet pour que l'organisme se
déclarât satisfait. On note, en effet, que les bâillements
s'accompagnent souvent, comme à l'état physiologique
d'ailleurs, d'une sensation de soulagement.

IV.

Les *crises de bâillements hystériques* ne diffèrent
pas, comme allure générale, des autres manifestations
convulsives limitées ou généralisées de l'hystérie se
groupant sous forme d'attaques. Il existe dans tous ces
cas un fonds commun qui se juge par les phénomènes
prémonitoires de l'accès, par les signes et symptômes
constitutifs de l'aura.

Avant la crise, ou même lorsque celle-ci va venir, la
malade accuse une sensation de boule qui remonte de
l'épigastre; elle a des bourdonnements d'oreilles, des
battements dans les tempes; puis, après un temps variable, éclatent les bâillements sous forme d'accès.

Ils se précipitent alors beaucoup plus rapidement que
dans la forme précédemment décrite, empiétant les uns
sur les autres pendant un temps plus ou moins long, un
quart d'heure, une demi-heure et plus suivant les cas.
Puis la crise se termine, les bâillements cessent pour

passer à l'état intermittent ou revenir ultérieurement sous forme d'une nouvelle crise.

Il est bien rare que la crise de bâillement soit absolument pure de tout mélange des phénomènes ordinairement observés lors de la grande attaque. On sait en effet, — M. Charcot l'a montré, — qu'un observateur attentif retrouve presque toujours dans les crises convulsives limitées, chorée rythmée, toux, dyspnée hystérique, des vestiges des quatre périodes classiques.

Outre les phénomènes prémonitoires de l'aura qui sont communs, il est fréquent d'observer au début de l'attaque des contractures des membres supérieurs ou inférieurs, contractures qui, de toniques, ne tardent pas à devenir cloniques. Enfin, lorsque la crise se termine, le regard devient fixe, la physionomie reflète des sentiments représentatifs des attitudes passionnelles et de la quatrième période ou de délire. La prédominance des bâillements fixe seule la forme de l'attaque.

Parfois l'attaque de bâillements peut se terminer par une véritable attaque convulsive ordinaire, les bâillements représentant alors la phase tonique de l'accès; quelquefois, cependant, on voit alterner sans se confondre (obs. III) les attaques convulsives proprement dites et les attaques de bâillements.

Le diagnostic différentiel des bâillements ne nous arrêtera pas longtemps; presque toujours il existe concurremment des stigmates qui, en dehors des bâillements eux-mêmes, ne permettront pas au diagnostic de s'égarer. Mais enfin on peut supposer que ce soit là une manifestation monosymptomatique de l'hystérie. Dans ce cas, la question du diagnostic différentiel peut se poser. Lorsque les bâillements ne sont pas groupés sous forme d'*attaques*, le *rythme* et la *cadence* sont des éléments différentiels de premier ordre qui ne paraissent pas exister dans les bâillements épileptiques jusque-là seulement observés dans les intervalles des accès. (Féré.)

Dans le cas de crises, on peut faire intervenir un élément d'appréciation qui permettrait, très probablement, d'établir un diagnostic certain avec les accès de bâillements épileptiques qui, comme nous l'avons dit, n'ont pas encore été observés. Ce critérium est tiré de l'analyse des urines.

On sait en effet que MM. Gilles de la Tourette et Cathelineau ont établi, par des recherches entreprises dans le service de M. le professeur Charcot, que l'analyse des urines de la période des vingt-quatre heures comprenant l'attaque donne des résultats qui permettent d'établir que l'attaque a eu lieu.

Dans ces cas, l'attaque se juge par l'abaissement du résidu fixe, du taux de l'urée, et par l'inversion de la formule des phosphates, à savoir que les phosphates terreux qui, normalement, sont aux phosphates alcalins comme 1 est à 3, deviennent comme 1 est à 2, 1 est à 1, et même quelquefois plus.

Or, l'attaque de bâillements hystériques ne fait pas exception à cette règle.

Il suffit, pour s'en convaincre, de considérer le tableau suivant relatif aux attaques de la malade dont l'histoire est rapportée dans notre première observation.

NOMS		VOLUME	RÉSIDU FIXE POUR 1000 C.C.	URÉE	Acide phosphor.			Rapp. des ac. phosp.	OBSERVATIONS
					TERREUX	ALCALIN	TOTAL		
		cc.	gr.	gr.	gr.	gr.	gr.	gr.	
Ler... 17 ans... (salle Duchenne).	Attaque.	615	20.60	16.14	0.52	0 78	1.30	64 à 100	Du 12 au 16 août 1888.
P = 59 kil.	État normal.	1350	63.45	20	0.65	1.60	2.25	40 à 100	Du 7 au 11 août 1888.

« Les considérations précédentes, disent MM. Gilles
de la Tourette et Cathelineau (1) en parlant de l'attaque convulsive, sont également applicables aux bâillements hystériques, forme rare de l'attaque. Dans un
cas que nous avons observé et qui nous a fourni huit
analyses dont quatre de la période d'attaque, l'état
normal hystérique caractérisé par les stigmates permanents était également entrecoupé par des bâillements espacés, la période d'accès se caractérisant par
quelques-uns des prodromes de l'attaque ordinaire
suivis d'une série de bâillements précipités, convulsifs,
se groupant sous forme d'attaque. Or, nous notons encore dans cette période d'accès comparée à la période
d'état normal un abaissement du volume, une diminution du résidu fixe, de l'urée et de l'acide phospho-
rique total avec inversion de la formule, absolument
comparables à ce qui s'observe dans la période des
vingt-quatre heures correspondantes de l'attaque convulsive proprement dite. »

Il est à noter que les bâillements qui surviennent à
l'état isolé sans se grouper sous forme d'attaques n'in-
fluencent pas les phénomènes nutritifs. Il faut, pour les
bâillements comme pour les autres manifestations hystériques, qu'il y ait crise pour que les modifications se
produisent. Nous insistons sur ces données chimiques,
car si le doute pouvait exister entre les attaques de
bâillements hystériques et les accès de bâillements épileptiques, l'analyse des urines trancherait vite la question, étant donné, ainsi que l'ont démontré MM. Lépine
et Mairet, que l'accès d'épilepsie, à l'inverse de l'attaque d'hystérie, augmente considérablement le taux
du résidu fixe et particulièrement de l'urée sans inversion de la formule des phosphates.

----

(1) *La Nutrition dans l'hystérie*, in-8°, 1890, p. 42.

Terminons en disant que, ainsi que l'avait dit
M. Charcot à son cours, nous avons pu reproduire par
imitation ces bâillements chez une hystérique mise en
somnambulisme hypnotique. Dans ce cas, ainsi qu'on
pourra le voir sur le tracé (*Fig.* 59), l'amplitude de
l'inspiration constitutive de ces bâillements simulés
nous a paru se rapprocher beaucoup plus de l'amplitude du bâillement physiologique que de celle du bâillement hystérique proprement dit (1).

---

(1) Aux précédentes observations nous pouvons ajouter le cas
d'une jeune fille, la nommée Marg. Chev..., qui se trouvait dans la
même salle que la malade de l'Observation III, et en même temps
qu'elle. C'était une hystérique vulgaire à grandes attaques à
forme de somnambulisme nocturne, qui se mit, sous l'influence
de la contagion, à imiter les crises de bâillements sans perte de
connaissance de sa voisine. A l'une de ses premières crises, elle
se luxa la mâchoire et resta la bouche ouverte, hurlant de peur,
tandis que l'on courait chercher l'interne de garde. Pendant quelque
temps elle se luxa ainsi la mâchoire à toutes ses crises et on était
obligé de la lui réduire plusieurs fois par jour. Puis, peu à peu,
ses articulations temporo-maxillaires s'habituèrent à ce manège et
à chaque bâillement la luxation s'effectuait; la malade faisait un
effort de ses muscles releveurs de la mâchoire et le condyle re-
prenait de lui-même sa place dans la cavité glénoïde avec un
claquement sec qui s'entendait à distance. Cependant ces crises de
bâillements prirent par la suite une telle intensité que les articulations finirent par s'enflammer et du gonflement survint avec de
la fièvre et des douleurs épouvantables à chaque crise. On fut
obligé de maintenir la malade engourdie pendant plusieurs jours
sous l'influence du chloral et de la morphine à hautes doses. A la
suite de ce traitement les crises cessèrent et ne se reproduisirent
plus par la suite. (G. G.).

FIN DU TOME PREMIER.

TABLE DES MATIÈRES

—

I.

De la Maladie de Morvan.

(Leçon).

II.

Sur un cas d'hystéro-traumatisme. — Monoplégie brachiale hystérique développée à la suite d'une fracture du radius.

(Leçon).

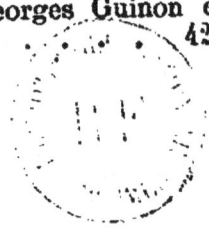

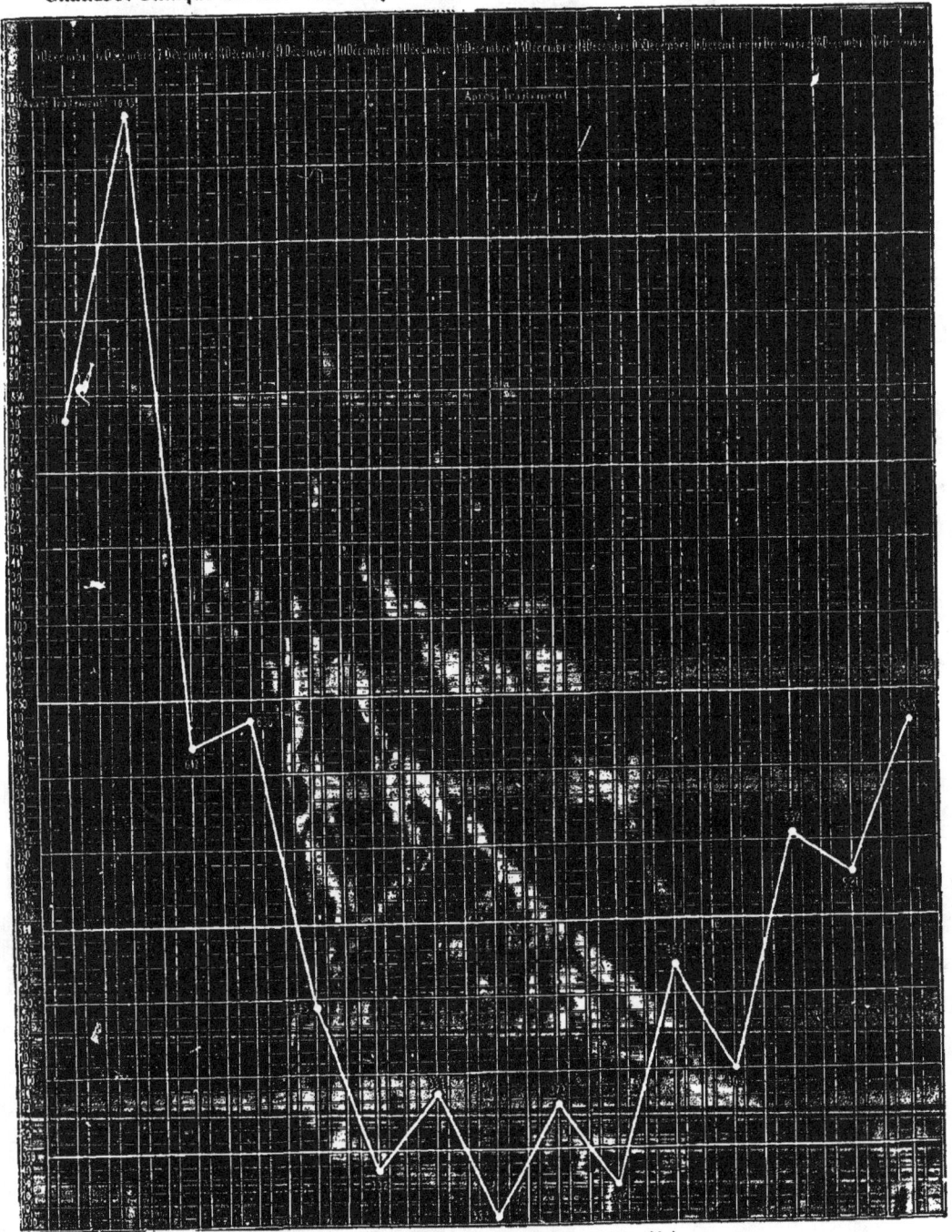

Fig. 1. — Courbe des quantités de sucre excrété en 24 heures.
(V. n° XIII, p. 257 à 284.)

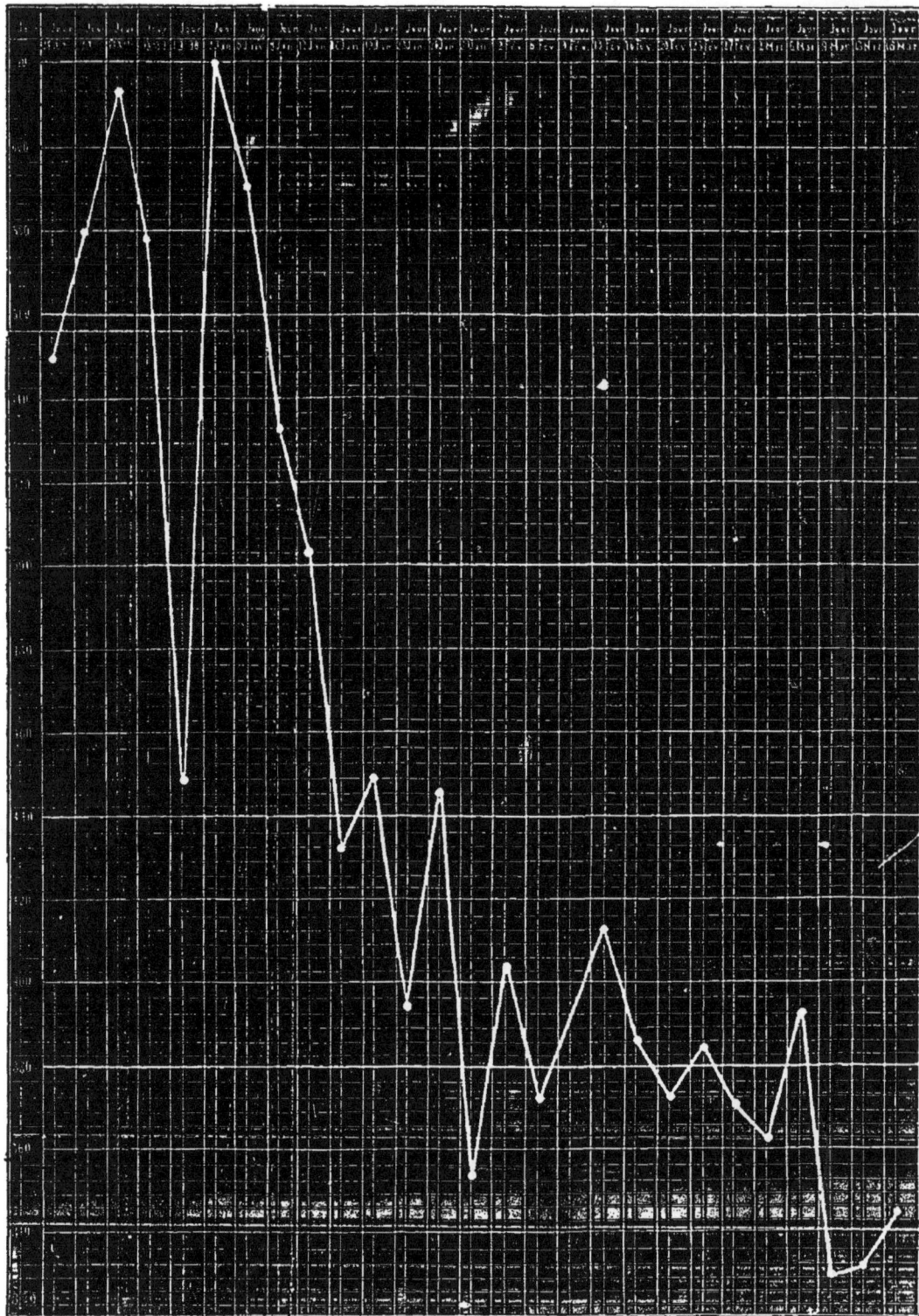

Fig. 3. — Courbe des quantités de sucre excrété en 24 heures.
On voit que la quantité de sucre excrétée en 24 heures oscille entre 330 et 620 grammes.
(V. nᵒ XIII, p. 257 à 284).

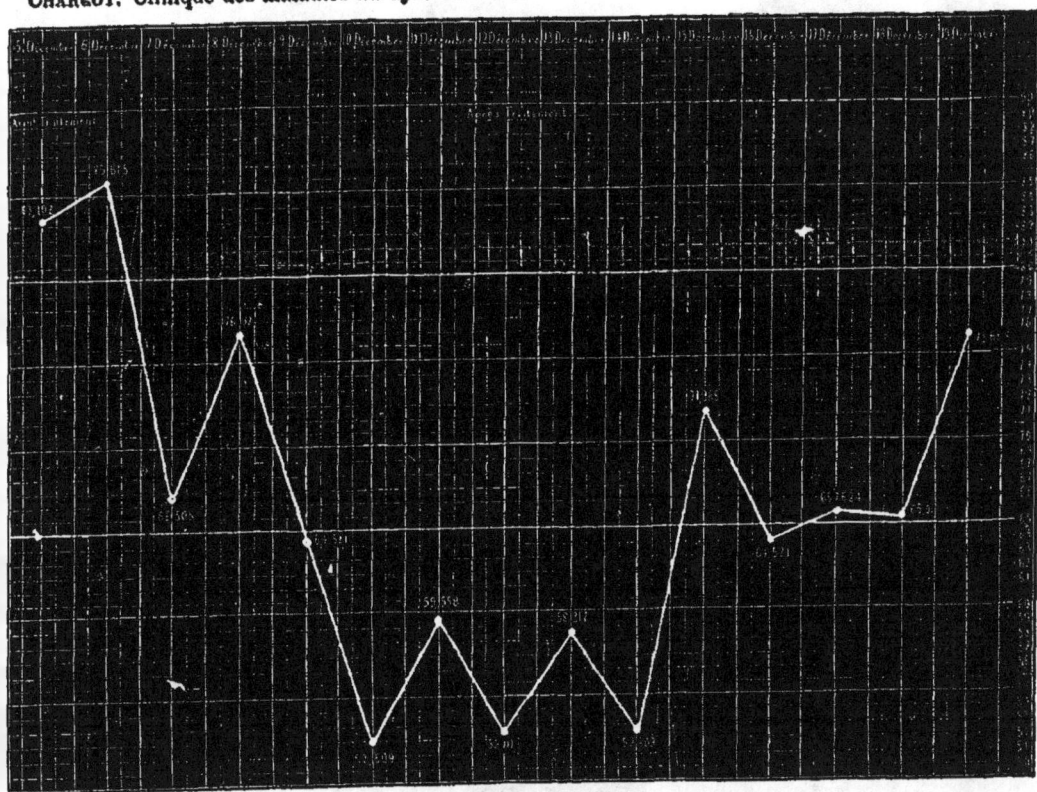

Fig. 2. — Courbe des variations du sucre par litre d'urine.
(V. n° XIII, p. 257 à 284.

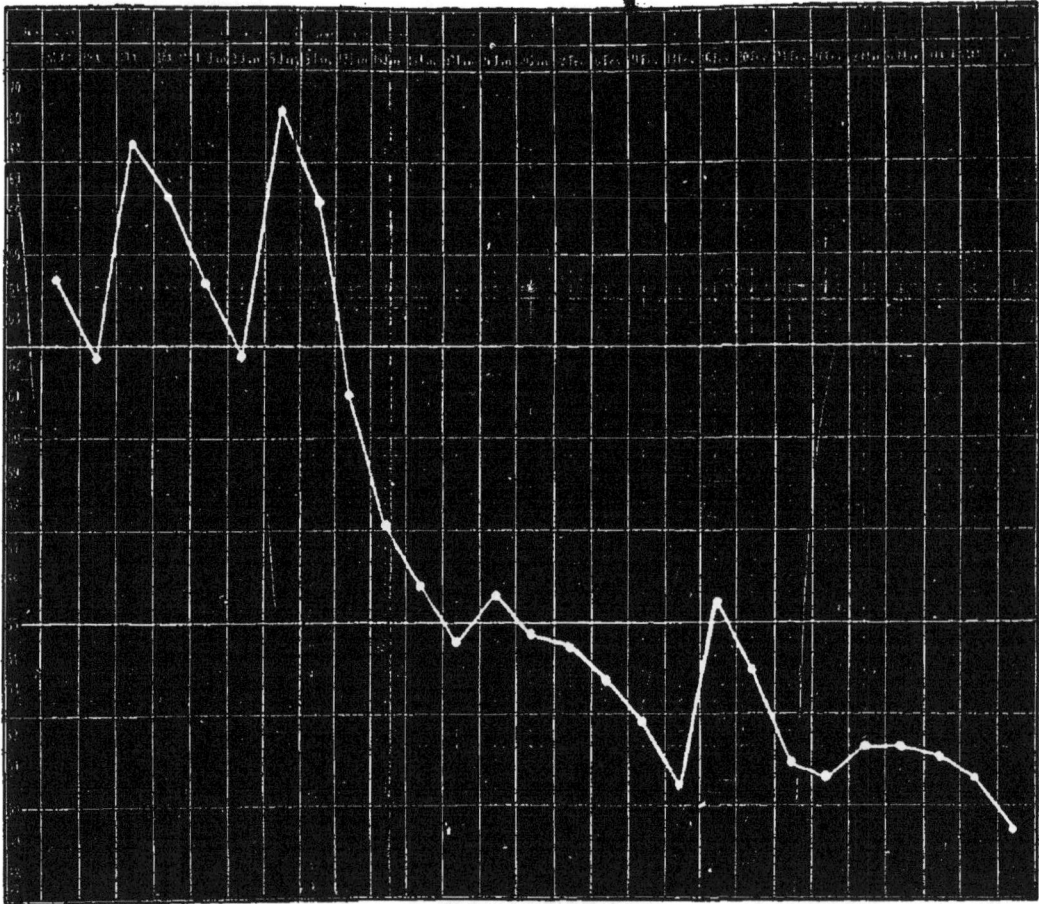

Fig. 4. — Courbe des variations du sucre par litre d'urine après traitement.
(V. n° XIII, p. 257 à 284.)

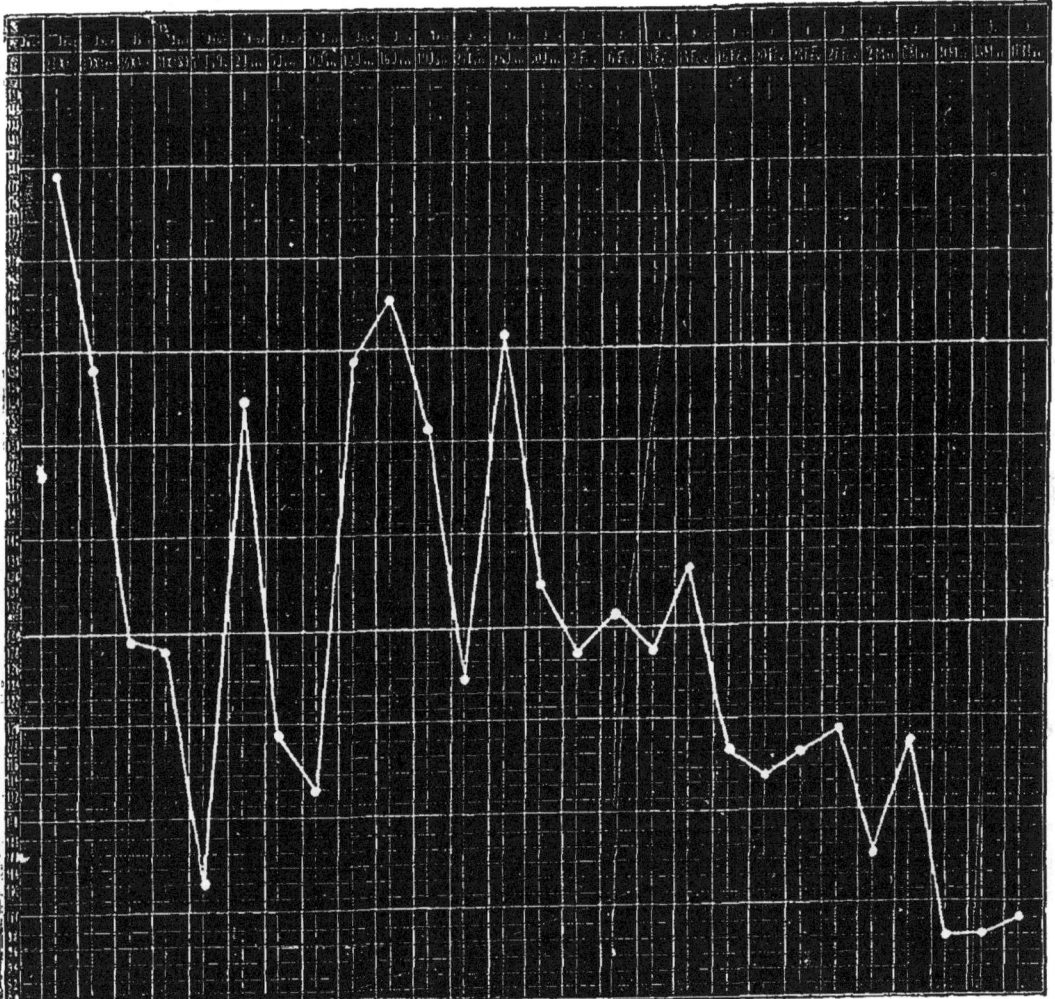

Fig. 5. — Courbe des quantités d'urée en 24 heures après traitement.
(V, n° XIII, p. 257 à 284.)

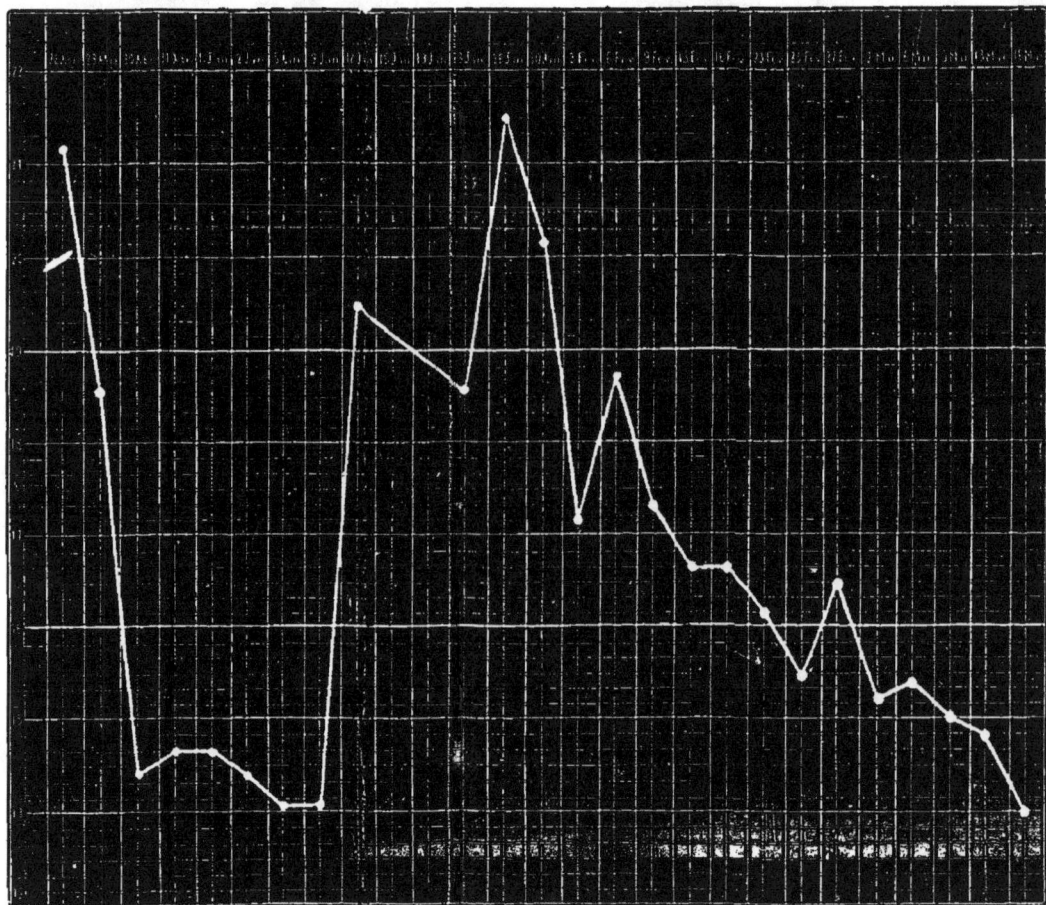

Fig. 6. — Courbe des quantités d'urée par litre après traitement
(V. n° XIII p. 257 à 281)

TABLE ANALYTIQUE

—

CHARCOT, T. I.

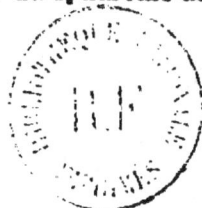

PARIS. — IMP. V. GOUPY ET JOURDAN, RUE DE RENNES, 71.

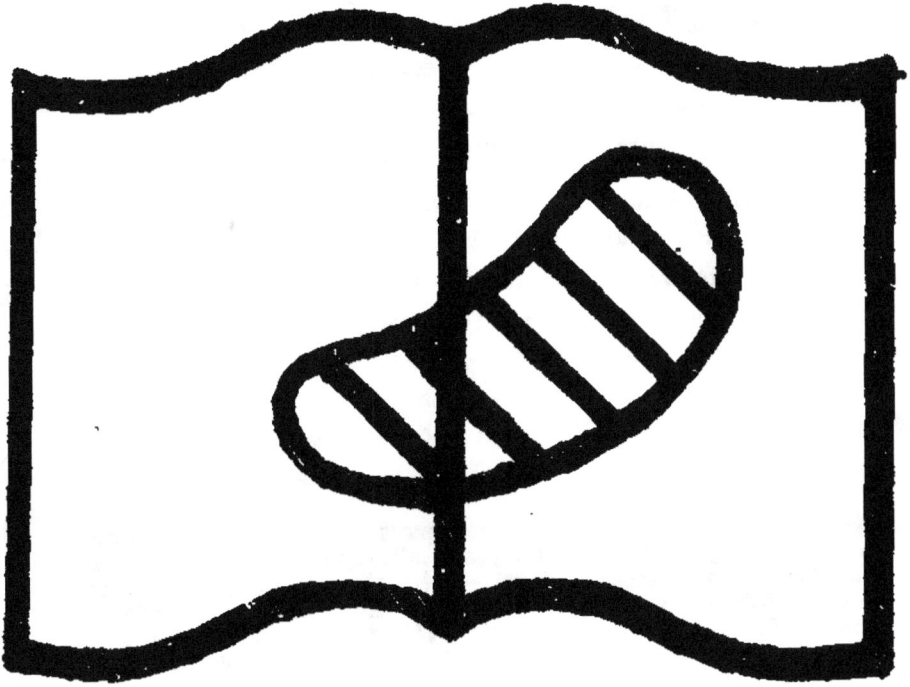

Illisibilité partielle

VALABLE POUR TOUT OU PARTIE DU
DOCUMENT REPRODUIT

PUBLICATIONS
DU
PROGRÈS MÉDICAL
14, Rue des Carmes, 14.

LE PROGRÈS MÉDICAL
JOURNAL DE MÉDECINE, DE CHIRURGIE ET DE PHARMACIE
Rédacteur en chef : BOURNEVILLE
Secrétaire de la rédaction : MARCEL BAUDOUIN

Paraissant le samedi par cahier de 24 ou 32 p. in-4° compactes sur 2 colonnes.

Un an, 20 fr. — 6 mois, 10 fr.

Pour les étudiants en médecine, un an, 12 fr.

Les Bureaux du **Progrès Médical** *sont ouverts de neuf à cinq heures.*

ARCHIVES DE NEUROLOGIE. Revue des maladies nerveuses et mentales, paraissant tous les deux mois sous la direction de J.-M. CHARCOT. — Rédacteur en chef : BOURNEVILLE; Secrétaires de la rédaction : J.-B. CHARCOT fils, et G. GUINON. Chaque fascicule se compose de huit à neuf feuilles in-8° carré, et de plusieurs planches chromolithographiées. Abonnement pour un : PARIS : 20 fr. — FRANCE ET ALGÉRIE : 22 fr. — UNION POSTALE : 23 fr. — OUTRE-MER (en dehors de l'Union postale) : 25 fr. — Les numéros séparés : 4 fr. 50.

ARNAUD (H.). — Contribution à l'étude clinique de la surdité verbale. Brochure in-8 de 39 pages. — Prix : 1 fr. 25. — Pour nos abonnés. . . . . 90 c.

ATHANASSIO (A.). — Des troubles trophiques dans l'hystérie. Préface de M. le prof. Charcot. Volume in-8° de 236 pages, avec 2 planches hors texte et 10 figures. — Prix : 4 fr. — Pour nos abonnés, 2 fr. 75.

AVEZOU (J.-C.). De quelques phénomènes consécutifs aux contusions des troncs nerveux du bras et à des lésions diverses des branches nerveuses digitales. Étude clinique avec quelques considérations sur la distribution anatomique des nerfs collatéraux des doigts. Un vol. in-8 de 144 pages. — Prix : 3 fr. 50. — Pour nos abonnés, 2 fr. 50.

BABINSKI (J.). — De l'atrophie musculaire dans les paralysies hystériques. Brochure in-8 de 71 pages, avec 10 figures. — Prix 3 fr. — Pour nos abonnés. . . . . 2 fr.

BABINSKI (J.). — Sur une déformation particulière du tronc causée par la sciatique. Brochure in-8 de 24 pages et 5 planches hors texte. — Prix : 2 fr. — Pour nos abonnés . . . . 1 fr. 50

BABINSKI (J.). Grand et petit hypnotisme. Brochure in-8 de 32 pages. Prix : 1 fr. — Pour nos abonnés. . . . . 70 c.

BALLET (G.). Contribution à l'étude des réflexes tendineux. Note sur l'état de la réflectivité spinale dans la fièvre typhoïde. Brochure in-8° de 16 pages. — Prix : 75 c. — Pour nos abonnés . . . . 50 c.

BALLET (G.). — Recherches anatomiques et cliniques sur le faisceau sensitif et les troubles de la sensibilité dans les lésions du cerveau. Vol. in-8° de 197 pages avec 10 figures dans le texte. Paris 1881. Prix : 3 fr. 50. — Pour nos abonnés . . . . 2 fr. 50

BALLET (G.). Contribution à l'étude des localisations motrices dans l'écorce du cerveau. Brochure in-8 de 20 pages avec planches hors texte. — Prix : 1 fr. 25. — Pour nos abonnés . . . . 90 cent.

BALLET (G.). De l'hémiatrophie de la langue dans le tabes dorsal ataxique. Brochure in-8 de 30 pages, avec figures dans le texte. — Prix : 1 fr. — Pour nos abonnés. . . . . 0 fr. 70

BALLET et CRESPIN. Des attaques d'hystérie à forme d'épilepsie partielle. (Étude d'une nouvelle variété d'état de mal épileptiforme.) Brochure in-8 de 42 pages. — Prix : 1 fr. 50. — Pour nos abonnés. 1 fr.

BALLET (G.) et DUTIL (A.). Note sur un trouble trophique de la peau observé chez les tabétiques (État ichthyosique). Broch. in-8 de 12 pages. — Prix : 0 fr. 40. — Pour nos abonnés. . . . . . . 30 c.

BALLET (G.) et MARIE (P.). Spasme musculaire au début des mouvements volontaires. (Étude d'un trouble jusqu'à ce jour non décrit en France). Broch. in-8 de 27 pages. — Prix : 1 fr. — Pour nos abonnés. 70 c.

BALLET (G.) et MINOR (R.). Étude d'un cas de fausse sclérose systématique combinée de la moelle (scléroses systématiques ou péritubulaires de la moelle et scléroses péri-vasculaires). Brochure in-8 de 48 p. avec 3 planches hors texte en chromolithographie. — Prix : 3 fr. — Pour nos abonnés . . . . 2 fr.

BALZER (F.) Contribution à l'étude de la bronche-pneumonie. Vol. de 84 pages, orné d'une planche en chromolithographie. — Prix : 2 fr. 75. — Pour nos abonnés. . . . . 1 fr. 50

BAR (P). — Le Basiotribe Tarnier, son mode d'emploi, les résultats qu'il permet d'obtenir. Communications faites au Congrès de Copenhague. Broch. in-8 de 26 pages, avec 17 figures. — Prix : 1 fr. — Pour nos abonnés . . . . 70 c.

BARATOUX. *Voir* MIOT.

BARATOUX. La maladie de l'Empereur Frédéric III. Brochure in-8 de 31 pages. — Prix : 1 fr. — Pour nos abonnés . . . . 70 c.

BARATOUX. — Des névroses réflexes déterminées par les affections nasales. Br. in-8 de 4 pages. — Prix : 25 c. — Pour nos abonnés. 20 c.

BARATOUX ET DUBOUSQUET-LABORDERIE. — Greffe animale avec de la peau de grenouille dans les pertes de substance cutanée et muqueuse. Brochure in-8 de 12 pages. — Prix : 50 c. — Pour nos abonnés . . . . 35 c.

BARATOUX. — Du cancer du larynx. Brochure in-8 de 59 pages, avec deux tableaux. — Prix 3 fr. — Pour nos abonnés . . . . 2 fr.

BARATOUX. — De l'audition colorée. Brochure in-8 de 22 pages. — Prix : 0 fr. 75. — Pour nos abonnés . . . . 50 c.

BATEMAN. La surdité et la cécité verbale. Brochure in-8 de 18 pages. — Prix : 75 c. — Pour nos abonnés . . . . 50 c.

BAUDOUIN (M.). — Traitement des kystes hydatiques du foie. (Nouvelles méthodes thérapeutiques). Brochure in-8 de 36 pages. — Prix : 1 fr. 25. — Pour nos abonnés . . . . 90 c.

BAUDOUIN (M.). — Guide médical à l'Exposition universelle internationale de 1889. Avec la collaboration de MM. ACHALME (P.); CAPUS G.); KERAVAL; LAMOTTE (L.); RAOULT (A.); REGNIER (L.); ROUSSELET (A.). 1er fascicule : *Instruments de chirurgie et de précision.* Vol. in-8 de 284 p., avec 267 figures. — Prix : 5 francs. — 2e fascicule : *Anatomie, Chimie et Pharmacie, Matière médicale, Eaux minérales, Microbiologie, Hygiène et Assistance publique.* Vol. in-8 de 150 pages, avec 15 figures. — Prix : 3 fr. — 3e fascicule : *Sciences anthropologiques, Photographie et Librairie médicales, La médecine au Palais des Beaux-Arts, Les maladies de l'Exposition. Renseignements divers sur l'Exposition.* — Prix : 3 fr. — Prix de l'ouvrage complet, 10 fr. ; pour nos abonnés . . . . 8 fr.

BAUDOUIN (M.). — Hystéropexie abdominale antérieure et opérations sus-pubiennes dans les rétro-déviations de l'utérus. Volume in-8 carré de 408 pages sur papier simili-Japon, avec 22 figures dans le texte. — Prix : 10 fr. — Pour nos abonnés . . . . 7 fr.

BAZY. De l'atrophie musculaire comme cause de douleurs articulaires. — Prix : 50 c. — Pour nos abonnés . . . . 35 c.

BAZY. — Des uréthrites chroniques blennorrhagiques. Brochure in-8 de 16 pages — Prix : 0 fr. 50. — Pour nos abonnés . . . . . . 35 c.

BECO (L.). — Du traitement de la fièvre typhoïde par le salicylate de soude à doses accumulées. — Broch. in-8 de 28 pages avec 3 figures. — Prix : 1 fr. — Pour nos abonnés . . . . 70 c.

BÉHIER. De la pellagre sporadique. Leçons faites à l'Hôtel-Dieu les 11 et 18 juillet 1873, recueillies par MM. Liouville et Straus. Brochure in-8 de 24 pages. — Prix : 75 c. — Pour nos abonnés . . . . 50 c.

BÉHIER. Étude de quelques points de l'urémie. (Clinique, théories, expériences.) Leçons faites à l'Hôtel-Dieu les 12 et 14 mars 1873, recueillies par MM. Liouville et Straus. Brochure in-8 de 25 pages. — Prix : 75 c. — Pour nos abonnés . . . . 50 c.

BÉNET. *Voir* Bibliothèque diabolique.

BERBEZ (P). — Hystérie et traumatisme. Paralysies, contracture, Arthralgies, Hystéro-traumatismes. 1 volume in-8 de 127 pages. — Prix : 3 fr. 50 c. — Pour nos abonnés . . . . 2 fr. 50

BERNARD. — De l'Aphasie et de ses diverses formes. — 2ᵉ édition, avec une préface et des notes par Ch. FÉRÉ. 1 beau volume in-8° de 360 pages, avec 25 figures dans le texte. — Prix : 5 fr. — Pour nos abonnés, prix . . . . 4 fr.

BERNARD (D.). Note sur une observation de trachéotomie pratiquée dans un cas de croup, sous la narcose chloroformique. Brochure in-8 de 12 pages. — Prix : 50 c. — Pour nos abonnés . . . . . 40 c.

BERNARD et FÉRÉ (Ch.). Des troubles nerveux observés chez les diabétiques. Brochure in-8 de 23 pages. — Prix : 1 fr. — Pour nos abonnés. . . . . 70 c.

BESSON (I.). Dystocie spéciale dans les accouchements multiples. Volume in-8 de 92 pages. — Prix : 2 fr. — Pour nos abonnés. . 1 fr. 35

BÉTOUS. Étude sur le tabes dorsal spasmodique. Brochure in-8 de 46 pages. — Prix : 1 fr. 50. — Pour nos abonnés . . . . 1 fr.

BEURMANN (DE). Voir VIDAL.

BIBLIOTHÈQUE DIABOLIQUE (COLLECTION BOURNEVILLE). — *Conditions de la publication :* — Il paraît annuellement un ou deux volumes in-8° carré, tirés sur beau papier vélin. Il est fait pour les amateurs un tirage à petit nombre sur papier parchemin et sur papier Japon.

I. Le Sabbat des sorciers, par BOURNEVILLE et TEINTURIER. — Brochure in-8 de 40 pages, avec 25 figures dans le texte et une grande planche hors texte. Papier vélin, prix : 3 fr. — Pour nos abonnés : 2 fr. 50. — Parchemin, prix : 4 fr. — Pour nos abonnés : 3 fr. — Japon, prix : 6 fr. — Pour nos abonnés : 5 fr.

II. Françoise Fontaine. — Procès-verbal fait pour délivrer une fille possédée par le malin esprit à Louviers, par BÉNET. — Vélin, prix : 3 fr. 50. — Pour nos abonnés, 2 fr. 50. — Parchemin, prix : 4 fr. 50. — Pour nos abonnés, 3 fr. — Japon, prix : 6 fr. — Pour nos abonnés, 4 fr.

III. Jean Wier. — Histoires, Disputes et Discours des illusions et impostures des Diables, etc., par Jean WIER. — Deux volumes in-8 compacts formant ensemble 1.250 pages. — Prix des deux volumes : Vélin, 15 fr. — Pour nos abonnés, 12 fr. — Parchemin, 20 fr. — Pour nos abonnés, 15 fr. — Japon, 25 fr. — Pour nos abonnés, 20 fr.

IV. La possession de Jeanne Fery. — Vélin, 3 fr. — Pour nos abonnés, 2 fr. — Parcheminé, 4 fr. — Pour nos abonnés, 2 fr. 75. — Japon, 6 fr. — Pour nos abonnés, 4 fr.

V. Sœur Jeanne des Anges supérieure des Ursulines à Loudun, par LEGUÉ et GILLES DE LA TOURETTE. — Vélin, 6 fr. — Pour nos abonnés, 4 fr. — Parcheminé, 10 fr. — Pour nos abonnés, 7 fr. — Japon, 25 fr. — Pour nos abonnés, 20 fr.

VI. Procès de la dernière sorcière brûlée à Genève le 6 avril 1652, par LADAME. — Vélin, 2 fr. 50. — Pour nos abonnés, 1 fr. 75. — Parcheminé, 3 fr. 50. — Pour nos abonnés, 2 fr. 50. — Japon, 5 fr. — Pour nos abonnés, 4 fr.

BITOT. Essai de stasimétrie ou de mesure de la consistance des corps organiques mous. (Étude de la consistance du corps vitré.) Brochure in-8 de 21 pages, avec 8 figures dans le texte. — Prix : 75 c. — Pour nos abonnés . . . . 50 c.

BITOT. Essai de topographie cérébrale par la cérébrotomie méthodique. Conservation des pièces normales et pathologiques par un procédé particulier. Un volume in-4° de 40 pages de texte avec 7 figures intercalées et 17 planches en photographie représentant des coupes cérébrales, 1878. — Prix : 12 fr. — Pour nos abonnés. . . . . 9 fr.

BITOT. La capsule interne et la couronne rayonnante d'après la cérébrotomie méthodique. Un volume in-8° de 48 pages, avec 14 planches hors texte. — Prix : 5 fr. — Pour nos abonnés. . . . . . 3 fr. 50

BOUICLI. Note sur un cas de sclérose en plaques fruste. Br. in-8 de 7 pages. — Prix : 40 c. — Pour nos abonnés . . . . 30 c.

BOULMIER. *Voir* DOLET.

BOURNEVILLE. Ecoles municipales des Infirmières laïques ; laïcisation de l'Assistance publique (Discours prononcés en 1880, 1881, 1882, 1883). Quatre brochures in-8. — Prix de chacune de ces brochures: 50 c. — Pour nos abonnés: 30 c. (1884, 1885, 1886, 1887, 1888, 1889). Six brochures in-8. — Prix de chacune de ces brochures: 1 fr. — Pour nos abonnés. . . . . 70 c.

BOURNEVILLE. Rapport sur l'organisation du personnel médical et administratif des asiles d'aliénés, présenté à la Commission ministérielle chargée d'étudier les réformes que peuvent comporter la législation et les règlements concernant les asiles d'aliénés. Brochure in-8 de 32 pages. — Prix : 1 fr. — Pour nos abonnés . . . . 70 c.

BOURNEVILLE. Rapport sur l'utilisation agricole des eaux d'égout et l'assainissement de la Seine ; présenté à la *Chambre des Députés*. Irrigation de Gennevilliers, irrigation projetée d'Achères et des soudages dans la forêt de Saint-Germain. — Brochure in-4 de 65 p. — Prix: 3 fr. — Pour nos abonnés . . . . 2 fr.

BOURNEVILLE. Rapport fait au nom de la Commission chargée d'examiner le projet de loi ayant pour objet l'utilisation agricole des eaux d'égout de Paris et l'assainissement de la Seine. — *Chambre des Députés.*— Paris, 1888. Un beau volume in-4 de 221 pages avec 7 plans et cartes. — Prix. . . . . 5 fr.

BOURNEVILLE. Études cliniques et thermométriques sur les maladies du système nerveux. Premier fascicule : Hémorrhagie et ramollissement du cerveau. Paris, 1872. In-8 de 168 pages avec 22 fig. — Prix : 3 fr. 50. Pour nos abonnés, 2 fr. 50. — Deuxième fascicule : Urémie et éclampsie puerpérale · épilepsie et hystérie. Paris, 1873. — In-8 de 160 p. vec 14 fig. — Prix : 3 fr. 50. — Pour nos abonnés. . . . . 2 fr. 50

BOURNEVILLE. Le choléra à l'hôpital Cochin. (Étude clinique). Paris, 1865. Brochure de 48 pages. — Prix : 1 fr.— Pour nos abonnés. . 70 c.

BOURNEVILLE. Mémoire sur la condition de la bouche chez les idiots, suivi d'une étude sur la médecine légale des aliénés. Paris, 1863. Gr. in-8 de 28 p. à deux colonnes. — Prix : 1 fr.— Pour nos abonnés, 70 c.

BOURNEVILLE. ETIENNE DOLET (sa vie, ses œuvres, son martyre). Conférence faite, le 18 mai 1889, à la Mairie du V° arrondissement de Paris, à l'occasion de l'inauguration de la statue d'Etienne Dolet sur la place Maubert. Brochure in-8 de 39 pages. — Prix. . . . . 40 c.

BOURNEVILLE. Histoire de la section de Bicêtre.

BOURNEVILLE. Conférence sur l'assainissement de Paris et de la Seine. Extrait du *Bulletin de la Société centrale du travail professionnel* (numéro du 5 mai 1888). Brochure in-8 de 27 pages.—Prix : 1 fr.—Pour nos abonnés . . . . 70 c.

BOURNEVILLE. Recherches cliniques et thérapeutiques sur l'épilepsie, l'hystérie et l'idiotie. — Compte rendu du service des épileptiques et des enfants idiots et arriérés de Bicêtre :

Tome I (1880). — Publié avec la collaboration de M. d'Ollier. Brochure in-8 de 74 pages. — Prix : 3 fr. — Pour nos abonnés. . . . . . 2 fr.

Tome II (1881). — Publié avec la collaboration de MM. Bonnaire et Wuillamié. volume in-8 de XVI — 172 pages avec 7 planches hors texte. Prix : 6 fr. — Pour nos abonnés. . . . . 4 fr.

Tome III (1882). — Publié avec la collaboration de MM. Dauge et Bricon, volume in-8 de XXIV — 182 pages avec 15 figures. — Prix : 4 fr. Pour nos abonnés. . . . . 2 fr. 75.

Tome IV (1883). — Publié avec la collaboration de MM. Boutier, Bonnaire,

Leflaive, P. Bricon et Séglas, volume in-8 de XXXII-151 pages, avec 2 planches hors texte et 5 fig. — Prix : 5 fr. Pour nos abonnés : 3 fr. 50

Tome V (1884). — Publié avec la collaboration de MM. Budor, Duharry, Leflaive et Bricon, volume in-8 de LXXVI-188 pages. — Prix : 6 fr. Pour nos abonnés . . . . 4 fr.

Tome VI (1885). — Publié avec la collaboration de MM. Courbarrien et Séglas, volume in-8 de LXII-63 pages avec 7 figures. — Prix : 3 fr. 50. Pour nos abonnés. . . . . 2 fr. 50

Tome VII (1886). — Publié avec la collaboration de MM. Iseb.Wall, Bauragarten, Pilliet, Courbarrien et Bricon, volume in-8 de 300 pages, avec 3 plans, 25 figures, 5 planches en phototypie hors texte. — Prix : 6 fr. Pour nos abonnés . . . . 4 fr.

Tome VIII (1887). — Publié avec la collaboration de MM. Sollier, Pilliet, Raoult et Bricon, volume in-8 de LX-264 pages, avec 27 figures. — Prix : 5 fr. Pour nos abonnés. . . . . 3 fr 50

Tome IX (1888). — Publié avec la collaboration de MM. Courbarrien, Raoult et Sollier, volume in-8 de LIX-92 pages. — Prix : 3 fr. 50. Pour nos abonnés . . . . 2 fr. 50

BOURNEVILLE. Manuel pratique de la garde-malade et de l'infirmière (4° édition), publié avec la collaboration de MM. Blondeau, de Boyer, E. Brissaud, Budin, P. Keraval, G. Maunoury, Monod, Poirier, Ch. H. Petit-Vendol, Pinon, P. Regnard, Sevestre, Sollier et P. Yvon. Cet ouvrage, *adopté par les Ecoles Départementales et Municipales d'Infirmiers et d'Infirmières du département de la Seine*, est divisé en cinq volumes dont les titres suivent :

Tome I : Anatomie et Physiologie. Prix . . . . 2 fr.
Tome II : Administration et comptabilité hospitalière. Prix . . . . 2 fr.
Tome III : Pansements. Prix . . . . 3 fr.
Tome IV : Femmes en couches. Soins à donner aux aliénés. Médicaments. Petit Dictionnaire. Prix. . . . . 2 fr.
Tome V : Hygiène. . . . . 2 fr.
Les cinq volumes réunis. Prix : 7 fr. 50.

BOURNEVILLE. Notes et observations cliniques et thermométriques sur la fièvre typhoïde. Vol. in-8 compact de 80 pages, avec 10 tracés en chromo-lithographie. — Prix : 3 fr. — Pour nos abonnés. . . . 2 fr.

BOURNEVILLE. Recherches cliniques et thérapeutiques sur l'épilepsie et l'hystérie. Vol. in-8 de 200 pages avec 5 fig. dans le texte et 3 planches. — Prix : 4 fr. — Pour nos abonnés . . . . 2 fr. 75

BOURNEVILLE. Science et miracle : Louise Lateau ou la Stigmatisée belge. Vol. in-8 de 88 pages avec 2 fig. dans le texte et une eau-forte, dessinées par P. Richer. — 2° édition, revue, corrigée et augmentée. — Prix : 2 fr. 50. — Pour nos abonnés. . . . . 1 fr. 50

BOURNEVILLE. Laïcisation de l'assistance publique. Conférence faite à l'Association philotechnique le 26 décembre 1880. Brochure in-8° de 23 pages. — Prix : 75 cent. — Pour nos abonnés. . . . . 50 c.

BOURNEVILLE. Mémoire sur l'inégalité de poids entre les hémisphères cérébraux des épileptiques. Brochure grand in-8 de 8 pages. Prix : 50 c. — Pour nos abonnés. . . . . 35 c.

BOURNEVILLE (Rapport présenté par), au nom de la 8° commission du Conseil municipal (*Assistance publique. Mont-de-Piété*), sur les dépenses de l'Assistance publique pour 1882 (Projet de Budget, chap. XX, chap. XXI, art. 10. et Projet de Budget spécial de l'Assistance publique. Broch. in-4 de 111 pages. Prix . . . . 2 fr. 50

BOURNEVILLE et BLONDEAU. Des services d'accouchements dans les hôpitaux de Paris. Brochure in-8° de 49 pages. Paris, 1881. — Prix : 1 fr. — Pour nos abonnés . . . . 75 c.

BOURNEVILLE et BRICON. Manuel des injections sous-cutanées. 2e éd
Un volume in-32 de XXXVI-210 pages, avec 10 fig. dans le texte. —
Prix : 2 fr. 50. — Pour nos abonnés. . . . . **2 fr.**
Nous avons fait faire un élégant cartonnage Bradel. — Prix du carton-
nage 50 c.

BOURNEVILLE et BRICON. Manuel de technique des autopsies. Un
volume in-32 de XII-200 pages, avec 5 planches hors texte et 16 figures.
— Prix : 2 fr. 50. — Pour nos abonnés . . . . **2 fr.**
Nous avons fait faire un élégant cartonnage Bradel. — Prix du cartonnage. . . . . **50 c.**

BOURNEVILLE et L. GUÉRARD. De la sclérose en plaques disséminées. Vol. gr. in-8 de 240 pages avec 10 fig. et 1 planche. — Prix :
4 fr. 50. — Pour nos abonnés. . . . . **3 fr.**

BOURNEVILLE et REGNARD. Iconographie photographique de la Salpêtrière. *Trois volumes* in-4, avec chacun 40 photographies et de nombreuses figures dans le texte. — Prix du volume : 30 fr. — Pour les
abonnés du *Progrès médical*, prix du volume, 20 fr. — Nous avons fait
relier quelques exemplaires dont le texte et les planches sont montés sur
onglets ; demi-reliure, tranche rouge.—Prix de la reliure d'un volume 5 fr.

BOURNEVILLE et ROUSSELET. — Manuel d'Assistance publique à
Paris. — L'ouvrage sera complet en 20 livraisons et formera un volume
in-18 d'environ 500 pages. — Prix en souscription (envoi franco). 5 fr.

BOURNEVILLE et TEINTURIER. G. V. Townley, ou du diagnostic de
la folie au point de vue légal. Paris, 1865. Brochure in-8 de 16 pages.—
Prix : 0 fr. 50. — Pour nos abonnés. . . . . **35 c.**

BOURNEVILLE *Voir* ANNÉE MÉDICALE, BIBLIOTHÈQUE DIABOLIQUE, BAU,
CHARCOT, MANUEL DE LA GARDE-MALADE, ROUSSELET.

BOUTIER. *Voir* BOURNEVILLE.

BOYER (H. Cl. de). Note sur un cas de méningite cérébro-spinale
aiguë d'origine rhumatismale. Brochure in-8 de 20 pages. — Prix :
75 cent. — Pour nos abonnés. **50 c.**

BOYER (P. Cl. de). De la thermométrie céphalique. Brochure in-8 de
28 pages. — Prix : 60 centimes. — Pour nos abonnés . . . . **40 cent.**

BOYER (H. Cl. DE). Etudes topographiques sur les lésions corticales
des hémisphères cérébraux. Volume in-8e de 290 pages, avec 104 figures
intercalées dans le texte et une planche. Paris, 1879. — Prix : 6 fr. —
Pour nos abonnés . . . . **4 fr.**

BRÉDA. *Voir* FÉRÉ.

BRICON (P). Du traitement de l'épilepsie. (Hydrothérapie. — Arséni-
caux. — Magnétisme minéral. —Sels de pilocarpine). Vol. in-8 de 262 p.
avec 15 fig. dans le texte. Paris, 1882. — Prix : 5 fr. — Pour nos abonnés. . . . . **4 fr.**

BRICON. *Voir* BOURNEVILLE.

BRISSAUD (E.). Faits pour servir à l'histoire des dégénérations se
condaires dans le pédoncule cérébral. Brochure in-8 de 20 pages
avec 8 figures. — Prix : 75 cent. — Pour nos abonnés. . . . . . **50 c.**

BRISSAUD (E.). I. Stomatite et endocardite infectieuses. — II. Localisation cérébrale dans un cas d'ostéite syphilitique du crâne.
Broch. in-8 de 20 pages. Prix : 75 c. Pour nos abonnés . . . . **50 c.**

BRISSAUD (E.). — Des scolioses dans les névralgies sciatiques. Brochure in-8 de 40 pages, avec 18 figures. — Prix : 1 fr. 50. — Pour nos
abonnés. . . . . **2 fr.**

BRISSAUD (E.) et MARIE (P.). De la déviation faciale dans l'hémiplégie hystérique. Brochure in-8 de 20 pages, avec 3 figures. — Prix :
75 c. — Pour nos abonnés . . . . **50 c.**

BRISSAUD (E.) et MONOD (E.). **Contribution à l'étude des tumeurs congénitales de la région sacro-coccygienne.** Paris, 1877. Vol. in-8 de 16 pages. — Prix : 50 c. — Pour nos abonnés. . . . . 35 c.

BRISSAUD. *Voir* CHARCOT et FOURNIER.

BROCA (A.). **Du lavage de l'estomac et de l'alimentation artificielle dans quelques affections chroniques de l'estomac.** Brochure in-8 de 53 pages. — Prix : 1 fr. — Pour nos abonnés. . . . . 70 c.

BRODIE (B.). **Leçons sur les affections nerveuses locales,** traduites de l'anglais par le Dr Douglas-Aigre. — Volume in-8 de 62 pages. — Prix : 1 fr. 50. — Pour nos abonnés. . . . . 1 fr.

BRU (P.). **Histoire de Bicêtre** (Hospice. — Prison. — Asile), d'après des documents historiques. Un beau volume in-4 carré de 482 pages avec de nombreuses gravures. Dessins, fac-similé, plans dans le texte. Pièces justificatives. Avec une préface de Bourneville. — Prix : 15 fr. — Pour nos abonnés . . . . 12 fr.

BRUHL (J.). — **Contribution à l'étude de la syringomyélie.** Vol. in-8 de 221 p., avec 12 fig. et une pl. hors texte. — Prix : 5 fr. — Pour nos abonnés, 4 fr.

BUDIN (P.). **Du cloisonnement transversal incomplet du col de l'utérus.** Brochure in-8 de 14 pages. — Prix : 50 cent. — Pour nos abonnés. . . . . 35 c.

BUDIN (P.). **Obstétrique.** (Notes et Recherches). Brochure in-8 de 42 pages, avec 6 figures. — Prix : 1 fr. 50. — Pour nos abonnés . . 1 fr.

BUDIN (P.). **Recherches sur l'hymen et sur l'orifice vaginal.** Brochure in-8 de 40 p. avec 24 fig. — Prix : 1 fr. 50. — Pour nos abonnés. 1 fr.

BUDIN (P.). **Obstétrique.** (Recherches cliniques) — **Le palper abdominal. — La présentation du siège. — Le releveur de l'anus chez la femme.** Broch. in-8 de 48 pages, avec 3 fig. dans le texte. — Prix : 1 fr. 50. — Pour nos abonnés . . . . 1 fr.

BUDIN (P.). **Recherches physiologiques et cliniques sur les accouchements.** Brochure in-8 de 36 pages. — Prix : 1 fr. 25. — Pour nos abonnés. . . . . 90 c.

BUDIN (P.). **De la situation des œufs et des fœtus dans la grossesse gémellaire et des symptômes qui en résultent.** Broch. in-8 de 48 p. avec 8 figures. — Prix : 1 fr. — Pour nos abonnés. . . . . . . 70 c.

BUDIN (P.). **Note sur une sonde pour pratiquer le lavage de la cavité utérine et d'autres cavités. — Sonde à canal en forme de fer à cheval.** Broch. in-8 de 24 pages, avec figures dans le texte. — Prix : 1 fr. — Pour nos abonnés. . . . . 70 c.

BURET (F.). **Du diagnostic de l'ectopie rénale.** Volume in-8 de 92 p. — Prix : 3 fr. — Pour nos abonnés . . . . 2 fr.

BUTLIN (H.-P.). **Maladies de la langue.** Traduit de l'anglais par le Dr Douglas Aigre. Volume in-8 de 424 pages. — Prix : 8 fr. — Pour nos abonnés. . . . . 6 fr.

CAPITAN (L.). **Recherches expérimentales et cliniques sur les albuminuries transitoires.** — Brochure in-8 de 150 pages. — Prix : 3 fr. — Pour nos abonnés. . . . . 2 fr.

CAPITAN (L.). **Lésions du plancher bulbaire et de l'aqueduc de Sylvius dans l'hémorrhagie cérébrale avec inondation ventriculaire.** Brochure in-8 de 15 pages, avec 4 figures. — Prix : 75 c. — Pour nos abonnés . . . . 50 c.

CAPUS. *Voir* BAUDOUIN.

CARPENTIER (Ch.). **Disposition anatomique des nerfs de l'orbite au niveau du sinus caverneux.** Brochure in-8 de 10 pages. — Prix : 50 c. — Pour nos abonnés. 35 c.

CARTAZ (A.). Notes et observations sur le tétanos traumatique. Brochure in-8. — Prix : 50 cent. — Pour nos abonnés. . . . . . . 35 c.

CATSARAS (M.). De la curabilité de la sclérose en plaques. Brochure in-8 de 11 pages. — Prix 50 cent. — Pour nos abonnés . . . . 35 c

CATSARAS (M.). — Recherches cliniques et expérimentales sur les accidents survenant par l'emploi des scaphandres. Volume in-8 de 328 pages, avec 5 tableaux hors texte. — Prix : 7 fr. — Pour nos abonnés . . . . 5 fr.

CHAMBARD (E.). Dermoneurose stéréographique et érythrasma chez un imbécile alcoolique. Brochure in-8 de 16 pages. — Prix : 0 fr. 50 c. — Pour nos abonnés. . . . . 35 c.

CHANTEMESSE (A.). Etude sur la méningite tuberculeuse de l'adulte ; les formes anormales en particulier. Volume in-8 de 184 pages avec une planche lithographique hors texte. — Prix : 3 fr. 50. — Pour nos abonnés. . . . . . 2 fr. 50

ŒUVRES COMPLÈTES DE J.-M. CHARCOT

TOME I. — Leçons sur les maladies du système nerveux, recueillies et publiées par BOURNEVILLE : *Troubles trophiques ; — Paralysie agitante ; — Sclérose en plaques ; — Hystéro-épilepsie.* Vol. in-8 de 418 pages avec 35 fig. et 13 planches en chromolithographie. — Prix : 15 fr. — Pour nos abonnés. . . . . 10 fr.

TOME II. — Leçons sur les maladies du système nerveux, faites à la Salpêtrière, recueillies et publiées par BOURNEVILLE : *Des anomalies de l'ataxie locomotrice ; — De la compression lente de la moelle épinière ; — Des amyotrophies ; — Tabes dorsal spasmodique ; — Hémichorée post-hémiplégique ; — Paraplégies urinaires ; — Vertige de Ménière ; — Epilepsie partielle d'origine syphilitique ; — Athétose ; — Appendice, etc.* Vol. in-8° de 496 pages, avec 83 fig. dans le texte et 10 planches en chromolithographie. — Prix : 15 fr. — Pour nos abonnés . . . . . 10 fr.

TOME III. — Leçons sur les maladies du système nerveux, recueillies et publiées par BABINSKI, BERNARD, FÉRÉ, GUINON, MARIE et GILLES DE LA TOURETTE : *De l'atrophie musculaire ; — De l'hystérie chez les jeunes garçons ; — Contracture hystérique ; De l'aphasie ; — De la cécité verbale ; — Chorée rythmée ; — Spiritisme et hystérie ; — Six cas d'hystérie chez l'homme ; — Du mutisme hystérique, etc.* Un vol. in-8° de 518 p., avec 86 fig. dans le texte. — Prix : 12 fr. — Pour nos abonnés. 8 fr.

TOME IV. — Leçons sur les localisations dans les maladies du cerveau et de la moelle épinière, recueillies et publiées par BOURNEVILLE et E. BRISSAUD. Vol. in-8 de 428 pages avec 87 figures dans le texte — Prix : 12 fr. — Pour nos abonnés. . . . . 8 fr.

TOME V. — Maladies des poumons et du système vasculaire. Un beau volume in-8 de 656 pages, avec 51 fig. dans le texte et 2 planches en chromolithographie. — Prix : 15 fr. — Pour nos abonnés. . . . . . 10 fr.

TOME VI. — Leçons sur les maladies du foie, des voies biliaires et des reins, recueillies et publiées par BOURNEVILLE, SEVESTRE et BRISSAUD. Volume in-8 de 442 pages, orné de 37 figures et de 7 planches chromolithographiques. — Prix : 12 fr. — Pour nos abonnés . . . 8 fr.

TOME VII. — Leçons sur les maladies des vieillards ; Goutte et Rhumatisme. Un beau volume in-8° de 520 pages avec 19 figures dans le texte et quatre planches en chromolithographie. — Prix : 12 fr. — Pour nos abonnés . . . . 8 fr.

TOME VIII. — Maladies infectieuses, affections de la peau, kystes hydatiques, thérapeutique, etc. Un beau volume in-8° de 464 pages. Prix : 10 fr. — Pour nos abonnés. . . . . 7 fr.

TOME IX. — **Hémorrhagie cérébrale, Hypnotisme, Somnambulisme.** Un beau volume in-8 de 571 pages, avec 13 planches en phototypie. — Prix : 15 fr. — Pour nos abonnés. . . . . 10 fr.

CHARCOT (J.-M.). **La médecine empirique et la médecine scientifique.** Parallèle entre les anciens et les modernes. — Leçon d'ouverture d'un cours de pathologie interne professé à l'Ecole pratique de médecine pendant le semestre d'été 1867. Brochure in-8 de 24 pages. — Prix : 50 c. — Pour nos abonnés. . . . . 35 c.

CHARCOT (J.-M.). — **Leçons du mardi à la Salpêtrière.** Policlinique 1887-88 et 1888-89, notes de cours recueillies par MM. BLIN, CHARCOT, H. COLIN, élèves du service. Deux beaux volumes in-4 couronne de plus de 600 p. chacun. — Prix : 20 fr. le vol. Les 2 volumes se vendent séparément.

CHARCOT (J.-M.). **Note sur l'état anatomique des muscles et de la moelle épinière dans un cas de paralysie pseudo-hypertrophique.** Brochure in-8 de 13 pages. — Prix : 50 c. — Pour nos abonnés. . 35 c.

CHARCOT (J.-M.). **Leçons sur les conditions pathogéniques de l'albuminurie,** recueillies par E BRISSAUD. Un volume in-8 de 51 pages. Paris, 1881. — Prix : 3 fr. — Pour nos abonnés . . . . 2 fr.

CHARCOT (J.-M.) et BOUCHARD (Ch.). **Sur les variations de la température centrale qui s'observent dans certaines affections convulsives et sur la distinction qui doit être établie à ce point de vue entre les convulsions toniques et les convulsions cloniques.** Brochure in-8. — Prix : 60 cent. — Pour nos abonnés. . . . . . . 40 cent.

CHARCOT (J.-M.) et FÉRÉ (Ch.). — **Affections osseuses et articulaires du pied chez les tabétiques (pied tabétique).** Broch. in-8 de 15 p., avec 4 figures dans le texte. — Prix : 75 c. — Pour nos abonnés. . 50 c.

CHARCOT (J.-M.) et GOMBAULT. **Note sur un cas de lésions disséminées des centres nerveux observées chez une femme syphilitique.** Brochure in-8 avec planches chromolithog. — Prix : 1 fr. — Pour nos abonnés. . . . . 70 c.

CHARCOT (J.-M.). **Clinique des maladies du système nerveux.** Compte rendu du service ophthalmologique de M. le Dr PARINAUD, pour l'année 188, par M. MORAX. Brochure in-8 de 27 pages. — Prix : 1 franc. — Pour nos abonnés. . . . . 70 c.

CHARCOT (J.-M.) et MARIE (P.). **Deux nouveaux cas de sclérose latérale-amyotrophique, suivis d'autopsie.** Brochure in-8 de 64 pages avec deux planches hors texte. — Prix : 3 fr. — Pour nos abonnés 2 fr.

CHARCOT (J.-M.) et GOMBAULT. **Contribution à l'étude anatomique des différentes formes de la cirrhose du foie.** Brochure in-8 de 3 pages, avec 2 pl. en chromolithographie. — Prix : 2 fr. — Pour nos abonnés. . . . . 1 fr. 50

CHARCOT et MAGNAN. **Inversion du sens génital et autres perversions sexuelles.** Brochure in-8 de 38 pages. — Prix : 1 fr. 25. — Pour nos abonnés. . . . . 90 c.

CHARCOT (J.-M.) et PITRES (A.). **Nouvelle contribution à l'étude des localisations motrices dans l'écorce des hémisphères du cerveau.** Brochure in-8 de 56 pages avec figures dans le texte. — Prix : 2 fr. — Pour nos abonnés. . . . . 1 fr. 35.

CHARPENTIER. Voir LANDOLT.

CHASLIN, Voir SÉGLAS.

CHOUPPE (H.). **Recherches thérapeutiques et physiologiques sur l'ipéca.** Paris, 1873. Brochure in-8 de 40 pages. — Prix : 1 fr. — Pour nos abonnés. . . . . 70 cent.

CHRISTIAN (J.). **Recherches sur l'étiologie de la paralysie générale chez l'homme. Brochure in 8 de 30 pages. — Prix : 1 fr. — Pour nos abonnés. . . . . 70 c.

CHUQUET (A.). **Les médecins italiens et la condotta médicale** Brochure in-8 de 14 pages. — Prix : 60 c. — Pour nos abonnés. . 40 c.

COHNHEIM (J.). **La tuberculose considérée au point de vue de la doctrine de l'infection.** Traduit de l'allemand par R. DE MUSGRAVE CLAY, sur une deuxième édition considérablement modifiée. Brochure in-8 de 38 p. Paris, 1882. — Prix : 1 fr. 25. — Pour nos abonnés . . 90 c.

COMBY (J.). De l'empyème pulsatile. Brochure in-8 de 51 pages. Paris, 1882. — Prix : 2 fr. — Pour nos abonnés . . . . 1 fr. 35

COMBY (J.). De la bronchite chronique chez les enfants Brochure in-8 de 21 pages. — Prix : 1 fr. — Pour nos abonnés . . . . . 70 c.

COMBY (J.). De la dilatation de l'estomac chez les enfants. Brochure in-8 de 39 pages. — Prix : 1 fr. 25. — Pour nos abonnés . . . 85 c.

CORNET (P.). **Traitement de l'épilepsie** (*Bromure d'or*; — *Bromure de camphre* ; — *Picrotoxine*.). Volume in-8 de 83 pages. — Prix : 2 fr. — Pour nos abonnés . . . . 1 fr. 35

CORNILLON (J.). **Des accidents des plaies pendant la grossesse et l'état puerpéral.** Brochure in-8° de 70 pages. — Prix : 2 fr. — Pour nos abonnés. . . . . 1 fr. 35

CORNILLON (J.). **Action physiologique des alcalins dans la glycosurie.** — Prix : 60 cent. — Pour nos abonnés. . . . . 40 cent.

CORNILLON (J.). De la contracture uréthrale dans les rétrécissements périnéens. Brochure in-8 de 60 pages. — Prix : 1 fr. 50. — Pour nos abonnés . . . . 1 fr.

CORNILLON (J.). La folie des grandeurs. In-8 de 60 pages. 2 fr. 50. — Pour nos abonnés . . . . 1 fr. 70

CORNILLON (J.). **Rapports du diabète avec l'arthritis, et de la dyspepsie avec les maladies constitutionnelles.** Un vol. in-8 de 48 pages. Paris, 1878. — Prix : 1 fr. 50. — Pour nos abonnés. . . . . 1 fr.

CORNILLON (J.). **Lady Stephens et Durande ou les dissolvants des** concrétions des voies urinaires et biliaires. Brochure in-8 de 54 p. — Prix : 1 fr. 50. — Pour nos abonnés. . . . . 1 fr.

COTARD. **Du délire des négations.** Brochure in-8° de 28 pages. — Prix : 75 c. — Pour nos abonnés. . . . . : . 50 c.

COTARD. Perte de la vision mentale dans la mélancolie anxieuse. Broch. in-8 de 7 pages. Prix : 50 c. Pour nos abonnés . . . . . 35 c.

COTTIN. *Voir* DUPLAY.

COUCHES (FEMMES EN). *Voir* BOURNEVILLE: MANUEL DE LA GARDE-MALADE.

COULBAULT (G.). **Des lésions de la corne d'Ammon dans l'épilepsie.** Brochure in-8° de 65 pages. Paris, 1881. — Prix : 2 fr. — Pour nos abonnés . . . . 1 fr. 35

CRESPIN. *Voir* BALLET.

CUFFER. **Des causes qui peuvent modifier les bruits de souffle intra et extra-cardiaques, et en particulier de leurs modifications sous l'influence des changements de la position des malades.** Valeur séméiologique de ces modifications. — Prix : 1 fr. 50. — Pour nos abonnés. . . . . 1 fr.

CULLERRE. — **Cas d'idiotie avec hypertrophie du cerveau.** Brochure in-8 de 10 pages. — Prix : 40 c. — Pour nos abonnés. . . . . 30 c.

DAGONET (H.). Inauguration des cours de l'École professionnelle d'infirmiers et d'infirmières sous la présidence de M. Floquet. Leçon d'ouverture faite à l'asile Sainte-Anne le 9 février 1882. Brochure in-8° de 15 pages. — Prix : 50 c. — Pour nos abonnés. . . . . . 35 c.

DAGONET (H.). Des réformes à introduire dans la loi de juin 1838 et les asiles d'aliénés. Brochure in-8° de 32 pages. Paris, 1882. — Prix : 1 fr. — Pour nos abonnés. . . . . 70 c.

DAGONET. Une enquête à l'asile Sainte-Anne. Brochure in-8° de 16 pages. Paris 1881. — Prix : 50 c. — Pour nos abonnés. . . . 35 c.

DAGONET (J.). Contribution à l'étude de la méningo-myélite expérimentale. Volume in-8 de 80 p. — Prix : 2 fr. — Pour nos abonnés. 1 fr. 40

DANILLO. Recherches cliniques sur la fréquence des maladies sexuelles chez les aliénées ; brochure in-8 de 20 pages. — Prix : 75 c. — Pour nos abonnés. . . . . 50 c.

DANILLO. Encéphalite parenchymateuse limitée de la substance grise avec épilepsie partielle (Jacksonienne) comme syndrome clinique. Brochure in-8° de 20 pages. — Prix : 75 c. — Pour nos abonnés . . . . 50 c.

DAREMBERG (G.). Les méthodes de la chimie médicale, in-8 de 19 pages. — Prix : 60 cent. — Pour nos abonnés. . . . . . . 40 cent.

DAUGE. Voir BOURNEVILLE.

DEBIERRE (Ch.). — Sur les anastomoses du nerf médian et du nerf musculo-cutané au bras et sur l'anastomose du médian avec le cubital de l'avant-bras. Brochure in-8 de 7 pages. — Prix : 50 c. — Pour nos abonnés. . . . . 30 c.

DEBOVE (M.). Notes sur la méningite spinale tuberculeuse, sur l'hémiplégie saturnine et l'hémianesthésie d'origine alcoolique. Une brochure in-8° de 24 pages avec deux figures. — Prix 75 cent.— Pour nos abonnés. 50 cent.

DEBOVE (M.). Contribution à l'étude des arthropathies tabétiques. Brochure in-8° de 16 pages. Paris, 1881. — Prix : 75 c. — Pour nos abonnés . . . . 50 c.

DEBOVE. Leçons cliniques et thérapeutiques sur la Tuberculose parasitaire, faites à la clinique de la Pitié, rec. par le Dr FAISANS. Vol. in-8 de 92 pages. — Prix : 3 fr. — Pour nos abonnés. 2 fr.

DEBOVE (M.) et BOUDET de PARIS. Recherches sur la pathogénie des tremblements. Brochure in-8 de 24 pages. Paris, 1881. — Prix : 1 fr. — Pour nos abonnés. . . . . 70 c.

DEBOVE et BOUDET de PARIS. Recherches sur l'incoordination motrice chez les ataxiques. Brochure in-8 de 16 pages. — Prix : 60 c.— Pour nos abonnés. . . . . 40 c.

DEBOVE. Voir LIOUVILLE.

DEHENNE (A.). Note sur une cause peu connue de l'érysipèle. Paris, 1874. Brochure in-8. — Prix : 0 fr. 50. — Pour nos abonnés. . 35 c.

DÉJERINE (J.). Recherches sur les lésions du système nerveux dans la paralysie ascendante aiguë. Volume in-8 de 66 pages. — Paris, 1879. — Prix : 2 fr. — Pour nos abonnés. . . . . 1 fr. 50

DELASIAUVE. De la clinique à domicile et de l'enseignement qui s'y rattache, dans ses rapports avec l'Assistance publique. Paris, 1877. Brochure in-8 de 16 p. — Prix : 50 c. — Pour nos abonnés . 35 c.

DELASIAUVE. Du double caractère des phénomènes psychiques. Brochure in-8 de 16 p. — Prix : 50 c. — Pour nos abonnés. . . 35 c.

DELASIAUVE. Traité de l'épilepsie. Volume in-8 de 560 pages. — Prix : 3 fr. 50. — Pour nos abonnés. . . . . 2 fr. 50

DELASIAUVE (J.). Journal de médecine mentale, résumant au point de vue médico-psychologique, hygiénique, thérapeutique et légal, toutes les questions relatives à la folie, aux névroses convulsives et aux défectuosités intellectuelles et morales, à l'usage des médecins praticiens, des étudiants en médecine, des jurisconsultes, des administrateurs et des

personnes qui se consacrent à l'enseignement. Dix volumes. — Prix : 100 fr.
— Réduit à . . . . 40 fr.

DELASIAUVE. Distribution des prix à l'École des enfants idiots et épileptiques de la Salpêtrière. (Discours.) Brochure in-8 de 8 pages.
— Prix : 30 c. — Pour nos abonnés. . . . . 20 c.

D'HEILLY (M.-E.) et CHANTEMESSE (M.-A.). Note sur un cas de cécité et de surdité verbales. Brochure in-8 de 12 pages. — Prix : 50 c. —
Pour nos abonnés . . . . 35 c.

DIGNAT (P.). Sur quelques symptômes qui peuvent se montrer chez les hémiplégiques. Brochure in-8 de 24 pages. — Prix : 75 c. — Pour nos abonnés. . . . . 50 c.

DOLET (Estienne). Sa vie, ses œuvres, son martyre, par Joseph Boulmier. Vol. in-8 de 300 p. — Prix : 6 fr. — Pour nos abonnés. 5 fr.

DOLET. Voir BOURNEVILLE.

D'OLIER (H.). De la coexistence de l'hystérie et de l'épilepsie avec manifestations distinctes des deux névroses hystéro-épilepsie à crises distinctes, considérée dans les deux sexes et en particulier chez l'homme. Brochure in-8 de 39 pages. — Prix : 1 fr. 25. — Pour nos abonnés. . . . . 85 c.

D'OLIER. Voir BOURNEVILLE.

DRANSART (H.-N.). Contribution à l'anatomie et à la physiologie pathologique des tumeurs urineuses et des abcès urineux. Brochure in-8 de 32 pages avec 1 figure. — Prix : 70 c. — Pour nos abonnés, 40 c.

DU BASTY. De la piqûre des hyménoptères porte-aiguillon. Gr. in-8 de 48 pages. — Prix : 1 fr. 25. — Pour nos abonnés. . . . . . . 85 c.

DUBOUSQUET. Voir BARATOUX.

DUBRISAY (J.). — De la réorganisation des services d'accouchements dans les hôpitaux et chez les sages-femmes agréées. Brochure in-8 de 28 pages. — Prix : 75 c. — Pour nos abonnés. . . . . . . 50 c.

DUGUET et VEIL. Lymphadénome de la rate étendu au diaphragme, à la plèvre, aux poumons et aux ganglions lymphatiques sans leucémie. Pleurésie cloisonnée. Cachexie. Brochure in-8° de 16 pages. — Prix : 60 cent. —
Pour nos abonnés . . . . 40 c.

DUMÉNIL (L.) et PETEL. Commotion de la moelle épinière. Étude clinique et critique. Brochure in-8 de 44 pages et une planche hors texte. — Prix : 2 fr. — Pour nos abonnés. . . . . 1 fr. 40

DUMORET (P.). — Laparo-hystéropexie contre le prolapsus utérin (nouveau traitement chirurgical de la chute de l'utérus). Volume in-8 de 168 pages. — Prix : 3 fr. 50 — Pour nos abonnés . . . . 2 fr. 50

DUPLAY (S.). — Leçons sur les traumatismes cérébraux (Commotion, Contusion, Compression, etc.), faites à la Faculté de médecine et recueillies par P. POIRIER. Un volume in-8 de 56 pages. — Prix : 2 fr. 50. — Pour nos abonnés. . . . . 1 fr. 75

DUPLAY (S.). Conférences de clinique chirurgicale, faites aux hôpitaux de Saint-Louis et Saint-Antoine, recueillies et publiées par DURET et MARCY, internes des hôpitaux. — In-8 de 180 pages. Prix : 3 fr. 50. —
Pour nos abonnés. . . . . 2 fr. 50

DUPLAY (S.). Conférences de clinique chirurgicale, faites à l'hôpital Saint-Louis, recueillies et publiées par E. GOLAY et COTTIN. In-8 de 150 pages. — Prix : 3 fr. — Pour nos abonnés . . . . 2 fr.

DUPLAY (S.). Leçons sur les périarthrites coxo-fémorales, recueillies par DURET. Maladies des bourses séreuses péri-trochantériennes et du grand trochanter simulant la coxalgie. Brochure in-8° de 18 pages. — Prix : 40 c.
— Pour nos abonnés . . . . 40 c.

DUPUY (L.-E.). Des injections sous-cutanées d'éther sulfurique.

De leur application au traitement du choléra dans la période algide. Brochure in-8° de 50 pages. — Prix : 1 fr. 50. — Pour nos abonnés • : fr.

DUPUY (L.-E.). Etude sur quelques lésions du mésentère dans les hernies. Broch. in-8 de 16 p. — Prix : 50 cent. — Pour nos abonnés 35 c.

DURAND-FARDEL (M.). Considérations sur le caractère nosologique qu'il convient d'attribuer au rhumatisme articulaire aigu ou fièvre arthritique. Brochure in-8 de 20 pages. — Prix : 0 fr. 75. — Pour nos abonnés . . . . 50 c.

DURET. Des variétés rares de la hernie inguinale. Vol. in-8 de 145 p. avec 2 planches. — Prix : 4 fr — Pour nos abonnés . . . . . 2 fr. 75

DURET (H.). Des contre-indications à l'anesthésie chirurgicale. Volume in-8 de 280 pages. — Prix : 5 fr. — Pour nos abonnés . . 4 fr.

DURET (H.). Etudes expérimentales et cliniques sur les traumatismes cérébraux. Un volume in-8 de 830 pages, orné de 18 planches doubles en chromolithographie et lithographie, et de 39 figures sur bois intercalées dans le texte. Paris, 1878. — Prix : 15 fr. — Pour nos abonnés. 10 fr.

DURET (H.). Étude générale de la localisation dans les centres nerveux, suivie d'une Étude critique sur les recherches de physiologie des localisations en Allemagne. Vol. in-8 de 236 pages. — Prix : 3 fr. — Pour nos abonnés. . . . . 2 fr.

DURET (H.). Sur la synovite fibrineuse et ses rapports avec la tumeur blanche. Brochure in-8 avec deux planches. — Prix : 1 fr. — Pour nos abonnés. 75 c.

DURET (H.). Voir DUPLAY, FERRIER.

DUTIL Voir BALLET.

DUVAL (Mathias). La corne d'Ammon. (Morphologie et embryologie.) Brochure in-8 de 51 pages, avec 4 planches. Paris, 1882. — Prix : 2 fr. 50. — Pour nos abonnés. . . . . 1 fr. 70.

EDWARDS (Bl.). De l'hémiplégie dans quelques affections nerveuses. (Ataxie locomotrice progressive, sclérose en plaques, hystérie, paralysie agitante.) Volume in-8 de 169 pages, avec figures. — Prix : 4 fr. — Pour nos abonnés. . . . . 2 fr. 75

ERLITZKY (A.). De la structure du tronc du nerf auditif. Brochure in-8 de 20 pages, avec une planche en chromolithographie. Paris, 1881. — Prix : 1 fr. 50. — Pour nos abonnés. . . . . 1 fr.

FAVREAU (E.). Contribution à l'étude du secret professionnel, particulièrement en médecine mentale. — Brochure in-8 de 64 pages. — Prix : 2 fr. — Pour nos abonnés. . . . . 1 fr. 35

FÉRÉ (Ch.). Éclampsie et épilepsie. Brochure in-8 de 19 pages. — Prix : 75 c. — Pour nos abonnés. . . . . 50 c.

FÉRÉ (Ch.). Des troubles urinaires dans les maladies du système nerveux et en particulier dans l'ataxie locomotrice. Brochure in-8 de 26 pages. — Prix : 1 fr. — Pour nos abonnés. . . . . . . 70 c.

FÉRÉ (Ch.). De l'asymétrie chromatique de l'iris, considérée comme stigmate névropathique (stigmate indien). Brochure in-8 de 10 pages. — Prix : 60 c. — Pour nos abonnés. . . . . 40 c.

FÉRÉ (Ch.). Note sur un cas d'anomalie asymétrique du cerveau. Brochure in-8 de 10 pages, avec une planche chromolithographique. — Prix : 1 fr. — Pour nos abonnés . . . . 70 c.

FÉRÉ (Ch.). Du cancer de la vessie. Un volume in-8° de 144 pages. — Prix : 3 fr. — Pour nos abonnés. . . . . 2 fr.

FÉRÉ (Ch.). Notes pour servir à l'histoire de l'hystéro-épilepsie (De l'amblyopie croisée et de l'hémianopsie d'origine cérébrale). Brochure in-8° de 54 pages avec fig. dans le texte. Paris, 1882. — Prix : 2 fr. — Pour nos abonnés. . . . . 1 fr. 35 c.

FÉRÉ (Ch.). **Étude expérimentale et clinique sur quelques fractures du bassin.** Brochure in-8° de 36 pages. — Prix : 1 fr. 25. — Pour nos abonnés. . . . . 1 fr.

FÉRÉ (Ch.). **Fractures par torsion de la partie inférieure du corps du fémur.** Brochure in-8° de 8 pages avec 2 figures.— Prix : 30 cent. — Pour nos abonnés. . . . . 20 cent.

FÉRÉ. (Ch.). **Note pour servir à l'histoire des luxations et des fractures du sternum.** Brochure in-8 de 16 pages. — Prix : 0 fr. 60. — Pour nos abonnés . . . . 40 c.

FÉRÉ (Ch.) et QUERMONNE (L.). **Contribution à l'histoire des phénomènes simulés ou provoqués chez les hystériques.** (Craquements articulaires et synoviaux.) Brochure in-8° de 7 pages. Paris, 1882. — Prix : 40 c. — Pour nos abonnés . . . . 30 c.

FÉRÉ (Ch.). **Des lésions osseuses et articulaires des ataxiques.** Cas d'hémiplégie avec paraplégie spasmodique. Broch. in-8 de 28 pages, avec 18 figures intercalées dans le texte. Paris, 1882. Prix : 1 fr. 50. — Pour nos abonnés. . . . . 1 fr.

FÉRÉ (Ch.). **Traité élémentaire de l'anatomie du système nerveux.** — Volume in-8 de 496 pages, avec 213 figures dans le texte. — Prix : 10 fr. — Pour nos abonnés. . . . . 7 fr.

FÉRÉ (Ch.) **Contribution à l'étude des troubles fonctionnels de la vision par lésions cérébrales.** (Amblyopie croisée et Hémianopsie.) 2ᵉ édition. Revue et augmentée Un vol. in-8° de 241 pages. Paris. 1882. — Prix 3 fr. 50 — Pour nos abonnés. . . . . 2 fr. 50

FÉRÉ (Ch.) **Trois autopsies pour servir à la localisation cérébrale des troubles de la vision.** Brochure in-8 de 11 pages. avec 6 figures — Prix : 50 c. — Pour nos abonnés. . . . . 35 c.

FÉRÉ (Ch.). **La médecine d'imagination.** Brochure in-8 de 32 pages. — Prix : 1 fr. — Pour nos abonnés. . . . . 70 c.

FÉRÉ. **Les hypnotiques hystériques considérées comme sujets d'expérience en médecine mentale.** (Illusions, hallucinations, impulsions irrésistibles provoquées ; leur importance au point de vue médico-légal.) Broch. in-8 de 15 pages. — Prix : 50 c. — Pour nos abonnés. 40 c.

FÉRÉ. **Étude anatomique et critique sur le plexus des nerfs spinaux.** Broc. in-8 de 16 pages, avec 2 fig.— Prix : 50 c. Pour nos abonnés. 35 c.

FÉRÉ (Ch.) et BRÉDA (P.). **Tentative de suicide par pendaison** (amnésie rétroactive, modification du délire). Brochure in-8 de 6 pages. — Prix : 40 c. — Pour nos abonnés. . . . . 30 c.

FÉRÉ. *Voir* GUYOS, BERNARD, CHARCOT.

FERRET (A). **De l'ophthalmie granuleuse.** (Ophthalmie endémique d'Algérie.) Brochure in-8 de 74 pages. — Prix : 2 fr. 50 c. — Pour nos abonnés. . . . . 2 fr.

FERRET (A.). **Traité du glaucome.** Volume in-8 de 222 pages. — Prix : 4 fr. — Pour nos abonnés. . . . . 2 fr. 75

FERRIER. **Recherches expérimentales sur la physiologie et la pathologie cérébrales.** Traduction avec l'autorisation de l'auteur, par H. Duret. In-8 de 74 p. avec 11 fig. dans le texte.— Prix : 2 fr.— Pour nos abonnés. . . . . 1 fr. 35

FÉRY (Jeanne). *Voir* BIBLIOTHÈQUE DIABOLIQUE.

FOURNIER. (A.). **De la pseudo-paralysie générale d'origine syphilitique.** Leçons recueillies par E. Brissaud. Paris, 1878. In-8 de 24 pages. — Prix : 1 fr. — Pour nos abonnés. . . . . 65 cent.

GALEZOWSKI. — **Des cataractes et de leurs opérations.** Conférences cliniques recueillies par Boucher. Br. in-8 de 52 pages. — Prix : 1 fr. 50. — Pour nos abonnés. . . . . 1 fr

GAUTHIER (G.). Un cas d'acroméjalie. Brochure in-8 de 21 pages, avec 2 figures. — Prix : 75 c. — Pour nos abonnés. . . . . 50 c.

GELLÉ. Etude clinique du vertige de Ménière dans ses rapports avec les lésions des fenêtres ovale et ronde. Brochure in-8 de 47 pages. — Prix : 1 fr. 50. — Pour nos abonnés . . . . 1 fr.

GÉRENTE (P.). Quelques considérations sur l'évolution du délire dans la vésanie. Brochure in-8 de 31 pages. — Prix : 1 fr. — Pour nos abonnés . . . . 70 c.

GILLES DE LA TOURETTE. Etudes cliniques et physiologiques sur la marche. La marche dans les maladies du système nerveux, étudiée par la méthode des empreintes. Volume in-8° de 78 pages, avec 31 figures. — Prix : 3 fr. 50. — Pour nos abonnés. . . 2 fr. 50

GILLES DE LA TOURETTE. Étude sur une affection nerveuse caractérisée par de l'incoordination motrice, accompagnée d'écholalie et de coprolalie. (Jumping. Latah, Myriachit.) Brochure in-8 de 68 pages. — Prix : 2 fr. 50. — Pour nos abonnés . . . . 1 fr. 75

GILLES DE LA TOURETTE. Attaques de sommeil hystérique. Brochure in-8° de 12 pages. — Prix : 1 fr. 50. — Pour nos abonnés. . . 1 fr.

GILLES DE LA TOURETTE et CATHELINEAU. La nutrition dans l'hystérie. Volume in-8 de 116 pages, avec 7 figures. — Prix : 3 fr. 50. — Pour nos abonnés . . . . 2 fr. 50

GILLES DE LA TOURETTE. *Voir* Bibliothèque diabolique.

GIRALDÈS (J.-A.). Recherches sur les kystes muqueux du sinus maxillaire. Prix : 1 fr 50. — Pour nos abonnés . . . . 1 fr.

GIRALDÈS J.-A.) Etudes anatomiques ou recherches sur l'organisation de l'œil considéré chez l'homme et chez quelques animaux. Paris, 1866. In-4 de 83 pages avec 7 planches. — Prix : 3 fr. 50. — Pour nos abonnés . . . . 2 fr. 50

GIRALDÈS (J.-A.). Des luxations de la mâchoire. In-4 de 50 pages avec 2 planches. — Prix : 2 fr. — Pour nos abonnés. . . . . 1 fr. 35

GIRALDÈS (J.-A.). De l'anatomie appliquée aux beaux-arts. Cours professé à l'Athénée des Beaux-Arts. Compte rendu par Mlle Lina Jaunez. Paris 1856. In-8 de 8 pages. — Prix : . . . . 50 cent.

GIRALDÈS (J.-A.). Plan général d'un cours d'anatomie appliqué aux beaux-arts. Paris 1857. In-8 de 8 pages. — Prix : . . . . 50 cent.

GIRALDÈS (J.-A.). Recherches anatomiques sur le corps innominé. Paris 1861. In-8 de 12 pages avec 5 planches.—Prix : 1 fr. 50. — Pour nos abonnés . . . . 1 fr.

GIRALDÈS (J.-A.). De la fève de Calabar. Note présentée au Congrès médico-chirurgical de France tenu à Rouen le 30 septembre 1863. Paris, 1864. Brochure in-8 de 8 pages avec figures. — Prix . . . . . . 50 cent.

GIRALDÈS (J.-A.). Note sur les tumeurs dermoïdes du crâne. Paris, 1866. In-8 de 7 pages. Prix. . . . . 40 cent.

GOLAY (E.) Des abcès douloureux des os. Un volume in-8 de 162 pages. —Paris, 1872. — Prix : 3 fr. 50.— Pour nos abonnés. . . . . . 2 fr. 50

GOMBAULT (A.). Contribution à l'étude anatomique de la névrite parenchymateuse subaiguë ou chronique. (Névrite segmentaire périaxile.) Brochure in-8° de 46 pages, avec 2 pl. chromo-lithographiques. Paris, 1880. — Prix : 2 fr. — Pour nos abonnés . . . . 1 fr. 35

GOMBAULT. Etude sur la sclérose latérale amyotrophique. Prix : 2 fr. — Pour nos abonnés . . . . 1 fr. 35

GOMBAULT. *Voir* Charcot.

GOUGUENHEIM (A.). Des névroses du larynx. Leçons professées à l'hôpital de Lourcine en 1882, recueillies par G. MORIN. Broch. in-8 de 30 pages. — Prix : 1 fr — Pour nos abonnés. . . . . 70 c.

GRASSET et BROUSSE. **Histoire d'une hypnotique hypnotisable** (Contribution à l'étude clinique des caractères stomatiques fixes des attaques du sommeil spontané et provoqué chez les hystériques.) — Brochure in-8 de 34 pages. — Prix : 1 fr. 50. — Pour nos abonnés. 1 fr.

GUÉRARD. Voir BOURNEVILLE.

GUÉRIN (A.). **Du pansement ouaté.** Résultats obtenus à l'Hôtel-Dieu pendant l'année 1876. Brochure de 24 pages. — Prix : 0 fr. 75. — Pour nos abonnés. . . . . 50 cent.

GUIDE MÉDICAL A L'EXPOSITION. Voir BAUDOUIN.

GUINON (G.). **Les agents provocateurs de l'hystérie.** Un volume in-8 de 392 pages. — Prix : 8 fr. — Pour nos abonnés. . . . . 6 fr.

GUYON (F.) et FÉRÉ Ch.). **Note sur l'atrophie musculaire consécutive à quelques traumatismes de la hanche.** Brochure in-8° de 14 pages. Paris, 1881. — Prix : 50 c. — Pour nos abonnés. . . . . 35 c.

HADDEN. **Du myxœdème.** In-8 de 16 pages. — Prix : 0 fr. 60. — Pour nos abonnés . . . . 40 cent.

HAYEM (G.). **Leçons cliniques sur les manifestations cardiaques de la fièvre typhoïde,** recueillies par BOUVET DE PARIS. In-8 de 88 pages, avec 5 figures. — Prix : 2 fr. 50. — Prix . . . . 1 fr. 35

HÉRAUD (A.). **Etude diagnostique sur deux cas de syphilome buccolingual.** Un vol. in-8 de 34 pages. — Prix : 1 fr. 50. — Pour nos abonnés . . . . 1 fr.

HOMEN (P.-A.) **Un cas de paramyoclonus multiple.** Brochure in-8 de 20 pages. — Prix : 50 c. — Pour nos abonnés . . . . 35 c.

HOPITAL LAENNEC. — Rapport avec *notice historique*, présenté au Conseil municipal de Paris, par BOURNEVILLE, sur un projet de travaux d'appropriation à exécuter dans les bâtiments de la communauté pour le logement des sous-employés laïques. — Brochure in-4 carré de 10 pages. Pour nos abonnés. — Prix. 1 fr.

CLINIQUE D'ACCOUCHEMENTS. — Rapport avec *notice historique*, présenté au Conseil municipal de Paris, par BOURNEVILLE, sur l'ameublement de la nouvelle clinique d'accouchements, rue d'Assas. — Brochure in-4 carré de 28 pages. — Prix. . . . . 1 fr. 50

HOPITAL NECKER. — Rapport avec *notice historique*, présenté au Conseil municipal de Paris, par BOURNEVILLE, sur la construction d'un bâtiment pour le service des morts et d'un autre bâtiment pour le service des remises. — Brochure in-4 carré de 28 pages. — Prix. . . . . . 1 fr. 50

HOPITAL LOURCINE. — Rapport avec *notice historique*, présenté au Conseil municipal de Paris, par BOURNEVILLE, sur la reconstruction des bains de l'hôpital. — Brochure in-4 carré de 24 pages. — Prix. . . . . 1 fr. 25

HOPITAL SAINT-LOUIS — Rapport avec *notice historique*, présenté par BOURNEVILLE, sur différents travaux à exécuter à l'hôpital Saint-Louis. — Brochure in-4 carré de 40 pages. — Prix. . . . . 2 fr.

HOPITAL SAINT-ANTOINE. — Rapport avec *notice historique*, présenté par BOURNEVILLE, sur différents travaux à exécuter à l'hôpital Saint-Antoine. — Brochure in-4 carré de 36 pages. — Prix. . . . . 1 fr. 75

HUBLÉ (M.). **Recherches cliniques et thérapeutiques sur l'Epilepsie.** Un vol. in-8° de 190 pages. Paris, 1881. — Prix : 3 fr. 50. — Pour nos abonnés. . . . . 2 fr. 50

HYGIÈNE. Voir MANUEL DE LA GARDE-MALADE.

HUET (E.). **De la Chorée chronique.** Un volume in-8° de 261 pages. — Prix : 6 fr. — Pour nos abonnés . . . . 4 fr.

JENDRASSIK (F.). De l'hypnotisme. Brochure in-8 de 31 pages. — Prix 1 fr. — Pour nos abonnés . . . . 70 c.

JONNESCO. Anatomie topographique du duodénum et hernies duodénales. Vol. in-8° de 107 pages, avec 21 figures, dont quelques-unes hors texte. — Prix : 3 fr. — Pour nos abonnés . . . . 2 fr.

JOSIAS (A.). De la fièvre typhoïde chez les personnes âgées. Volume in-8 de 65 pages avec trois courbes de température. — Prix : 2 fr. — Pour nos abonnés. . . . . 1 fr. 35

KELLER (Th.). De la céphalée des adolescents. Brochure in-8 de 32 p. — Prix : 1 fr. — Pour nos abonnés. . . . . 70 c.

KELSCH (A.). Les affections du foie en Algérie et les Variations de l'urée. Brochure in-8 de 32 p. — Prix : 1 fr. — Pour nos abonnés 70 c.

KELSCH (A.) Note pour servir à l'histoire de l'endocardite ulcéreuse. Brochure in-8. — Prix : 0 fr. 50. — Pour nos abonnés. . 35 cent.

KELSCH et WANNEBROUCQ. Note sur deux cas de sarcome du péritoine et du tissu cellulaire rétro-péritonéal. Brochure in-8° de 11 p. — Prix : 50 c. — Pour nos abonnés . . . . 35 c.

KELSCH et WANNEBROUCQ. Contribution à l'histoire des localisations cérébrales. Broch. in-8 de 18 p.—Prix : 50 c.—Pour nos abonnés. 35 c.

KERAVAL (P.). — La synonymie des circonvolutions cérébrales de l'homme. Brochure in-8 de 30 pages avec 5 figures. — Prix : 1 fr. — Pour nos abonnés. . . . . 70 c.

KERAVAL. Voir BAUDOUIN.

KOJEWNIKOFF. — Ophthalmologie nucléaire. Brochure in-8 de 10 pages. — Prix : 50 c. — Pour nos abonnés . . . . 40 c.

KOJEWNIKOFF (A.) Cas de sclérose latérale amyotrophique. (Dégénérescence des faisceaux pyramidaux se propageant à travers tout l'encéphale.) Brochure in-8 de 23 pages avec 3 planches hors texte. — Prix : 2 fr. 50. — Pour nos abonnés. . . . . 1 fr. 70

KOVALEWSKY. Myxœdème ou cachexie pachydermique. Brochure in-8 de 26 pages. — Prix : 0 fr. 75. — Pour nos abonnés. . . . . . . 50 c.

LABADIE-LAGRAVE et DERIGNAC. — Otorrhée; pseudo-méningite (Guérison subite pendant un voyage à Lourdes). Brochure in-8 de 11 pages. — Paris : 50 c. — Pour nos abonnés. . . . . 35 c.

LADAME. Un cas d'abasie. Astasie sous forme d'attaques (attaque abasique). Brochure in-8 de 9 pages. — Prix : 0 fr. 50. — Pour nos abonnés. . . . . 35 c.

LADAME (Dr). Voir BIBLIOTHÈQUE DIABOLIQUE.

LAMBERT (P.). Etude sur un nouveau procédé de chloroformisation par les solutions titrées. Broch. in-8 de 32 pages. — Prix : 1 fr. 50. Pour nos abonnés. . . . . 1 fr.

LAMOTTE. Voir BAUDOUIN.

LANDOLT (E.). Leçons sur le diagnostic des maladies des yeux, faites à l'Ecole pratique de la Faculté de médecine de Paris, pendant le semestre d'été de 1875, recueillies par CHARPENTIER. Paris, 1877. — Volume in-8 de 204 pages. — Prix : 6 fr. — Pour nos abonnés. . . . . 4 fr.

LANDOUZY (L.). De la déviation conjuguée des yeux et de la rotation de la tête par excitation ou paralysie des 6e et 11e paires. leur valeur en séméiotique encéphalique, leur importance au point de vue anatomique et physiologique : A propos d'une observation d'épilepsie hémiplégique débutant par les yeux et la tête (Déviation et rotation conjuguées convulsives). Un volume in-8 avec une planche. — Prix : 9 fr. 50. — Pour nos abonnés . . . . 1 fr. 75

LANDOUZY (L.). **Trois observations de rage humaine.** Réflexions. Brochure in-8 de 16 pages. — Prix : 50 c — Pour nos abonnés . 35 c.

LANNOIS (M.) et LEMOINE (G.). **Des manifestations méningitiques et cérébrales des oreillons** (contribution à l'étude des troubles nerveux consécutifs aux maladies aiguës). Broch. in-8 de 15 pages. — Prix : 50 c. Pour nos abonnés . . . . 35 c.

LAVERAN (A.) **Un cas de myélite aiguë.** 1876. In-8 de 13 p. . 30 cent.

LAVERAN (A). **Tuberculose aiguë des synoviales** . . . . . . 50 cent.

LEÇONS DU MARDI A LA SALPÉTRIÈRE. — *Voir* CHARCOT.

LEFLAIVE. *Voir* BOURNEVILLE.

LEGRAIN (M.). **Note sur un cas d'inversion du sens génital avec épilepsie.** Broch. In-8 de 8 p — Prix : 40 c.— Pour nos abonnés. 25 c.

LEGRAIN (M). **Du délire chez les dégénérés.** (Observations prises à l'Asile Ste-Anne, 1885-1886), service de M. Magnan. Volume in-8 de 291 p. — Prix : 5 fr. Pour nos abonnés. . . . . 3 fr. 50

LEGRAIN **Contribution à l'étude de la folie communiquée.** Brochure in-8 de 27 pages. – Prix : 1 fr. — Pour nos abonnés. . . . . 70 c.

LEGUÉ et GILLES DE LA TOURETTE. *Voir* BIBLIOTHÈQUE DIABOLIQUE.

LEGRAND DU SAULLE. — **Vertiges épiletiques; Assassinat. — Acquittement.** Brochure in-8° de 11 pages. — Prix : 50 c. — Pour nos abonnés. . . . . 35 c.

LEJARS. — **L'enseignement de la chirurgie et de l'anatomie dans les universités de langue allemande.** Brochure in-8 de 56 pages, avec figures dans le texte. — Prix : 2 fr. — Pour nos abonnés. . . . 1 fr. 40

LELOIR (H.). **Leçons sur la syphilis,** professées à l'hôpital St-Sauveur. Volume in-8 de 213 pages, avec plusieurs figures intercalées dans le texte. Prix : 5 fr. — Pour nos abonnés . . . . 3 fr. 50

LELOIR (H.) **Traité pratique et théorique de la lèpre.** Volume in-4 de 359 pages, avec 43 figures, 7 tableaux et un atlas de XXII planches originales. — Prix : 30 fr. — Pour nos abonnés. . . . . . . 22 fr. 50

LELOIR (H.). **Recherches sur la nature du pus vulgaire.** Brochure in-8 de 8 pages. — Prix : 50 c. — Pour nos abonnés . . . . . . 35 c.

LEROY (A.). **De l'état de mal épileptique.** Un volume in-8 de 92 pages. — Prix : 2 fr. — Pour nos abonnés . . . . 1 fr. 35

LIOUVILLE (H.). **Contribution à l'étude de la paralysie générale progressive des aliénés.** In-8. Prix : 50 c.— Pour nos abonnés. . 35 cent.

LIOUVILLE et DEBOVE. **Note sur un cas de mutisme hystérique suivi de guérison.** Paris, 1876. In-8. . . . . 30 c.

LOEWENBERG (H.). **Le furoncle de l'oreille et la furonculose.** Brochure in-8° de 47 pages. Paris, 1881. — Prix : 1 fr. 50. — Pour nos abonnés . . . . 1 fr.

LONGUET (F.-E.-M.). **De l'influence des maladies du foie sur la marche des traumatismes.** Vol. in-8 de 124 pages. — Prix : 4 fr. —Pour nos abonnés. . . . . 2 fr. 75.

LOYE (P.). **La mort par la décapitation.** Un volume in-8 de 300 pages. — Prix : 6 fr. — Pour nos abonnés. . . . . 4 fr.

LUCAS-CHAMPIONNIÈRE. **Contribution à l'étude de l'hystérie chez l'homme** (Trouble de la sensibilité chez les Orientaux, les Aïssaoua). Brochure in-8 de 32 pages. — Prix : 1 fr. — Pour nos abonnés. 70 c.

MABILLE (H.). Quelques faits médico-légaux. Brochure in-8 de 7 pages.
— Prix: 50 c. — Pour nos abonnés . . . .

MAGNAN. De la coexistence de plusieurs délires de nature différente chez le même aliéné. Brochure in-8 de 20 pages.—Prix: 0. 75,
— Pour nos abonnés . . . . 50 cent.

MAGNAN. Leçons sur l'Épilepsie, faites à l'Asile Sainte-Anne, en 1881-
1882, recueillies par Marcel Briand. 1er fascicule. Un volume in-8 de 84 p.
— Prix : 3 fr. — Pour nos abonnés . . . . 2 fr.

MAGNAN (V.) Leçons cliniques sur la dipsomanie, faites à l'Asile
Sainte-Anne. Recueillies par M. Briand. 2e fascicule des Leçons cliniques.
In-8 de 151 pages. — Prix : 2 fr. Pour nos abonnés . . . . . 1 fr. 35

MAGNAN (V.). — Leçons cliniques sur les maladies mentales. (Considérations générales sur la folie. — Les héréditaires ou les dégénérés. —
Les délirants chroniques. — Les intermittents). 3e fascicule des Leçons
cliniques Brochure in-8 de 50 pages. — Prix : 1 fr. 50. — Pour nos
abonnés . . . . 1 fr.

MAGNAN. Des hallucinations bilatérales de caractère différent, suivant
le côté affecté. Brochure in-8° de 20 pages. — Prix : 60 c. — Pour nos
abonnés . . . . 40 cent.

MAGNAN. Voir CHARCOT.

MAIRET (A.). — Considérations cliniques à propos d'un cas d'aliénation mentale, intimement liée à un abcès s'ouvrant par l'oreille
externe gauche et reconnaissant comme influence pathogénique
importante, une fièvre saisonnière. Brochure in-8 de 31 pages. —
Prix : 1 fr. — Pour nos abonnés. . . . . 70 c.

MAIRET et COMBEMALE. — De l'emploi de l'acétophénone (hypnone)
en aliénation mentale. Brochure in 8 de 19 p. — Prix : 75 c. — Pour
nos abonnés. 50 c.

Manuel de l'Assistance publique. Voir BOURNEVILLE.

Manuel pratique de la garde-malade et de l'infirmière. Voir
BOURNEVILLE. Les 5 volumes réunis, 7 fr. 50.

MARANDON DE MONTYEL (E.). — Du diagnostic médico-légal de la
pyromanie par l'examen indirect. Brochure in-8 de 36 pages. —
Prix : 1 fr. 25. — Pour nos abonnés. . . . . 90 c.

MARANDON DE MONTYEL. — Des incendies multiples à mobiles
futiles, au point de vue médico-légal. Brochure in-8 de 30 pages. —
Prix : 1 fr. — Pour nos abonnés. . . . . 70 c.

MARANDON DE MONTYEL. — Recherches cliniques sur la folie avec
conscience. Brochure in-8 de 64 pages. — Prix : 2 fr. — Pour nos
abonnés. . . . . 1 fr. 35

MARANDON DE MONTYEL (E.). — Incurabilité et guérisons tardives
en aliénation mentale. Brochure in-8 de 15 pages. — Prix : 50 c. —
Pour nos abonnés . . . . 35 c.

MARCANO (G.).— Des ulcères des jambes entretenus par une affection
du cœur Brochure in 8. — Prix : 1 fr. 25. — Pour nos abonnés 85 c.

MARCANO (G.). — De l'étranglement herniaire par les anneaux de
l'épiploon. Paris, 1872. In-8 de 8 pages. — Prix. . . . . . . 30 c.

MARCANO (G.). — De la psoïte traumatique. Volume in-8 de 160 pages.
— Prix : 3 fr. — Pour nos abonnés. . . . . 2 fr.

MARCANO (G.). — Notes pour servir à l'histoire des kystes de la rate.
— Prix : 60 cent. — Pour nos abonnés . . . . 40 c.

MARCANO (G.). — Du doigt à ressort. Brochure in-8 de 33 pages. —
Prix : 1 fr. — Pour nos abonnés . . . . 70 c.

MARIE (P.). — L'Acromégalie. — Etude clinique. Broch. in-8 de 15 p. — Prix : 50 c. — Pour nos abonnés . . . . 35 c.

MARIE (P.). — Sur la nature et quelques-uns des symptômes de la maladie de Basedow. Brochure in-8 de 7 pages. — Prix : 40 c. — Pour nos abonnés. . . . . 25 c.

MARIE (P.). — Contribution à l'étude et au diagnostic des formes frustes de la maladie de Basedow. 1 vol. in-8 de 86 pages, avec 7 tracés. — Prix : 2 fr. — Pour nos abonnés. . . . . 1 fr. 50.

MARIE (P.). — Des manifestations médullaires de l'Ergotisme et du lathyrisme. Brochure in-8 de 19 pages. — Prix : 75 c. — Pour nos abonnés . . . . 50 c.

MARIE (P). — Lathyrisme et béribéri. — Brochure in-8 de 11 pages. — Prix : 50 c. — Pour nos abonnés . . . . 35 c.

MARIE (P.). — Sclérose en plaques et maladies infectieuses. Brochure in-8 de 29 pages. — Prix : 1 fr. — Pour nos abonnés . . . . . . 70 c.

MARIE. *Voir* BALLET, CHARCOT.

MAROT. *Voir* DUPLAY.

MARSAT (A.). — Des usages thérapeutiques du nitrite d'amyle. In-8 de 48 pages. — Prix : 1 fr. 25. — Pour nos abonnés . . . . . . 85 c.

MAUNOURY (G.). — Les hôpitaux-baraques et les pansements anti-septiques en Allemagne. Paris, 1877. in-8 de 20 pages. — Prix : 1 fr. Pour nos abonnés . . . . 70 c.

MAURIAC (Ch.) et VIGOUROUX (R.) — Étude sur les paralysies pseudo-syphilitiques et sur leur traitement par les æsthésiogènes. Brochure in-8 de 31 pages. — Prix : 75 c. — Pour nos abonnés . . . . 50 c.

MAYOR. — Note sur un monstre du genre janiceps. Brochure in-8 de 40 pages, Paris, 1882. — Prix : 1 fr 25. — Pour nos abonnés . . . 90 c.

MÉDICAMENTS. *Voir* MANUEL DE LA GARDE-MALADE.

MIERZEJEWSKI. — Contribution à l'étude des localisations cérébrales. (Observation de porencéphalie fausse double.) Brochure in-8 de 35 pages avec 3 fig. dans le texte et 5 planches en chromolithographie. — Prix : 3 fr. — Pour nos abonnés. . . . . 2 fr.

MINOR (L.). — Contribution à l'étude de l'étiologie du tabes. Brochure in-8 de 56 pages. — Prix : 2 fr. — Pour nos abonnés. . . 1 fr. 35

MINOR (L.). *Voir* BALLET.

MIOT (C.). — De la myringodectomie ou perforation artificielle du tympan. In-8 de 169 pages avec 16 figures intercalées dans le texte. — Prix : 3 fr. 50. — Pour nos abonnés. . . . . 1 fr. 40.

MIOT (C.). — De la Ténotomie du muscle tenseur du tympan. Volume in-8 de 56 pages orné de 11 figures intercalées dans le texte. Paris, 1878. — Prix : 1 fr. 50. — Pour nos abonnés . . . . 1 fr.

MIOT (C.) et BARATOUX (J.). — Considérations anatomiques et physiologiques sur la trompe d'Eustache. Brochure in-8 de 26 pages. — Prix : 1 fr. 25. — Pour nos abonnés. . . . . 90 c.

MONOD (H.). — Les cellules d'observation des aliénés dans les hospices. Brochure in-8° de 11 pages. — Prix : 50 c. — Pour nos abonnés. . . . . 35 c.

MONOD (E.). — Étude clinique sur les indications de l'uréthrotomie externe. Un volume de 168 pages, avec un tableau. — Prix : 3 fr. 50. Pour nos abonnés. . . . . 2 fr. 50.

MONOD (Ch.). — Leçons de clinique chirurgicale faites à l'hôpital Necker. Volume in-8 de 127 pages, avec figures. — Prix : 3 fr. 50. — Pour nos abonnés. . . . . 2 fr. 50.

MONOD. *Voir* BRISSAUD.

MORAX. *Voir* CHARCOT.

MORLOT (E.). — **Sur une forme grave de l'épilepsie.** Brochure in-8 de 45 pages. Paris, 1881. — Prix : 1 fr. 50. — Pour nos abonnés. . 1 fr.

MOULONGUET (A.). — **Funiculite subaiguë consécutive à une cure radicale de hernie étranglée.** Brochure in-8 de 8 pages. — Prix : 75 c. Pour nos abonnés. . . . . 50 c.

MOURSOU. — **Considérations sur certains accidents de l'éruption des dents,** en particulier des oreillons et sur leur traitement par l'acotine associée à divers moyens. Brochure in-8 de 31 pages. Paris, 1882. — Prix : 1 fr. — Pour nos abonnés. . . . . 70 c.

MUSGRAVE-CLAY. *Voir* COHNHEIM.

NAPIAS (H.). — **Pour les pauvres. — Questions d'Assistance publique.** Brochure in-8 de 29 pages. — Prix : 1 fr. — Pour nos abonnés. . 70 c.

NARICH (R.). — **Proposition d'un nouvel embryotome rachidien** avec treize expériences à l'appui. Brochure in-8 de 32 pages, avec 4 figures. — Prix : 1 fr. 50. Pour nos abonnés. . . . . 1 fr.

NIMIER (M.) et BETTREMIEUX (M.). — **La pleurotomie précoce.** Brochure in-8 de 10 pages — Prix : 40 c. — Pour nos abonnés. . . 30 c.

ONIMUS. — **Des applications chirurgicales de l'électricité.** Leçons recueillies par Bonnefoy. In-8 de 16 pages avec figures. — Prix : 60 c. — Pour nos abonnés. . . . . 40 c.

ORY (E.). — **Maladies de la peau.** Notes de thérapeutique recueillies aux cliniques dermatologiques de M. le professeur Hardy, à l'hôpital St-Louis. Paris, 1877, in-8 de 40 pages. — Prix : 1 fr. — Pour nos abonnés. . 70 c.

OSERETZKOWSKY (A.-J.). — **Quelques cas d'hystérie dans les troupes russes.** Brochure in-8 de 31 pages. — Prix : 1 fr. — Pour nos abonnés. 70 c.

OULMONT (P.). — **Etude clinique sur l'athétose.** Paris, 1878. Vol. in-8 de 116 pages avec figures. — Prix : 3 francs. — Pour nos abonnés. . . 2 fr.

PAMPOUKIS (P.-S.). — **Etude pathogénique et expérimentale sur le vertige marin.** Brochure in-8 de 67 pages. — Prix : 2 fr. 50. — Pour nos abonnés. . . . . 1 fr. 70.

PAMPOUKIS (P.-S.) et CHOMATIANOS (S.-N.). — **Recherches cliniques et expérimentales sur l'hémosphérinurie quinique.** Brochure in-8 de 12 pages. — Prix : 0 fr. 50. — Pour nos abonnés. . . . . 35 c

PANSEMENTS. *Voir* MANUEL DE LA GARDE-MALADE.

PARINAUD (H.). — **Paralysie des mouvements associés des yeux.** Brochure in-8 de 30 pages. — Prix : 1 f. — Pour nos abonnés. . 70 c.

PARINAUD. *Voir* CHARCOT.

PARINAUD et MARIE. — **Névralgie et paralysie oculaire à retour périodique constituant un syndrome clinique spécial.** Brochure in-8 de 15 pages. — Prix : 50 cent. — Pour nos abonnés. . 35 c.

PARROT. — **Clinique des maladies de l'enfance.** Leçon inaugurale. Brochure in-8 de 20 pages. — Prix. . . . . 0 fr. 75

PARROT (J.). — **La fièvre typhoïde chez les enfants. —** Leçons cliniques. Brochure in-8 de 35 pages. — Prix. . . . . 1 fr. 25

PATHAULT (L.). — **Des propriétés physiologiques du Bromure de Camphre** et de ses usages thérapeutiques. Brochure in-8 de 48 p. — Prix : 1 fr. 50. — Pour nos abonnés. . . . . 60 c.

PELTIER (G.). — **De la triméthylamine et de son usage dans le traitement du rhumatisme articulaire aigu.** In-8 compact de 34 pages. — Prix : 60 c. — Pour nos abonnés . . . . 40 c.

PETEL. *Voir* DUMÉNIL.

PHILBERT. — **De la cure de l'Obésité aux eaux de Brides-les-Bains (Savoie).** — Brochure in-8 de 16 pages. — Prix : 0 fr. 60 — Pour nos abonnés. . . . . 40 c.

PHILIPPE (C.). — **Traitement des anévrysmes par l'introduction de corps étrangers dans la poche anévrysmale.** Brochure in-8 de 30 pag. — Prix : 1 fr. 50. — Pour nos abonnés. . . . . 1 fr.

PIACCIO. — **Quelques observations sur le phénomène de Cheyne-Stokes.** Brochure in-8 de 7 p. — Prix : 50 c. — Pour nos abonnés. 35 c.

PICARD (H.). — **La vallée de Davos.** — Brochure in-8 de 19 pages. Paris, 1882. — Prix : 60 c. — Pour nos abonnés . . . . 40 c.

PICARD H.). — **Des sondes et de leurs usages.** Brochure in-8 de 16 pages. — Prix : 75 cent. — Pour nos abonnés . . . . 50 cent.

PICARD (H.). — **Des bougies et de leurs usages.** Brochure in-8 de 11 p., avec 24 figures. Prix : 50 cent. — Pour nos abonnés. . . . . . 35 c.

PICARD (H.). — **Des lithotriteurs et de leurs usages.** Brochure in-8 de 19 pages, avec 18 figures. — Prix : 75 c. — Pour nos abonnés. 50 c.

PICARD (H.). — **De l'incontinence nocturne d'urine essentielle.** Brochure in-8 de 15 pages. — Prix : 50 c. — Pour nos abonnés. . . 35 c.

PICARD (H.). — **L'infiltration urineuse (Mécanisme, anatomie pathologique, symptômes, pronostic et traitement.** Brochure in-8 de 12 pages. — Prix : 50 c. — Pour nos abonnés. . . . . 40 c.

PINON. — *Voir* MANUEL PRATIQUE DE LA GARDE-MALADE ET DE L'INFIRMIÈRE.

PIOT (H.). — **De la formation de la bosse séro-sanguine chez les fœtus morts.** Brochure in-8 de 44 pages. — Prix : 2 fr. — Pour nos abonnés. . . . . 1 fr. 40.

PISON (V.). — **De l'asymétrie fronto-faciale dans l'épilepsie.** Brochure in-8 de 71 pages. — Prix : 2 fr. — Pour nos abonnés . . 1 fr. 20.

PITRES (A.). — **Sur un cas de pseudo-tabes** (Symptômes de l'ataxie locomotrice progressive persistant pendant dix ans. A l'autopsie, absence de sclérose des cordons postérieurs de la moelle épinière ; intégrité complète des racines rachidiennes et des nerfs périphériques). — Broch. in-8 de 19 pages. — Prix : 75. — Pour nos abonnés. . . . . 50 c.

PITRES (A.). — **Note sur l'état des forces chez les hémiplégiques.** Broch. in-8 de 18 p. Paris, 1882. — Prix : 60 c. — Pour nos abonnés. 40 c.

PITRES (A. et DALLIDET. — **Une observation de maladie de Thompsen.** Brochure in-8 de 12 pages, avec 3 figures. — Prix : 50 c. — Pour nos abonnés. . . . . 35 c.

PITRES et VAILLARD. — **Contribution à l'étude de la névrite segmentaire (Altérations des nerfs dans un cas de paralysie diphtéritique).** Brochure in-8 de 28 pages, avec une planche hors texte. — Prix : 1 fr. 50. — Pour nos abonnés . . . . 1 fr.

PITRES (A.) et VAILLARD (L.). — **Un cas de paralysie générale spinale antérieure subaiguë,** suivie d'autopsie. Brochure in-8 de 15 p. — Prix : 50 c. — Pour nos abonnés. . . . . 35 c.

PITRES. — *Voir* CHARCOT.

PLUYAUD (P.-J.). — **Etude des réflexes tendineux dans la fièvre typhoïde.** Broch. in-8 de 72 p. — Prix : 2 fr. — Pour nos abonnés. 1 fr. 35.

POINSOT (G.). — **Contribution à l'histoire clinique des tumeurs du testicule.** Brochure in-8 de 28 p. Prix : 1 fr. — Pour nos abonnés. 70 c.

POIRIER (P.). — **Contribution à l'étude des tumeurs du sein chez l'homme.** (Tubercules, sarcomes, épithéliomes, carcinomes.) — **Etude clinique du cancer.** Volume in-8 de 107 p. — Prix : 3 fr. — Pour nos abonnés. . . . . 2 fr.

POIRIER (P.). — **Contribution à l'anatomie du genou.** — Tubercules sus-condyliens et fosses sus-condyliennes du fémur. — Insertions supérieures des jumeaux. — Ligament postérieur de l'articulation du genou. Brochure in-8 de 23 pages, avec 5 figures. — Prix : 1 fr. — Pour nos abonnés . . . . 70 c.

POPOFF (P.). — **Contribution à l'étude des fausses scléroses systématiques de la moelle épinière.** Brochure in-8 de 19 pages. — Prix : 75 c. — Pour nos abonnés . . . . 60 c.

POPPOFF (N.). — **Recherches sur la structure des cordons postérieurs de la moelle épinière de l'homme.** Broch. in-8° de 7 pages. — Prix : 0 fr. 50. — Pour nos abonnés . . . . 35 c.

PUECH (P.). — **Apoplexie progressive et hémorrhagie ventriculaire.** Brochure in-8 de 15 pages. — Prix : 50 c. — Pour nos abonnés. . 35 c.

QUERMONNE. *Voir* FÉRÉ.

QUESTIONNAIRE pour le 1ᵉʳ examen de doctorat. — Recueil de séries d'examens subis récemment à la Faculté de médecine de Paris, indiquant : 1° La composition du jury pour chaque série ; — 2° La préparation anatomique de chaque candidat ; — 3° Les questions orales auxquelles le candidat a dû répondre ensuite ; — 4° Enfin le résultat de l'examen dans chaque série, suivi de questions sur les accouchements, recueillies au cinquième examen de doctorat et aux examens de sage-femme. In-16 de 91 pages. — Prix : 1 fr. — Pour nos abonnés . . . . 50 cent.

RAISON (A.-G.). — **Du traitement des phénomènes douloureux de l'ataxie locomotrice progressive par pulvérisations d'éther et de chlorure de méthyle.** Vol. in-8° de 42 pages. — Prix : 2 fr. 50. — Pour nos abonnés . . . . 1 fr. 70

RANVIER (L.). — **Leçons d'anatomie générale sur le système musculaire,** recueillies par J. RENAUT. Un fort volume orné de 99 fig. intercalées dans le texte. — Prix : 12 fr. — Pour nos abonnés . . . . . . 4 fr. 80

RANVIER (L.) — **Leçon d'ouverture du cours d'anatomie générale au Collège de France.** Paris, 1875. In-8 d: 16 pages. — Prix : 0 fr. 60. — Pour nos abonnés . . . . 40 c.

RAOULT. — *Voir* BAUDOUIN.

RAYMOND (F.). — **Etude anatomique, physiologique et clinique sur l'hémichorée, l'hémianesthésie et les tremblements symptomatiques.** Vol. in-8 de 140 pages, avec figures dans le texte et 3 planches. — Prix : 3 fr. 50. — Pour nos abonnés . . . . 2 fr. 50

RAYMOND (F.). — **Conférences de clinique médicale,** faites à l'Hôtel-Dieu (suppléance de M. G. Sée. Br). 1 vol. in-18 de 230 p., avec 4 fig. dans le texte. — Prix : 4 fr. — Pour nos abonnés . . . . 2 fr. 75

RAYMOND. — **De la puerpéralité.** Volume in-8 de 258 pages. Paris, 1880. — Prix : 5 fr. — Pour nos abonnés . . . . 2 fr.

RAYMOND (P.). — **Des éphidroses de la face.** Brochure in-8 de 40 pages et une planche hors texte. — Prix : 3 fr. — Pour nos abonnés. . . 2 fr.

RAYMOND (F.) et ARTAUD (G.). — **Contribution à l'étude des localisations cérébrales** (Trajet intra-cérébral de l'hypoglosse). Brochure in-8 de 43 pages, avec 5 figures dans le texte. — Prix : 1 fr. 50 c. — Pour nos abonnés . . . . 1 fr.

RAYNAL-O'CONNOR (E.). — **Extrait des comptes-rendus de l'Académie de médecine de Paris sur les nouveaux instruments et appareils du Dr RAYNAL-O'CONNOR.** Brochure in-8 de 22 pages, avec 10 figures. — Prix . . . . 1 fr.

RECLUS (P.). — **De l'épithélioma térébrant du maxillaire supérieur.** Paris, 1876. In-8 de 4 pages. — Prix . . . . 20 cent.

RECLUS (P.). — **Les hyperostoses consécutives aux ulcères rebelles de la jambe.** Broch. in-8 de 24 p. — Prix : 75 c. — Pour nos abonnés.   50 c.

RECLUS (P.). — **Des mesures propres à ménager le sang pendant les opérations chirurgicales.** Un vol. in 8 de 144 pages. — Prix : 3 fr. 50. — Pour nos abonnés. . . . . **2 fr. 50**

RECLUS (P.). — **Des ophtalmies sympathiques.** Un fort volume in-8 de 210 pages. — Prix : 5 fr. — Pour nos abonnés. . . . . **4 fr.**

RECLUS (P.). — **La fontaine d'Ahusquy,** brochure in-8 de 30 pages. — Prix : 1 fr. — Pour nos abonnés . . . . **70 c.**

Réformes à apporter dans l'enseignement de l'Anatomie. Brochure in-8 de 28 pages. — Prix : 1 fr. — Pour nos abonnés. . . . . . **70 c.**

REGNARD (A.). — **De la mortalité dans les hôpitaux de province et de la nécessité d'une réforme radicale de l'Assistance publique.** Brochure in-8 de 30 pages. — Prix : 1 fr. — Pour nos abonnés. . **70 c.**

REGNARD et LOYE. — **Expériences sur un supplicié.** Brochure in-8 de 7 pages. — Prix : 50 cent. Pour nos abonnés . . . . **35 c.**

REGNARD (P.). — **Recherches expérimentales sur les variations pathologiques des combustions respiratoires.** Un fort volume in-8 de 394 pages, enrichi de 100 gravures dans le texte. — Paris, 1879. — Prix : 10 fr. — Pour nos abonnés . . . . **7 fr.**

REGNARD. — *Voir* BOURNEVILLE.

REGNIER. — *Voir* BAUDOUIN.

RELIQUET. — **Persistance du canal de Muller (Hydronéprose du rein et de l'urèthre droits, pyélo-néphrite calculeuse du rein gauche très hypertrophié).** Broch. in-8 de 23 pages, avec 3 fig. — Prix : 75 c. — Pour nos abonnés. . . . . **50 c.**

RENAUT (J.). — **Note sur la structure des glandes à mucus du duodénum (glandes de Brunner).** Brochure in-8 de 8 pages. — Prix : 40 c. — Pour nos abonnés. . . . . **30 c.**

RENAUT. — *Voir* RANVIER.

RENDU (H.). — **Contribution à l'histoire des monoplégies partielles du membre supérieur.** Brochure in-8 de 30 pages. — Prix : 1 fr. — Pour nos abonnés . . . . **70 c.**

RIBEMONT (A.). — **Recherches sur l'insufflation des nouveau-nés et description d'un nouveau tube laryngien.** Un volume in-8 de 40 p. et 8 planches. — Paris, 1878. — Prix : 3 fr. 50. — Pour nos abonnés.   30 c.

RICHER (P.). — **Notes et observations pour servir à l'histoire de l'hystéro-épilepsie ou grande épilepsie** (Identité de la nature des phénomènes qui composent la grande attaque hystérique et de leur mode de succession chez les malades de nationalité différente). Brochure in-8 de 26 pages. — Prix : 1 fr. — Pour nos abonnés . . . . **70 c.**

RICHER (P.). — **Feuilles d'autopsie pour l'étude des localisations cérébrales.** — Hospice de la Salpêtrière. — Service de M. le professeur CHARCOT. (Deuxième édition). — Grand placard de 8 pages, avec 20 fig. — Paris, 1881. — Prix : 75 c. — Pour nos abonnés. . . . . **60 c.**

RICHER. — *Voir* CHARCOT.

RIDEL-SAILLARD (G.). — **De la cachexie pachydermique** (myxœdème des auteurs anglais). In-8 de 74 pages avec 2 figures photographiques hors texte. Paris, 1881. — Prix : 2 fr. — Pour nos abonnés. .   1 fr. 35

ROLLAND (E.). — **De l'épilepsie Jacksonienne.** Mémoire couronné par la Société de médecine et de chirurgie de Bordeaux, revu et considérablement augmenté. Précédé d'une notice sur les asiles « John Bost » par le Dr Eugène Monod, et d'une introduction par le Dr X. Arnozon. Vol. in-8 de 192 pages, avec 22 figures et 2 planches lithographiées. — Prix : 3 fr. — Pour nos abonnés. . . . . **2 fr.**

ROQUE (L.). — **Des dégénérescences héréditaires produites par l'intoxication saturnine lente.** Brochure in-32 de 15 pages. — Prix : 50 c. — Pour nos abonnés. . . . . 35 c.

ROSAPELLY (Ch. L.). — **Recherches théoriques et expérimentales sur les causes et le mécanisme de la circulation du foie.** Un volume in-8 de 76 pages orné de 24 figures. — Prix : 3 fr. — Pour nos abonnés. . . . . 2 fr.

ROTH (W.). — **Contribution à l'étude symptomatologique de la gliomatose médullaire** — Volume in-8 de 110 pages, avec 10 figures dans le texte. — Prix : 4 fr. — Pour nos abonnés. . . . . 2 fr. 75

ROUSSELET (A.). — **Notes sur l'ancien Hôtel-Dieu de Paris** relatives à la lutte des administrateurs laïques contre le pouvoir spirituel et aux abus et désordres commis par les religieuses et les chapelains, de 1505 à 1789, avec une préface par le Dʳ Bourneville. Volume in-8 de XXVII-232 p. pages, avec une eau-forte. — Prix : 5 fr. — Pour nos abonnés. . 3 fr. 50

ROUSSELET. — *Voir* BAUDOUIN.

ROUX (G.-L.). — **Traitement de l'épilepsie et de la manie, par le bromure d'éthyle.** Brochure in-8 de 54 pages. Paris 1882. — Prix : 2 fr. — Pour nos abonnés . . . . 1 fr. 35

SADRAIN (G.). — **Étude sur le traitement des attaques d'hystérie et des accès d'épilepsie.** Brochure in-8° de 55 pages. — Prix : 1 fr. 75. — Pour nos abonnés. . . . . 1 fr. 20

SAINT-GERMAIN (de). — **De la trachéotomie.** Brochure in-8 de 31 pages. Paris, 1882. — Prix : 1 fr. — Pour nos abonnés. . . . . . . 70 c.

SARIC (Th.) — **Nature et traitement de la chorée.** Brochure in-8 de 65 pages. — Prix : 2 fr 50. — Pour nos abonnés. . . . . 1 fr. 70

SÉGLAS (H.) et CHASLIN (Ph.). — **Catatonie.** Brochure in-8 de 40 pages. — Prix : 1 fr. 25. — Pour nos abonnés. . . . . 90 c.

SÉGLAS (J.). — **La Paranoïa (Délires systématisés et dégénérescences mentales, historiques et critiques).** Brochure in-8 de 39 pages. — Prix : 1 fr. 25. — Pour nos abonnés. . . . . 90 c.

SÉGLAS (J.). — **Fait pou. servir à l'histoire de la thérapeutique suggestive.** Broch. in-8 de 19 pages. — Prix : 75 c. Pour nos abonnés. 50 c.

SÉGLAS (J.). — **Note sur un cas de mélancolie anxieuse.** Brochure in-8 de 15 pages. — Prix : 50 c — Pour nos abonnés. . . . . . 35 c.

SÉGLAS. — **De l'influence des maladies intercurrentes sur la marche de l'épilepsie.** Un volume in-8 de 60 pages. Paris, 1881. — Prix : 2 fr. — Pour nos abonnés. . . . . 1 fr. 35

SEGOND (P.). — **Note sur une observation de kyste hydatique** développé dans l'épaisseur du muscle grand pectoral. Brochure in-8° de 8 pages. — Prix : 0 fr. 40. — Pour nos abonnés. . . . . 30 cent.

SEGOND (P.). — **Recherches cliniques et expérimentales sur les épanchements sanguins du genou par entorse.** Volume in-8 de 85 pages. — Prix : 2 fr. — Pour nos abonnés . . . . 1 fr. 50

SEGUIN (E.-C.). — **Contribution à l'étude de l'hémianopsie d'origine centrale (hémianopsie corticale).** Brochure in-8 de 44 pages, avec 6 figures. — Prix : 1 fr. — Pour nos abonnés. . . . . 70 c.

SEGUIN (E. C.). — **Medical mathematism.** Brochure in-8° de 18 pages. — Prix : 60 cent. — Pour nos abonnés . . . . 40 cent.

SEGUIN (E.-C.). — **Registre memento d'observations,** pour conserver toutes les observations faites au lit du malade. Paris, 1878. — Prix. . . 60 c.

SEVESTRE. — *Voir* CHARCOT.

SEVESTRE. — **Etudes de clinique infantile** (Syphilis héréditaire précoce; Laryngite syphilitique; Broncho-pneumonie par infection intestinale ; Prophylaxie de la rougeole et de la diphtérie à l'hospice des Enfants-Assistés). Volume in-8 de 112 pages, avec figures dans le texte. — Prix : 3 fr. — Pour nos abonnés. 2 fr.

SIGERSON. — **Note sur la paralysie vaso-motrice généralisée des membres supérieurs.** Brochure in-8 de 19 pages. — Prix : 60 c. — Pour nos abonnés. 40 c.

SIKORSKY (M.). — **Du développement du langage chez les enfants.** Brochure in-8 de 20 pages. — Prix : 75 c. — Pour nos abonnés. . 50 c.

SIKORSKI. — **Sur la tension des muscles comme substratum de l'attention.** Broch. in-8 de 15 p. — Prix : 50 c. — Pour nos abonnés. 35 c.

SIMON (J.). — **Conférences cliniques et thérapeutiques sur les maladies des enfants** (3e édit.). Un beau vol. in-8 de 364 p. — Prix : 7 fr. — Pour nos abonnés. 5 fr.

SIMON (J.). — **Nouvelles conférences cliniques et thérapeutiques sur les maladies des enfants** (2e édition). Volume in-8 de 557 pages. — Prix : 8 fr. — Pour nos abonnés. . . . . 6 fr.

SINETY (de). — **Des inflammations qui se développent au voisinage de l'utérus considérées surtout dans leurs formes bénignes.** Brochure in-8° de 16 pages. — Prix : 50 c. — Pour nos abonnés . . . . 35 c.

SOLLIER (Mme A.). — **De l'état de la dentition chez les enfants idiots et arriérés.** Contribution à l'étude des dégénérescences dans l'espèce humaine. Volume in-8 de 180 pages avec 32 gravures dans le texte. — Prix. . . . . 3 fr.

SOLLIER (P.). — **Du rôle de l'hérédité dans l'alcoolisme.** Volume in-18 de 215 pages. — Prix : 2 fr. 50. — Pour nos abonnés. . . . . 1 fr. 75

SOLLIER. — *Voir* MANUEL DE LA GARDE-MALADE ET DE L'INFIRMIÈRE.

SOUZA-LEITE. —**Cas d'hystérie dans lequel les attaques sont marquées par une manifestation rare. — Eternuements.** Brochure in-8° de 6 pages. — Prix : 50 c. — Pour nos abonnés. . . . . 30 c.

SOUZA-LEITE. — **Notes pour servir à l'étude des relations et de l'influence réciproque de l'épilepsie ou de l'hystérie, avec le rhumatisme articulaire aigu.** Brochure in-8 de 18 pages. — Prix: 50 c. — Pour nos abonnés. 35 c.

STRAUS (F.). — **Le charbon des animaux et de l'homme.** Volume in-8 de 223 pages, avec une planche hors texte. — Prix : 6 fr. — Pour nos abonnés. . . . . 4 fr.

STRAUS (F.). — **Des ecchymoses tabétiques à la suite des crises de douleurs fulgurantes.** Brochure in-8 de 31 pages. — Paris, 1881. — Prix : 1 fr. — Pour nos abonnés. . . . . 70 c.

STRAUS. — *Voir* BÉHIER.

TABOUET (L.). —**Etude sur le traitement des abcès sous-périostiques aigus de l'adolescence.** Un vol. in-8 de 44 pages. — Prix : 1 fr. 50. — Pour nos abonnés . . . . 1 fr.

TARNIER. — **De l'influence du régime lacté dans l'albuminurie des femmes enceintes et de son indication.** — Prix. . . . . . 50 cent.

TARNIER. — *Voir* BAR.

TARNOWSKI (P.). — **Altérations de la moelle épinière causées par l'élongation du nerf sciatique.** Brochure in-8 de 62 p., avec 1 planche en chromolithographie. — Prix : 2 fr. 50. — Pour nos abonnés. 1 fr. 75

TAUBER (A.). — **De l'amputation ostéoplastique de la jambe.** Brochure in-8° de 28 pages. — Prix : 75 cent. — Pour nos abonnés. . . . 50 c.

TEINTURIER (E.). — **Les Skoptzy**, étude médico-légale sur une secte religieuse russe dont les adeptes pratiquent la castration. — Un joli volume in-12 orné de gravures représentant les différents modes de castration employés par ces fanatiques. — Prix : 1 fr. 50. — Pour nos abonnés. 60 c.

TEINTURIER. — *Voir* BOURNEVILLE.

TERRILLON. — **Leçons de clinique chirurgicale.** Volume in-8 de 135 pages. — Prix : 3 fr. 50. — Pour nos abonnés . . . . 2 fr. 50

TERRILLON. — **Contribution à l'étude des gommes syphilitiques du testicule.** Brochure in-8 de 8 pages. — Prix : 0 fr. 40. — Pour nos abonnés . . . . 30 cent.

TERRILLON. — **Des troubles de la menstruation** après les lésions chirurgicales ou traumatiques. Brochure in-8 de 22 pages. — Prix : 0 fr. 60 c. — Pour nos abonnés . . . . 40 cent.

TERRILLON. — **Excroissances polypeuses de l'urèthre** symptomatiques de la tuberculisation des organes urinaires chez la femme. Broch. in-8 de 24 pages. — Prix : 75 c. — Pour nos abonnés. . . 50 c.

TERRILLON. — **Mémoire sur la rupture traumatique** des parties internes du cœur avec ou sans lésions correspondantes des pa. Brochure in-8 de 16 pages. — Prix : 60 c. — Pour nos abonnés. . . 40 c.

THAON (L.). — **Recherches cliniques et anatomo-pathologiques sur la tuberculose.** Grand in-8 de 112 pages, avec 2 planches en chromolithographie. — Prix : 4 fr. 50. — Pour nos abonnés . . . . 3 fr.

THAON (L.). — **Clinique climatologique des maladies chroniques.** 1er fascicule : *phtisie pulmonaire.* Un volume grand in-8 de 164 pages, avec 2 planches de tracés de température. Paris, 1877. — Prix : 4 fr. — Pour nos abonnés . . . . 2 fr. 75

THULIÉ (H.). — **Les enfants assistés de la Seine.** Un volume in-4 de 657 pages. — Prix : 15 fr. — Pour nos abonnés . . . . . . 12 fr.

TRÉLAT. — **Leçons de clinique chirurgicale** faites à l'hôpital de la Charité. Recueillies et publiées par E. Oay et P. RECLUS. Brochure in-8 de 23 pages. — Prix : 1 fr. — Pour nos abonnés. . . . . 70 c.

TROISIER (E.). — **Note sur un cas d'encéphalopathie syphilitique précoce.** Brochure in-8 de 8 pages. — Prix : 0 fr. 40. — Pour nos abonnés. . . . . 30 cent.

TURNER (L.). — **Histoire de la circulation du sang, par Flourens.** — André CÉSALPIN. Brochure in-8 de 16 pages. — Prix : 0 fr. 75. — Pour nos abonnés. . . . . 40 cent.

TURNER (E.). — **Remarques au sujet de la lecture faite à l'Académie** par M. Chéreau, le 15 juillet 1879. Brochure in-8 de 16 pages. — Prix : 60 c. — Pour nos abonnés . . . . 40 cent.

VIDAL. — **Du pityriasis,** leçon recueillie et rédigée par de BOURMANN. In-8 de 20 pages. — Prix : 0 fr. 75. — Pour nos abonnés . . . . 50 cent.

VIGOUROUX (R.). — **Métalloscopie, métallothérapie, æsthésiogènes.** Brochure in-8° de 72 pages. Paris, 1882. — Prix : 3 fr. — Pour nos abonnés . . . . 2 fr.

VIGOUROUX. — *Voir* MAURIAC.

VILLARD (F.). — **De l'aphasie ou perte de la parole** et de la localisation du langage articulé, par le Dr BATMAN, traduit de l'anglais par F. Villard. Un volume in-8 de 118 pages. Paris, 1870. — Prix : 2 fr. — Pour nos abonnés . . . . 1 fr. 25

VILLARD (F.). — **Notice hygiénique et médicale sur l'Attique.** Brochure in-8 de 30 pages. — Prix : 1 fr. — Pour nos abonnés . . . . 70 cent.

VOISIN (J.). — **Note sur un cas de grande hystérie chez l'homme** avec dédoublement de la personnalité. Arrêt de l'attaque par la

pression des tendons. Brochure in-8 de 14 pages. — Prix : 75 c. —
Pour nos abonnés . . . .   50 c.

VOISIN (J.). — Note sur un cas de mélancolie avec stupeur, à forme
cataleptique, avec conservation de l'intelligence, ayant duré six
ans. Brochure in-8 de 12 pages. — Prix : 0 fr. 50. — Pour nos
abonnés . . . .   35 c.

WANNEBROUCQ. — Voir KELSCH.

WICKHAM (L.). — Lettres d'Angleterre. Quelques notes de dermato-
logie anglaise Brochure in-8 de 16 pages. — Prix : 50 c. — Pour nos
abonnés. . . . .   35 c.

WIER (Jean). — Voir BIBLIOTHÈQUE DIABOLIQUE.

WUILLAMIÉ (T.). — De l'épilepsie dans l'hémiplégie spasmodique
infantile. Un beau volume in-8 de 192 pages avec 8 figures dans le texte et
2 pl. en chromolithographie. Prix : 4 fr. Pour nos abonnés, Prix : 2 fr. 75

WUILLAMIÉ. — Voir BOURNEVILLE.

ZOHRAB (G.). — Ramollissement des cornes occipitales dans l'épilepsie. Brochure in-8 de 15 pages, avec 2 figures. — Prix : 50 c. —
Pour nos abonnés . . . .   35 c.

VIENT DE PARAITRE :

Histoire des Doctrines de Psychologie physiologique contemporaines

LES FONCTIONS DU CERVEAU

(Doctrines de l'École de Strasbourg — Doctrines de l'École Italienne)

Par Jules SOURY

Un volume in-8° de 464 pages, avec figures dans le texte. — Prix : 8 francs ;
pour nos abonnés : 6 francs.

NOUVELLES LEÇONS
SUR
LES LOCALISATIONS CÉRÉBRALES

Par David FERRIER

Médecin du King's College Hospital et de l'Hôpital national pour les épileptiques
et les paralysés.
Traduites par ROBERT SOREL, interne des Hôpitaux.

Un beau volume in-8° de 120 pages, avec 35 figures. — Prix :
3 fr. 50 ; pour nos abonnés : 2 fr. 75.

RECUEIL DE MÉMOIRES, NOTES ET OBSERVATIONS
Sur L'IDIOTIE
TOME I (1772—1840)
Par BOURNEVILLE

Médecin de Bicêtre.

Un beau volume in-8° de 420 pages, avec 4 planches. — Prix : 7 fr.,
pour nos abonnés, prix : 5 fr.

PARIS. — IMP. V. GOUPY ET JOURDAN, RUE DE RENNES, 71.

www.ingramcontent.com/pod-product-compliance
Lightning Source LLC
Chambersburg PA
CBHW060927220326
41599CB00020B/3043